“十一五”国家级重点图书
国防特色学术专著·航空宇航科学与技术

锥束 CT 技术及其应用

张定华　黄魁东　程云勇　著

西北工业大学出版社

北京航空航天大学出版社　北京理工大学出版社
哈尔滨工业大学出版社　哈尔滨工程大学出版社

内容简介

本书以锥束 CT 技术的理论为基础，以其应用线索为组织体系，系统介绍了锥束 CT 的发展概况、最新研究进展及在工业领域中的具体应用。全书共分 9 章，重点介绍锥束 CT 的扫描系统、计算机仿真、图像重建、伪影校正，以及基于锥束 CT 的数字化检测中的轮廓提取、模型配准、尺寸测量、材质与缺陷分析技术。

本书在编写上力求理论性、系统性、实用性和先进性的统一，内容新颖，深入浅出，覆盖面广。本书可作为从事无损检测、材料工程和生物医学工程等专业的科研人员了解与掌握锥束 CT 技术的参考资料，也可用做相关专业研究生或高年级本科生的教材。

图书在版编目(CIP)数据

锥束 CT 技术及其应用/张定华，黄魁东，程云勇著．—西安：西北工业大学出版社，2010.12
(国防特色学术专著．航空宇航科学与技术)
“十一五”国家级重点图书

ISBN 978-7-5612-2956-9

Ⅰ.①锥… Ⅱ.①张… ②黄… ③程… Ⅲ.①计算机 X 线扫描体层摄影 Ⅳ.①R814.42

中国版本图书馆 CIP 数据核字(2010)第 230533 号

锥束 CT 技术及其应用

张定华　黄魁东　程云勇　著
责任编辑　孙倩

*

西北工业大学出版社出版发行
西安市友谊西路 127 号(710072)　发行部电话：029-88493844　传真：029-88491147
http://www.nwpup.com　E-mail:fxb@nwpup.com
陕西向阳印务有限公司印装　各地书店经销

*

开本：787×1 092　1/16　印张：18.75　字数：456 千字
2010 年 12 月第 1 版　2010 年 12 月第 1 次印刷　印数：2 000 册
ISBN 978-7-5612-2956-9　定价：38.00 元

前　言

无论在医学界还是工业界,如何在不损坏被测对象(人体或工业产品)的前提下,清晰而完整地显示其内部结构,为病情诊断、手术规划、工业制造、缺陷检测以及更广泛的地质勘探、文物考古等领域提供支持,一直是科学家们致力研究的重要课题之一。

20 世纪 70 年代,计算机断层成像技术(Computed Tomography, CT)的临床应用实现了对被测对象的内部进行完整且无损的检测,开创了无损检测技术的新纪元。CT 是通过对物体进行不同角度的射线投影测量而重建出物体横截面信息的成像技术,涉及放射物理学、数学、计算机学、图形图像学和机械学等多个学科领域。其最引人注目的应用是用于医学临床诊断领域,被人们称为医学 CT(Medical CT, MCT),用于对人体的病灶做断层扫描,然后以图像方式分析和确定病状,成为临床医学诊断不可或缺、最为有效的手段。因此,CT 技术也被公认为是 20 世纪后期最伟大的科技成果之一。

工业计算机断层成像技术(Industrial Computed Tomography, ICT)是 20 世纪 80 年代发展起来的先进无损检测技术,工业 CT 的基本原理与医学 CT 相同,因此也具有医学 CT 所有的基本特点。由于工业 CT 的检测特点是不受试件材料种类、形状结构等因素影响,成像直观、分辨率高,尤其在检查复杂构件方面显示了特有的优势,所以目前已被广泛应用于航空、航天、国防等重要领域。

锥束 CT(Cone Beam Computed Tomography, CBCT)是利用锥形束射线源和面阵探测器采集被测物体不同角度的一系列投影图像,并根据相应的重建算法重建出连续的序列切片图像的成像技术,是一种新型的三维 CT。与传统的二维 CT 相比,锥束 CT 具有扫描速度快、射线利用率高、切片内和切片间的空间分辨率相同、精度高等特点,是当今国际 CT 研究领域最活跃的前沿课题之一。

工业 CT 与医学 CT 的检测对象差别很大,以至从外表上几乎看不出多少相似的地方。医学 CT 的检测对象基本上是人体或器官,材料密度和外形尺寸的变化范围相对比较小。但是工业 CT 的检测对象就要广泛得多,从微/纳米级的集成电路到超过 1m 的大型工件,从密度低于水的木材、塑料或其他多孔材料到高原子序数的重金属材料,都是工业 CT 的检测对象。另外,工业 CT 涉及的检测要求从各类内部缺陷到装配结构和尺寸测量,也各不相同。这就使得不同用途的工业 CT 系统所用的射线源、探测器和系统结构很不相同,甚至工业 CT 系统之间的外形也大不相同。从这个意义上说,理解工业CT比理解医学CT也许更加困难。

工业锥束CT技术的研究与应用主要包括以下四个方面的问题:

(1)原始投影图像的获取,包括扫描参数的选取、扫描方式的确定、扫描速度的优化等。

(2)CT伪影的校正,如平板探测器相关校正、散射校正和射束硬化校正等,伪影校正的好坏直接决定CT系统能否应用以及应用的效果。

(3)三维图像重建,即如何从投影图像重建出CT序列图像。

(4)CT图像的应用,主要包括分析和提取被检对象的几何信息和材料信息,以供各类不同的应用进行再加工和利用。

目前,解决以上问题的一些技术已经较为成熟,但还有一些关键技术环节尚未被很好地解决,而CT技术的发展又可能引入一些新问题或者把原有问题放大。鉴于锥束CT技术的复杂性以及应用对象的多样性,本书主要针对工业CT应用的能量段及典型对象(如空心涡轮叶片),着眼于获取锥束CT序列切片图像和基于CT序列切片图像的工程应用两大方面,采用理论分析、算法研究、计算机仿真和实验相结合的方法,介绍在一些关键技术上取得的重要突破,期望能为从事或者将要从事锥束CT工作的读者提供一些有价值的参考。

本书的内容编排、著作分工、汇总与定稿由张定华负责,本书是锥束CT研究课题组自2000年以来研究成果的一次小结。这里要特别感谢多年来在实验室CT研究方向取得学位和正在攻读学位的学生,主要有毛海鹏、张丰收、刘晶、王凯、梁亮、王庆胜、敖波、张顺利、刘远、刘晓鹏、张东平、金炎芳、陈志强、李明君、胡栋材、王苦愚、张涛、龚正国等。正是因为与他们的有益讨论和不断积累,才推动了实验室CT研究水平的不断提升。

全书共由9章组成,每章独立研究一个关键技术问题,同时各章又有很强的连贯性。其中,第1,4章由张定华、黄魁东著,第2,3,5章由黄魁东著,第6,9章由张定华、程云勇著,第7,8章由程云勇著。

由于本书涉及的研究范围很广,以及笔者的见识和水平有限,书中不妥及不足之处在所难免,敬请读者不吝赐教,批评指正。

著　者

2010年8月于西安

目　录

第1章 绪 论

1.1 CT技术简史

计算机断层成像技术(Computed Tomography, CT)是通过对物体进行不同角度的射线投影测量而获取物体横截面信息的成像技术,涉及放射物理学、数学、计算机学、图形图像学和机械学等多个学科领域。其最引人注目的应用是用于医学临床诊断领域,被人们称为医学CT(Medical CT, MCT),用于对人体的病灶作断层扫描,然后以图像方式分析和确定病状,成为临床医学诊断不可或缺、最为有效的手段。因此,CT技术也被公认为是20世纪后期最伟大的科技成果之一。

CT产生于20世纪70年代,但其历史可以追溯到1895年伦琴发现X射线。伦琴也因此成为诺贝尔物理学奖的第一位获得者。断层成像的概念最早由挪威物理学家Abel在1826年针对轴对称物体的横截面信息恢复而提出,奥地利数学家J. Radon在1917年发展了Abel的思想,使成像对象扩展到任意形状的二维截面[1]。Radon提出了投影图像重建的基本数学理论,指出任何物体均可用无限多个投影来表示;反之,如果知道无限多个投影,便可重建该物体对象[2]。1956年,美国斯坦福大学的天文学教授R. N. Bracewell[3]将这项技术引入到射电天文学领域,针对无线电天文学中确定产生微波辐射的太阳区域问题,重建出太阳的活动图。而最初把断层成像术应用于医学领域的当属Oldendorf[4],他是在1961年研制了用γ射线进行透射型成像的初级装置。直到1963年才由美国物理学家Cormack首先提出用断层的多方向投影重建断层图像的代数计算方法[5]。第一台临床用的计算机断层成像扫描装置于1967—1972年间由英国EMI公司的工程师Hounsfield研制成功[6],Hounsfield和Cormack两人也由于他们对CT技术的卓越贡献而共同获得1979年诺贝尔物理和医学奖。1980年G. T. Herman教授在其专著中系统深入地阐述了CT的理论基础[7]。

断层成像技术可以采用不同的能量波和粒子束,如X射线、γ射线、电子、中子、质子、红外线、射频波和超声波等。如果应用的能量波是由检测对象内部发射的,则称为发射型CT(Emission CT),如正电子发射断层成像术(Positron Emission Tomography, PET)和单光子发射计算机断层成像术(Single Photon Emission Computed Tomography, SPECT)。如果检测数据是根据沿射线方向透过检测对象的能量波获得的,则称为透射型CT(Transmission CT)。如果检测数据是根据能量波从检测对象内部反射(或散射)而获得的,则称为反射型CT(Reflection CT),如康普顿背散射断层成像。透射型X射线(γ射线)CT是目前历史最为悠久和研究应用最为广泛的断层成像技术,本书将要研究的CT成像技术即采用这种模式。除非特别声明,本书后续部分出现的CT均指透射型CT。

CT扫描系统自20世纪70年代问世后到90年代初是一个发展阶段,称为传统CT系统。在这20年内,CT系统不断朝着提高成像速度与质量的方向发展,但主要集中于二维断层成像，根据其发展的时序、成像几何和扫描方式的不同，可分为五代CT系统[8]。第一代CT是单源单探测元系统，采用平移-旋转的类平行束扫描方式。第一代CT系统结构简单、成本低，但射线利用率低、检测时间长，目前已极少应用。第二代CT系统使用单源小角度扇形射束和多探测元，由于射线扇束角小，不能完全包容被检断层，故仍采用平移-旋转扫描方式。第三代CT采用了具有大扇角、宽扇束的单射线源和多探测元系统，使得扫描方式简化为单一的旋转运动，因此其便于控制、检测效率高，理论上只须旋转一周即可检测一个断层。第四代CT系统采用的也是一种宽扇束单源，只有旋转运动的扫描方式，但它有由相当多探测元形成的固定圆环，仅由射线源快速旋转进行扫描，其特点是扫描速度快、成本高。第五代CT系统又称电子束CT，由一个电子束X射线源和一组固定的环形探测元阵列等部件构成。扫描时，射线源、探测器和检测对象都保持静止不动，系统通过电磁线圈对X射束进行聚焦，再利用变化的偏转线圈来改变X射束的照射方向，轰击不同方位的钨靶，以进行不同角度的投影测量。五代CT扫描机示意图如图1.1所示[9]。

20世纪80年代末滑环等新技术的出现和发展，极大地提高了传统CT系统的扫描速度，使传统CT系统至今仍然发挥着重要的作用。90年代初单排螺旋CT的问世，开创了CT系统的新时代[10]，1998年多排螺旋CT系统的成功研制和上市，被视为CT发展史上又一个新的里程碑。当前螺旋CT发展很快[11]，128排、256排和320排已得到应用，512排也将很快投入市场。不同于传统CT系统，螺旋CT系统中射线源和多排探测器相对检测对象作螺旋扫描运动，并在多排探测器上收集X射线光子，在扫描速度上近似认为可获得与探测器排数相当的增益。

随着实时有源面阵探测器等硬件技术的发展，锥束CT(Cone Beam CT，CBCT)系统的研制近年来正在飞速发展，它利用快速采集的二维投影数据直接重建检测对象的三维断层图像。螺旋CT和锥束CT都可视为体积CT(Volumetric CT，VCT)扫描系统，与传统的二维CT相比，VCT具有扫描速度快、图像分辨率较高、辐射利用率高等优点，成为CT的重要研究热点和发展方向。

锥束CT较螺旋CT有更多的优点，主要表现在以下几个方面[12]。首先，锥束CT具有更高的扫描速度和辐射利用率，它在螺旋CT进行一次圆周扫描的时间周期内，可完成数百个断层图像的投影扫描，并有效地减少X射线管的负载输出，降低扫描成本。其次，锥束CT可显著地减少部分容积效应，能获得比螺旋CT更高精度的空间分辨率，且其表现为X,Y,Z三个方向上各向同性。再次，锥束CT具有局部放大扫描能力，可获得与胶片投影成像的空间分辨率相媲美的真三维断层图像数据，而对比度比其高50～100倍。为了能对径向较长的物体进行直接扫描和快速精确的三维图像重建，近年来有很多研究人员展开了锥束螺旋CT技术的研究[13-14]，并且已有商品化系统投入使用。

由于20世纪70年代末到90年代初微型计算机和图像处理系统的高速发展，医学CT很快形成一个产业，不但给诊断医学带来革命性的影响，还成功地应用于无损检测(Non-Destructive Testing，NDT)、逆向工程(Reverse Engineering，RE)和材料组织分析等工业领域。工业CT(Industrial Computed Tomography，ICT)是计算机断层成像技术的工业应用，它与医学CT的成像原理相同，但又具有自己的特点。最大的区别在于由于一般工业检测件的密度高、结构复杂且形状迥异，加之成像精度要求高，工业CT常采用穿透能力强的高能和焦点尺寸较小的辐射源。工业CT在非接触、不破坏的情况下获得物体的内部信息，与射线照相、超声等常规的无损检测手段和无损评价方法相比，工业CT具有检测速度快、空间及密度分辨率高等优点，不受检测物体的材料、形状和表面状况的影响。工业CT以二维或三维断层图像的形式，清晰、准确、直观地展示被检测物体内部的结构、组成、材质及缺损状况，且在不少应用场合，它的独特贡献是其他无损检测手段所不能比拟的。为此，工业 CT 被国际无损检测界称为最佳的无损检测方法[15]。

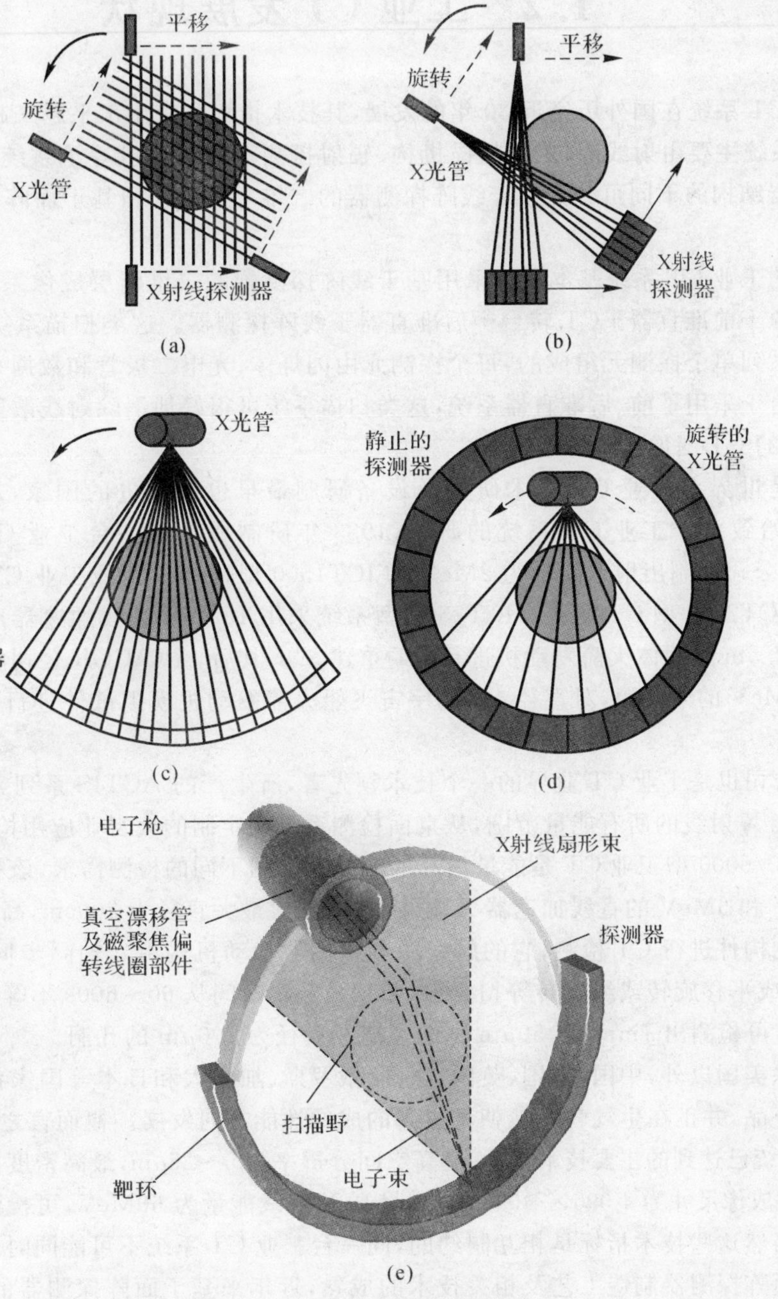

图 1.1　五代 CT 扫描机示意图

(a)第一代 CT 扫描机；(b)第二代 CT 扫描机；(c)第三代 CT 扫描机；
(d)第四代 CT 扫描机；(e)第五代 CT 扫描机

目前，国际上主要工业发达国家已把工业 CT 技术广泛地应用于航天、航空、兵器、冶金、机械、电子、建筑、地质和石油化工等工业领域，不仅用来进行工业设备和产品的无损检测和评估，而且正在逐步迈入工业生产过程控制领域。

1.2 工业CT发展现状

工业CT系统在国外历经近30年的发展，其技术指标和应用水平越来越高，已日趋成熟。工业CT系统主要由射线源、机械扫描机构、辐射探测器和计算机等子系统组成，根据所采用辐射探测器结构的不同可分为基于线阵探测器的二维CT系统和基于面阵探测器的三维CT系统。

早期的工业CT系统基本上都采用基于线阵探测器的二维断层成像系统结构，即其成像链为射线源＋前准直器＋CT转台＋后准直器＋线阵探测器。这类扫描系统采用的线阵探测器是由一系列单个探测元组成的，每个探测元由闪烁体、光电二极管和数据采集单元构成成像单元体。由于采用了前、后准直器系统，这类扫描系统可很好地消除射线散射对成像质量的影响，重建出的CT图像非常清晰。

美国是世界上工业CT技术研究及设备研制最早也最先进的国家，ARACOR公司从1979年开始致力于工业CT系统的研制，1983年研制成功第一台工业CT设备。1988年ARACOR公司研制出射线能量为2MeV的ICT1500型高能X射线工业CT系统，1995年成功研制了ICT2500型CT系统。ICT2500型系统采用15MeV直线加速器产生高能X射线，可对直径2.5m的固体火箭发动机进行CT重建[16]。其后，ARACOR公司将ICT2500型CT升级为60MeV的射线源，对直径4m的宇宙飞船火箭发动机模拟试件进行断层扫描，但并未商品化。

BIR公司也是工业CT业界的一个技术领先者，所生产的ACTIS系列工业CT覆盖了从低能到高能X射线的所有能量范围，从桌面检测系统到定制的大工业应用检测系统[17]。其中ACTIS2000/6000型工业CT是能量最高的产品。根据不同的检测需求，该型CT系统可分别安装2MeV和6MeV的直线加速器X射线源，能够对最大直径为200cm，高为250cm，质量为1 000 kg的构件进行CT检测；它的射线源和探测器运动机构由六轴同步伺服单元进行协调控制，可完成平移旋转或纯旋转等扫描运动；扫描重建时间从60～600s不等，空间分辨率可达到0.5mm，可检测出1mm长，50μm宽的裂缝及直径为100μm的孔洞。

当前除美国以外，中国、德国、英国、法国、俄罗斯、加拿大和日本等国家都有二维工业CT的商品化产品，并正在生气勃勃地朝着更高的成像性能方向发展。概而言之，目前先进的二维工业CT系统已达到的主要技术指标：最高空间分辨率为5～25μm，最高密度分辨率为0.1%～0.5%，最大成像尺寸为4 096×4 096像素，最高X射线能量为60MeV，可检测最大直径为4m的物体。当然这些技术指标是相互制约的，同一台工业CT系统不可能同时达到上述指标。

随着面阵探测器制造工艺及相关技术的成熟，近年来基于面阵探测器的三维CT系统由于自身诸多优良特性得到了迅猛的发展和广泛的应用。这种扫描系统采用锥束射线，投影图像获取系统一般采用转换屏＋面阵探测器结构，其中转换屏负责将入射的X射线转换成可见光，由镜头耦合到面阵CCD探测器，一次扫描可获得物体某一区域的二维投影图像，通过锥束三维图像重建算法对投影数据进行重构，可直接生成被检测物体的真三维断层图像。

美国ARACOR公司、GE公司和California大学等研究机构在20世纪90年代初就开始积极研究锥束CT技术，并在医学和工业领域取得多项重要的研究成果。ARACOR公司已研制出Konoscope 160/200和Konoscope 130/40两种型号的锥束CT扫描系统，分别采用160keV和130keV的X射线源管电压，可以检测最大200mm和40mm直径的物体，空间分辨率达到0.40mm和0.07mm。TeraRecon公司研制的锥束CT系统采用7μm焦点尺寸[18]，电压为45～130keV的X射线源，以及127μm像素间距的平板探测器，可对直径为200mm、高为160mm的物体进行检测，该系统典型扫描时间是25s，采用带有16/32个DSP的专用加速板卡进行并行三维图像重建，可输出最大达1 024×1 024×1 024的断层图像，最高空间分辨率可达10μm。California大学Lawrence Livermore国家实验室多年来一直从事基于转换屏的高能X射线工业CT的研究工作，研制出了原理样机，并在此基础上研究了多种不同X射线转换屏的成像特性。此外，美国BIR公司、HYTEC公司都有各自的商用锥束CT系统(ACTIS+® 和FlashCT)问世。GE公司的Nanotom纳米焦点工业CT系统是世界上第一款纳米焦点工业CT系统，采用160 keV纳米焦点射线管、像素大小为50μm的2 200×2 200平板探测器和高精度转台，最高分辨率优于500 nm，可用于传感器、半导体元器件、微型机械电子装置、各类材料(如合成材料、陶瓷复合材料和岩芯样本等)的计算机层析成像。

我国的工业CT技术研究和设备研制水平相对滞后于国外，起步于20世纪90年代初期。重庆大学ICT中心[15]在1993年研制出我国第一台γ射线实用型二维工业CT机(XN－1300)，极大地推动了我国工业CT技术的研究发展。清华大学[19]近年来一直在从事检测陶瓷零件的高分辨率X射线工业CT的研究工作，已成功研制出基于线阵和面阵探测器的多套工业CT实验系统(BCT1～4)。中北大学自九五期间就开展了基于面阵CCD相机的高能X射线工业DR/CT技术的研究。大连理工大学[21]在2004年研制了一套锥束三维工业CT扫描系统(ICT－3400)，并通过了省科技成果及新产品鉴定。此外，北京航空航天大学[22-24]、西北工业大学[25-28]和中国工程物理研究院[29-30]等多家科研单位目前都在积极地研制三维工业CT扫描系统。

无论是国外还是国内，在搭建的锥束CT硬件系统之上，还必须有相配套的软件系统，其中原始投影图像的获取和各种伪影的校正是必备的基本功能，而尤以伪影校正为重，伪影校正的效果直接决定锥束CT无损检测的可行性和可靠性，而且由于实际锥束CT硬件系统的非理想性，造成了伪影存在的必然性。

影响CT重建图像质量的因素主要有伪影和噪声两部分。重建图像中任何CT数据与物质真实吸收系数间的差异(线性映射差异)都称为伪影(Artifact)[31]。某些情况下伪影是可量化的，某些情况下伪影难以量化。纯粹由于X射线的统计波动而产生的随机噪声不被认定为伪影。CT扫描获得的原始数据，通常经过预处理、图像重建、后处理等过程生成图像，任何一个环节出现问题都会在结果图像中产生伪影。CT切片伪影来源主要有以下几个方面[32]：几何构件性能；探测器响应性能；射线源性能；采样密度；物质与射线间的作用关系；重建算法；理想滤波器；系统稳定性与噪声。

重建高质量的锥束CT切片图像的前提是如何获得高质量的投影图像。目前，在将锥束CT技术应用于较高密度工业零件的检测中发现，切片图像质量受射束硬化和散射影响严重。自20世纪70年代起就有许多文献报道了工业CT射束硬化校正方法，主要有单能法、双能法和实验校正法等，具体实现有预过滤法、多项式修正法、迭代修正法等。上述每一种校正方法都有不同程度的局限性,效果不是很理想。散射效应不可避免,且与零件的材料和结构有关,一直是多数CT系统校正的重点,目前的方法在降低散射影响方面取得一定的效果,但迄今为止,这个问题还没有得到很好的解决(国外相对成熟的技术无法从公开领域得到)。

目前,美国、日本等发达国家工业CT已经进入应用阶段,在微小结构内视分析、三维几何模型重构、三维材料模型重构、试验过程三维监控等领域发挥了作用。从总体上来说,我国的二维工业CT系统已实现了商业化,且部分技术指标达到国际先进水平,而三维工业CT目前的商品化程度不高,与国外商用系统相比还有一定的技术差距。但我国自主开发的工业CT产品与国外同类产品相比,具有性价比更高等特点。当前我国大力倡导自主创新,相信国内的三维工业CT系统会在技术性能上取得重要突破,并在市场竞争中逐步显示出其优势。

1.3 工业CT应用领域

工业CT是计算机断层成像技术的工业应用,与常规射线检测技术相比,工业CT主要有下述优点。

①工业CT能给出检测工件的二维或三维图像,感兴趣的目标不受周围细节特征的遮挡,图像容易识别,从图像上可以直接获得目标特征的空间位置、形状及尺寸信息,而常规射线检测技术是将三维物体投影到二维平面上,造成图像信息叠加,评定图像需要有一定的经验,难以对目标进行准确定位和定量测量。

②工业CT具有突出的密度分辨能力,高质量的CT图像密度分辨率甚至可达到0.1%,比常规无损检测技术高一个数量级。

③X射线源焦点小、射束细、能量密度大,工业CT的空间分辨力高,能够精确地测定出被检物体内部结构(缺陷)的大小、位置和形状。

④工业CT图像是数字化的结果,从中可直接得出像素灰度、尺寸甚至密度等物理信息,数字化的图像便于存储、传输、分析和处理。

CT技术的特点决定了其优越的应用价值,但也有其不足之处,主要表现在设备成本高、检测效率低、使用范围受到限制;工业CT装置专用性较强,按照检测对象和技术要求的不同,系统结构和配置可能相差很大;工业CT装置对细节特征的分辨能力与工件本身几何特性有关,对不同工件其分辨能力有差别。

工业CT包含以下工业应用方向。

①尺寸测量:可用于测量复杂零件(特别是内部结构复杂的零件)的形位尺寸。

②逆向工程:用于零件反求,即根据CT图像数据构造CAD模型,再根据CAD模型制造相应的零件,同时提供面向快速原型制造的数据接口。

③缺陷检测:定量检测零件内部缺陷的大小、位向,并可检测微裂纹的动态演变过程。

④检验装配:检查装配部件组成及其装配关系,这是根据工业CT对材料密度敏感的特性,通过适当的图像处理技术,能够区分出不同的零件。

⑤成分检测:如零件制造或复合材料制备过程中材料的均匀性,涂层的厚度及其均匀性等。

⑥结构优化:无损检测零件在不同载荷、不同环境下的变形及破坏情况,从而进行材料结

构辅助优化设计。

⑦失效和故障分析:检查零件失效和故障原因,工业 CT 检测结果可引导后续装配体拆分或进行破坏性实验。

图 1.2 给出了工业 CT 技术的部分应用实例[33-35]。

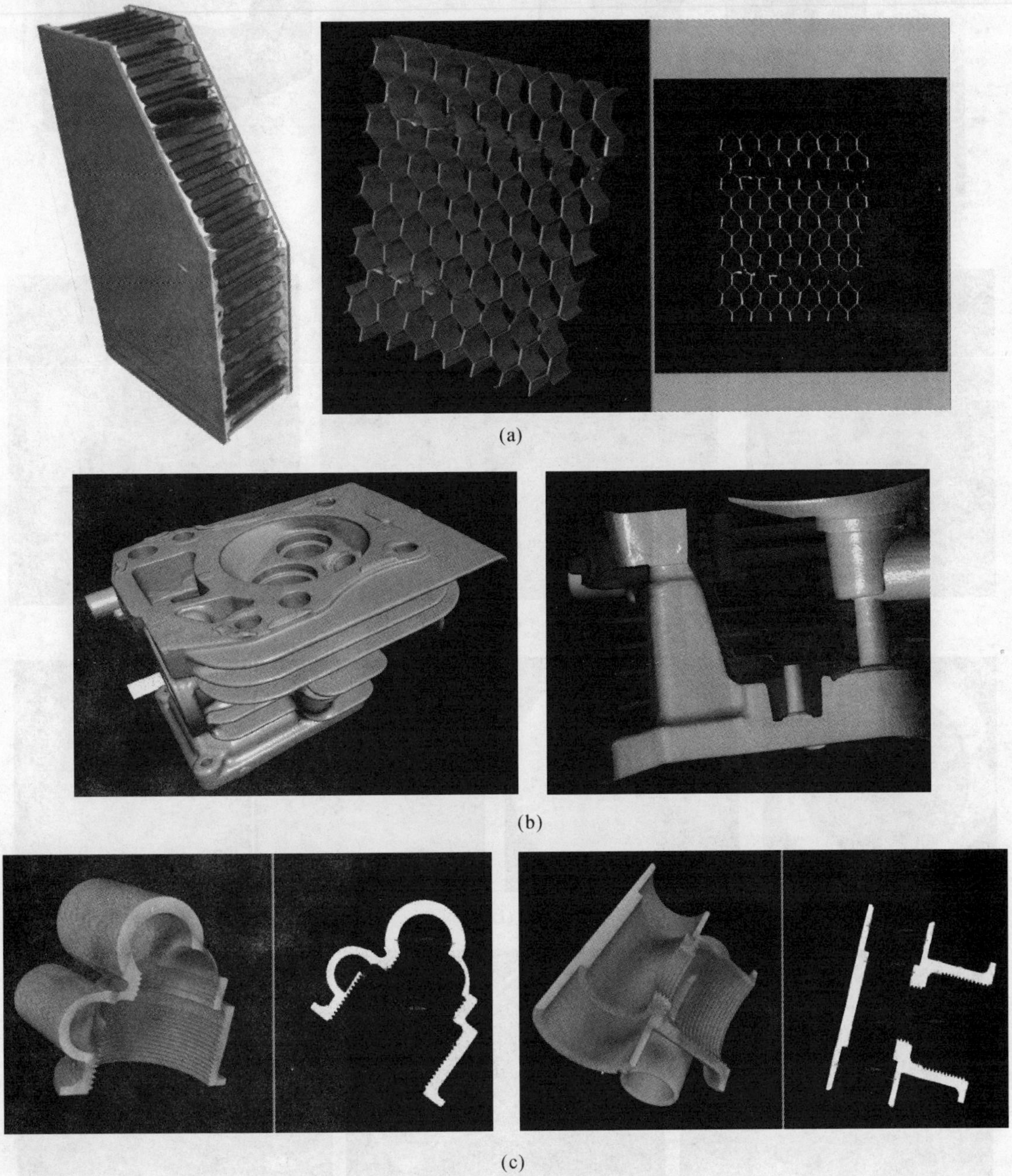

图 1.2　工业 CT 技术部分应用实例

(a)航空蜂窝件检测；(b)摩托车铸件检测；(c)连接件尺寸测量；

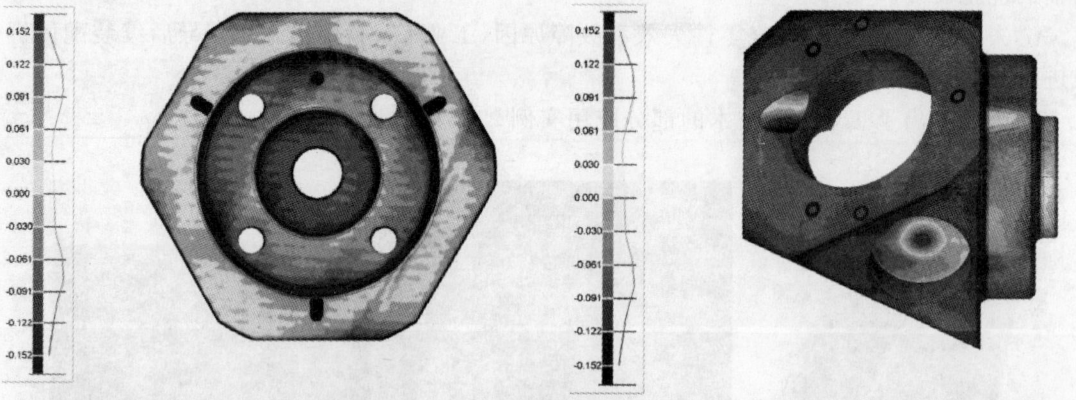

(d)

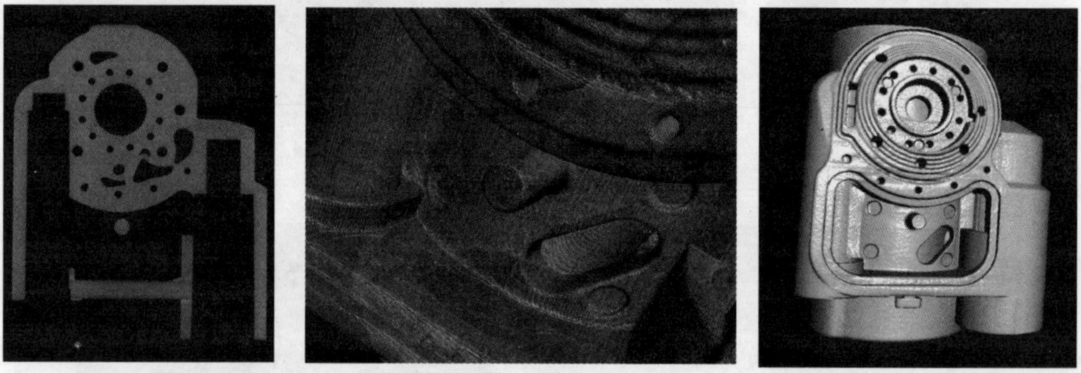

(e)

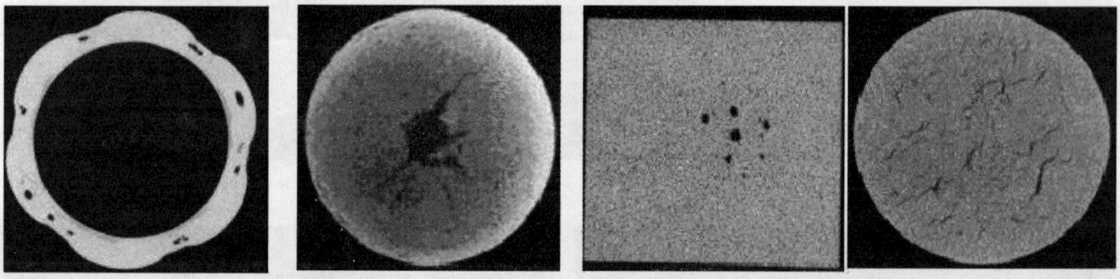

(f)

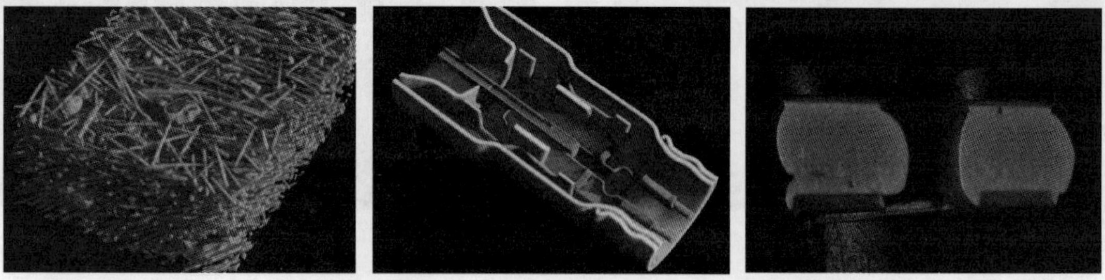

(g)

(续)图 1.2 工业 CT 技术部分应用实例

(d)三角件偏差分析；(e)塑料件逆向工程；(f)内部缺陷检测与分析；(g)微/纳米 CT 细小结构检测

参考文献

[1] Radon J. Über die Bestimmung von Funktionen durch ihre Integralwerte längs gewisser Mannigfaltigkeiten, Berichte Sächsische Akademie der Wissenschaften. Leipzig [J]. Math. Phys. Kl，1917，69：262 - 267.

[2] 李家伟，陈积懋. 无损检测手册[M]. 北京：机械工业出版社，2002.

[3] Bracewell R N. Strip integration in radio astronomy [J]. Australian Journal of Physics，1956，9：198.

[4] Oldendorf W H. Isolated flying spot detection of radio density discontinuities displaying the internal structural pattern of a complex object [J]. IRE Trans.，1961，BME—8：68 - 72.

[5] Cormack A M. Representation of a function by its line integrals with some radiological applications [J]. Journal of Applied Physics，1963，34：2722 - 2727.

[6] Hounsfield G N. A method of and approaches for examination of a body by radiation such as X or Gamma radiation：UK，1283915[P]. 1972.

[7] Herman G T. Imaging reconstruction from projections：The fundamentals of computerized tomography [M]. Salt Lake City：Academic Press，1980.

[8] 王鸣鹏. 实用 CT 检查技术学[M]. 北京：科学技术文献出版社，2000.

[9] Hsieh J. 计算机层析成像技术：原理、设计、伪像和进展[M]. 张朝宗，等，译. 北京：科学出版社，2006.

[10] Kalender W A，Seissler W，et al. Spiral volumetric CT with single - breath - hold technique，continuous transport，and continuous scanner rotation [J]. Radiology，1990，176(1)：181 - 183.

[11] 包尚联，徐萍芳. 医学影像的新进展[J]. 中国医疗器械信息，2006，12(9)：1 - 6.

[12] Sasov A. Comparison of fan - beam，cone - beam，and spiral scan reconstruction in x-ray micro-CT [C]//Proc. of SPIE. Bellingham：[s. n.]，2002，4503：124 - 131.

[13] 唐杰，张丽，高文焕. 基于平板探测器的锥束 CT 系统综述[J]. 中国体视学与图像分析，2004，9(2)：65 - 70.

[14] 王本，王革. 锥束 CT 图像重建算法[J]. CT 理论与应用研究，2001，10(2)：1 - 8.

[15] 先武，李时光，王珏. 最佳无损检测手段——工业 CT 技术的发展[J]. 光电工程，1995，22(4)：51 - 58.

[16] ARACOR Inc. [EB/OL]. (2004 - 12 - 19) [2005 - 04 - 15] http://www.rapiscansystems.com/ctsystems.html.

[17] BIR Inc. [EB/OL]. (2005 - 01 - 22) [2005 - 06 - 15] Compare Micro - focus CT/DR Systems. http://www. bio - imaging. com/indcompare. asp? c=1.

[18] TeraRecon Corporation. [EB/OL]. (2004 - 02 - 19) [2005 - 04 - 11] http://www.rtviz.com/downloads/products /brochure_ctscanner.pdf.

[19] 王贤刚，郭志平，彭亚辉，等. 三维高分辨工业 X-CT 系统[J]. 高技术通讯，2002，12(8)：64-67.

[20] 王召巴. 基于面阵 CCD 相机的高能 X 射线工业 CT 技术研究[D]. 南京：南京理工大学，2001.

[21] 大工新闻网. 我校“ICT-3400 型工业 CT 机”通过省科技成果及新产品鉴定. [EB/OL]. (2004-02-19) [2004-04-11] http://news.dlut.edu.cn/news_display.asp?id=4796&lanmu_id=400.

[22] 傅健，路宏年，龚磊. 线源圆轨道锥束扫描三维 CT 重建算法[J]. 兵工学报，2006，27(6)：61-64.

[23] 龚磊，傅健，路宏年，等. 锥束射线 RT 扫描大视场三维 CT 成像方法研究[J]. 光学技术，2006，32(4)：88-91.

[24] 傅健，路宏年，龚磊，锥束射线三维大视场工业 CT 成像方法研究[J]. 光学技术，2006，32(2)：50-53.

[25] 张丰收，张定华，赵歆波，等. 航空发动机涡轮叶片 CBVCT 系统的设计[J]. 机床与液压，2005，(3)：32-34.

[26] 张定华，Ning R，卜昆，等. 体积 CT 系统中的平板探测器校正方法[J]. 仪器仪表学报，2005，26(2)：157-163.

[27] 毛海鹏，张定华，梁亮，等. 一种基于 PC 的快速三维图像重建方法[J]. 系统仿真学报，2004，16(11)：2486-2489.

[28] 程云勇，张定华，赵歆波，等. 涡轮叶片锥束体积 CT 检测系统软件原型[J]. 中国机械工程，2005，16(20)：1835-1839.

[29] 王远，许州，陈浩，等. 基于平板探测器的高能工业 CT 数据采集系统[J]. CT 理论与应用研究，2006，15(3)：53-56.

[30] 陈浩，许州，金晓，等. 高能工业 CT 用新型 X 射线源焦斑测量[J]. 强激光与粒子束，2004，16(3)：390-394.

[31] 王学礼. 医用 CT 图像常见伪影成因及矫正分析[J]. CT 理论与应用研究[J]，2004，13(3)：1-8.

[32] 刘晓鹏. 锥束工业 CT 图像校正技术研究[D]. 西安：西北工业大学机电学院，2006.

[33] North Star Imaging Inc. [EB/OL]. (2009-02-20) [2009-04-23] http://www.xviewct.com/industrial-ct-applications.

[34] Yinghua-NDT Inc. [EB/OL]. (2009-05-19) [2009-06-11] http://www.yinghua-ndt.com/uAlex/5063-88328.aspx.

[35] GE Sensing & Inspection Technologies. [EB/OL]. (2010-01-12) [2010-02-15] http://www.phoenix-xray.com/en/applications/index.html.

第2章　锥束CT扫描系统

2.1 引　　言

1895年，物理学家伦琴(W. C. Rontgen)在研究阴极射线的性质时，发现了X射线，为了纪念伦琴，人们也称其为伦琴射线。实验证明，X射线是由高速运动的电子撞击金属靶时，由于韧致辐射产生的射线。

在X射线射入物体后，将与物质发生复杂的相互作用。这些作用从本质上说是光子与物质原子的相互作用，主要有光电效应、康普顿效应、电子对效应和瑞利散射。由于这些相互作用，一部分射线被物质吸收，一部分射线被散射，因而穿透物质的一次射线强度低于入射射线强度，这称为射线强度发生了衰减，并且服从Beer指数规律。

任何工业CT系统只能探测出射线在穿透物体断面后各个方向的投影，要得到物体二维断层图像，首先须寻求一种数学方法以从大量的投影中求解出线性衰减系统的分布。Radon变换及逆变换是奥地利数学家Radon于1917年提出的。Radon论证了线积分值确定被积函数的整套理论方法，为CT技术的形成和发展提供了可靠的理论依据。Radon变换作为一种重要的数学工具，被广泛应用于医疗辐射、工业CT无损检测、核磁共振等许多不同的领域。特别是在医学和工业CT中，Radon变换构成了物体断层图像重建的基础。

图像重建问题实际上就是如何由投影数据计算出成像平面上各像素点的衰减系数值。由投影重建出切片图像的重要理论依据就是傅里叶切片定理，又叫中心切片定理，它给出了投影与傅里叶变换之间的关系，也是推导滤波反投影算法与直接傅里叶重建算法的理论基础。

投影图像是透射测量得到的投影数据，实际上是被测量物体线性衰减系数沿穿越路径积分的结果，它是图像重建的原始输入图像。投影与Radon变换密切相关，求Radon变换的逆变换的过程就是由投影数据重建物体的断层图像的过程。

2.2 X射线成像原理

2.2.1 X射线的产生

1895年11月8日，德国著名物理学家伦琴发现一种波长$\lambda=1\sim10^{-4}$ nm的电磁波，他把新发现的射线命名为X射线，也称伦琴射线[1]。X射线首先被应用于医学诊断，继而又在工业领域得到广泛应用，对人类历史和科技发展产生了深远影响。本节介绍X射线的产生原理及其基本物理特性。

1. X射线的产生原理

X射线和微波、红外线、可见光、紫外线及无线电波均属于电磁波。X射线波长很短，介于紫外线和γ射线之间，位于电磁波谱的高能端。高速电子与物质进行相互作用会产生X光子。通常采用高电压产生强电场，对电子进行加速，使之撞击用于产生X射线的阳极靶。

一个高速电子与靶材料的相互作用过程中，会发生各种类型的碰撞。大部分碰撞伴随着高速电子与靶原子的外层电子之间的能量转换，从而引起靶原子的电离。这种相互作用并不产生X射线，只会引起γ射线，并产生热量。通常将这种碰撞引起的能量损失称为碰撞损失(Collision Loss)。一个典型的射线源，其碰撞损失的能量将达到输入能量的99%[2]。

经典电磁学理论指出，当一个带电体在电场中发生速度变化时，带电体将向外辐射电磁波。依据这一原则，高速电子与靶原子的复杂相互作用中，有三种类型的相互作用值得关注，它们都与X射线的产生有密切联系。高速电子与靶原子相互作用和产生X射线能谱的对应关系如图2.1所示，横坐标表示X射线能量，纵坐标表示X射线的输出强度，用归一化光子数表示。

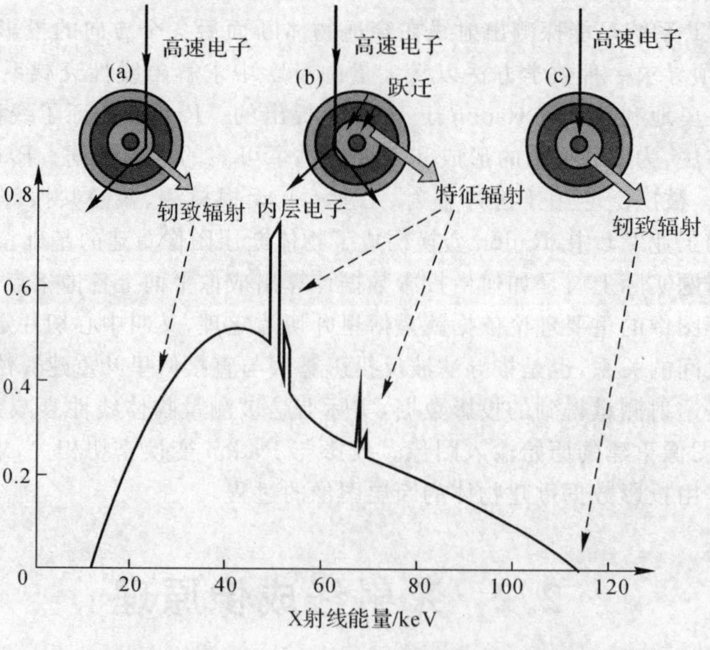

图2.1 高速电子与靶原子相互作用和X射线能谱的对应关系

第一类相互作用，当高速电子靠近原子核时，由于原子核带正电，而电子带负电，两者之间会产生静电吸引。高速电子受原子核电场的影响，随着距离的接近而增大。因此，当高速电子经过原子核附近时，其速度会降低，并向外辐射能量，引起韧致辐射(Bremsstrahlung Radiation)。如果高速电子从原子核的电场边缘穿过，则其自身速度受影响不大，辐射出的X射线能量也相对较低，对应于图2.1(a)。如果高速电子入射路线与原子核接近，则辐射能量也强。因此，韧致辐射可以形成连续光谱，覆盖整个X射线能量范围。

第二类相互作用，当高速电子与靶原子的内层电子发生碰撞时，如果入射电子的能量大于内层电子的结合能时，内层电子将会被释放，形成自由电子。此时，在原来内层电子的位置产生一个电子空穴，这是一种极不稳定的状态。于是，靶原子的外层电子会填充该空穴，同时释放一定的能量，其表现形式为 X 射线能量。由原子物理学理论可知，轨道电子由外层向内层跃迁时，释放的能量等于能级差。因此，高速电子与靶原子内层电子碰撞产生了一些特定能量的 X 射线，将这类辐射作用称为特征辐射(Characteristic Radiation)，对应于图 2.1(b)。

第三类作用，如果高速电子直接与靶原子核碰撞，则该电子失去其全部动能，其全部能量以韧致辐射的形式释放。这类相互作用所产生的射线能量最大，位于辐射能谱的能量最高点，对应于图 2.1(c)。

上述 3 种相互作用中，高速电子与靶原子内层电子的相互作用产生特征辐射，高速电子与靶原子核相互作用产生韧致辐射。其中高速电子直接撞击靶原子核的概率很低，其辐射 X 射线光子数接近于零。

2. X 射线的基本特性

本质上讲，X 射线属于一种电磁波，与红外线、可见光、紫外线和 γ 射线一样，具有光波的一切特性。例如，X 射线是一种横波，在真空中按光速传播，并且具有反射、干涉和衍射等现象。X 射线具有波粒二象性，可以用波长和频率来描述，也可以用能量、质量和动量来描述。除了具有电磁波的共性之外，X 射线还具有一些独特的性质，概述如下：

(1)穿透作用。X 射线是一种波长很短、能量较高的电磁波，具有很强的穿透性。其穿透能力的强弱，与 X 射线自身能量有关，还与被穿透物质的特性相关。通常，X 射线能量越大，穿透性越强。被穿透物质的原子序数越小，越容易被 X 射线穿透。X 射线的穿透特性使其可以应用于检测领域。

(2)荧光作用。X 射线与钨酸钙、铂氰化钡以及银激活的硫化锌镉等物质相互作用时，能够发出荧光，具有这类特性的物质称为荧光物质。荧光作用是在 X 射线与荧光物质相互作用时，被激发的原子恢复到基态时产生的。医学上常用的增感屏和影像增强器就是基于荧光作用设计的。

(3)电离作用。X 射线能量足够大时，与物质发生相互作用，可以使物质原子的电子电离，产生一次电离。电离出的电子获得一定的能量，与其他原子作用时，可以产生二次电离。电离电荷的测定比较容易，因此可以通过这种方式来测定入射 X 射线的能量。

(4)热作用。X 射线与物质相互作用后，可以使物质温度升高。可以通过测定物体的温度变化来测定物体对 X 射线的吸收剂量。

此外，生物细胞接受 X 射线照射之后，其增殖性会受到抑制、损伤甚至坏死。这种特性被应用于抑制肿瘤细胞的增生。同理，人体其他细胞在接受 X 射线过度照射后，也可能受到损伤，因此必须使用必要的屏蔽防护设备。

2.2.2 X 射线与物质的相互作用

X 射线与物质可以发生多种复杂的相互作用，主要包括光电效应、康普顿效应、电子对效应和相干散射。

1. 光电效应

X射线光子在物质中传播时,与物质原子的内层轨道电子相互作用。如果入射光子能量足够大,大于轨道电子与原子核的结合能,则入射光子将自身能量全部传递给轨道电子,使之脱离原子核的束缚成为自由电子,入射光子消失,这一过程被称为光电效应(Photoelectric Effect),如图2.2所示。该过程产生的自由电子称为光电子。爱因斯坦首先解释了这一效应,并因此获得1921年诺贝尔物理学奖。

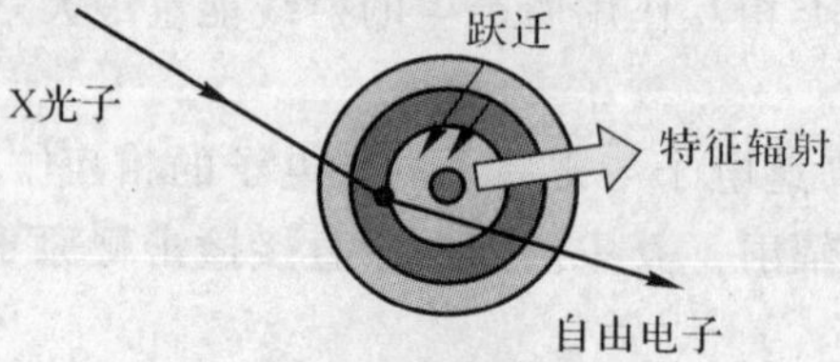

图2.2　光电效应示意图

光电效应发生后,在原来轨道电子的位置将出现电子空穴,使原子处于不稳定的激发态。此时,外层电子可能跃迁至该空穴位置,同时产生特征X射线,这是光电效应的重要特征。此外,高能级的外层电子跃迁产生的辐射能量,可能激发外层电子脱离轨道,成为自由电子。这种现象称为俄歇效应,多发生于轻元素。

光电效应更容易发生于束缚能量较大的内层轨道电子。事实上,对于光电效应的发生概率 P_L 与光子能量 E 的关系为

$$P_L \propto E^{-3} \tag{2-1}$$

P_L 与作用物质的原子序数 Z 的关系[3]为

$$P_L \propto Z^3 \tag{2-2}$$

2. 康普顿效应

入射X射线光子与受原子核束缚作用较小的外层轨道电子发生作用,入射光子损失部分能量,改变入射方向,同时电子获得能量后从原始轨道飞出,这种现象称为康普顿效应(Compton Effect),如图2.3所示。康普顿效应由美国物理学家康普顿发现,康普顿并因此获得1927年诺贝尔物理学奖。损失能量后的X射线光子被称为散射光子,获得能量的电子成为自由电子。由于外层轨道电子与原子核的结合能较小,康普顿效应可以被近似地视为运动光子与自由电子的弹性碰撞。

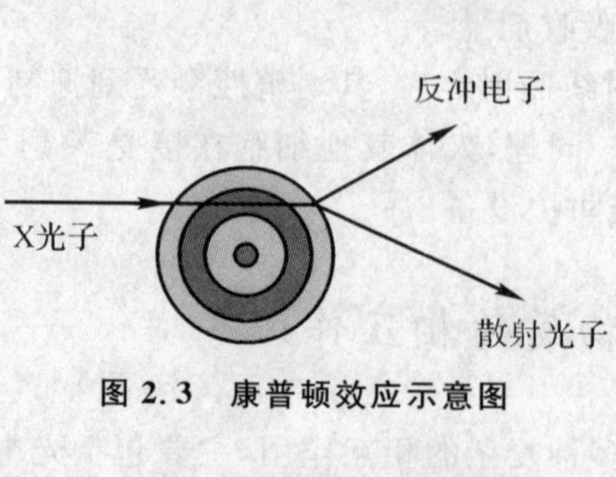

图2.3　康普顿效应示意图

康普顿效应发生后,散射光子保留大部分能量,只有小部分光子能量被吸收。无论是散射

光子还是反冲电子，都将偏离入射 X 射线光子的运动方向。二者的偏转角度均与入射 X 射线光子的能量相关，随着入射光子能量增大，反冲电子和散射光子的偏角都会减小。实验和理论都证明，康普顿效应的发生概率与原子序数无关，仅与作用物质的电子密度有关。由于大部分物质的电子密度相差不大(氢除外)，所以同一 X 射线穿越不同物质时，由康普顿效应引起的衰减系数也相似。

3. 电子对效应

能量高于 1.02MeV 的 X 射线光子穿越物质时，如果经过原子核附近，将与该区域电场发生相互作用，入射光子释放全部能量，并转化为一对正、负电子，这就是电子对效应(Electric Pair Effect)，如图 2.4 所示。

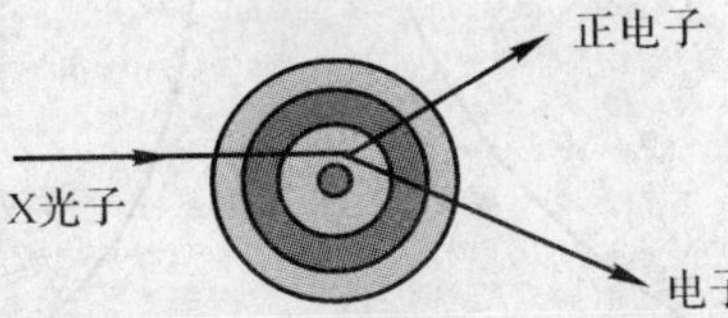

图 2.4　电子对效应示意图

电子对效应产生的正、负电子以一定的角度飞出，其偏转角度与入射光子能量有关。可以近似认为，X 射线的光子能量一部分转化为正、负电子的静止能量 $2m_ec^2$，另一部分转化为正、负电子的动能 E_+ 和 E_-，即

$$h\nu = 2m_ec^2 + E_+ + E_- \tag{2-3}$$

式(2-3)表明，只有当入射光子能量大于 $2m_ec^2 = 1.02$ MeV 时，才能发生电子对效应。对于一定能量的入射 X 射线光子，经过电子对效应产生的电子对动能之和为常数，但正、负两个电子的动能不一定相等。获得动能的正、负电子对将以电力或者辐射的方式损失能量。正电子停止时，会与一个自由电子结合而转化为两个光子，这种现象称为电子对湮灭。根据能量守恒和动量守恒，该过程产生的两个光子能量均为 0.51 MeV，飞行方向相反。

4. 相干散射

入射 X 射线光子与物质的内层轨道电子发生相互作用，受原子核束缚较强的内层电子吸收入射光子后，跃迁到高能级，同时释放一个能量与入射光子能量近似的散射光子，该过程称为相干散射或者瑞利散射。相干散射过程中，入射光子与原子几乎没有能量转换，也不发生电离作用，可以近似地视为入射光子与物质原子之间的弹性碰撞。相干散射发生的概率大约与物质原子序数的二次方成正比，并随着入射光子能量的增大而迅速减小[4]。因此，当入射光子能量较低时，应注意相干散射的影响。

上述 4 种 X 射线与物质的相互作用中，光电效应、康普顿效应和电子对效应占主要地位，相干散射的影响则相对较小。通常情况下，每个 X 射线光子与物质的一次相互作用中，只涉及一种作用过程。但是，实际中 X 射线光子与物质会发生多次相互作用，因此其衰减量要综合考虑上述几种相互作用过程。其中，相干散射仅在低能 X 射线和高原子序数的情况下发生较大影响，并且该过程不发生能量转移。

设光电吸收截面为 σ_L，康普顿散射总截面为 σ_C，电子对效应截面为 σ_P，这 3 种主要效应发生的概率与物质的原子序数 Z 及入射X射线光子能量 $h\nu$ 有关。对于不同的物质和不同的能量区域，这3种效应的相对重要性不同。图2.5简单地表示了3种基本效应对入射光子能量 $h\nu$ 和吸收物质的原子序数 Z 在不同范围内的重要性和占优势的区域。可以看出：当入射光子能量较低时，除原子序数较低的物质外，所有物质都以光电效应为主；对能量在 0.8 ～ 4 MeV 的光子，无论原子序数为多少，康普顿散射都占主导地位；对于高能X射线和原子序数较高的物质，电子对效应占优势。

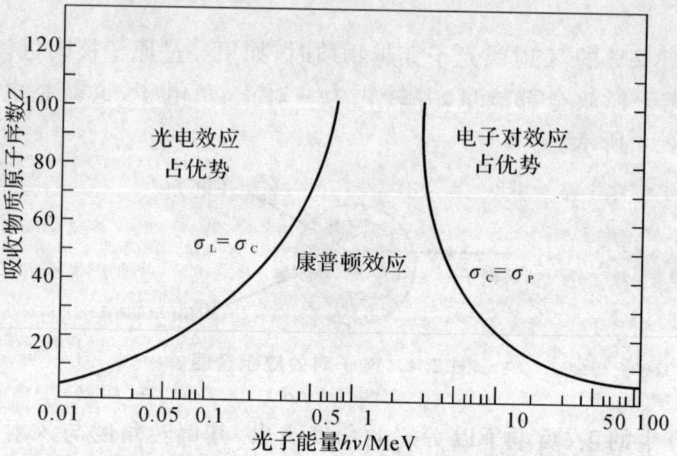

图2.5 3种主要相互作用与光子能量和物质原子序数的关系

2.2.3 X射线的衰减规律

X射线在传播过程中，其强度会发生扩散衰减和吸收衰减。扩散衰减是由于传播距离引起的，而吸收衰减则是穿越某种物质时发生的。由点源产生的X射线在均匀物质中传播时，如果仅考虑距离因素引起的扩散衰减，其衰减规律符合二次方反比定律，即

$$N = k\frac{N_0}{r^2} \tag{2-4}$$

式中，N_0 表示 X 射线在点源位置单位面积内的光子数；N 表示该射线距离射线源 r 的球面上单位面积内的光子数；k 是比例系数。实际上，式(2-4)仅在真空中对X射线严格成立，这是由于即使在空气中，其吸收衰减也是存在的。由于空气对X射线的衰减作用很小，可以忽略不计，因此可以通过调节X射线源到接收端的距离来控制射线强度。射线穿越某种物质时，会与物质原子发生各种相互作用，这个过程中会发生散射和吸收，造成入射方向上射线强度的吸收衰减。通常情况下，X射线的衰减主要是指吸收衰减，本节将重点介绍X射线的吸收衰减规律。

1. X射线的衰减系数

定义符号 σ 表示入射X射线光子与单位面积物质中的原子、电子或者原子核发生作用的概率。考虑特殊情况下，水平入射到某种物质中的一窄束单能X射线，计算其穿越物质时的衰减程度。设单位体积的该物质中各种粒子的总数为 n，当入射到 $L=0$ 处时，与入射方向垂直的

单位面积上，X 射线光子数为 N_0，到达 L 处，光子数为 N。设当射线穿越厚度的变化量为 dL，由于能量损失或者方向偏离，射线入射方向上的光子数将有所损失，记为 $-dN$。假设散射光子不会到达射线接收端，射线穿越距离内的物质粒子数为 ndL，则损失光子数可以表示为

$$-dN = \sigma N n dL \tag{2-5}$$

采用初始条件 $L=0, N=N_0$ 求解该微分方程，得

$$N = N_0 e^{-\sigma n L} \tag{2-6}$$

令 $\mu=\sigma n$，则 μ 表示 X 射线在物质中穿越单位距离，与物质发生各种作用的概率，称为线性衰减系数(Linear Attenuation Coefficient)。线性衰减系数受到射线能量和物质材料的影响，与入射光子数的多少无关。由式(2-6)可知，线性衰减系数越大，X 射线的穿透能力越弱。根据各种不同的相互作用对射线衰减的影响，线性衰减系数可以按下式分解：

$$\mu = \mu_L + \mu_C + \mu_P + \mu_S \tag{2-7}$$

式中，μ_L，μ_C，μ_P 和 μ_S 分别表示光电效应、康普顿散射、电子对效应和相干散射的线性衰减系数。

实际上，线性衰减系数与 X 射线穿越物质的密度成正比，而各种物质的密度会随着温度和气压而变化[5]。为了避免物质密度对衰减系数的影响，引入质量衰减系数(Mass Attenuation Coefficient) μ_m，其定义如下：

$$\mu_m = \frac{\mu}{\rho} \tag{2-8}$$

式中，ρ 表示物质的密度。质量衰减系数与物质密度无关，不受周围环境的热力学因素的影响，具有更广泛的使用范围。

通常人们更关心 X 射线强度的衰减规律，这里给出 X 射线强度的定义。在 X 射线入射方向上，单位时间经过单位面积的 X 射线光子的总能量就是 X 射线的强度。设符号 I 表示 X 射线束的强度，对于单能 X 射线，其强度可以表示为

$$I = N \times h\nu \tag{2-9}$$

对于具有连续光谱的多能 X 射线，其射线强度应按下式计算：

$$I = h\sum_k N_k \nu_k \tag{2-10}$$

式中，N_k 表示单位时间内经过单位截面的频率为 ν_k 的 X 射线光子数。

2. 单能 X 射线衰减规律

对于窄束单能 X 射线，其衰减规律可以由式(2-6) 和式(2-9) 得到：

$$I = I_0 e^{-\mu L} \tag{2-11}$$

这是X射线衰减的基本规律。式(2-11) 表明，X 射线的衰减与穿越物质的厚度指数相关。由于线性衰减系数的影响，X 射线的衰减还与射线自身的能量以及穿越物质的种类相关。

实际射线多为宽束射线，也就是射束中包括散射的成分。此时，X 射线的接收端不仅接收了穿越物质后经过衰减的射线光子，还有部分散射光子，需要对式(2-11) 进行修正。考虑散射后，线性衰减系数 μ 不再是常数，而与穿越物质的形状和尺寸等其他多种因素密切相关，直接求解 μ 将比较困难，因此对式(2-11) 修正为

$$I = BI_0 e^{-\mu L} \tag{2-12}$$

式中，B 表示积累因子，反映了散射光子对射线衰减的影响，可以按下式定义：

$$B=\frac{N_D+N_S}{N_D}=1+\frac{N_S}{N_D} \tag{2-13}$$

式中，N_D 表示穿越物质后到达接收端的 X 射线光子数；N_S 表示到达接收端的散射光子数。式(2-13)的意义在于，将到达接收端的散射光子的贡献也计算在内。理想情况下，$N_S=0$，$B=1$，表明没有散射光子的影响。积累因子与射线穿越物质的特性、放射系统内各组件的相对位置以及射线自身能量相关，通常只能进行近似计算或者估计。

3. 连续 X 射线衰减规律

前文论述的单能 X 射线在常规实验环境下是很难实现的，实际采用的 X 射线一般具有连续光谱。连续 X 射线穿越某一厚度的物质时，其射线束内不同能量的光子的衰减情况不同。如果只关注其中某一能量的光子，其衰减规律则符合单能射线的衰减规律。因此，连续 X 射线的衰减可以描述为

$$I=I_1+I_2+\cdots+I_n=I_{01}e^{-\mu_1 L}+I_{02}e^{-\mu_2 L}+\cdots+I_{0n}e^{-\mu_n L} \tag{2-14}$$

式中，$I_1,I_2,\cdots,I_n$ 表示各种能量的 X 射线衰减后的强度；$I_{01},I_{02},\cdots,I_{0n}$ 表示各种能量 X 射线的入射强度；$\mu_1,\mu_2,\cdots,\mu_n$ 表示各种能量 X 射线的线性衰减系数；L 表示 X 射线的穿越层厚度。式(2-14)在理论上是成立的，但在实际连续光谱的 X 射线中，对其各种能量的 X 射线分别进行计算很困难，因此通常采用连续 X 射线的等效波长的线性衰减系数来计算衰减后的射线强度[6]。

由于低能 X 射线光子更容易被吸收，所以在具有连续光谱的 X 射线穿越某种物质后，射线束中高能光子的比例将增大，也称为射线硬度增大。同时，连续 X 射线穿越物质之后，其强度同样也会衰减。

2.3 锥束 CT 系统构成

2.3.1 系统工作原理

锥束 CT 系统与常规 CT 系统的最大区别在于，锥束 CT 系统采用面阵探测器接收 X 射线，因而一次扫描即可获取被测物体多个截面的投影数据。通常，一个完整的锥束 CT 系统包括硬件系统和软件系统两部分，其中硬件系统主要由计算机、X 射线源、面阵探测器和扫描机构成。

图 2.6 是一个典型的锥束 CT 系统的构成示意图。在扫描开始之前，将测试样本安装在旋转工作台上，调整工作台位置，使测试样本处于探测器的接收区域之内。扫描过程中工作台做旋转运动，平板探测器在图像采集控制系统的控制下，将投影扫描数据存储到存储设备中。扫描结束后，采用专门开发的图像处理和重建系统对投影数据进行一系列的处理和计算，重建出序列切片图像，供后续研究使用。

在锥束 CT 系统中，射线源、面阵探测器和扫描机构的组合对其性能起决定性的作用。同时，工业 CT 通常使用较高能量的 X 射线源进行扫描工作，因此必须重视屏蔽设施的设计和

安装。

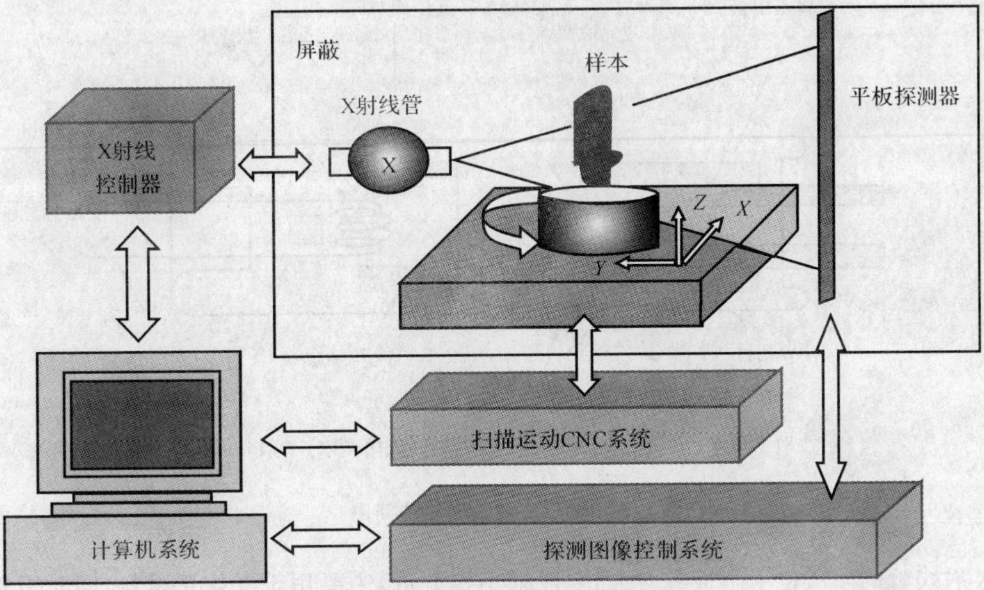

图 2.6　锥束 CT 系统的构成示意图

2.3.2　X 射线源

X 射线源是锥束 CT 系统最重要的组件之一，它提供了 CT 扫描过程必需的 X 射线。持续稳定的 X 射线供应，是锥束 CT 扫描质量的重要保证。锥束 CT 中可以采用的 X 射线源包括 X 射线管和直线加速器。直线加速器通过电磁场对直线导管内的电子不断加速，使其以极高能量轰击靶物质，从而产生高能 X 射线，主要用于高密度材料和大型工业试件的检测。实际上，直线加速器与 X 射线管的主要区别在于对电子进行加速的方式不同，而在利用高速电子轰击靶物质以产生 X 射线这一基本原理上，二者是一致的。相对而言，X 射线管的使用范围更为广泛。本节主要介绍 X 射线管的结构、原理及其产生 X 射线的特征。

1. X 射线管的结构和工作原理

自 1895 年伦琴发现 X 射线至今，X 射线管的外形和特征发生了很大变化，经历了多个发展阶段，但是其产生 X 射线的原理和基本结构并没有变化。一个典型的 X 射线管的结构如图 2.7 所示，其核心结构是阴极和阳极。

X 射线管的阴极通常采用高熔点的钨丝制作，其熔点可达 3 410℃，但是钨丝仍然会在 X 射线管的使用过程中逐渐蒸发，最终导致 X 射线管发生故障。X 射线管的阴、阳极之间会加上很高的电压，使电子从阴极逸出，并向阳极高速运动，这一外加电压称为管电压。由于阴、阳极之间有电子束的运动，从而产生管电流。管电流正比于 X 射线的辐射强度，因此必须对管电流的大小严格控制。阴极钨丝的一个重要指标是焦斑的大小，在阴极前端会安装聚焦杯或者收束管，以控制焦斑尺寸。目前，工业上使用的 X 射线机通常具有两个焦斑尺寸。

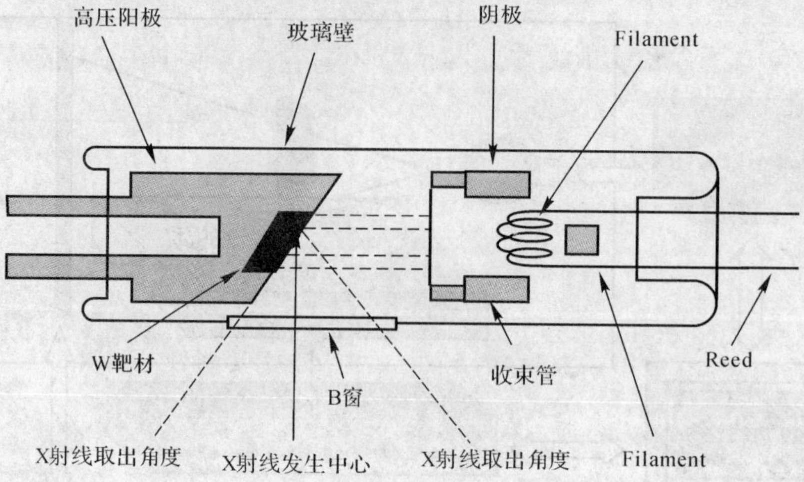

图 2.7 X射线管结构简图

X射线管的阳极位于阴极的对面，一般采用铜制成，主要用于支撑靶材料，同时阳极还起到导电和散热的作用。X射线管的阳极有两种形式，即固定式和旋转式。固定阳极通常用在小功率的成像系统中，而旋转阳极则可以经受较高的管电流和管电压。靶是电子轰击的目标，X射线即由此产生。钨是最常用的靶材料，因为钨具有较高的原子序数和熔点，良好的热传导性，从而可以在高温工作环境下产生较高能量的X射线。在乳腺影像领域，需要低能量的K系标识X射线，因而也采用钼或者铑作为靶材料。

为了保证X射线管内的高速电子的运动不被空气分子阻挡，同时避免阴极灯丝不会在高温下氧化烧毁，X射线管的阴极和阳极必须封装在高度真空的玻璃管或金属套管之内，其本质近似于一个真空二极管。玻璃外壳通常采用具有良好导热和绝缘性能的硼硅玻璃，厚度通常为0.18～0.30mm。金属套管具有比玻璃外壳更优良的性能，它可以在一定程度上减小X射线管的整体体积，同时收集飞离阳极靶的散射电子。除了高度真空这一要求外，X射线管还必须具备有效的冷却措施。如前所述，通常X射线管中，高速电子99%的能量以热能的方式损失，因此阳极温度会急剧升高。为了有效散热，主要采取两方面的措施。一是采用旋转阳极，使得高速电子均匀轰击靶面各点，避免了靶面局部过热，同时采用导热性良好的铜来制造阳极；二是采用绝缘油对X射线管的阳极进行循环冷却，阳极的热量传递给绝缘油，绝缘油通过油泵流经热交换器，冷却后再流回X射线管内。

X射线管的另一重要组成部分是高压发生装置，图2.7中并未标记该部分，但高压发生装置是X射线管正常工作必不可少的保证。X射线管需要在阴、阳两极之间加上稳定的高压，以产生稳定连续的X射线，这是锥束CT系统的基本要求。但是通常供电电源的电压相对于地极是按正弦规律波动的，因此需要通过整流和其他措施保证电压尽可能接近恒定。早期多采用三相发生器产生接近直流的波形。20世纪80年代后，数字控制高频变换电压发生器的出现，使得高压发生器的制造成本大为降低，同时变换电路也得到简化。

2. X射线强度的分布特点

X射线管焦点产生的X射线在空间并不是均匀分布的，即不同角度上，X射线的辐射强度不同。X 射线在靶周围的分布情况非常复杂，主要由入射电子的能量、靶物质的材料和阳极靶的厚度等因素决定。

实际上，人们更关心的是 X 射线从窗口射出之后的强度分布特点，以便了解辐射强度不均匀对扫描过程的影响。由于阳极效应（Anode Effect）的影响，X 射线束在靠近阳极一侧偏低。图 2.8 是靶面角为20°时，以扇形 X 射线束的中心射束强度为 100%，经过实验测定后，绘制的不同角度射束的强度分布示意图[7]。该图表明 X 射线束的强度在扇形角度内分布不均匀，其中最强射束出现在偏向阴极，并且与中心射束夹角约为12°的位置，其强度大约为中心射束的 1.05 倍。采用20°的靶面角时，能够保证大多数 X 射线分布与 X 射线管轴垂直，适合于定向扫描。对于锥束 CT 而言，采用锥形束 X 射线进行扫描，可以将锥束近似视为将中心扇束以射线源为顶点沿着 *Z* 向偏转一定角度的多个扇形束组成。图 2.9 是采用锥束 X 射线获得的一幅曝光图像，照射之前已经将射线源在探测器的投影调整至中心位置。由该图可以观察到明显的 X 射线强度不均匀现象，其中曝光图像左侧是射线源阴极所在的一侧，因而强度较大。锥形束 X 射线的强度不均匀对锥束 CT 成像质量有较大影响，在锥束 CT 领域将这种现象称为光场不均匀[8]，需要进行特别处理。

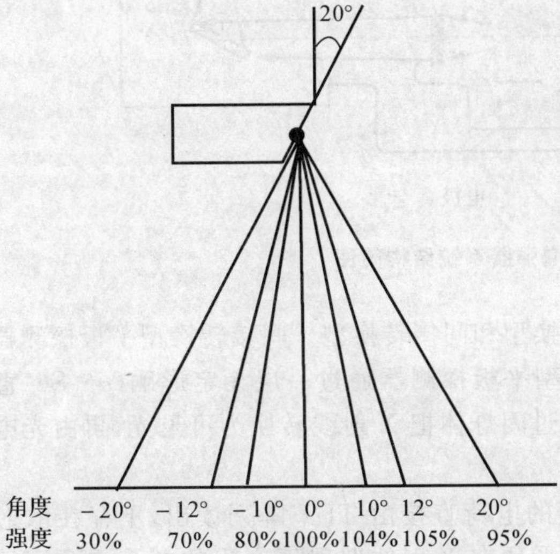

图 2.8　扇形 X 射线束强度分布示意图

图 2.9　锥束 X 射线曝光图像

2.3.3　面阵探测器

锥束 CT 系统采用面阵探测器作为成像设备，面阵探测器的成像质量对锥束 CT 系统的整体性能有重大影响。面阵探测器是基于 X 射线照射闪烁体（Scintillator）可以产生可见光的现象来设计的，采用闪烁体结合光电转换机构实现 X 射线强度到数字图像的转换。目前应用比较广泛的面阵探测器主要有两类，一种是基于图像增强器和电荷耦合器件（CCD）的 X 射线面阵成像系统，另一种是基于 α - Si 光电二极管与薄膜晶体管（TFT）阵列的非晶硅平板探测器（Flat Panel Detector，FPD）。

基于图像增强器的面阵探测器的基本结构如图 2.10 所示。X 射线照射输入闪烁体产生可见光,可见光激发光电阴极发射电子,电子在真空的图像增强管内被加速,轰击输出闪烁体产生可见光,可见光由透镜耦合到 CCD 相机,最终产生数字信号。图像增强器成像系统价格较低,能够实时显示,检测速度快,适合在检测要求不是很高并且被测试件厚度比较均匀的场合使用。图像增强器系统的缺点是存在枕形和 S 形畸变。枕形畸变是由于图像增强管的输入屏为曲面,而输出屏为平面,造成电子束投影产生偏差。S 形畸变是由地磁场的存在,电子运动受到洛仑兹力的作用产生的。这两种畸变的存在使得基于图像增强器系统的锥束 CT 的切片图像会发生模糊,从而影响检测精度。因此,必须对图像增强器系统获得的 DR 图像进行畸变校正。此外,图像增强器的体积通常比较大,使其在部分场合不便于安装。

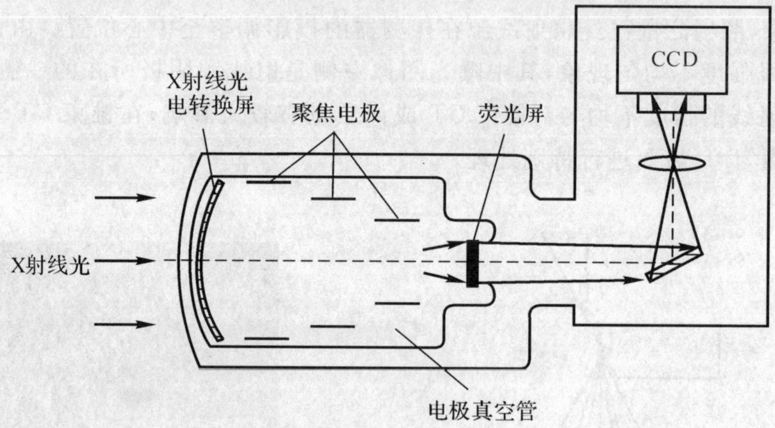

图 2.10　图像增强器系统结构简图

平板探测器按成像原理可以分为直接转换型和间接转换型。间接转换型平板探测器更适用于较高能量的工业 CT 系统[9]。直接转换型平板探测器通过一层无定形硒(α - Se)直接把 X 射线信号变为电信号。间接转换型则先通过闪烁体把 X 射线转换为可见光,再由光电二极管产生电信号。

直接转换型平板探测器将无定形硒产生的电荷直接由 TFT 阵列读出,不存在散射的影响,其图像的综合质量相对较高。但是,无定形硒在 X 射线照射下产生的电荷需要用很强的外加电场使之移动到平板探测器表面,这使得平板探测器阵列存在被高电压损坏的危险。高压电场的反复作用,使平板探测器平面射线稳定性变差,量子吸收效率降低,像元寿命缩短。直接转换型平板探测器的另一个缺点是成像速度慢,因为每完成一幅图像采集,需要经过 1 s 左右的高压触发才能进行下一幅图像的采集,不利于图像的快速采集。

间接转换型平板探测器正是为了解决上述问题而设计的。目前,成熟的平板探测器产品大部分为间接转换型。以下提及平板探测器,如无特别说明,均指间接转换型平板探测器。平板探测器具有有效检测区域大、空间分辨率高、动态范围大以及没有几何畸变等优点,而且平板探测器厚度较小,具有更广泛的适用场合。表 2.1 给出了几种不同规格平板探测器的基本指标。

表 2.1　几种平板探测器的性能参数

公　司	型　号	类　型	接收屏尺寸/(cm×cm)	像元尺寸/mm	空间分辨率/(lp/mm)
Hologic	DirectRay1000	直接	35.5×43.2	0.139	3.6
Shimadzu	Safire	直接	43.2×43.2	0.150	3.3
Trixell	Pixium4600	间接	43.2×43.2	0.143	3.5
GE	RevolutionXQ/I	间接	41.0×41.0	0.200	2.5
Varian	PaxScan2520	间接	19.5×24.4	0.127	3.9

平板探测器的主要组成部分包括闪烁体、像元阵列、数据板、玻璃基板以及周边驱动电路(TAB 封装),如图 2.11 所示。其中闪烁体的主要成分通常是含铽的硫氧化钆 (Gd_2O_2S:Tb)或者掺入铊元素的碘化铯(C_sI:Tl)晶体。实际上,平板探测器作为一个完整的数据采集系统,其内部除了上述与射线接收相关的部分外,还有电源、图像处理单元、数据存储器以及指令处理器等组件。所有与射线接收和转换相关的部件均属于射线接收和转换单元,这是平板探测器的核心部分,也是影响平板探测器性能的关键。

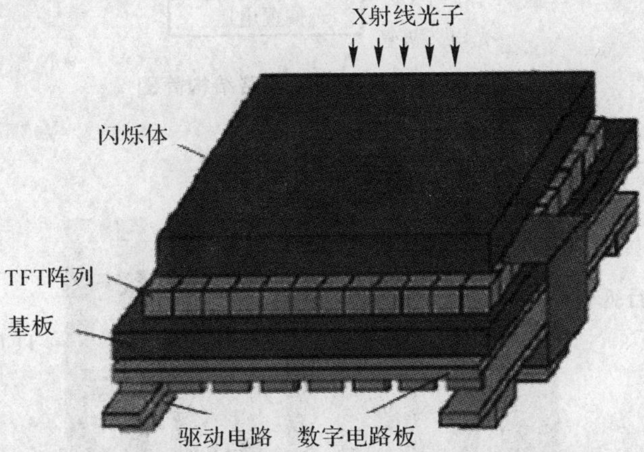

图 2.11　平板探测器结构简图

平板探测器的工作原理如图 2.12 所示。闪烁体层将到达平板探测器接收屏的 X 射线转换为波长约 550 nm 的可见光,正好对应于光电二极管的量子效率峰值[10],光电二极管将可见光转换为电信号。行驱动芯片控制 TFT 阵列逐行读取电信号并输出到布置于列方向的读出放大器,经 A/D 转换后采集到计算机内存储。由于闪烁体的射线转换效率一定,读取时间越长,累积的电信号强度也越大。因此,从射线转换为电信号实际上是一个积分过程,可以通过积分时间来控制输出信号的强度。

图 2.13 是平板探测器像元阵列的结构示意图,每个像元由相互串接的薄膜晶体管和光电二极管组成。薄膜晶体管的栅极与行驱动电路连接,用于控制行数据的读取。列方向上布置了放大电路,用于将各光电二极管产生的电信号放大并输出。图 2.14 所示是平板探测器像元阵列实物的局部放大影像,中间的灰色区域是光电二极管,边上的细金属线是薄膜晶体管。在

制造过程中,为了尽量增大像元的感光面积,光电二极管被制作成偏平的形状,而薄膜晶体管及周边控制和输出电路则非常细小,这样可提高填充率,使光信号的浪费降至最小[11]。

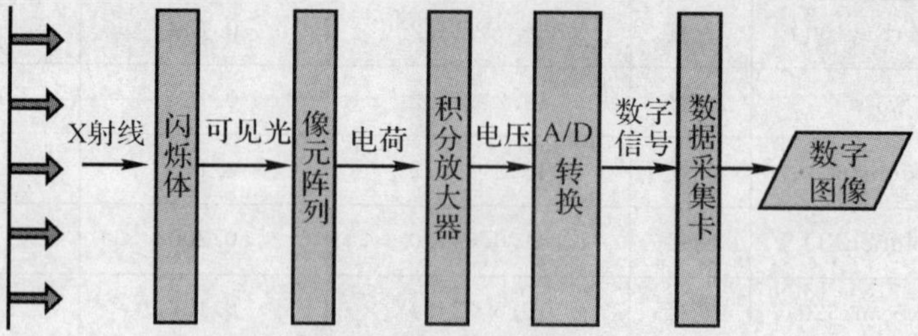

图 2.12 平板探测器工作原理示意图

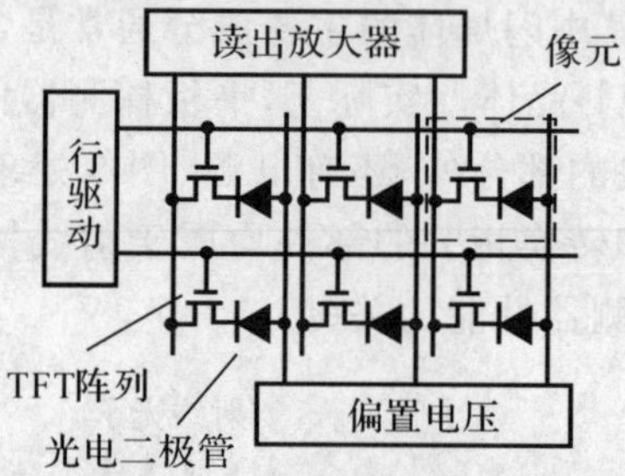

图 2.13 平板探测器电路结构简图

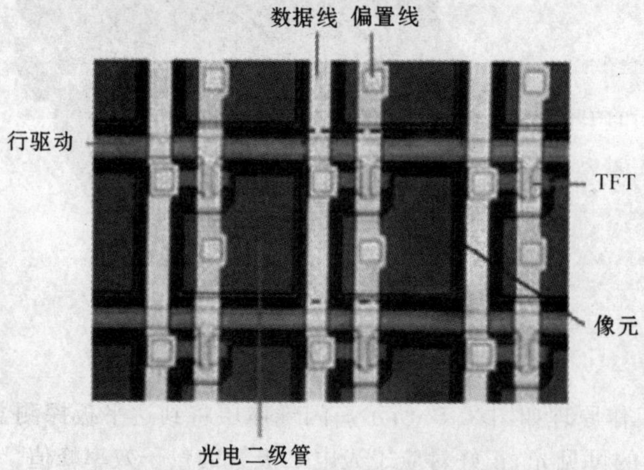

图 2.14 平板探测器像元放大影像

2.3.4 扫描机构

CT系统至今已经发展到第五代,其机械扫描装置也发生了较大变化。锥束CT系统的扫描机构比基于线阵探测器的CT扫描机构简单,一般采用单圆周扫描方式,实际上与第三代医用CT的扫描方式类似。通常,锥束CT系统的扫描机构需要能够完成沿3个坐标方向的平移和轴向转动。有时为了控制方便，采用平板探测器的 Z 向运动取代工作台的 Z 向运动。在扫描过程中，需要实时反馈运动位置的脉冲信息，便于数据采集的控制。工业上广泛采用立式机械扫描机构，即被测物体放置于水平工作转台上，扫描时沿轴向转动。目前，先进的机械扫描装置的运动均采用伺服电机控制，采用绝对或者相对位置编码器进行闭环位置或速度控制，机械转动和平移完全由计算机系统控制。

对于单圆周扫描方式，考虑机械结构及其运动上的方便性，工作台一般采用两正交轴加一回转轴结构形式。为了满足既能进行系统仿真、数据处理和信息管理等工作，又能完成对工作台的运动控制，控制系统采用微型计算机加多轴运动控制器的开放式数控结构。微型机为上位机，完成系统仿真、数据处理和信息管理等工作，多轴运动控制器为下位机，根据上位机的要求控制工作台精确运动。这样既可发挥微型机速度快、数据处理功能强的特点，又能发挥多轴运动控制器实时性强、稳定性好的优点。图 2.15 是一套锥束 CT 扫描机构组成示意图。该机构由微型机、PMAC(Programmable Multi－Axis Controller)多轴运动控制器、伺服驱动器、电机及工作台等组成。

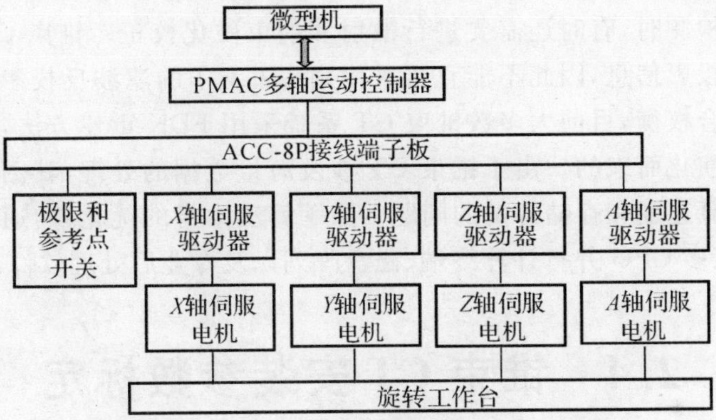

图 2.15　锥束 CT 扫描机构结构组成示意图

2.3.5　计算机系统

在锥束 CT 中，计算机系统主要负责部件控制、数据采集和数据处理等工作，这不单单是指计算机硬件本身，更重要的是实现相关功能和算法的软件程序。

投影图像采集主要完成对射线源系统、探测器系统、工作台以及数据采集卡的命令控制及其数据和信息交换，其功能模块如图 2.16 所示。控制软件除完成对各个子系统的命令控制、信息及数据交流外，最重要的就是对各个子系统的时序控制，使得它们能够协调一致按一定的扫描方式进行工作。

数据采集系统工作于面阵探测器和计算机系统之间，其主要作用是对探测器的输出信号进行放大，并通过 A/D 转换电路产生脉冲信号，最后送入计算机系统产生灰度图像。其主要性能指标包括低噪声、高稳定性、线形度、灵敏度、动态范围和转换速率等。这部分电路结构复杂，其关键技术是 A/D 转换电路。目前，锥束 CT 采用的面阵探测器可以达到 12～16bit 的数据输出位宽，在连续扫描下进行大数据量的 A/D 转换，具有相当的技术难度。这一技术现在已得到较好的解决，例如，国际著名的图像采集卡制造商 BitFlow 公司的产品可以支持 8～

16bit 数据输出,具有 PCI/PCI - X/PCI - Express 总线,持续的数据传输率最高可以达到 2.0GB/s。

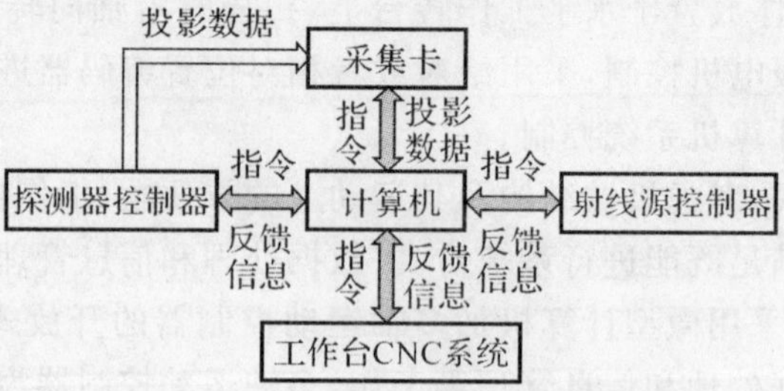

图 2.16 投影图像采集功能模块图

锥束 CT 的数据处理系统较常规 CT 更为复杂。锥形 X 射线束在投影图像中会产生比扇束 X 射线更大的噪声,射线强度不均匀的影响加剧,面阵探测器的图像缺陷处理技术也比较复杂。一般而言,锥束 CT 图像需要进行面阵探测器图像校正、噪声抑制和伪影消除,在工业上用于高密度试件检测时,有时还需要进行散射和射束硬化校正。锥束 CT 系统同时采集被测物体多个截面的投影信息,因此不能直接采用扇束 CT 中的滤波反投影重建算法。出于速度和重建质量的综合权衡,目前大多数锥束 CT 系统采用 FDK 重建方法,该方法实际是从扇束滤波反投影算法演化而来的。由于锥束 CT 涉及海量数据的处理,其图像处理和重建系统的设计必须考虑计算速度和存储容量的问题。除了算法本身的优化外,通常还需要配备高端图形图像处理设备、多 CPU 并行计算终端、磁盘阵列以及专业后处理软件。

2.4 锥束 CT 安装参数标定

锥束 CT 系统硬件主要包括 X 射线源、旋转工作台和平板探测器,它们安装定位时的空间几何参数称为安装参数。安装参数主要包括 X 射线源到旋转中心的距离 D_{SO},X 射线源到探测器的距离 D_{Sd},X 射线源经旋转工作台转轴到达平板探测器的投影中心(x_0,z_0)以及探测器旋转角 α 和倾斜角 β。本节主要讨论这些安装参数不可避免存在的误差对重建图像的影响和校正方法。

2.4.1 安装参数误差对切片质量的影响

本节以 FDK 重建算法中安装参数的影响来说明其对切片质量的影响,采用其他重建方法也同样会有相应的影响。Feldkamp 等于 1984 年提出的滤波反投影重建算法(也称 FDK 算法)具有良好的抗噪性、快速重建的能力和易于实现等优点,因此被广泛应用于扇束 CT 系统和锥束 CT 系统(FDK 算法的详细介绍参阅第 4 章)。

FDK 算法是基于探测器位于旋转中心这一假设的,而实际的硬件系统无法做到这一点,但可以根据三角形相似性由射线源焦点至旋转工作台轴线的距离 D_{so} 和射线源焦点至探测器的距离 D_{sd} 等参数将探测器变换到旋转中心(见图 2.17)。另外,硬件系统组装时,由于机械定位误差不可避免，平板探测器定位后将存在旋转与倾斜现象；也很难保证射线源焦点经旋转轴的投影在探测器中心，会出现投影中心偏移现象，如图 2.18 所示。这些现象造成投影坐标系发生了旋转、倾斜和平移，势必影响重建算法中投影地址的计算；同样，X 射线源并非理想的点光源，并且封闭于 X 射线机内部，这使 D_{SO}，D_{Sd} 参数的测量容易产生误差，也将影响投影地址的计算。以上误差如不加以校正，都会引起重建图像中出现环形伪影(Rings Artifacts)，其直观感觉就是重建图像“发虚”。

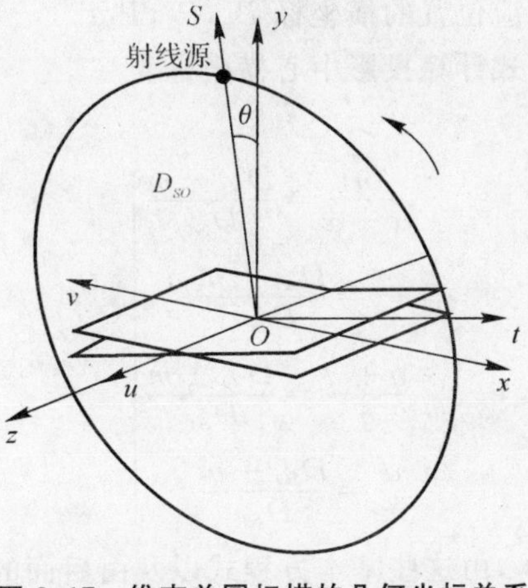

图 2.17　锥束单圆扫描的几何坐标关系

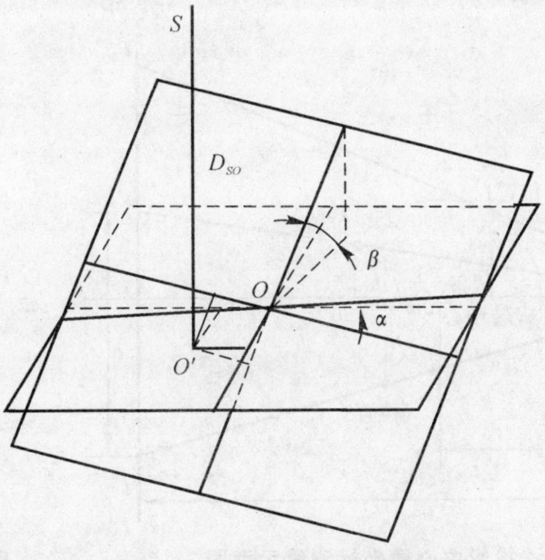

图 2.18　探测器安装参数及其误差

2.4.2　安装参数测量方法

1. 投影中心横坐标测量方法

投影中心横坐标的初步测量方法如下(见图 2.19)：

(1) 将图 2.20 所示的细琴弦样本固定在旋转工作台平面内偏离转轴中心处，对细琴弦进行一次曝光扫描，采集到投影图像 $w_1(x,z)$；

(2) 工作台旋转 90°，再对细琴弦进行曝光扫描，采集到投影图像 $w_2(x,z)$；

(3) 工作台再旋转 90°，再对细琴弦进行曝光扫描，采集到投影图像 $w_3(x,z)$；

(4) 采用亚像素法查找到 3 幅投影图上的细琴弦的轮廓；

(5) 提取一组有相同纵坐标值的细琴弦轮廓中心；

(6) 分别得到 3 幅图像相应位置的横坐标 P_1, P_2, P_3；

(7) 按下面的投影计算公式计算投影中心横坐标。

由相似三角形关系，有

$$\left.\begin{aligned}\frac{n}{a+x}&=\frac{D_{SO}-m}{D_{Sd}}\\\frac{m}{x}&=\frac{D_{SO}+n}{D_{Sd}}\\\frac{n+d}{b}&=\frac{D_{SO}+m}{D_{Sd}}\\\frac{d}{x}&=\frac{D_{SO}+m}{D_{Sd}}\end{aligned}\right\}\tag{2-15}$$

式中，$a=P_2-P_1$，$b=P_3-P_2$，由这些基本方程式以及由后面的方法求出 D_{SO} 和 D_{Sd}，可以求得 x 的值。

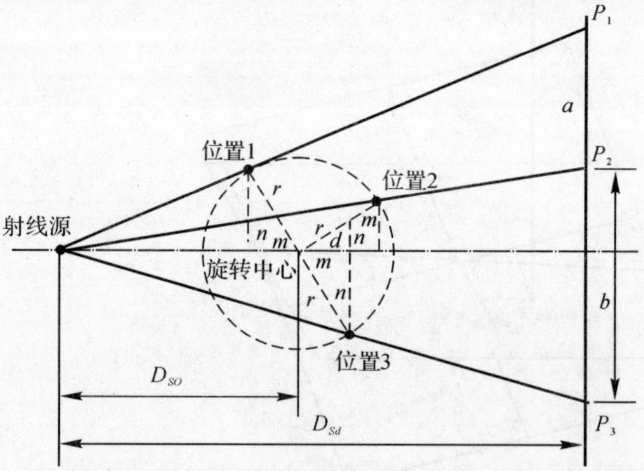

图 2.19 投影中心横坐标测量示意图

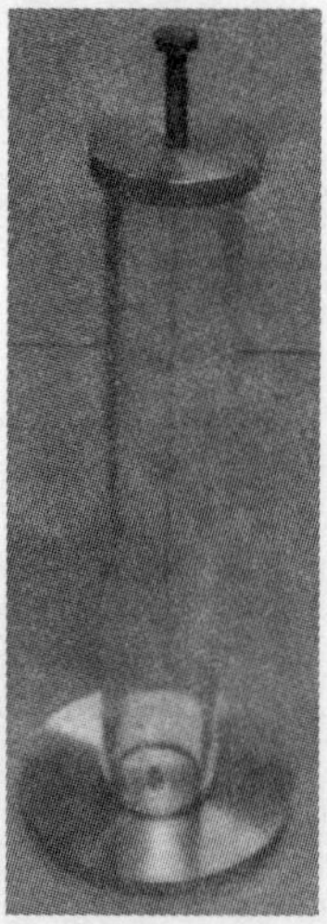

图 2.20 细琴弦样本

2. 投影中心纵坐标、D_{SO} 和 D_{Sd} 的测量方法

计算投影中心纵坐标和 D_{SO}，D_{Sd} 的实验方法如下：

(1) 将图 2.21 所示的带豁口的钢尺表面平行于探测器表面固定在工作台上，并尽可能使其豁口位置过工作台旋转轴。在靠近探测器的某个位置对钢尺进行投影，得到投影图像 $R_1(x,y)$；

(2) 将工作台向远离探测器方向移动一小距离 Δd，再对钢尺进行投影，得到投影图像 $R_2(x,y)$。

如图 2.22 所示，根据三角形的相似性，可以得到如下公式：

$$\left.\begin{aligned} \frac{x}{y} &= \frac{D_{SO}}{D_{Sd}} = \frac{L}{P_1P_2} \\ \frac{x}{y+P_2P_4} &= \frac{D_{SO}-\Delta d}{D_{Sd}} = \frac{L}{P_3P_4} \end{aligned}\right\} \tag{2-16}$$

式中，L 为预先标记过的一段钢尺长度；P_1P_2，P_3P_4 和 P_2P_4 可由投影图像 $R_1(x,y)$，$R_2(x,y)$ 中得到。故利用公式(2-16)可以求得 D_{SO} 和 D_{Sd}，D_{Sd} 值可以代入式(2-16)去计算投影中心横坐标。也可以由此得到 $y=\left(\dfrac{D_{SO}}{\Delta d}-1\right)|\overline{P_2P_4}|$，则投影中心纵坐标的值为 P_2-y。

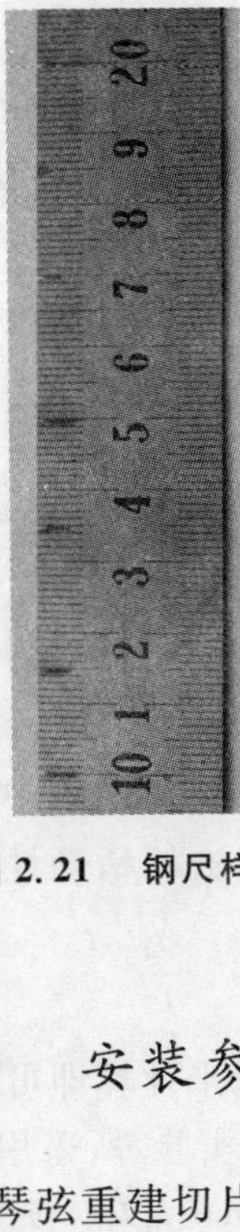

图 2.21　钢尺样本

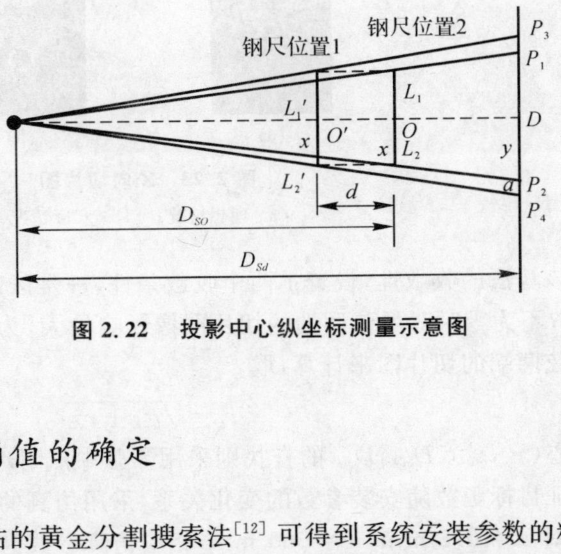

图 2.22　投影中心纵坐标测量示意图

2.4.3　安装参数精确值的确定

基于细琴弦重建切片质量评估的黄金分割搜索法[12]可得到系统安装参数的精确值，它以初步测量得到的安装参数作为初始值带入黄金分割搜索法，在初值的邻域内迭代搜索得到使目标函数最小的参数值，目标函数选取合适时，该搜索值就是准确的参数值。由于旋转角 α 和倾斜角 β 一般比较小，初值可以取为零。

选用细琴弦作为标准试件进行投影重建，由工作台旋转 360° 时所采集的一组投影图用 FDK 算法重建出切片图。当 D_{SO}，D_{Sd} 值和投影中心(x_0,z_0)精确，并且旋转角 α、倾斜角 β 均为零时重建出来的 Z 向切片图为一个点，如图 2.23(a) 所示。如果上述条件不满足，则投影地址的计算出现偏差，不再对应同一个待重建点，造成重建出的 Z 向切片图呈圆圈状，如图2.23(b) 所示。

因此可以用切片图中像素的汇聚情况来衡量参数值的准确情况，以灰度集中度 f 作为黄金分割搜索法的目标函数，对其可能有影响的参数有投影中心(x_0,z_0)，D_{SO}，D_{Sd}，α 值和 β 值。

仿照物体重心的概念定义目标函数为

$$f=\frac{r_c}{wt} \tag{2-17}$$

式中

$$wt=\sum_{i,j=0}^{n} g(i,j) \tag{2-18}$$

$$r_c=\sum_{i,j=0}^{n} g(i,j)\times\sqrt{(i-h_c)^2+(j-v_c)^2} \tag{2-19}$$

$$h_c=\frac{\sum_{i,j=0}^{n} i\times g(i,j)}{wt} \tag{2-20}$$

$$v_c=\frac{\sum_{i,j=0}^{n} j\times g(i,j)}{wt} \tag{2-21}$$

式中，$g(i,j)$ 为投影图像中像素 (i,j) 的灰度值；wt 表示总灰度值；(h_c,v_c) 表示灰度重心的坐标，r_c 表示距灰度中心的加权半径总和。

(a)　　　　(b)

图 2.23　Z 向切片图

(a) 理想情况；(b) 实际情况

为保证该算法的收敛性，设置了两个收敛条件，一是区间大小，一是灰度集中度 f 差值大小。由于 α，β 不为零时对琴弦两端的切片图像影响最大，为了提高算法的精确性，在查找 α，β 角时采用琴弦两端的切片图来计算，取

$$r_c=\sqrt{r_{c1}^2+r_{c2}^2} \tag{2-22}$$

而对投影中心 (x_0,z_0)，D_{SO}，D_{Sd} 的查找则采用琴弦中点附近切片图像来计算即可。

为了验证目标函数随安装参数的变化关系，采用仿真的方法进行实验，所采用的样本参数为细琴弦模型：$D=0.5$ mm，$L=500$ mm，相应仿真参数为 $D_{Od}=0$ mm，$D_{Sd}=780$ mm，$(x_0, z_0)=(256,256)$，$\alpha=0$，$\beta=0$，投影图像尺寸为 512×512，像素大小为 0.256 mm。通过仿真实验采用黄金分割搜索方法测得目标函数随安装参数的变化关系见表 2.2。由表 2.2 及仿真实验结果可以得到以下结论：

① 目标函数对中心射束投影的行坐标 x_0 以及探测器的旋转角度 α 有较高的灵敏度。

② 目标函数中心射束投影的列坐标 z_0 及倾斜角度 β 灵敏度较低。

③ 目标函数随 x_0，α，z_0 及 β 参数呈现出近似凹抛物线的变化规律，并在理论值附近取得最小值。

④ 目标函数随射线源到旋转中心的距离以及旋转中心到探测器的距离的增大而增大，采用搜索方法无法获得最佳的系统参数。

表 2.2 目标函数随安装参数的变化关系

安装参数 / 计算结果	x_0	α	z_0	β	D_{Od}	D_{Sd}
取值范围	[160,340)	[−10,10)	[0,512)	[−10,10)	[−100,100)	[580,980)
最大值	$x_0=339$ $f=15.088$	$\alpha=-10$ $f=36.349$	$z_0=0$ $f=0.036\ 784$	$\beta=-10$ $f=6.421\ 811$	$D_{Od}=99$ $f=0.036\ 356$	$D_{Sd}=979$ $f=0.036\ 601$
最小值	$x_0=256$ $f=0.025\ 3$	$\alpha=-0.5$ $f=5.184$	$z_0=256$ $f=0.036\ 046$	$\beta=0$ $f=6.421\ 544$	$D_{Od}=-100$ $f=0.035\ 622$	$D_{Sd}=580$ $f=0.034\ 974$
理论值	$x_0=256$	$\alpha=0$	$z_0=256$	$\beta=0$	$D_{Od}=0$	$D_{Sd}=780$
变化趋势	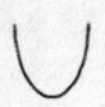	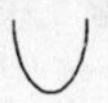	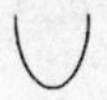	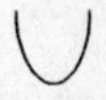	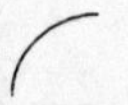	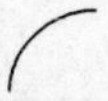

对于细琴弦来说，探测器坐标系纵坐标方向上的数据差别不大，而横坐标方向上变化却很明显，因此，探测器上的投影中心横坐标对重建结果的影响大于纵坐标的影响。故精确值搜索时先搜索探测器上的投影中心横坐标 x_0、探测器旋转角 α 和探测器倾斜角 β，最后才搜索不敏感的探测器上的投影中心纵坐标 z_0，而无法搜索准确的 X 射线源到旋转中心的距离 D_{SO} 和射线源到探测器的距离 D_{Sd}，因为这两个参数的搜索结果不收敛。由于不准确的参数会影响其他参数的搜索结果，所以需要用最新求得的参数带入重建算法重建切片，再用黄金分割搜索法搜索其他参数，循环计算搜索几次后，以上参数才都趋于稳定。

2.4.4 安装参数误差的校正方法

得到精确的安装参数后就可以逐一校正探测器定位误差产生的旋转、倾斜和平移了。设定坐标系：初始投影图坐标系为 $(x\ z)$，经中心平移误差影响后的坐标系为 $(x',\ z')$，再经探测器倾斜误差影响后的坐标系为 $(x',\ z_1'')$，再经探测器旋转误差影响后的坐标系为 $(x'',\ z_2'')$，如图 2.24 所示。

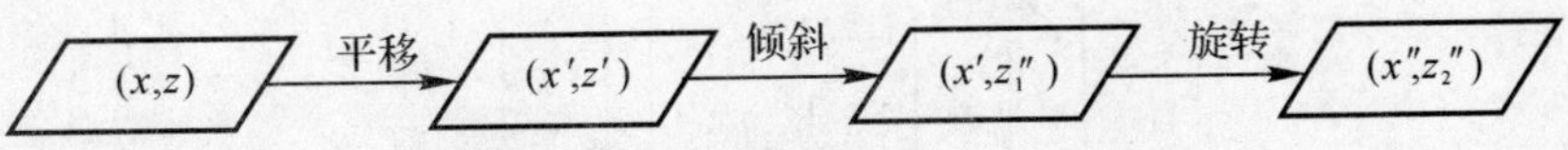

图 2.24 安装参数影响的坐标系转换图

校正安装参数误差影响时采用逆序即“旋转误差校正 — 倾斜误差校正 — 平移误差校正”的顺序来逐一校正，具体校正方法如下。

1. 探测器旋转误差的消除

实际重建时，投影地址是按 $(x'',\ z_2'')$ 坐标系计算的，而旋转误差影响前的投影图像则是按 $(x',\ z_1'')$ 排列的，由于旋转后的探测器坐标 $(x'',\ z_2'')$ 与旋转前的坐标 $(x',\ z_1'')$ 满足关系

$$\begin{bmatrix} x'' \\ z_2'' \end{bmatrix} = \begin{bmatrix} \cos\alpha & \sin\alpha \\ -\sin\alpha & \cos\alpha \end{bmatrix} \begin{bmatrix} x' \\ z_1'' \end{bmatrix} \tag{2-23}$$

则重建前将实际投影图绕 Y 轴逆向旋转 α 角度即可校正旋转误差的影响。

$$\begin{bmatrix} x' \\ z_1'' \end{bmatrix} = \begin{bmatrix} \cos\alpha & -\sin\alpha \\ \sin\alpha & \cos\alpha \end{bmatrix} \begin{bmatrix} x'' \\ z_2'' \end{bmatrix} \tag{2-24}$$

2. 探测器倾斜误差的消除

如图 2.25 所示，探测器倾斜前的点 $P(x', z')$ 变化为探测器倾斜后的点 $P''(x', z')$ 点（$OP = OP''$），如果未考虑探测器倾斜误差，读取点 $P(x', z')$ 数据时会误读为点 $P'(x', z_1'')$ 的数据。由几何关系易得

$$z_1'' = \frac{D_{SO}}{\dfrac{D_{SO}}{z'}\cos\beta - \sin\beta} \tag{2-25}$$

则将旋转误差校正后的投影图中 (x', z') 像素值用该投影图中 (x', z_1'') 像素值代替即可校正倾角影响。

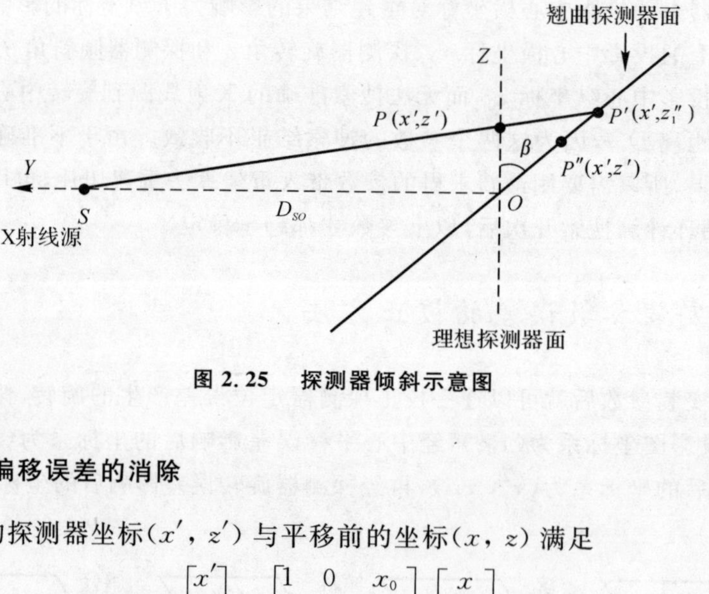

图 2.25 探测器倾斜示意图

3. 投影中心偏移误差的消除

由于平移后的探测器坐标 (x', z') 与平移前的坐标 (x, z) 满足

$$\begin{bmatrix} x' \\ z' \\ 1 \end{bmatrix} = \begin{bmatrix} 1 & 0 & x_0 \\ 0 & 1 & z_0 \\ 0 & 0 & -1 \end{bmatrix} \begin{bmatrix} x \\ z \\ -1 \end{bmatrix} \tag{2-26}$$

则用 (x', z') 代替初始坐标 (x, z) 即可校正中心偏移误差的影响。

2.4.5 实验结果

用于实验的锥束 CT 系统主要由 Varian 公司的 PaxScan2520 平板探测器和 YXLON 公司的 Y.TU 450—D02 射线源构成，射线源最高电压为 450 kV。本书后续实验如无特别说明，均在此套锥束 CT 上完成。

按照上述实验方法进行测量，可得 $D_{SO}=966.981$ mm，$D_{Sd}=1\ 193.680$ mm，投影中心横坐标为 697.5 像素，投影中心纵坐标为 541 像素。

采用单圆扫描采集细琴弦投影图像 360 幅，将原始投影图像 1 536×1 920 裁减为 1 024×1 024 以加快搜索速度。为进一步提高运算速度，重建感兴趣区域设置为 64×64，仅包含细琴弦。采用初步测量出的投影中心(697.5,541)，设旋转角 $\alpha=0$，倾斜角 $\beta=0$，并设置搜索终止限为 0.01 像素，代入黄金分割搜索算法进行搜索，并循环搜索 3 次。

由于各个参数的搜索方法相同，现在仅列出投影中心横坐标的搜索过程。设置搜索范围为 5 个像素，如图 2.26 所示为搜索过程中的前 4 幅切片图，如图 2.27 所示为搜索过程中数据的变化趋势图，可以看到中心纵坐标逐渐趋于稳定。

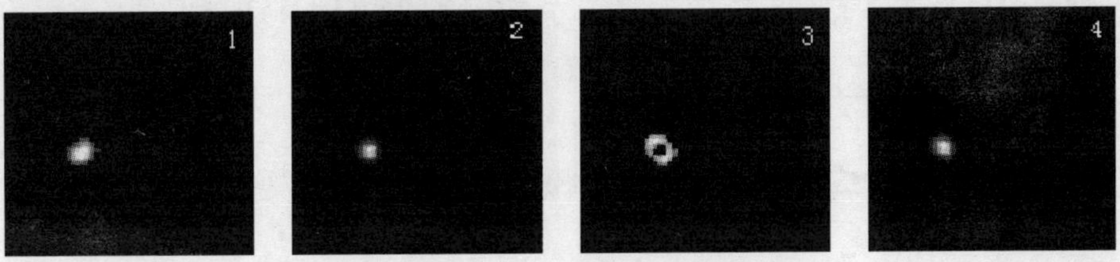

图 2.26　投影中心纵坐标搜索过程图(前 4 幅)

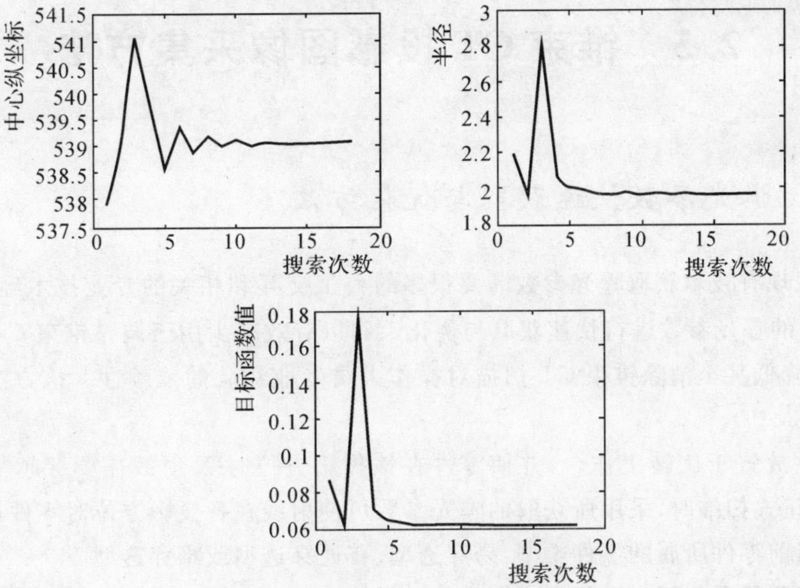

图 2.27　投影中心纵坐标搜索过程

其他参数的搜索过程与投影中心纵坐标的搜索过程相同，不再一一列举。最终求得投影中心(696.931 828,539.071 474)，对应的未裁减的 1 536×1 920 大小图像的投影中心应为(952.931 828, 987.071 474)，旋转角 $\alpha=-0.106\ 742°$，倾斜角 $\beta=-2.277\ 908°$，而射线源到旋转中心距离 D_{SO} 和射线源到探测器距离 D_{Sd} 未搜索，与初值保持一致。

利用初步测量安装参数值重建出的琴弦切片图如图 2.28(a)所示，利用搜索出的安装参数值重建出的琴弦切片图如图 2.28(b)所示,由其灰度分析图可以看出,初步测量安装参数下的切片图显示的琴弦直径约为 9 个像素,存在明显的伪影圆,而用该黄金分割法搜索得到的安装参数下的切片图中琴弦直径约为 5 个像素,并基本消除了伪影圆。可见基于细琴弦重建图像评估的黄金分割迭代搜索法可以有效地确定 CT 系统的安装参数的精确值。

对于确定的工业 CT 系统,此搜索法只在安装调试时运行一次,得到的参数值作为系统参数在以后直接使用,故该方法耗时的缺点对系统效率基本没有影响,而其参数值精确的优点对系统的精度提高大有裨益。由于黄金分割搜索时先预设了包含精确值的区间,故对迭代初值敏感度也大大降低了。

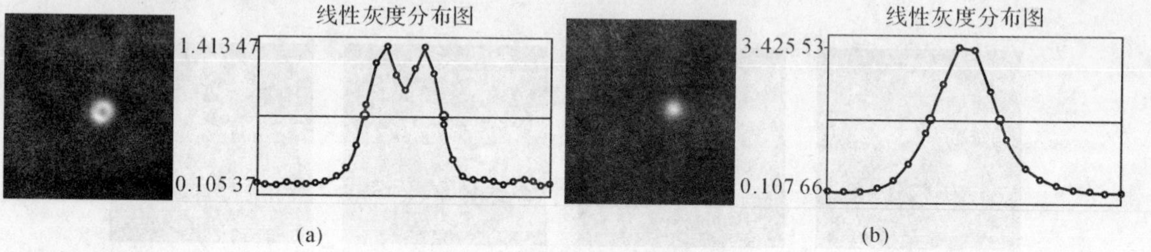

图 2.28 重建切片图及其灰度分析图

2.5 锥束 CT 投影图像采集方法

2.5.1 曝光参数快速获取与优化方法

为了克服现有技术获取曝光参数需要很多的人工交互和相关的专业技术经验,需要对锥束 CT 扫描中的曝光参数进行快速获取与优化[13],以有效减少用于调整锥束 CT 扫描曝光参数的时间,并降低甚至消除锥束 CT 扫描对操作人员专业经验的依赖性。该方法具体包括以下步骤(见图 2.29)。

①将零件放置于旋转工作台,并使零件在该投影方位时 X 射线需要穿越零件的厚度最大,以保证在正式扫描时,采用所获取的曝光参数可使射线在各投影方位对零件良好穿透。

②选择当前零件所属的零件类型:易穿透型、普通穿透型或难穿透型。

③选择探测器采集投影图像的速度,该速度与正式采集时一致。

④设置射线穿越零件的预期最低灰度值。

⑤选择曝光优化方式:对比度曝光优化或射束硬化曝光优化。

⑥根据以上设置进行曝光参数搜索,若得到满足曝光要求的一组电流电压组合参数则结束,否则表示当前使用的锥束 CT 系统无法对该零件进行所要求的曝光,立即中止整个扫描。

在所述的步骤②中,零件类型的分类主要依据零件的材质,但无须进行非常严格的限定。零件材质对于曝光参数中的电压有很大的影响,通过简单的分类,可在后面的搜索步骤中显著减少曝光参数获取时的搜索次数。三种零件类型的分类如下：

①易穿透型：零件材质的密度与水的密度相近，如有机玻璃、复合材料等。

②普通穿透型：零件材质的密度与钛的密度相近，如铝、钛合金等。

③难穿透型：零件材质的密度与铁的密度相近，如锌、铜等。

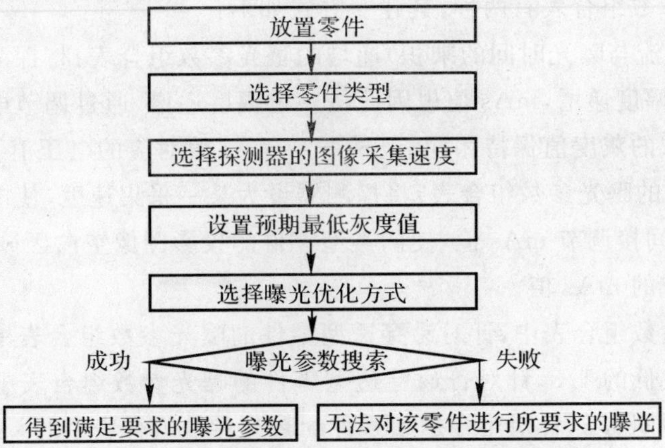

图 2.29　曝光参数快速获取与优化方法流程

在所述的步骤④中，预期最低灰度值是射线是否有效穿透零件的判断依据，受到零件类型、散射、探测器成像时的灰度波动等因素的影响，一般取为无零件投影的空白区域灰度值的 1/5～1/4。考虑到探测器输出图像的灰度波动性，即在完全相同的扫描曝光参数下，多次获取的投影图像的同一位置的灰度一般不会相等，而是在某一小范围内波动，因此，取相对于预期最低灰度值的某一比例作为允许的波动量，这样预期最低灰度值就变成了以预期最低灰度值为中心，可上下浮动一个波动量的预期最低灰度范围。波动量一般取为预期最低灰度值的 1/30 左右。通过对最低灰度值的上述限制，可确保本方法得到的曝光参数用于正式扫描时，射线可有效穿透零件，避免了人工反复尝试中可能出现的对最低灰度值估计不足造成的正式扫描数据报废的情况。

在所述的步骤⑤中，选取曝光优化方式的目的在于，从满足锥束 CT 扫描对投影图像的基本要求的多组曝光参数中，选定一组用于正式扫描，该组曝光参数可对 CT 重建切片的质量起到特定的影响。对比度曝光优化可使 CT 扫描重建的切片图像具有较好的对比度，而射束硬化曝光优化可减少 CT 扫描重建的切片图像中由于射束硬化造成的杯状伪影。切片图像的对比度和射束硬化伪影都主要受到扫描电压的影响。两种曝光优化方式如下：

①对比度曝光优化：在满足投影图像基本要求的该类型零件各组电流、电压组合参数中，选择电压最低的一组参数。

②射束硬化曝光优化：在满足投影图像基本要求的该类型零件各组电流、电压组合参数中，选择电压最高的一组参数。但由于射线源在高电压时的负荷增加和稳定性下降，在实际中一般不选择电压最高的一组参数，而是选取满足要求的该类型零件各组参数中由最低电压到最高电压之间最接近 2/3 位置处的一组电流、电压组合参数。

在所述的步骤⑥中，曝光优化搜索是在曝光参数组合表中进行的。曝光参数组合表根据当前使用的锥束 CT 系统预先采集获取，且只须进行一次，所得的曝光参数组合表数据作为曝光优化的依据可长期反复使用。同类型零件的投影图像空白区域灰度值相同，一般设为易穿透型零件空白投影区域灰度值为探测器响应范围的 2/5 左右，普通穿透型零件空白投影区域灰度值为探测器响应范围的 1/2 左右，难穿透型零件空白投影区域灰度值为探测器响应范围的 3/5 左右。曝光参数组合表有两种，其建立方式如下：

①基于 mAs(电流与曝光时间的乘积)递增的曝光参数组合表：将探测器设为某一采集速度，使电流值按一定幅度递增，mAs 值也因此按一定幅度递增，通过调节电压值使同类型零件的投影图像空白区域的灰度值保持相同，记录每一 mAs 值对应的电压值。

②基于 kV 递增的曝光参数组合表：将探测器设为某一采集速度，使电压值按一定幅度递增，通过调节电流值间接调节 mAs 值，使同类型零件的投影图像空白区域的灰度值保持相同，记录每一电压值对应的 mAs 值。

上述两种曝光参数组合表中，针对易穿透型零件的曝光参数组合表中的电压值一般覆盖射线源能量范围中较低的 1/3，针对普通穿透型零件的曝光参数组合表中的电压值一般覆盖射线源能量范围的中间 1/3，针对难穿透型零件的曝光参数组合表中的 kV 值一般覆盖射线源能量范围中较高的 1/3，这样可减少曝光参数组合表的数据量，同时也更为实用。

在所述的步骤⑥中，满足曝光要求是指按照某电流、电压和探测器采集速度进行曝光，所得投影图像中的关注区域灰度最低值大于或等于设置的预期最低灰度值，且投影图像空白区域曝光不过度。由于基于 mAs 递增的曝光参数组合表和基于电压递增的曝光参数组合表中的参数均没有达到探测器响应范围，即按这两种表中的参数进行扫描必定不会造成曝光过度，因此曝光参数搜索主要在于满足预期最低灰度值。曝光参数搜索可选择在基于 mAs 递增的曝光参数组合表或基于电压递增的曝光参数组合表中进行，其搜索的基本方法是一致的。曝光参数搜索的步骤如下：

①工作台静止，曝光参数搜索的初始电压值取为与该类型零件曝光参数组合表中电压覆盖范围中值最接近的电压值，初始电流值为该电压值对应的 mAs 值乘以选择的探测器采集速度。

②在选择的电流、电压和探测器采集速度下，采集一幅零件投影图像。若是曝光的第一幅投影图像，可以在图像中指定一个矩形区域作为关注区域，该关注区域可包含零件的整体或者某一部分，是用于确定曝光参数的目标区域；若不指定关注区域，则以整幅投影图像作为关注区域。

③在投影图像的关注区域内找到灰度最低值，并取其邻域内的灰度平均值作为实际的灰度最低值，邻域大小一般取为 5×5 或 7×7。

④将实际最低灰度值与预期最低灰度范围比较，若实际值在预期范围内，则搜索成功，取当前电流电压值并结束；若实际值小于预期范围下限，则转第⑤步；若实际值大于预期范围上限，则转第⑥步。

⑤在曝光参数组合表中选择电压增大方向的下一组参数，并根据该组参数的 mAs 值和设定的探测器采集速度计算出电流值，转第②步。若当前电压已是该类型零件曝光参数组合表中电压的最大值，则将当前设定的零件类型升高一级，即由易穿透型变为普通穿透型，或由普

通穿透型变为难穿透型，转第①步；若当前电压已是该类型零件曝光参数组合表中电压的最大值且当前零件类型已是难穿透型，则搜索失败，结束。

⑥在曝光参数组合表中选择电压减小方向的下一组参数，并根据该组参数的 mAs 值和设定的探测器采集速度计算出电流值，转第②步。若当前电压已是该类型零件曝光参数组合表中电压的最小值，则将当前设定的零件类型降低一级，即由难穿透型变为普通穿透型，或由普通穿透型变为易穿透型，转第①步；若当前电压已是该类型零件曝光参数组合表中电压的最小值且当前零件类型已是易穿透型，则搜索失败，结束。

上述曝光参数搜索所得的电流、电压组合参数其实是满足投影图像基本要求的电压最低的一组参数，曝光参数组合表中比该电压高的各组合参数都是可用的扫描参数，这时需要根据设定的曝光优化方式进行选择。如果搜索失败，即没有搜索到满足需求的电流、电压组合参数，则当前使用的锥束 CT 系统无法对该零件进行所要求的曝光，这种情况是允许的，实际中也不能事先完全判断所使用的锥束 CT 系统是否能对某一零件进行良好的扫描。

采用上述方法，只须一次性给定若干简单的参数即可快速得到满足要求的电流、电压组合，与通常采用的人工反复尝试法相比，可显著减少获取锥束 CT 系统曝光参数所需的时间，并使获取的曝光参数达到一定的优化效果。应用该方法可降低甚至消除锥束 CT 扫描对操作人员专业技术经验的依赖性。

2.5.2　投影图像快速采集方法

投影图像的采集速度在很大程度上取决于平板探测器的硬件性能。PaxScan 2520 在半分辨率(768×960)下的采集速度可达到 30 幅/s，但在实际工业无损检测应用中，通常都希望投影图像的分辨率高且噪声小，以降低后续校正的难度并提高无损检测的精度，于是 Full Resolution - Low Noise 就成为最常使用的模式。Full Resolution - Low Noise 模式的最高采集速度为 4.28 幅/s，但经实测，其可稳定运行的最高采集速度为 3.75 幅/s。

投影图像的快速采集是在上一小节的曝光参数快速获取与优化之后进行的。为了兼顾投影图像的采集速度与质量，可以从以下三方面给予保障。

①在快速获取曝光参数时，合理选择探测器采集投影图像的速度，该速度与正式采集时一致。采集速度在保证采集图像质量可接受的情况下，应尽可能高，这样可显著缩短整个扫描的时间。

②将图像采集过程中旋转工作台的间歇步进运动改为连续匀速运动，在减少工作台工作冲击的同时提高了工作台的旋转精度。

a. 探测器采集投影图像时，工作台应已运转平稳，即在工作台旋转启动和停止阶段，探测器不进行图像采集。

b. 工作台的旋转速度要与探测器的采集速度相匹配，即工作台每旋转 1°，探测器应采集 1 幅左右的投影图像，这样可减少重建切片的运动伪影。

c. 从降低噪声提高信噪比的角度考虑，可将 FDK 重建所需的一个圆周扫描改为多周扫描，然后将每周对应投影方位的图像平均。

③为保证投影图像采集的连续性与投影图像存储的高效性，需要对图像数据的采集与存储作特别的控制，包括以下两方面。

a. 采用双线程技术保证投影图像采集的连续性。针对目前主流PC机采用的双核以及多核技术，在采集图像过程中开启双线程。线程1负责探测器与图像采集卡的相关控制，保证投影图像从探测器连续读入计算机内存；线程2负责读入计算机内存的投影图像数据的组织与存储。这样就由线程1和线程2实现了投影图像采集与投影图像存储的并行，大大节省了扫描时间。

b. 采用双暂存缓冲区技术保证投影图像在内存中的存储空间，以及将投影图像写入硬盘存储时的高速。根据硬盘的连续写盘速度大于其间歇写盘速度，以及硬盘的连续写盘速度大于投影图像数据的采集速度的特点，在计算机物理内存中设置两个相同大小的暂存缓冲区，暂存缓冲区的大小一般为单幅投影图像数据量的20倍左右。双暂存缓冲区的工作机制为：在采集到的投影图像数据传送到计算机后，不立即将其写入硬盘存储，而是先将其暂存入缓冲区A，待A存储满之后立即启用缓冲区B暂存图像数据，同时将A中的图像数据一次性连续写入硬盘存储后清空A，待B存储满之后立即启用A，同时将B中的图像数据一次性连续写入硬盘存储后清空B，如此交替，既大大减少了对硬盘的写入操作次数，也充分利用了硬盘的最佳写盘速度。

为保证实际每圈采集投影图像的数量与设定的相同，可采用幅数控制的方法。由设定的探测器采集投影图像的速度和每圈采集投影图像的数量，可计算出工作台连续旋转的速度。当实际投影图像采集幅数达到设定的每圈采集投影图像的数量时，认为工作台连续旋转了一圈。由于锥束CT系统的工作台旋转精度很高，因此幅数控制法是可靠的。

2.5.3 实验分析

对一个圆柱形铝件，利用表2.3预先建立的基于mAs递增的曝光参数组合表进行曝光参数快速获取，其实验参数及结果如图2.30所示。除去放置零件花费的时间，整个实验费时约30 s。如果由一个经验不丰富的操作人员采用常规的反复尝试的方法取得所需的曝光参数，通常需要20 min以上的时间。前面所述的方法显著减少了获取锥束CT系统曝光参数所需的时间，并使获取的曝光参数达到一定的优化效果。该方法几乎不要求进行锥束CT扫描的操作人员具有专业技术经验，在实际应用中是有效和可行的。

初始设置	获取结果
穿透类型：普通	电流：0.99mA
采集速度：3幅/s	电压：184 kV
预期最低灰度：540	实际最低灰度值：551
优化方式：对比度	背景最大灰度值：2 218

图2.30 曝光参数获取实验及结果

表 2.3　探测器在 3 幅/s 的采集速度下获取的曝光参数组合表

mAs	空白投影区域灰度值为 1 800 时的电压/kV（对应于易穿透型零件）	空白投影区域灰度值为 2 200 时的电压/kV（对应于普通穿透型零件）	空白投影区域灰度值为 2 600 时的电压/kV（对应于难穿透型零件）
…			…
0.09			360
0.10		301	343
0.11		289	328
0.12		276	312
0.13		266	300
0.15		250	
0.17		235	
0.19		224	
0.22		212	
0.27		198	
0.33		184	
0.40		175	
0.47	153	166	
0.60	145	157	
0.70	139	150	
0.90	132		
…	…		

在投影图像的快速采集方面，设计了如表 2.4 所示的 3 种采集方式对一个圆柱形铝件进行扫描，并分别计算 3 组图像的投影图像信噪比和切片图像信噪比，采集的图像如图 2.31 所示。从表 2.4 中的数据来看，采用方式 3 的时间最短，图像质量也相对较好，是较实用的采集方式。

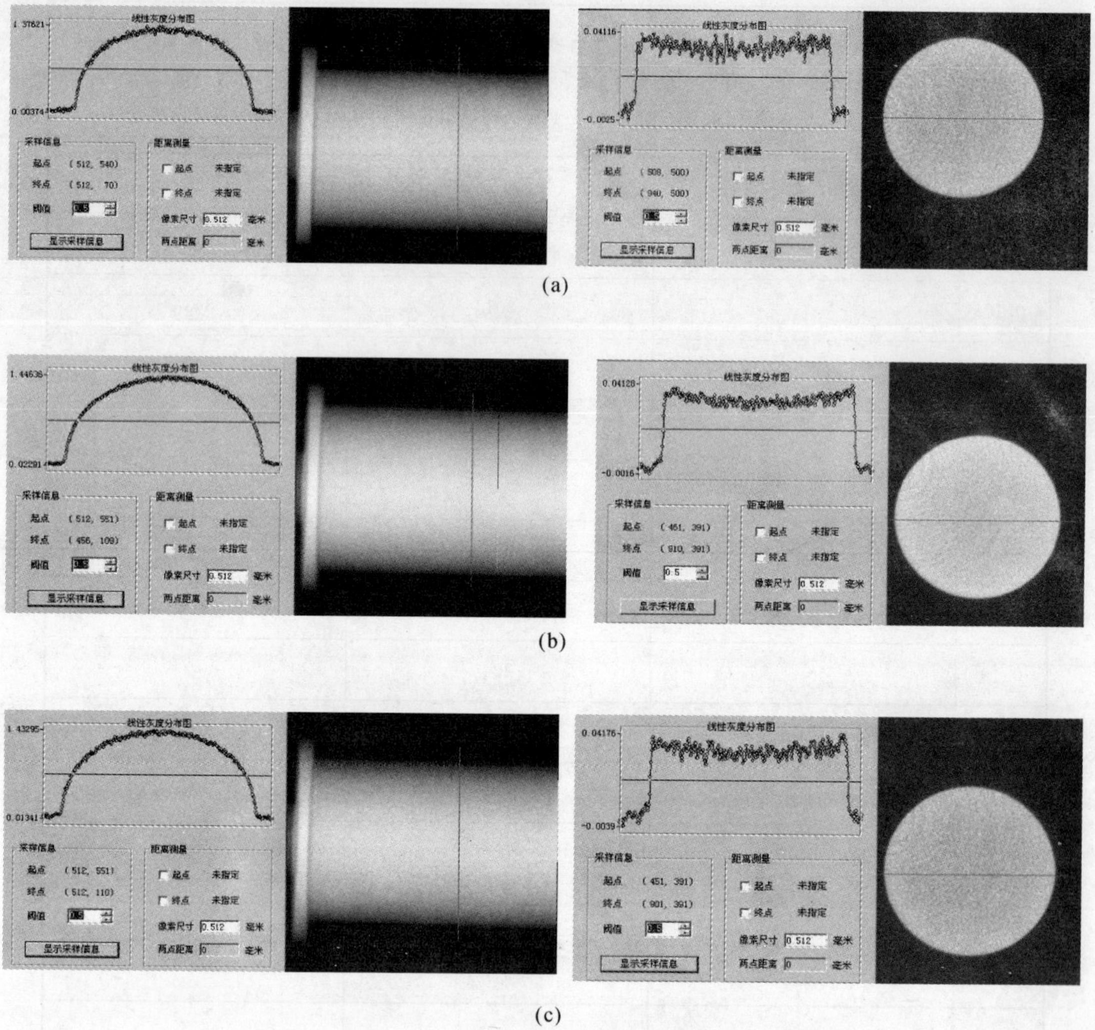

图 2.31 不同方式采集的投影图像及其重建的切片图像

(a)编号 1； (b)编号 2； (c)编号 3

表 2.4 投影图像的快速采集实验数据

编号	速度 幅/s	旋转 方式	旋转 圈数	采集时间 s	采集 幅数	是否平均	投影图像 信噪比	切片图像 信噪比
1	1	连续	1	377	360	否	50.758 5	15.772 7
2	3	连续	3	455	1080	对应 3 幅平均	76.192 1	27.664 5
3	3	连续	1	126	360	否	68.170 2	18.814 1

2.6 锥束 CT 投影图像校正方法

2.6.1 平板探测器输出图像缺陷

平板探测器取代线阵探测器，使锥束 CT 得到快速发展。但由于平板探测器结构的复杂性和制造工艺方面的原因，会不可避免地产生缺陷像元，并受各种类型噪声源的干扰，因而重建切片中产生严重的伪影[14]。平板探测器的输出缺陷可分为工作噪声和结构性伪影两种类型。工作噪声是指系统机械运动、电子扰动以及光量子因子的噪声在平板探测器输出图像中的体现。结构性伪影是指由平板探测器自身结构和成像原理引起的特殊伪影，包括暗场、增益、坏像素以及暗场不稳定等类型，是校正算法处理的重点。

1. 平板探测器的工作噪声

对于射线成像系统，图像噪声来源主要包括系统随机分布噪声和系统固有特性噪声[15]。系统固有特性噪声与系统成像特性有关，主要包括暗电流、增益不一致以及失效像元等引起的噪声，本书视为结构性伪影。

系统随机分布噪声主要包括系统硬件的电子噪声和 X 射线的量子噪声。电子噪声是由平板探测器内部电路的电子随机热运动产生的噪声。在 X 射线成像系统中，电子噪声所占比例较小，在投影叠加过程中即得到抑制。量子噪声是与 X 射线相关的一种物理噪声。X 射线的产生及其与物质的相互作用可以视为一种随机过程，并且在时间和空间上符合 Poisson 随机过程的特点[16]。射线图像可以视为一幅二维随机图像。相对于图像区域内的某一个固定点，在时间轴上，它是一个一维 Poisson 随机过程。由此可知，在平板探测器像元的积分时间内，该像元所接收到的光子数量符合 Poisson 分布的统计规律。

量子噪声是射线图像质量的主要影响因素之一。如果投影图像的量子噪声不能得到有效抑制，将使重建切片变得模糊不清，降低切片图像分辨率，影响细节信息的辨识。

2. 平板探测器的结构性伪影

(1)暗电流

平板探测器的光电转换是在薄膜晶体管的控制下进行的，所产生电信号沿列方向电路输出到放大电路。薄膜晶体管的全称为薄膜场效应晶体管(Thin Film Transistor，TFT)，是一种非线性开关器件。像元阵列中的薄膜晶体管源极与光电二极管相连，栅极与行驱动电路相连，漏极连至放大电路。当行驱动电路加上高电平脉冲时，薄膜晶体管连通，光电二极管产生的电信号输出至放大电路。

虽然薄膜晶体管的导通与截止状态接近理想，但由于其非线性特性，输出信号中会附加一定的漏极电流，也就是薄膜晶体管的偏置电流，因此，即使平板探测器没有接收到 X 射线，仍然会有一定的来自薄膜晶体管漏电流的输出值。通常将这种漏极偏置电流称为暗电流(Dark Current)，而将射线源关闭时采集到的平板探测器输出图像称为暗场图像(Dark Image)。此外，暗电流的产生还与光电二极管的反向电流和集成放大电路的零点漂移有关。

(2)增益不一致

平板探测器用于读取CT投影图像的关键在于将X射线按照分布强度线性地转化为灰度图像。理想情况下，平板探测器像元输出可表述为

$$I(x,y)=k\times Nd(x,y) \tag{2-27}$$

即探测器像元在积分时间内获得的光子数量以某一尺度转换为灰度输出。实际的像元输出不仅受到暗电流的影响，还有光子转换效率的不一致性。通常将平板探测器的光子转换系数称为增益系数，所有像元的增益系数值构成一个浮点矩阵，称为增益图像(Gain Image)。增益系数主要由闪烁体的X射线转换系数、光电二极管的光电转换系数和集成放大电路的放大系数决定。理论上，在一定的射线强度范围内，平板探测器所有像元的增益系数是一个定值，并且在一定时间内保持稳定。然而，不同像元由于元件的制造和装配差异，其转换系数具有不一致性。闪烁体存在局部转换效率的差异，而射线辐照破坏的影响会使这种差异逐渐增大。集成放大器放大系数的不同造成平板探测器增益系数存在区域性差异。这些因素共同作用的结果是，平板探测器不同像元的增益系数存在明显的不一致性。此外，锥束截面上X射线光场强度分布的不均匀也会造成输出图像的不均匀，并以增益不一致的形式表现出来。

(3)坏像素

平板探测器作为新一代的大规模面阵探测器，采用了最先进的复杂制造工艺。首先，在玻璃基板上生成非晶硅薄膜，沉积氢并扩散P-N结；然后利用金属与绝缘体等材料制成薄膜晶体管和光电二极管阵列及其输出排线；最后在像元阵列上覆盖闪烁体层，并装配外围控制电路。通过上述复杂的制造过程，平板探测器具有百万数量级的像元，像元间距为10^{-1} mm量级(以Varian公司的PaxScan2520平板探测器为例，该探测器规格为1 536×1 920像素，拥有约295万个像元，像元间距仅为0.127mm)。像元数量规模大，间距小，制造工艺的限制以及制造元件质量的分散性，使得平板探测器中不可避免地包含缺陷像元(Defective Cell)。缺陷像元反映到平板探测器输出图像中就是坏像素(Bad Pixel)。考虑到缺陷像元和坏像素的密切联系，为了方便论述，本书不对两者做严格区分。

根据坏像素按照外在特征可以分为两大类：第一类是输出不稳定像素，这类坏像素在相同X射线强度照射下，输出不够稳定；第二类是输出超界像素，是指在均匀辐射强度下，输出值偏离其他像素较大的像素。坏像素的有些失效特性在没有射线照射时就能体现出来，因此可以通过暗场图像予以识别，有些则必须在X射线照射之下才能反映出来。图2.32是一幅典型的坏像素分布图像，其中包括孤立坏像素、坏像素团簇以及坏线。输出超界像素会在重建切片中形成严重的环形伪影(Rings Artifacts)。不稳定响应像素在多次投影中输出值变化较大，使得重建过程中各向投影图像数据不能正确地相互抵消，会在重建切片中留下箭矢状伪影(Sagitta Artifacts)或线状伪影(Line Artifacts)[17]。

(4)暗场波动

当平板探测器处于良好工作状态下时，各幅投影图像的暗场输出能够稳定在一定范围内。然而，较高能量的X射线对平板探测器的周边控制电路具有较强的破坏作用。如果没有进行有效的屏蔽保护，长时间工作于较高能量X射线照射之下，其输出图像稳定性将急剧恶化。对于完善保护之下的平板探测器，气液腐蚀、局部发热以及元器件老化等多种因素的影响，仍然可能引起暗场输出的波动。

图 2.32 坏像素分布图像

暗场波动的主要表现是投影图像局部出现行方向的条纹波动，也即若干行像元的暗电流输出发生跳变，这种变化有可能超过或低于正常暗电流值。本书将这种跳变引起的暗场图像局部变化称为暗场条纹(Dark Stripe)。暗场条纹通常具有波动出现位置随机，各行波动幅度随机，波动跨越区域不确定，而行内波动幅度近似等特征。暗场波动具有上述特征是因为平板探测器周边控制电路，特别是行驱动电路最容易受到损伤，从而造成某些行的实际读出时间失控。

(a) (b)

图 2.33 暗场图像对比

(a) 正常； (b) 暗场波动

暗场条纹如果不能得到有效校正，将在重建切片图像中产生穿越切片的带状伪影。图 2.33所示是正常暗场图像和波动暗场图像的比较，可以观察到严重的行方向分布的暗场条纹。图 2.34 所示是采用没有进行暗场波动校正的投影图像重建得到的飞机发动机涡轮叶片蜡模切片,其中包含严重的穿越切片的带状伪影。

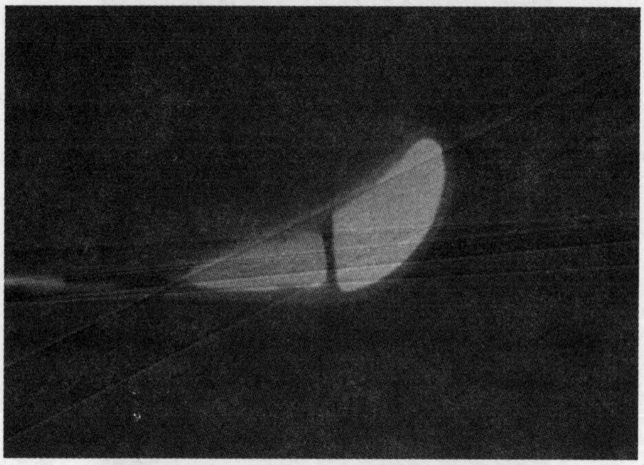

图 2.34 暗场波动对蜡模切片的影响

2.6.2 平板探测器输出图像校正方法

本节主要针对平板探测器的工作噪声和结构性伪影给出相应的校正算法,以保证投影图像和重建切片的质量。为此首先需要建立平板探测器的输出模型,考虑到平板探测器的输出特点和良好的线性,设 $I(x,y)$ 为像元 (x,y) 的输出值,结合X射线指数衰减定律,可以将 $I(x,y)$ 表示为

$$I(x,y)=B(x,y)+k(x,y)P_s(x,y)e^{-\mu L(x,y)}+n(x,y) \tag{2-28}$$

式中,$B(x,y)$ 表示暗场输出值;$k(x,y)$ 表示像元 (x,y) 的增益系数;$P_s(x,y)$ 表示X射线光场在该像元位置衰减前的强度;$L(x,y)$ 是X射线沿该坐标正交直线衰减的距离;μ 是衰减系数;$n(x,y)$ 表示加性随机噪声。为了表述方便,引入标记 r 代表坐标对 (x,y),对应于图像中的一个像素。在以下的论述中,将根据需要同时采用这两种表达方式。

1. 随机噪声的抑制

射线图像中随机噪声的主要成分是量子噪声,量子噪声的抑制方法应当从其统计分布规律入手。对于像元 r_i,在积分时间为 Δt 内的输出图像灰度值为 $I(r_i,\Delta t)$,则 $I(r_i,\Delta t)$ 是一个一维Poisson随机过程。由Poisson分布的性质可得,在 Δt 时间内像元 r_i 的输出灰度为 k 的概率为

$$P\{I(r_i,\Delta t)=k\}=\frac{(\lambda\Delta t)^k}{k!}e^{-\lambda\Delta t},\quad k=0,1,2,\cdots \tag{2-29}$$

式中,λ 是Poisson参数,随射线源管电流和管电压的增大而增大。根据Poisson分布的性质,像元 r_i 的输出信噪比为

$$\mathrm{SNR}(r_i)=\frac{E[I(r_i,\Delta t)]}{\sqrt{D[I(r_i,\Delta t)]}}=\frac{\lambda\Delta t}{\sqrt{\lambda\Delta t}}=\sqrt{\lambda\Delta t} \tag{2-30}$$

像元 r_i 的输出经过叠加后,其平均输出值为

$$\bar{I}(r_i,\Delta t)=\frac{1}{N}\sum_{n=1}^{N}I_n(r_i,\Delta t) \tag{2-31}$$

则 $\bar{I}(i,\Delta t)$ 的数学期望和方差分别为

$$E[\bar{I}(r_i,\Delta t)]=\frac{1}{N}\sum_{n=1}^{N}E[I_n(r_i,\Delta t)]=\lambda\Delta t \tag{2-32}$$

$$D[\bar{I}(r_i,\Delta t)]=\frac{1}{N^2}\sum_{n=1}^{N}D[I_n(r_i,\Delta t)]=\frac{\lambda\Delta t}{N} \tag{2-33}$$

相应地,叠加后的信噪比变为

$$\mathrm{SNR}'(r_i)=\frac{E[\bar{I}(r_i,\Delta t)]}{\sqrt{D[\bar{I}(r_i,\Delta t)]}}=\frac{\lambda\Delta t}{\sqrt{\lambda\Delta t/N}}=\sqrt{N}\sqrt{\lambda\Delta t} \tag{2-34}$$

由上述推导可见,对平板探测器输出图像进行叠加平均可以有效增加图像的信噪比,降低噪声方差。因此,可采取如下噪声抑制措施:

① 在穿透被测物体,而平板探测器输出又未达到饱和的前提下,尽量增大 X 射线管电流。这样单位时间内到达像元的光子数增大,则 λ 增大,SNR 也增大。

② 在平板探测器输出不饱和的前提下,尽量增大积分时间,使 SNR 也增大。

③ 对投影图像进行多幅叠加,以减小噪声方差,增大 SNR。实际应用中,综合衡量噪声抑制效果和采集速度,通常采用 4 幅平均或者 2 幅平均。

2. 暗场校正

根据式(2-28),对稳定的暗场输出采用减影方法进行暗场校正。关闭射线源,采集 n 幅暗场图像并叠加平均,将平均暗场图像 $\bar{B}(r)$ 作为暗场校正图像:

$$\bar{B}(r)=\frac{1}{n}\sum_{i=1}^{n}B_i(r) \tag{2-35}$$

对投影图像 $I(r)$ 采用暗场校正图像 $\bar{B}(r)$ 进行暗场校正得到 $I'(r)$:

$$I'(r)=I(r)-\bar{B}(r)=k(r)P_s(r)e^{-\mu L(r)} \tag{2-36}$$

可见,经过暗场校正后像素值由该点的增益系数 $k(r)$、光场强度 $P_s(r)$、和 X 射线衰减距离 $L(r)$ 共同决定。

3. 增益系数和光场强度不一致校正

增益系数和光场强度校正的目的是将不同像元的增益系数和光场强度分别调整一致。传统校正方法不区分增益系数和光场强度,统一视为输出系数 $u(r)$,将其规则化到一个定值(通常取均值 $\bar{u}$),就得到输出系数校正图像 $u'(r)$:

$$u'(r)=u(r)/\bar{u}=k(r)P_s(r)/\bar{u} \tag{2-37}$$

对输出图像 $I(r)$ 进行暗场校正后,按下式进行增益不一致校正,则所有像元的输出系数被调整到 $\bar{u}$:

$$I_G(r)=\frac{I'(r)}{u'(r)}=\frac{k(r)P_s(r)e^{-\mu L(r)}}{k(r)P_s(r)/\bar{u}}=\bar{u}e^{-\mu L(r)} \tag{2-38}$$

上述方法存在两个问题:第一,计算输出系数 $u(r)$ 的常见做法是采集多个放射级别的输出图像,再对每一像元进行曲线拟合,将曲线斜率作为 $u(r)$。对于不同的照射电压,通常需要

重新计算像元输出系数，数据采集和计算量很大，不利于工程应用。第二，实际X射线光场的分布并不稳定，即放射级别和 $k(r)P_s(r)$ 不存在稳定的正比关系，因此曲线拟合法不能得到准确的输出系数 $u(r)$。对此可直接计算增益系数 $k(r)$，并通过分离增益系数和光场强度，实现二者的依次校正[18]。

定义运算符 $E[*]$ 和 $D[*]$ 分别为对一组图像各坐标像素计算均值和方差。正常情况下，同一坐标的增益系数 $k(r)$ 和X射线衰减量 $e^{-\mu L(r)}$ 的统计结果是保持稳定的。忽略随机噪声的影响，并令 $w(r)=k(r)e^{-\mu L(r)}$，对式(2-28)两边分别进行 $D[*]$ 运算和 $E[*]$ 运算，得

$$D[I(r)]=D[B(r)]+w^2(r)D[P_s(r)]+2w(r)\mathrm{Cov}[B(r),P_s(r)] \tag{2-39}$$

$$E[I(r)]=E[B(r)]+w(r)E[P_s(r)] \tag{2-40}$$

$P_s(r)$ 具有两个重要的统计特征：第一，像元接收的光子数与其暗电流大小无关，则 $B(r)$ 与 $P_s(r)$ 可以视为两个独立的随机过程，其协方差为零；第二，$P_s(r)$ 符合一维Poisson分布，其样本方差 $D[P_s(r)]$ 与样本均值 $E[P_s(r)]$ 相等。于是式(2-39)化简为

$$D[I(r)]=D[B(r)]+w^2(r)E[P_s(r)] \tag{2-41}$$

结合式(2-40)和式(2-41)可以得到 $w(r)$ 的表达式为

$$w(r)=\frac{D[I(r)]-D[B(r)]}{E[I(r)]-E[B(r)]} \tag{2-42}$$

采集一系列空气投影 $I_{\text{flat}}(r)$，按式(2-42)计算得到 $w_0(r)$。由于 $L(r)=0$，则

$$k(r)=w_0(r)=\frac{D[I_{\text{flat}}(r)]-D[B(r)]}{E[I_{\text{flat}}(r)]-E[B(r)]} \tag{2-43}$$

对于经过暗场校正的空气投影图像 $I'_{\text{flat}}(r)$，由于 $L(r)=0$，则

$$I'_{\text{flat}}(r)=k(r)P_s(r)e^{-\mu L(r)}=k(r)P_s(r) \tag{2-44}$$

结合式(2-43)和式(2-44)可以分离出光场强度分布矩阵 $P_s(r)$ 为

$$P_s(r)=I'_{\text{flat}}(r)/w_0(r) \tag{2-45}$$

与式(2-43)类似，分别计算增益系数校正图像 $k'(r)$ 和光场强度校正图像 $P_s{}'(r)$，有

$$\left.\begin{aligned}k'(r)&=k(r)/\bar{k}\\ P_s{}'(r)&=P_s(r)/\overline{P_s}\end{aligned}\right\} \tag{2-46}$$

由式(2-46)，采用与式(2-38)相同的方法依次校正增益系数和光场强度为

$$I_{GP}(r)=\frac{I'(r)}{k'(r)P_s{}'(r)}=\frac{k(r)P_s(r)e^{-\mu L(r)}}{k(r)P_s(r)/(\bar{k}\,\overline{P_s})}=\bar{k}\,\overline{P}_s e^{-\mu L(r)} \tag{2-47}$$

4. 坏像素的识别与校正

坏像素的处理主要包括识别和校正两部分。失效像元的数量和分布在一定时期内是稳定的，因此经过识别标记的坏像素分布记录可以多次使用。

(1) 坏像素识别

采集一组暗场图像，对平均后的暗场图像 $\bar{B}(r)$ 按下式计算暗电流输出超界像素的识别阈值：

$$\begin{cases}H_{\text{thres}}=B_{\text{avg}}+t\times B_{\text{stdv}}\\ L_{\text{thres}}=B_{\text{avg}}-t\times B_{\text{stdv}}\end{cases} \tag{2-48}$$

式中，B_{avg} 和 B_{stdv} 分别是 $\bar{B}(r)$ 图像的均值和标准差；t 是阈值控制参数，用于调整阈值区间的

大小。将暗场图像中灰度高于 H_{thres} 的像素标记为短路像素，低于 L_{thres} 的标记为断路像素。t 的取值与平板探测器暗场图像的稳定性相关，暗场输出越稳定，t 取值越大。为了确定合适的 t 值，可以将 $\bar{B}(r)$ 图像的观察窗口调整到较小的灰度范围，如果观察到异常点与已经标定的暗电流输出超界像素分布基本吻合，说明参数 t 选择合适。为了提高识别精度，可以划分若干子区域，再进行上述识别。

设叠加平均后的空气投影图像为 $\bar{I}_{\text{flat}}(r)$，采用 $D[\bar{I}_{\text{flat}}(r)]$ 识别输出不稳定像素，采用 $E[\bar{I}_{\text{flat}}(r)]$ 识别输出超界像素。对各像元的输出均值和方差进行统计直方图分析，从而得到坏像素识别阈值。直方图分析确定阈值的过程为：设待分析图像 $S(r)$ 的灰度统计直方图为 $H_{\text{isgm}}(i)$，表示 $S(r)$ 在灰度区间 i 包含的像素数目为 $H_{\text{isgm}}(i)$。按以下方法计算灰度直方图的区间标记 L 和 H：

$$\left.\begin{aligned} N &= \sum_{i=L}^{H} H_{\text{isgm}}(i) \\ N &\geqslant \alpha N_{\text{sum}} \end{aligned}\right\} \tag{2-49}$$

式中，α 是平板探测器正常像素比例的估计值，通常厂家在产品说明书中会提供，但使用较长时间后，应作相应调整。通过坏像素校正后重建的空白切片中环形伪影的数量可以对 α 进行调整，如果残余环形伪影较多，则应减小 α。N_{sum} 表示平板探测器的像素总数，N 表示位于阈值范围之内的像素数目。为了求得区间标记 L 和 H，从灰度直方图中包含像素数目最多的区间开始，向正负两个方向搜索，并计算已搜索区间内的像素总数 N。当 N 满足式(2-49)时停止搜索，记录这两个搜索位置的灰度区间界限 L 和 H。由 L 和 H 以及灰度直方图区间宽度即可计算出坏像素识别阈值 H_{thres} 和 L_{thres}。用阈值 H_{thres} 和 L_{thres} 对 $S(r)$ 的所有像素逐个筛选，并标记出输出超界像素。

按式(2-43)计算增益系数 $k(r)$，并对 $k(r)$ 采取上述方法进行直方图分析，可以进一步识别坏像素。

(2) 计算坏像素模板并校正坏像素

通过上述方法将识别出的坏像素标记到坏像素图像中。本书定义的坏像素图像 badMap(r) 具有下述特征。

① 与投影图像大小相同；

② 具有整型像素值，其中 0 值表示正常像素，其余数值代表不同类型的坏像素；

③ 每个坏像素的坐标代表该坏像素在投影图像中所处的位置。

将坏像素图像转换成坏像素模板图像 badPattern(r)，该图像记录了每个像素周围坏像素的分布情况，用于对投影图像中的坏像素进行校正。坏像素模板图像是一幅具有整数编码的图像，初始时所有像素值均置零。

定义一个 3×3 的模板，该模板中的 9 个像素点与 1 个一维二进制向量中的 9 个分量对应，其对应关系如图 2.35 所示。以 3×3 模板中心点 b0 为基准遍历 badMap(r) 中各个像素点。当 b0 对应于某像素 r_i 时，b1 ～ b8 对应于 badMap(r) 的 8 个像素点，按照 b0 ～ b8 的顺序环状搜索坏像素图像对应像素。正常像素被标记为 0，坏像素则被标记为 1。将该组编码对应到图 2.35 右边所示一维二进制向量中，得到一个 0 ～ 511 之间的整数。该整数就是 badPattern(r) 中 r_i 处的像素值。例如当 badPattern(r_i)＝83 时，相应的一维二进制向量 $\boldsymbol{M}$＝

[0 0 1 0 1 0 0 1 1]，表明在探测器输出图像中以 r_i 为中心的 3×3 区域所对应的 b6，b4，b1 和 b0 点是坏像素；当 badPattern(r_i)＝0 时，表示 r_i 点是正常像素点。按照坏像素模板图像标记的坏像素分布状态，可以将坏像素按 4 种类型分别进行校正，见表 2.5。

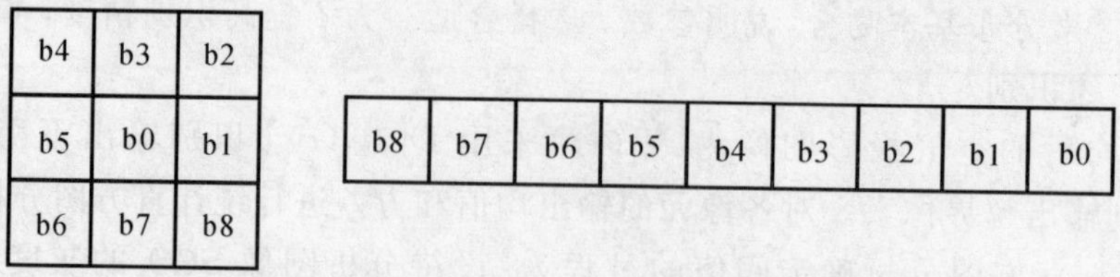

图 2.35 3×3 模板像素与一维向量的对应关系

表 2.5 基于坏像素模板的坏像素插补方案

类型代码	分布特征	校正方案
0	正常像素	不校正
1	孤立坏像素	邻域像素值平均
2	非孤立坏像素，邻域正常像素大于 4	邻域正常像素值平均
3	非孤立坏像素，邻域正常像素小于 4	局部双线性插值
4	坏像素团簇内部	最邻近正常像素值替换

5. 暗场波动校正

暗场波动校正的关键是估算投影图像的暗场波动量，对此可采用基于局部屏蔽的暗场波动估算和校正方法。对平板探测器进行局部屏蔽的目的是使暗场波动在该区域输出值中所占比例增大，以便准确估算暗场波动幅度。局部屏蔽为矩形铅板，其安装位置和结构特征如图 2.36 所示。铅板厚度可根据射线强度选择，使透射强度越小越好，铅板宽度以能够遮蔽 100 个左右像元为宜，安装时应使铅板尽量贴紧接收屏。

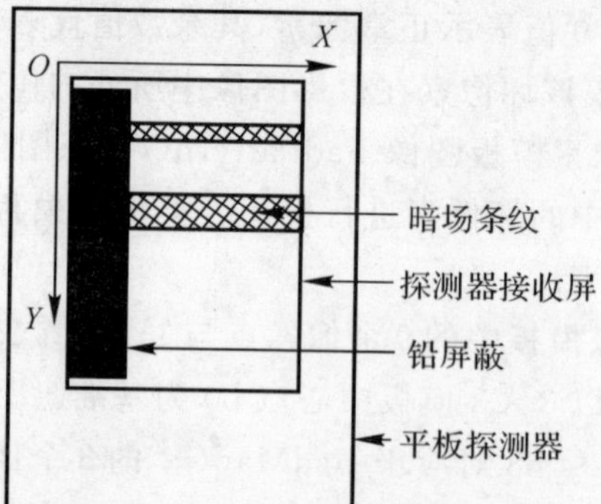

图 2.36 平板探测器接收屏局部屏蔽示意图

在屏蔽部分选取 N 列屏蔽效果较好的数据，标记为 $x_{S+1}-x_{S+N}$。不要选取靠近接收屏边界的数据列，因为这部分像素在平板探测器制造过程中容易损伤，通常不作为有效的数据采集区域。对于被测物体的第 i 幅投影图像 $I_i(x,y)$ 的 $x_{S+1}-x_{S+N}$ 列数据，考虑到散射和像素间的串扰等因素引入的残余辐射，其输出包含 3 个部分：

$$I_i(x_{S+k},y)=B_i(x_{S+k},y)+\Delta B_i(x_{S+k},y)+E_i(x_{S+k},y),\quad k=1,2,\cdots,N \tag{2-50}$$

式中，$B_i(x_{S+k},y)$，$\Delta B_i(x_{S+k},y)$ 和 $E_i(x_{S+k},y)$ 分别表示第 x_{S+k} 列的稳定暗场输出、暗场波动量和残余透射射线强度。

为了求得暗场波动量 $\Delta B_i(x_{S+k},y)$，需要从式(2-50) 中去除 $E_i(x_{S+k},y)$ 和 $B_i(x_{S+k},y)$。$E_i(x_{S+k},y)$ 主要由散射光子、边缘射线以及像元间的信号串扰共同产生，难以精确计算。考虑到 $\Delta B_i(x_{S+k},y)$ 在各幅图像中出现位置的随机性以及其波动幅度的随机性，可以近似认为 $\Delta B_i(x_{S+k},y)$ 在总共 N 幅投影图像中是一个均值为零的随机过程。由此可得

$$\bar{I}(x_{S+k},y)=\frac{1}{N}\sum_{i=1}^{N}I_i(x_{S+k},y)=\bar{B}(x_{S+k},y)+\bar{E}(x_{S+k},y) \tag{2-51}$$

$B_i(x_{S+k},y)$ 是稳定的暗场输出值，它近似等于 $\bar{B}(x,y)$ 的第 x_{i+k} 列。当 X 射线源输出稳定时，$E_i(x_{S+k},y)$ 也在一定时间范围内保持稳定，于是得

$$\left.\begin{aligned}B_i(x_{S+k},y)&\approx\bar{B}(x_{S+k},y)\\E_i(x_{S+k},y)&\approx\bar{E}(x_{S+k},y)\end{aligned}\right\} \tag{2-52}$$

结合式(2-50) 至式(2-52)，得

$$\Delta B_i(x_{S+k},y)\approx I_i(x_{S+k},y)-\bar{I}(x_{S+k},y) \tag{2-53}$$

采用式(2-53) 计算所有投影图像的第 $S+k$ 列数据，得到一列数据 $\Delta B_i(x_{S+k},y)$，其第 j 个数值 $\Delta B_i(x_{S+k},y_j)$ 表示第 i 幅投影图像中第 j 行的暗场波动幅度的估计值。为了最大限度地消除行内随机噪声的影响，对第$(S+1)-(S+N)$ 列数据均按式(2-53) 处理，并对所得 M 列暗场波动数据进行平均，有

$$\Delta\bar{B}_i(y)=\frac{1}{M}\sum_{k=1}^{M}\Delta B_i(x_{S+k},y) \tag{2-54}$$

式中，$\Delta\bar{B}_i(y)$ 是第 i 幅投影图像的暗场波动数据，每个数值表示一行的暗场波动估计值。对暗场波动的校正是按行进行的，每一行的修正值相同，其校正过程为

$$I_{i,\Delta B}(x_t,y)=I_i(x_t,y)-\Delta\bar{B}_i(y),\ r_b\leqslant t\leqslant r_e \tag{2-55}$$

式中，r_b 和 r_e 分别表示投影图像 ROI 区域的起始列和终止列。实验表明，这种方案可以反映实际暗场波动的特点，使暗场波动得到有效抑制。

2.6.3 算法验证

对铝质阶梯圆柱试件设置 3 组实验对校正效果进行比较，分别为本书校正算法(ICT 校正)；包含暗场、增益不一致和粗略坏像素识别的常规校正算法(FPD 校正)；不作任何校正的一组(无校正)。实验参数为 X 射线源电压为 170 kV，管电流为 1.0 mA，FPD 采集速度 3 幅 /s。实验共采集 360 幅投影图像，并用 FDK 算法进行切片重建。

1. 投影图像校正效果的直观评价

图 2.37 所示是 3 组实验第 180 幅投影图像的局部对比，对灰度窗口进行了调整以便于观察。FPD 校正和 ICT 校正相对无校正投影图像均有明显的改善，背景区域灰度均匀，投影轮廓清晰。图 2.38 是第 180 幅投影图像的第 1 123 行和第 845 列数据的灰度分布曲线，采用本书方法校正后的灰度分布更为均匀平整，局部灰度突变得到有效抑制。

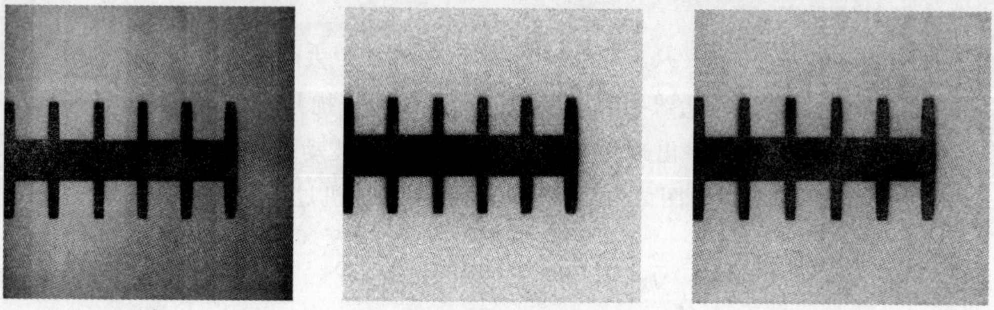

(a) (b) (c)

图 2.37 第 180 幅投影图像

(a) 无校正； (b) FPD 校正； (c) ICT 校正

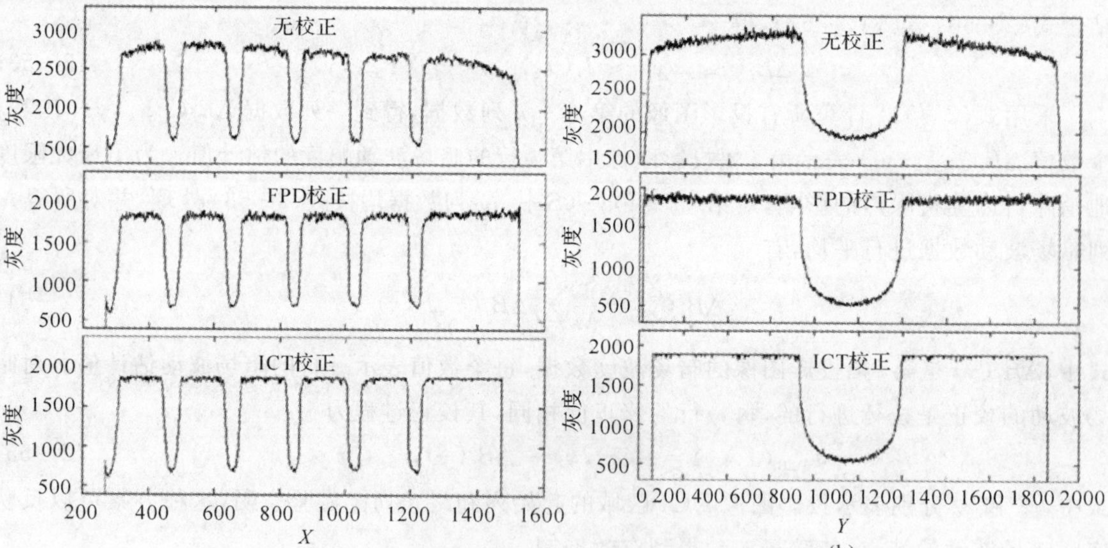

(a) (b)

图 2.38 第 180 幅投影图像数据曲线

(a) 第 1 123 行数据曲线； (b) 第 845 列数据曲线

为了验证输出不稳定的校正效果，在背景区域选择两个输出不稳定像元(367,842) 和(975,1 102)，提取两者在 360 幅投影图像中的输出值并绘制输出序列曲线，如图 2.39 所示。该图表明 FPD 校正会使部分输出波动被放大，这是由于输出波动使增益不一致校正对部分像素失效。本书所述的暗场波动校正和坏像素识别方法则使像元输出波动得到了良好的抑制，输出序列接近于理想状态。

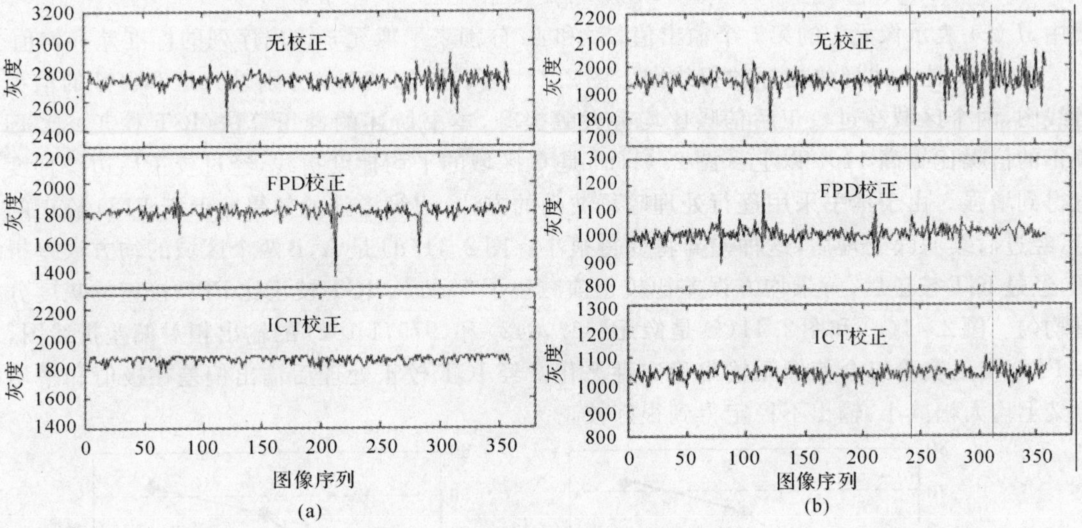

图 2.39　像元输出序列曲线

(a) 像元(367,842)；(b) 像元(975,1102)

2. 投影校正的定量评价

对投影图像划分如图 2.40 所示感兴趣区域，A 和 B 是两个对称的背景区域，C 是有效投影区域。通过 A，B 区域信噪比以及 A，B 区域均方误差来评价校正后灰度分布的均匀性。$\mu_{A,B}$ 表示 A，B 区域的均值，N 表示区域的像素数量，AB 区域均方误差 MSE_{AB} 的定义如下式所示：

$$MSE_{AB}=\frac{1}{\mu_{AB}}\sqrt{\frac{1}{N}\sum_{i=0}^{N-1}\left[A(r_i)-B(r_i)\right]^2} \tag{2-56}$$

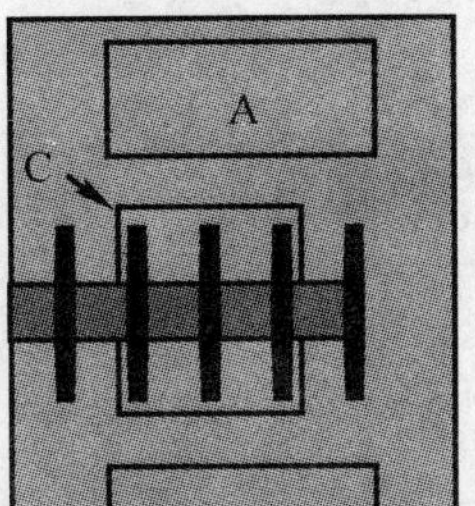

图 2.40　ROI 区域示意图

采用 C 区域的平均梯度来评价校正对边缘的影响，平均梯度由 Sobel 算子计算。采用相对的最大输出偏差和平均输出偏差对校正后像元输出的稳定性进行定量评价。最大输出偏差和平均输出偏差分别定义如下：

$$
\left.\begin{aligned}
\text{MaxOE}_r &= \text{Max}(\,|I_i(r)-\mu_r|\,)/\mu_r \\
\text{Mean OE}_r &= S_r/\mu_r
\end{aligned}\right\}
\tag{2-57}
$$

式中，$I_i(r)$ 表示像元 r 的第 i 个输出值；S_r 和 μ_r 分别表示像元 r 输出序列的标准差和均值。

图2.41是上述评价指标的折线图。图2.41(a)和图2.41(b)分别是A区和B区的信噪比折线图，两个区域经过校正后信噪比均有大幅提升，本书所述的校正算法(ICT校正)比FPD校正的信噪比提高11%以上。图2.41(c)是C区域的平均梯度折线，经过校正后边缘梯度信息得到增强。由于本书采用逐行处理暗场波动的方法，边缘增强的效果略低于FPD校正的一组，经过后续滤噪处理后，这种差异将变得很小。图2.41(d)是A，B两个区域的均方误差折线图，经过ICT校正后，背景均方误差比校正前减小了52.6%，ICT校正比FPD校正的灰度分布更均匀。图2.41(e)和图2.41(f)是像元(367,842)和(975,1 102)的输出相对偏差折线图，表明FPD校正实验组会使像元输出稳定性恶化。经ICT校正处理后输出偏差在极值和平均的意义上均大幅减小，输出不稳定得到很好校正。

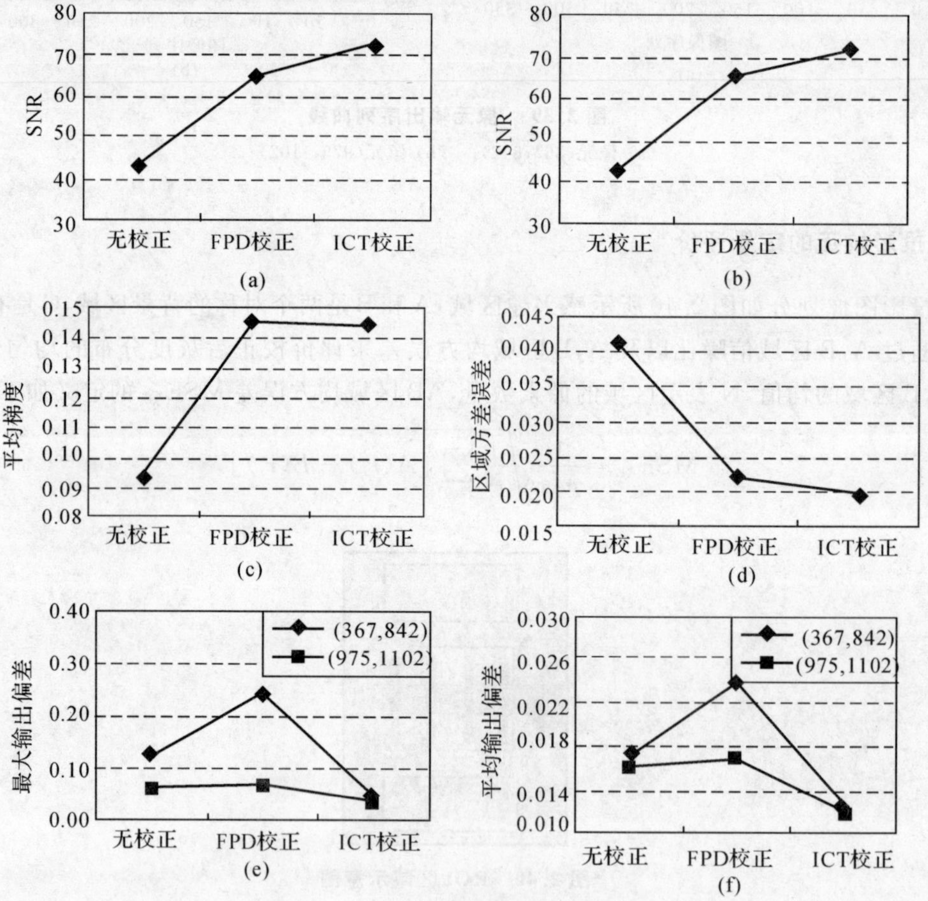

图2.41 投影校正定量评价折线图

(a) A区SNR折线图；(b) B区SNR折线图；(c) C区平均梯度折线图；
(d) AB区域均方误差折线图；(e) 像元最大输出偏差折线图；(f) 像元平均输出偏差折线图

3. 重建切片比较

采用第 480 层重建截面的放大图像比较切片内部的校正效果，如图 2.42 所示。经 ICT 校正后的重建切片内部没有明显的环状伪影和团块伪影，灰度分布均匀平整。图 2.43 所示是第 585 层重建切片，其中图 2.43(a)和图 2.43(b)均可观察到与图 2.34 所示相似的带状伪影，但没有图 2.34 所示的显著，说明暗场波动幅度相对于输出灰度较小。由于暗场波动的位置和幅度是随机的，所以不同切片中带状伪影的强度和分布也不同。图 2.43(c)显示，ICT 校正能够有效去除这类伪影。

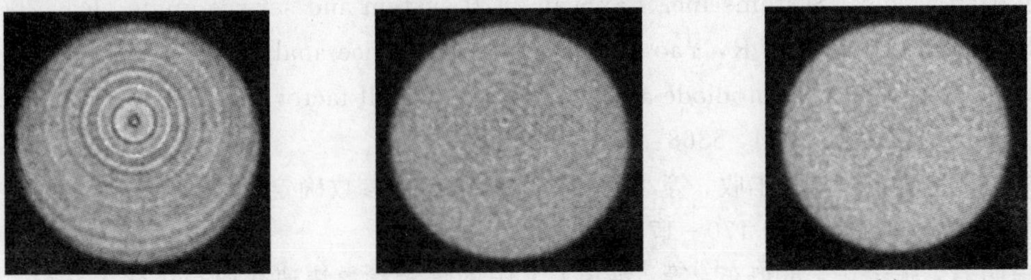

(a)　(b)　(c)

图 2.42　第 480 层重建切片图像

(a) 无校正；(b) FPD 校正；(c) ICT 校正

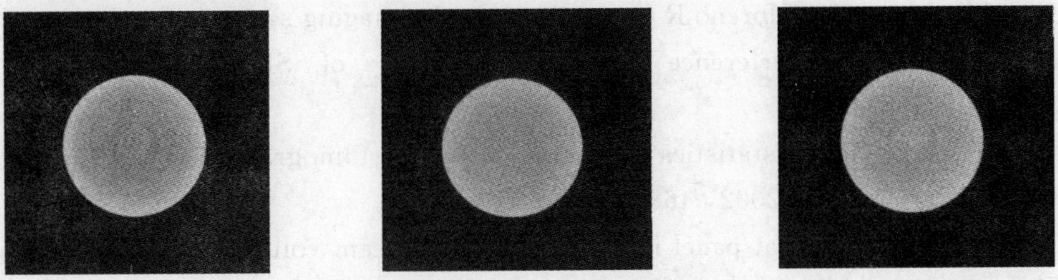

(a)　(b)　(c)

图 2.43　第 585 层重建切片图像

(a) 无校正；(b) FPD 校正；(c) ICT 校正

参 考 文 献

[1] 褚圣麟. 原子物理学[M]. 北京：高等教育出版社，1979.

[2] Hsieh J. 计算机层析成像技术：原理、设计、伪像和进展[M]. 张朝宗，等，译. 北京：科学出版社，2006.

[3] Morgan C L. Basic principles of computed tomography[M]. Baltimore：University Park Press，1983.

[4] 李家伟，陈积懋. 无损检测手册[M]. 北京：机械工业出版社，2002.

[5] 张泽宝. 医学影像物理学[M]. 北京：人民卫生出版社，2000.

[6] 叶云长. 计算机层析成像检测[M]. 北京：机械工业出版社，2006.

[7] 美国无损检测学会. 美国无损检测手册(射线卷)[M]. 上海：世界图书出版公司，1992.

[8] 张定华，Ning R，卜昆，等. 体积CT系统中的平板探测器校正方法[J]. 仪器仪表学报，2005，26(2)：157-163.

[9] Partridge M，Hesse B M，Muller L. A performance comparison of direct and indirect detection flat-panel imagers [J]. Nuclear Instruments and Methods in Physics Research A，2002，484：351-363.

[10] Varian Medical Systems Inc. PaxScan 2520 system and service guide [R]. 2000.

[11] Richard L，Weisfield R，Yao W，et al. Performance analysis of a 127-micron pixel large-area TFT/photodiode array with boosted fill factor [C]//Proc. of SPIE. Bellingham:[s. n.]，2004，5368：338-348.

[12] 刘晓鹏，张定华，张丰收，等. 锥束CT系统安装参数确定技术研究[J]. 计算机工程与应用，2006，(20)：170-173.

[13] 李明君，张定华，黄魁东，等. 锥束CT中的曝光参数快速获取与优化方法[C]//第七届全国信号与信息处理联合学术会议论文集. 兰州:[出版者不详]，2008：674-679.

[14] 周正干，滕升华，江巍，等. X射线平板探测器数字成像及其图像校准[J]. 北京航空航天大学学报，2004，30(8)：698-701.

[15] Jose M，Alonso L，Moreno R G，et al. Noise in imaging system：fixed pattern noise，electronic，and interference noise [C]//Proc. of SPIE，Bellingham，2004，5468：399-408.

[16] Whiting B R. Signal statistics of X-ray computed tomography [C]//Proc. of SPIE. Bellingham:[s. n.]，2002，4682：53-60.

[17] Tang X Y. X-ray flat panel imager based cone beam volume computed tomography [D]. Rochester：University of Rochester，2001.

[18] 王苦愚. 锥束CT投影图像降噪处理技术研究[D]. 西安：西北工业大学机电学院，2009.

第3章 锥束CT仿真系统

3.1 引 言

CT的计算机仿真是计算机断层成像技术研究的一个重要内容和工具。在新一代CT成像系统的设计和可行性研究或现有CT成像系统的优化过程中，通常需要进行一系列试验和测量来验证CT成像系统的各种性能指标，评价各种可能的因素对最终层析图像质量的具体影响，目前一般采用试错法不断地进行试验分析比较。由于影响CT重建图像质量的参数较多，整个试验过程很耗时，而且成本非常高，于是20世纪80年代初科研工作者把计算机仿真技术引入CT研究这一领域，从而大大加速了CT相关研究的发展[1]。无论在医学还是工业领域，成像仿真研究和相关软件的开发，一直是CT研究的重要组成部分[2]。通过CT仿真系统，可以创建一个虚拟的CT试验环境，来满足科研与生产的不同需求，具体应用大致可分为下述几个方面。

1. CT扫描参数选择

利用具有开放式体系结构的CT仿真系统，可以方便地在计算机内建立起与实际CT扫描系统相似度较高的CT仿真环境(事实上，仿真还达不到与实际情况完全一致的程度)。然后，通过仿真手段设置或改变被仿真的CT系统的相关参数，以获得在不同参数情况下检测样本的投影图像，并进行相应的图像重建。最后从不同的参数组合里，选择出最为合适的扫描参数组用于实物样本的CT扫描。这种计算机CT仿真的方法快速有效，可逐步代替传统的试错法，从而大大缩短试验周期，并显著降低试验成本。

2. CT成像原理和算法研究

当设计和实现CT成像系统时，需要对物理模型进行理论抽象化，并通过建立仿真模型和对成像过程的模拟，来研究不同物理模型的CT成像系统原理。例如，研究基于Beer-Lambert衰减模型的层析成像，研究基于Compton－Rayleigh散射模型的层析成像，等等。此外，实际CT检测中还存在许多严重影响重建图像质量的具体而又令人头疼的技术问题，如CT设备的扫描运动机构、探测器、X射线源带来的各种噪声、图像畸变和伪影的消除等等，都需要研究特殊的处理算法。CT仿真系统为这类问题的解决提供了有效的测试件设计和计算机模拟仿真平台。

3. 研制新的CT设备

在新的CT系统研制初期，利用仿真系统可以预测和优化系统的某些性能参数，并选择合适的探测器类型、支架布局等。当一种新的图像重建算法在实际应用于CT设备前时，必须充分验证算法的可行性与精确程度。CT仿真系统使得在CT设备尚未制造的情况下，就可以获取该类系统的仿真投影资料，用于后续的图像重建。通过分析重建后的切片图像，来检验重建算法的正确性、可靠性与实用性。由此可见，CT仿真系统的研发已成为新一代CT设备预研的重要组成部分。

4. CT操作人员培训

用CT仿真系统建立虚拟CT机，可用于CT教学和设备操作者的培训。在虚拟CT机上进行培训，具有良好的教学效果和经济效益，能充分直观地展示CT机的工作原理和过程细节。对于从事与CT专业有关的学生和工程技术人员，也有积极的教育和参考意义。

CTSim仿真系统是由美国新墨西哥州心脏病医院Kevin等人开发的一个遵循GNU通用公共许可证的开放源码软件[3]。它具有平行束和扇束两种CT系统仿真功能，支持图形用户界面和命令行两种执行方式，以及可在Internet上调用的Web CT仿真服务。该仿真系统允许用户更改系统投影几何参数，提供简单的图像分析与处理功能，其样本建模采用基本形状(矩形、椭圆形和三角形等)组合建模的方式，并内置了Herman书中所有的样本模型，支持用户自定义样本文件。CTSim仿真系统的主要功能是用于CT图像重建算法的研究，提供多种图像滤波器和重建算法。该系统不支持锥束CT仿真功能，系统模型相对简单，对成像系统的物理特性描述不够，尤其是样本建模功能较弱，不支持装配体对象仿真。

XRSIM(X-Ray Simulation Tool)是由Lowa州立大学无损评估中心研制的一个功能比较完善的仿真系统[4]，受美国国家工业标准技术局基金项目的支持。XRSIM可有效地模拟与调节射线源和探测器的物理特性及参数，允许用户图形化地交互式定义和修改很多几何参数，包括检测对象的位置和方向、射线管和探测器参数等。该仿真系统支持装配体形式的样本建模方式，其中每个零件定义为由一种均质材料构成的几何形体，并采用STL文件格式来描述几何形状，各零件可引入不同形状和尺寸的缺陷，用于缺陷检测技术的仿真研究。XRSIM可获得装配体的一定质量的整体ICT投影图像和重建切片图像，但是针对装配体的仿真操作很不方便，用户需要首先对各个零件建模，然后再控制它们之间的装配关系，可能会由于检测样本的建模错误而无法实现仿真[5-8]。

SINDBAD系统是由法国LETI-CEA实验室研究开发的一个X射线成像仿真器[9]。该系统由BRL-CAD软件包进行几何建模，采用蒙特卡罗方法建立了X射线透射和康普顿/瑞利散射混合成像模型，可定义X射线不同的属性，X光子与样本相互作用的量子统计模型以及探测器成像模型，设计了基于模糊模型的模态传输函数来评估系统成像性能。它在LETI-CEA实验室进行双能CT扫描系统的研制过程中起到了积极有效的作用，主要是针对工业中的单个零件进行仿真[10]。

Anwenderverbund Volumenabtasten系统是德国的一个仿真系统，也拥有图形用户界面并允许用户改变各种参数。它初期的系统只支持用体素(Voxel)描述的对象，最新版本已经能够支持各种CAD软件定义的实体模型，系统还提供了对于不规则形体或存在不规则缺陷的对象的仿真图像，其中的噪声通过高斯白噪声进行仿真，但该系统尚不能针对装配体对象进行仿真[11]。

此外，德国材料测试研究院(BAM)研制的CT仿真系统，样本几何建模功能采用CAD软件实施，其侧重于各种缺陷复杂形状的真实描述，用于工业零件的无损检测研究[12]。美国的

Lawrence Livermore 国家实验室，Rochester，Stanford 和 California 等大学，法国的里昂无损检测电离射线实验室(CNDRI)和 ERSF 实验室，英国的纽卡索大学，瑞士的 Geneva 大学和 Linköping 大学等众多研究机构，都在射线仿真及其应用方面进行了各有千秋、卓有成效的研究，HADES，ITS，EGS 和 MCNP 是其中比较典型的 CT 仿真软件系统[13-17]。

国内在 CT 仿真技术方面的研究工作起步较晚，和国外有较大的差距。清华大学、浙江大学、北京航空航天大学、上海交通大学、西安交通大学和中北大学等都研究了 CT 仿真技术[18-23]，但上述机构的研究重点大部分侧重于投影几何的透射成像仿真算法研究，对系统的物理特性刻画不够，且样本建模功能单一，大多采用具有规则形状的简单形体组合建模的样本定义方式。西北工业大学从 1994 年开始进行工业 CT 技术研究，已经在简单组合形体、基于 UG 平台的复杂单个均质零件及装配体的投影仿真成像方面取得了成功，研究实现了一套基于平板探测器的锥束 CT 仿真系统，基于该系统开展了锥束 CT 扫描原型系统的研制工作，完成了系统结构设计、X 射线管的选型及参数设置、射线多色性对成像性能的影响评估、三维图像重建算法的研究开发等基础研究工作。

3.2 锥束 CT 仿真模型

3.2.1 仿真总体模型

计算机仿真是指以计算机为主要工具，通过运行真实系统或预演系统的仿真模型，对计算机输出信息进行分析与研究，实现对实际系统运行状态和演化规律的综合评估与预测，它是分析评价现有系统运行状态或设计优化未来系统的性能与功能的一种技术手段。仿真包括三个要素，即系统、模型和计算机，而将上述要素结合在一起的三项活动是数学建模、仿真实验和结果分析[24]。

图 3.1 描述了仿真过程三要素及其活动之间的关系。数学建模活动是通过对实际系统的观测和抽象，从而获得实际系统的简化近似数学模型，数学模型同实际系统的功能与参数之间应具有某些相似性和对应性；仿真建模活动就是对系统的数学模型进行一定的算法处理，使其变成合适的形式，能在计算机上进行数字仿真的可计算模型；仿真实验活动是通过运行计算机中的仿真模型，分析和评价各种因素对系统性能的影响，并用以指导某些决策活动[25]。为了使仿真模型能够运转，需要设计一个合理而且方便服务于系统研究的实验步骤或软件，其中建模问题是仿真中需要解决的首要问题，它是整个系统仿真过程的基础[26]。

锥束 CT 系统主要由射线源、扫描机构、探测器、屏蔽设施和计算机等子系统组成。射线源子系统用于产生和控制 X 射线；扫描机构用于装夹检测样本并控制它的运动方式和步进量；探测器子系统负责将入射的 X 射线转换成数字信号，并输入到计算机中用于后续的图像处理与重建；屏蔽设施主要用于降低射线对周围环境的危害，保护操作人员的身体健康；而计算机则是整个 CT 系统的“心脏”，负责系统的总体控制和运算并输出最终结果。

根据 X 射线投影成像原理，锥束 CT 系统的成像链如图 3.2 所示，从该成像链中可以看出锥束 CT 投影成像的 3 个主要部件：射线源、探测器和检测样本。

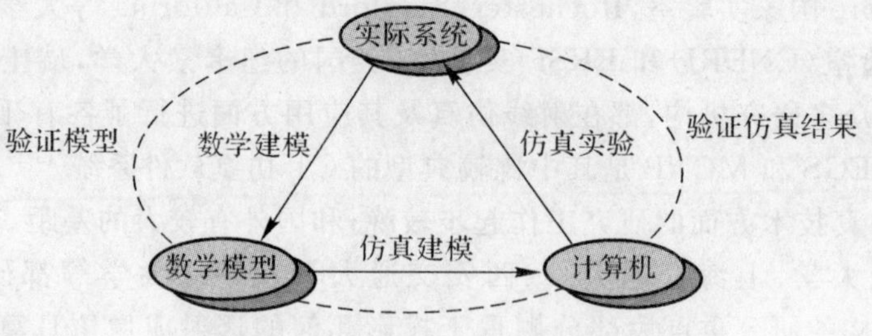

图 3.1 仿真过程三要素及其关系

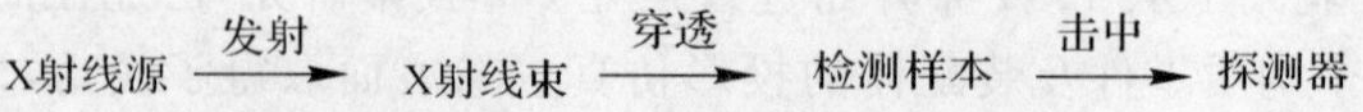

图 3.2 锥束 CT 投影成像链

锥束 CT 成像是建立在常规的射线成像法基础上的，利用 X 射线在不同角度对检测样本透射的二维投影图像，重建恢复出检测样本的断层图像信息。光线跟踪技术和 X 射线衰减定律是锥束 CT 仿真的理论基础。假设 X 射线源是点光源，由该点激发出锥形 X 射线束，穿过检测样本，入射到面阵探测器上的各个像素。入射 X 射线与样本物质发生相互作用而发生衰减，衰减后的 X 光子穿过检测样本击中探测器，其光子数目 $N(E)$ 遵循比尔定律：

$$N(E) = N_0(E) \cdot \Delta\Omega \cdot \exp\left[-\int \mu(x,y,z,E)\mathrm{d}l\right] \tag{3-1}$$

式中，$N_0(E)$ 是指 X 射线源在每单位立体角上发射出具有能量 E 的光子数目；$\Delta\Omega$ 是指以射线源为顶点，探测器上像素区域所对应的立体角度；$\mu(x,y,z,E)$ 是指能量为 E 的 X 射线在材料空间 (x,y,z) 处的线性衰减系数；l 是指 X 射线所经过的直线衰减路径。

对于均质材料零件的检测样本，材料空间中各点的线性衰减系数只依赖于光子能量 E，因此，式(3-1)中的直线积分计算可以简化为 X 射线在检测样本中衰减距离与材料线性衰减系数 $\mu(E)$ 的乘积。为了计算每束 X 射线的衰减距离，首先计算该射线与样本表面的所有交点，然后对交点进行排序，得到该射线与样本的相交直线段，这些直线段的长度之和便是该射线在检测样本中的衰减距离。

由于 CT 系统的投影图像形成过程是一个随机过程，涉及 X 光子的量子特征和 X 光子与物体间的复杂相互作用过程的物理统计特征，当前广泛采用蒙特卡罗方法进行 CT 仿真投影的研究[27]。蒙特卡罗方法(Monte Carlo Method，MCM)又称随机抽样方法，是一种与一般数值计算方法有本质区别的计算方法，属于试验数学的一个分支。它利用随机数进行统计试验，以求得的统计特征值作为待解问题的数学解。

蒙特卡罗计算程序很复杂，成熟的有 STP[28] (Simulation of Transport of Photon)，MCNP[29] (Monte Carlo Neutron and Photon Transport Code)，EGS[30] (Electron Gamma Shower)等，这些程序一般已开发了数十年，汇集了大量人员的贡献，逐步自我完善和发展。但是，采用这种方法每生成一幅投影图像都将跟踪数百万个光子，计算比较耗时，而用锥束 CT 仿真一个样本往往需要生成数百幅投影图像，总的时间难以接受。

CT 仿真最根本的目的是生成用于重建的投影图像，而重建所需的投影图像一般表示为

$$P = -\ln\left(\frac{I}{I_0}\right) = \int_L \mu(x,y,z,E)\mathrm{d}l \tag{3-2}$$

式中，I_0 为 X 射线的入射强度；I 为 X 射线穿过物体后的强度。

在这种情况下，考虑到在进行仿真投影计算前，X 射线源产生的锥形束射线光谱和检测样本的材料属性是已知的，以 X 射线源到探测器各像素中心的连线作为 X 射线穿透检测样本（设其中的单个零件是均匀材质）的路径，则可将投影图像定义为

$$P=\sum_{i=1}^{m}\mu_i(E)l_i \tag{3-3}$$

式中，$\mu_i(E)$ 是指能量为 E 的 X 射线与检测样本相交的第 i 个零件的线性衰减系数；l_i 是指 X 射线在相交的第 i 个零件中所经过的直线衰减长度。

这样，锥束 CT 仿真投影成像的计算就简化为求检测样本中各零件的线性衰减系数与 X 射线在其中穿过的长度之积，计算量较直接用蒙特卡罗模拟 X 射线在探测器的投影成像大大减少，同时也降低了锥束 CT 仿真系统建模的难度。这里只考虑了透射射线对投影图像的贡献，没有考虑散射射线的影响。

根据以上分析，结合笔者所从事的科研课题和研究工作，将锥束 CT 仿真系统划分为以下功能组成。

①锥束 CT 仿真投影，主要包括光谱定义、材质定义、单样本及混合样本模型定义、单能量 X 射线仿真投影、多能量 X 射线仿真投影和可视化的仿真系统建模与系统监控。

②三维图像重建，主要包括投影图像滤波、通用 FDK 三维图像重建、基于 PC 平台的并行三维图像重建。

③体视化，主要采用直接体视化的方法对锥束 CT 重建所得的三维图像进行观察，分析重建图像空间各点的材质、密度等物性参数分布。

④数据管理，组织管理系统参数以及仿真投影、重建生成的数据，提供不同类型的数据转换，以及 STL 模型的三角网格压缩、拓扑修补及转换。

在系统的层次体系结构上，锥束 CT 仿真系统分为 4 层，如图 3.3 所示。

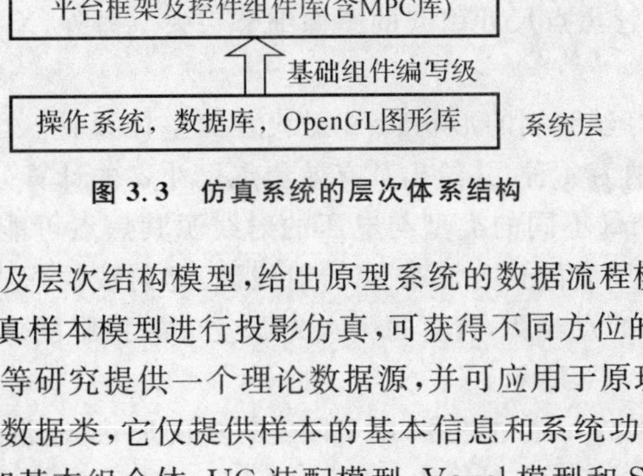

图 3.3　仿真系统的层次体系结构

根据系统的主要功能及层次结构模型，给出原型系统的数据流程模型，如图 3.4 所示。锥束 CT 仿真系统通过对仿真样本模型进行投影仿真，可获得不同方位的样本 X 射线投影图像，为后续三维图像重建算法等研究提供一个理论数据源，并可应用于原理样机的辅助优化设计。仿真样本模型是一个抽象数据类，它仅提供样本的基本信息和系统功能调用接口。以其为超类可派生出不同的子类，如基本组合体、UG 装配模型、Voxel 模型和 STL 模型等，将上述几何

模型与材质信息关联起来，即可形成一个具体的仿真样本模型实例。仿真样本模型的多态性使仿真系统具有丰富的样本建模功能，并保证了系统的可扩充性和鲁棒性。三维图像重建引擎首先对投影图像进行预处理和图像滤波，生成滤波投影图像，然后进行三维图像重建，得到记录X射线线性衰减系数分布的三维CT图像，进行可以生成用于体视化的模型。

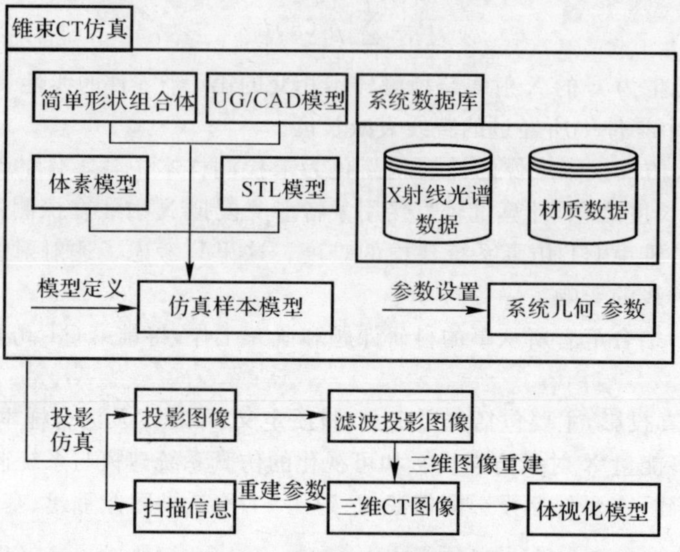

图3.4 仿真系统数据流程

由于锥束CT仿真系统涉及的研究应用和功能模块较多且在不断的扩充中，对软件系统的可靠性和开发、维护效率提出了很高的要求。在这样的背景下，基于软件复用技术的系统研究已成为锥束CT仿真系统的首选软件开发模式。

3.2.2 X射线源模型

1. 几何信息模型

理想化的X射线源是一个点光源，仿真计算出的投影图像非常清晰。实际上，由于X射线源具有一定的形状和尺寸，以及安放时的定位不同，将引起投影图像产生几何模糊。几何模糊指的是有限的X射线管焦点尺寸引起的图像细节丢失。另外，X射线成像放大倍率对几何模糊也有影响。

焦点的形状取决于灯丝绕制的形状和X射线管的整体设计。国际标准化组织把常用的X射线机的焦点形状归纳为4种，并给出其有效焦点尺寸d的计算公式，如图3.5所示。常规焦点尺寸一般为2～5 mm(不同的类型与电压的射线源其焦点可能差别很大)。为了进行拟实仿真和便于计算，可采用离散化方法表示X射线源：把射线源焦点按照一定形状和尺寸离散成一定数量、某种排列的点光源，计算每个点光源生成的投影图像，最后将各个计算结果合成最终的投影图像，如图3.6所示。

X射线源前一般会安放一个过滤器，用于限定射束的形状，通常有3种：平形束、扇形束和锥形束。本书研究的是锥形束X射线仿真投影。

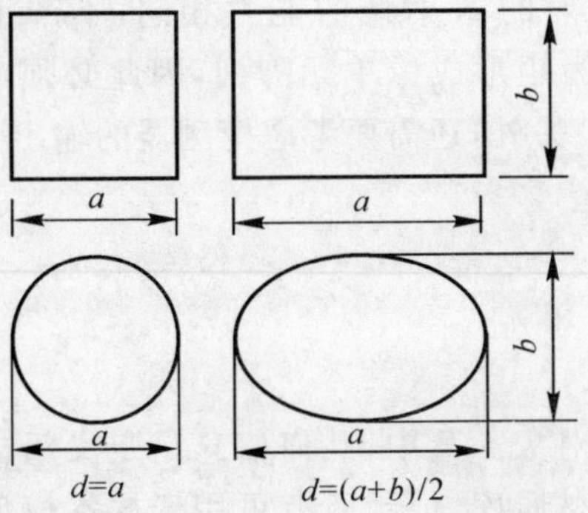

图 3.5　焦点形状的类型与有效焦点尺寸

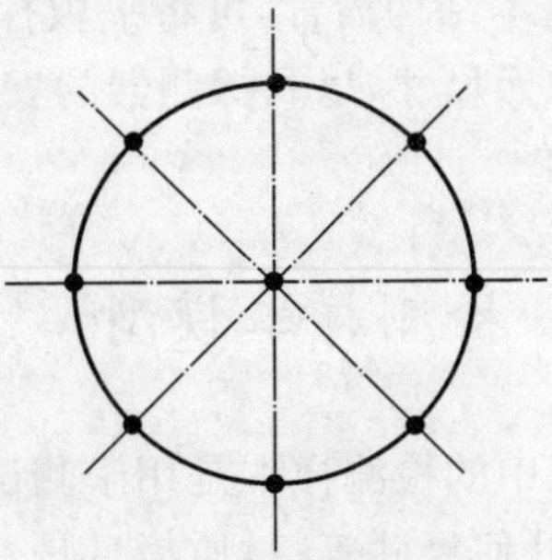

图 3.6　将圆形焦点离散成 9 个点光源

2. 能量信息模型

射线源的能量信息与射线光谱、射线束形状和强度分布等参数相关[31-33]。X 射线源的光谱能量分布是影响投影成像质量的一个重要因素。尽管 X 射线光子能量在一定区域内是连续分布的，但目前很少采用纯数学函数的形式来描述其能量分布。能量分布曲线图和离散化的能量列表是描述 X 射线光谱能量分布的两种常用方式。当前广泛采用的 X 射线离散化光谱能量列表，基本上都依据于 R. Birch, M. Marshall, G. M. Adran 三人在 1979 年提出的 X 射线光谱数据目录。该光谱数据目录列出了射线管电压范围在 30～140 kV 下的半经验化光谱数据。某种物质在给定 X 射线光谱能量下的衰减系数可以从专门的技术手册或者诸如 XGAM，EPDL97 等专业数据库中获取。这里假设 X 射线的强度在焦点平面尺寸范围内是均匀分布的，且发射的射线束在探测器锥角范围内具有相同的强度分布。为了减小射束硬化现象，一般在射线源和检测样本之间安装一块铝板，用于过滤掉能量较低的 X 射线。X 射线源的激发电压、管电流、曝光时间和过滤铝板厚度共同决定了曝光剂量，曝光剂量对探测器的输出响应有一定的影响。

多能量光谱的 CT 仿真，首先须将光谱按照一定能量间隔进行离散，然后重复计算每一个能量信道的仿真投影图像，最后将这若干组图像分别累加，获得最终多能量光谱下 CT 的仿真投影图像。通过这种方式，很容易检测到射束穿过样本时发生的射束硬化现象。这种方法同样可以有效地应用于双能量成像技术的 CT 仿真上。

3.2.3　平板探测器模型

探测器的作用是接收 X 射线辐射能并将其转换为可记录的电信号，输入到计算机中形成投影的数字图像。目前 CT 系统使用的探测器分为固体和气体两大类。固体探测器中的平板探测器因其简洁、几何失真度低、分辨率高、帧频刷新速度高、动态响应范围大、图像延迟度小，并具有良好的线性响应性，在锥束 CT 系统中的应用愈来愈普及[34-35]。

探测器将入射的光子转化为投影图像的过程非常复杂，具有很多不确定因素，但不管是哪种探测器，它的最终目的都是接受射线，获得投影图像。根据式(3-3)的简化，这里忽略探测器获得投影数据的具体物理过程，而只关心最终获得图像的情况，同时，也把所定义的探测器模型理想化,即它的各个部分接收不同角度入射的X射线的能力相同,不产生投影图像噪声[36-37]。就基本结构而言,可将平板探测器视为矩形成像单元阵列,因此必须定义它的像素矩阵大小和像元尺寸,以及探测器的安放位置。另外,还需要考虑探测器的输出响应曲线对投影图像的影响[38]。

3.2.4 检测样本模型

仿真系统中的检测样本是用于测试研究的对象。其中,几何信息是定义组成样本模型的基元的位置、几何尺寸等;材质信息是建立一个材质库,记录所有可用于样本模型的材料的密度、射线线性衰减系数等材料属性。由于这里所论述的锥束CT仿真系统是面向多零件、多材质、多类型的检测样本,因此必须采用一个辅助文件来描述组成样本模型的基元的材质信息以及它在样本模型空间中的位置信息,即进行检测样本的的装配。

1. 几何信息模型

目前,国内外CT仿真的三维样本几何定义方法主要有以下4种。

(1)基本组合体模型[39-40]

基本组合体模型一般使用具有规则形状的简单形体及其组合来构造检测样本,如Shepp－logan模型。简单形体一般是指可以用数学方程准确描述其形状的三维物体,如块体、椭圆柱和椭球等。该建模方法简单,仿真计算速度快,可以有效地验证图像重建算法的正确性,评估重建图像的质量,但是无法精确描述形状比较复杂的工业零件。

(2)CAD模型[41-42]

使用CAD软件(如UG)的辅助实体造型功能描述复杂的三维实体,应用范围较广,但由于射线与样本求交依赖于CAD软件内部的求交函数,求交效率一般比较低,且受限于不同的CAD文件格式。

(3)STL模型[43]

采用统一的STL(Stereo Lithography)文件描述样本几何模型,通用性好,可采用计算机图形学中较成熟的有关算法提高射线与样本求交的速度。但是,STL模型相对于CAD模型是一种近似表达,当装配体(零件)结构形状很复杂且要求较高的投影精度时,STL模型必须具有足够的逼近精度,即模型将包含大量的三角面片,计算难度增加。

(4)Voxel模型[44]

Voxel模型表示的物体结构简单,格式统一,不受物体复杂性影响;各体素单元相互独立,设计者可以对单一体素单元进行操作;可使用非均匀材料(如功能梯度材料)作为零件的材质。但是,当投影分辨率和计算精度要求较高时,体素模型的离散精度必须相应提高,由此造成其数据存储量急剧增加,仿真计算速度较慢。

以上4种模型在CT仿真检测样本的几何建模方面各有所长和不足。本书研究的锥束CT仿真系统对这4种模型的单类型检测样本均提供良好的支持,即组成一个检测样本的所有基元必须是同一类型的模型,如同为基本组合体模型。

为了把各种模型的优势充分发挥出来,以满足实际应用中的各种需求,混合检测样本模型的概念随之出现[45],即在一个检测样本里,某个基元的类型可以是基本组合体模型、UG模型、STL模型和Voxel模型4种基本样本模型的其中之一。换言之，一个混合检测样本模型可以由1～4种基本样本模型组成。这样，用户可根据实际情况，灵活选用最合适的基本样本模型构建混合检测样本，在满足仿真功能和精度需求的同时，达到节省时间的目的。混合检测样本的几何建模由其基元所属的基本样本模型完成。

2. 材质信息模型

材质信息为锥束CT仿真提供基础的数据支持。可建立一个供用户添加和修改的材质信息库，记录所有可用于样本模型的材料的密度、射线线性衰减系数等材质属性。材质信息库的原始数据均来自美国国家标准技术局(National Institute of Standards and Technology, NIST)[46]，它记录了若干常用材料的密度属性及其在若干个连续的X光谱能量段的质量吸收系数 μ_m 。NIST提供的 μ_m 已按照式(2-8)计算，因此不再分别考虑X射线与物质的各种相互作用的影响，直接将 μ_m 换算成 μ 后用于仿真投影的计算。

3. 检测样本的装配

检测样本的装配就是将用户定义的一个或多个样本基元安装到统一的检测样本坐标系中，确定基元的位置及相互包含关系，并给基元赋予材质属性(Voxel模型基元由于本身已包含了材质信息，不用赋材质属性)。这种装配关系用一个辅助文件来描述，称为样本文件。

汪鹏等研究人员利用UG软件进行了装配体检测样本的建模，实现了“多零件多材质”复杂工业装配体的投影仿真计算[21]。混合检测样本的装配方法有以下两种。

①对形状和装配关系比较简单的样本基元，可通过简单的计算，直接在样本文件里确定基元间的相互位置坐标及包含关系。

②对形状和装配关系比较复杂的样本基元，使用UG软件进行辅助装配，得到必要的装配参数后，再在样本文件中定义基元间的相互位置坐标及包含关系。

为了获取不同扫描方位的投影，简化真实CT设备扫描运动的数学模型，还须定义检测样本的运动轨迹。可以假设X射线源和探测器相对静止不动，样本可作旋转、平移或二者的组合运动。样本运动的多样性使CT仿真系统具有局部扫描、几何变焦放大扫描、圆形/螺旋轨迹扫描等多种扫描功能。

3.2.5 扫描机构模型

锥束CT系统中的射线源、探测器和检测样本3个模型之间不是孤立的，它们在空间位置和方向上密切关联。通过仿真系统中定义的世界坐标系，可以建立整个仿真系统的装配坐标系，如图3.7所示。图中共有5个坐标系：世界坐标系(下标W)、旋转支架坐标系(下标G)、工作台坐标系(下标T)、检测样本坐标系(下标P)、样本基元坐标系(下标E)。射线源和平板探测器被固定在旋转支架上，旋转支架绕支架坐标系中心旋转；世界坐标系的中心和支架坐标系中心重合；工作台位于旋转支架内，用于安放检测样本；检测样本中含有的样本基元有各自独立的坐标系。按照这种方式，得以确定各部件在仿真系统中的空间位置，并通过坐标系的变换来模拟它们工作时的运动情况。部件之间的定位应满足一定的几何约束关系，如为了简化图像重建算法的预处理过程，锥束X射线源的中心射束应垂直入射到平板探测器的中心像素。

考虑到简化射束计算并提高计算效率，将 X 射线源发出的锥形射线束限制为从射线源向探测器每个像素区域所引出的射线束集合，且摒弃那些超出 X 射线束锥角的射束。

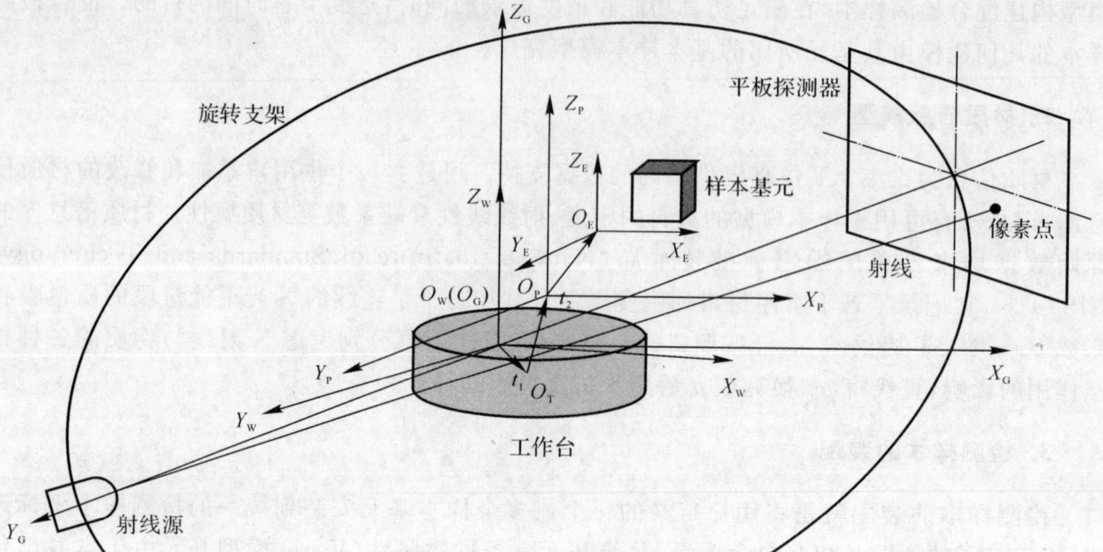

图 3.7 仿真系统装配坐标示意图

3.3 锥束 CT 仿真算法

3.3.1 算法总体流程

通过前面对 X 射线投影成像物理过程的分析与简化、锥束 CT 计算机仿真技术的讨论以及仿真系统数学模型的建立，基本上可以对整个仿真过程有一个清晰的了解。在此基础上，本节给出一种通用的锥束 CT 计算机仿真算法流程，如图 3.8 所示。现在针对这个算法流程做一些具体的分析讨论。

算法在仿真开始前首先应进行一些初始化工作，主要包括读入样本文件、光谱数据库、材质数据库信息；将材质信息和样本文件中的对应零件关联、光谱信息和射线关联；依据光谱数据库和材质数据库分别计算射线源在仿真过程中的光谱参数、检测样本中的材料在相应 X 射线光谱下的线性衰减系数；初始化 X 射线源对象、检测样本对象和探测器对象的基本参数和几何定位。这些仿真参数的初始化为检测样本的投影仿真计算提供了必要的基础数据支持。然后开始投影仿真算法的循环处理，以获取不同扫描方位的投影数据。最后基于这些投影数据，利用 FDK 算法重建、恢复出检测样本的三维断层图像信息。

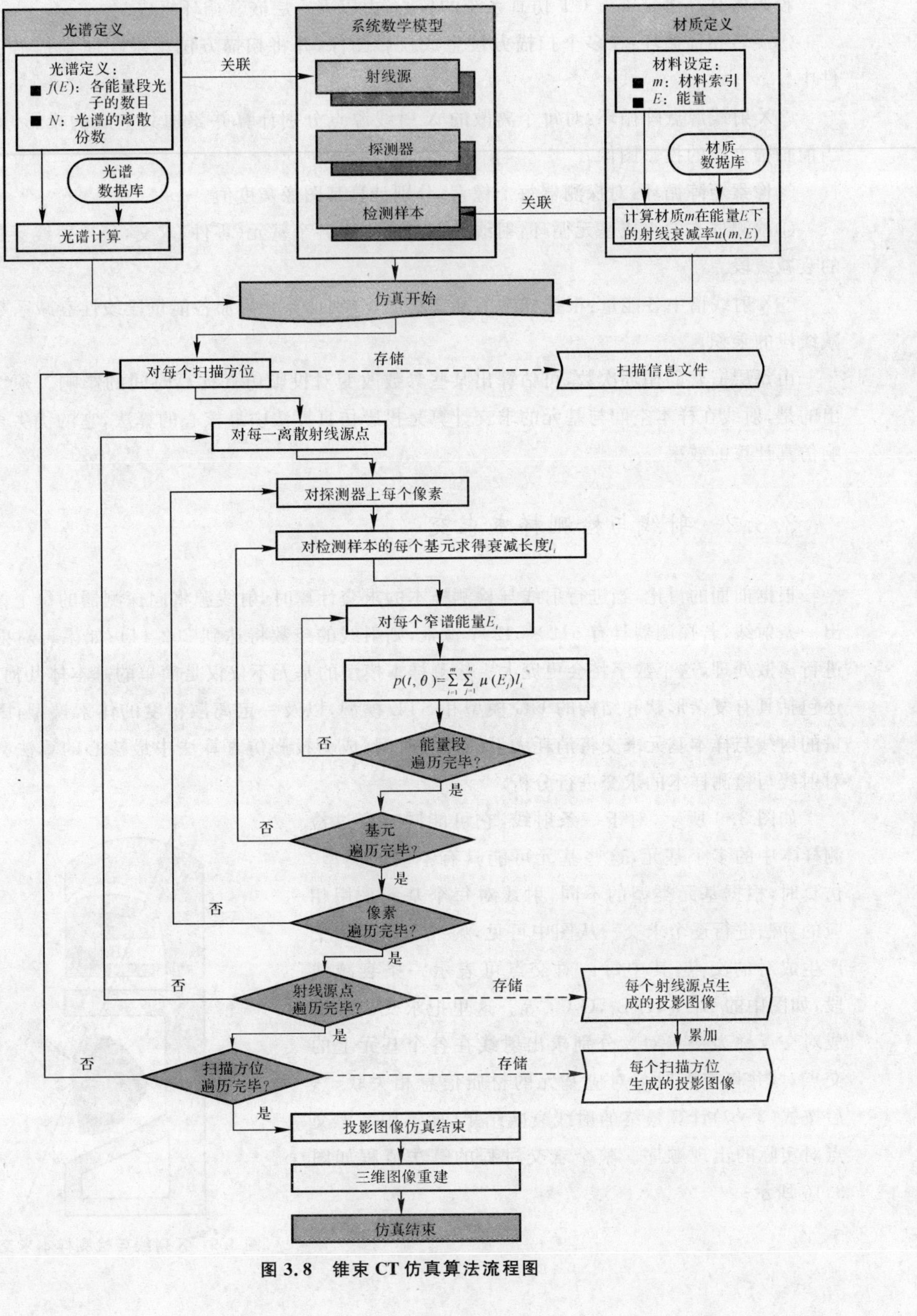

$$p(t,\theta)=\sum_{i=1}^{m}\sum_{j=1}^{n}\mu(E_j)l_i$$

图 3.8　锥束 CT 仿真算法流程图

投影仿真算法是锥束CT仿真系统的核心，由以下5层嵌套循环组成。

①旋转扫描循环：在多个扫描方位生成投影图像，并将扫描方位记录存储到扫描信息文件中。

②X射线源点阵循环：对每个离散的X射线源点分别计算并累加其生成的投影，即获得当前扫描方位的投影图像。

③像素矩阵循环：对探测器每个像素，分别计算其图像灰度值。

④检测样本的组成基元循环：射线分别与样本中各个基元(零件)求交，获得射线穿过物体的衰减线段。

⑤X射线谱中各能量：根据样本的基元材质，分别计算并累加各能量段线性衰减系数与衰减线段的乘积。

由每层嵌套的循环次数，可估算出某些参数改变对投影仿真计算时间的影响。须特别指出的是，射线在样本空间与基元的求交计算是投影仿真算法中最核心的算法，它的优劣直接影响仿真计算的效率。

3.3.2 射线与检测样本求交

根据前面的讨论，当进行射线与检测样本的求交计算时，射线源将向探测器的每个像素发出一条射线，若探测器具有512×512个像素，则射线的条数将达到262 144；如果再对射线源进行离散处理，这个数字将会更庞大。检测样本模型的基元不仅仅是简单的基本体几何形体，还包括具有复杂形状和结构的UG模型和STL模型，以及一定离散精度的体素模型，因此大量的射线与样本基元求交将消耗大量的计算时间，成为投影仿真算法中最核心的算法。下面对射线与检测样本的求交进行分析。

如图3.9所示，对于一条射线，它可能同时穿过检测样本中的多个基元，这些基元可能具有不同的类型。仿真时，根据基元类型的不同，射线对每个基元采用相应的算法进行逐个求交。从图中可见，射线与基元相交产生成对的交点，其中每一对交点可表示一条衰减线段，如图中的A_1A_2，B_3B_4，C_1C_2等。这里把求交出现的成对交点称为交点对。分别求出射线在各个基元上的交点对，并将交点对与对应基元的材质信息相关联，然后按式(3-3)计算最终的射线衰减结果，而不用考虑交点对实际的出现顺序。整个求交过程的算法流程如图3.10所示。

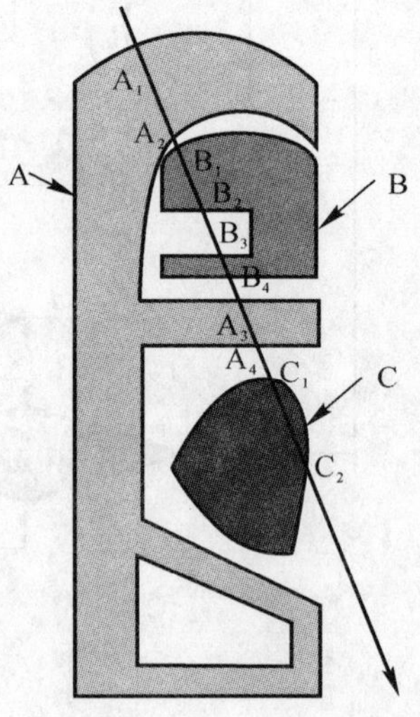

图3.9 X射线与检测样本求交

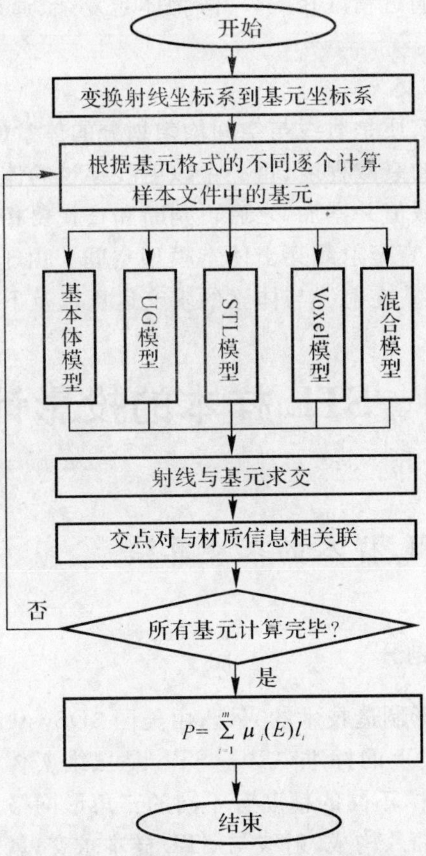

图 3.10　X 射线与检测样本基元求交算法

3.3.3　射线与样本基元求交

(1)射线与基本组合体模型求交

由于基本组合体模型一般用数学方程描述，所以射线与基本组合体模型求交的基本方法比较容易理解，就是求简单形体方程和射线方程所联立方程组的解，如文献[20]中所讨论的射线与椭球和圆柱的求交算法。

(2)射线与 UG 模型求交

采用 UG 建立的 CAD 文件，文件几何信息的内部组织无从得知，只能采用 UG 提供的 UG/Open API 接口中的计算直线与 UG 实体求交的函数 UF_MODL_trace_a_ray()得到各个交点的坐标值。在这种情况下，无须再自己设计射线与样本基元的求交算法，减轻了实现仿真投影的工作量。但是，对于形状和结构比较复杂的 UG 零件，通过调用 UG 内部函数的方式进行求交计算会很耗时。

(3)射线与 STL 模型求交

STL 模型由大量的三角面片构成，射线与 STL 模型求交，就是要计算出射线与 STL 文件中的三角面片的交点。STL 模型是相应物体的三角面片近似表示，模型中包含的三角面片数与所表达物体的复杂程度和逼近精度相关，一般物体越复杂、逼近精度越高，STL模型中的三角面片数越多。

(4)射线与 Voxel 模型求交

射线与体素模型求交的实质是射线与空间均匀划分的体素(一般为小立方体)求交。为了计算每条射线在检测样本中的衰减程度，每一个该射线穿过的体素都需要被单独进行求交，然后计算射线在该体素内的衰减值并累加，之后再判断和查找要相交的下一个体素，再次进行求交、计算、累加衰减值的过程，直至射线穿出体素模型空间。由于组成模型的体素数目相当庞大，仿真过程的大部分时间花费在射线与体素的求交运算以及下一相交体素的查找上。

3.4 STL 样本的投影计算

3.4.1 射线与 STL 样本的求交算法

1. STL 模型及其八叉树剖分

STL 文件是随着快速成形制造技术的兴起，由美国 3DSystems 公司于 1988 年提出的，目前已成为 RP 工业界一种事实上的标准[47-49]。STL 是三维实体模型经过表面离散化为空间三角形面片后得到的模型文件，不同的精度有不同的三角形网格划分。

STL 样本由大量的三角面片构成，射线与 STL 样本求交，就是要计算出射线与 STL 文件中的三角面片的交点。求交采用计算机图形学中用于生成真实感图形的光线跟踪算法[50]。光线跟踪中最费时的运算是线面求交，有关资料表明[51]，如果不采取加速措施，线面求交约占整个光线跟踪时间的 75%～95%。

射线与三维物体的求交算法，可通过对物体空间采用不同的空间结构来提高效率。根据所用空间结构的不同可将它们分为两类：层次包围体树法(Hierarchical Bounding Volume Trees)[52-53]和空间剖分法(Space Decomposition)[54-56]。这两类方法都是通过尽可能减少进行精确求交的物体或基本几何元素的个数来提高算法效率的。

由于 STL 文件是离散的三角面片的集合，表示的零件在空间一般是非均匀分布的，所以适宜采用空间剖分法进行数据组织。目前对八叉树的研究已比较成熟，而在对 STL 文件中的三角面片进行八叉树剖分时，首先必须进行常规的八叉树递归剖分计算，即建立起常规八叉树结构，然后再根据需要看是否有必要采用线性八叉树[57]或混合八叉树存储。由于对 STL 三角面片的八叉树剖分一般深度不会很大，而且剖分结果的立方体单元是非均匀的，其数量一般比均匀剖分的单元少得多，加之目前用于图像处理的计算机内存一般都在 1G 以上，所以常规八叉树剖分结果占用的内存大小是完全可以接受的。另外，常规八叉树结构简单，在其中搜索一指定节点的速度较快，因此这里采用常规八叉树剖分 STL 三角面片，并基于其剖分结果进行快速投影图像的计算。

假设待剖分的 STL 模型被包含在一个充分大的立方体内，其边长为 2^nmm。将该立方体按八叉树方式进行递归剖分。剖分终止的原则为剖分达到设定的最大深度；节点包含的三角面片数小于或等于设定值。

剖分过程中只要满足这两个条件其中之一则当前递归剖分结束。所得八叉树的每一叶节点对应于一个空间网格单元，其中含有三角面片的叶节点称为满（或非空）叶节点（F），否则称为空叶节点（E），其他具有子节点的节点称为剖分节点（P）。为了有效地存取八叉树中的节点，可对树中的每一节点采取一种八进制数的编码方案[58]，从而可以十分方便地存取和访问八叉树节点以及将空间点映射至八叉树节点。

八叉树剖分递归算法已经比较成熟，其中，如何准确判断三角形是否位于八叉树节点立方体内或者与节点相交，是递归剖分中的重要一步，可采用以下算法进行计算。

①逐个判断三角形的三个顶点是否在节点立方体内，若某个顶点在节点内，则该三角形与节点相交或完全位于节点内，结束。

②将三角形的三条边转化为三条射线，采用 Cyrus - Beck 算法计算，若某条射线与节点相交且交点在边长范围内，则该三角形与节点相交，结束。

③将节点立方体的 12 条边转化为 12 条射线，采用 Möller 等[59]提出的算法，若某条射线与三角形相交且交点在边长范围内，则节点与该三角形相交，结束。

④该三角形不与节点相交，结束。

八叉树剖分好后，就可以进行射线与 STL 模型求交了。求交的基本过程可描述为：从射线源发射点出发，沿射线前进方向依次确定光线穿越的八叉树叶节点网格，对穿越的非空节点，射线与它所包含的三角面片进行求交测试，并记录交点。在一条射线跟踪出八叉树空间后，对所得的交点进行排序，计算射线在 STL 模型实体内部穿越线段的长度。

2. 射线穿越八叉树的叶节点计算

由上述讨论不难发现，八叉树算法的效率取决于以下两个操作：

①计算射线在当前空间网格中的出口点；

②查找沿射线前进方向与当前网格相邻的下一八叉树叶节点网格。

第一个问题实际上是射线与八叉树叶节点求交，可采用凸多面体剪裁的 Cyrus - Beck 算法，具有较高的计算效率。该算法框图如图 3.11 所示。其中，射线的定义为

$$X = Dt + E \qquad (t \geqslant 0) \tag{3-4}$$

式中，$E=(e_x,e_y,e_z)$ 为射线的起点，$D=(d_x,d_y,d_z)$ 为射线方向，$\|D\|=1$，$X=(x,y,z)$ 为射线上任意一点，$\boldsymbol{N}_i=(n_x,n_y,n_z)$ 为第 i 个面的外法向量，$F_i=(f_x,f_y,f_z)$ 为第 i 个面上一点，$\boldsymbol{W}_i$ 为由射线起点指向 $\boldsymbol{F}_i$ 的向量。

射线与八叉树中的叶节点求交算法是仿真投影计算中大量使用的一个重要算法，减少这个算法的计算量对提高整个仿真投影的计算效率具有重要意义。在某一个投影方位，计算所有射线与八叉树叶节点的交点时，对同一个叶节点，会有多条射线对其进行相交测试，而且这些射线的起点是相同的（当计算射线源的某一个离散点时），在这种情况下，Cyrus - Beck 算法存在一些不必要的重复计算。可对其进行以下两点改进：

① 在进行一个投影方位的求交计算前，计算八叉树所有叶节点的 $\boldsymbol{W}_i=\boldsymbol{F}_i-\boldsymbol{E}$ 并存储，在后续计算中直接取用计算结果；

② 在每条射线求交计算前，令 $\mathrm{inv\_}D=1/D$，则 $t=W_i\cdot\mathrm{inv\_}D$。

这样便消除了原算法中的重复计算部分，并将多次除法运算改为一次除法运算和多次乘

法运算，提高了计算速度。

第二个问题一般采用以下算法实现[58]：

①由点移动法得到下一叶节点中的一个内点 $P(x',y',z')$；

②由 $P(x',y',z')$ 计算下一叶节点的编码 $q_1,q_2,\cdots,q_N$；

③根据 $q_1,q_2,\cdots,q_N$ 在八叉树中从上到下查找，若第 1 层的第 q_1 个节点为满或空，则该节点为所查找的叶节点。

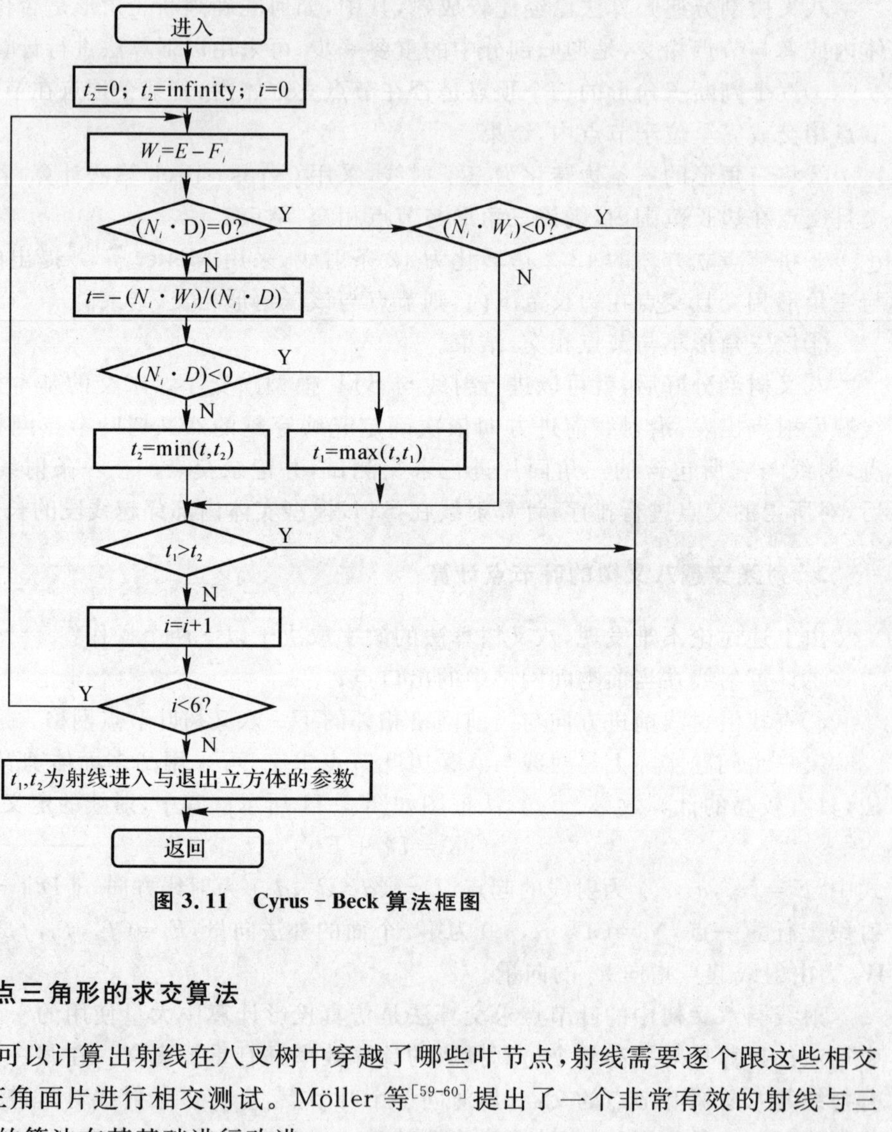

图 3.11 Cyrus－Beck 算法框图

3. 射线与叶节点三角形的求交算法

根据以上算法，可以计算出射线在八叉树中穿越了哪些叶节点，射线需要逐个跟这些相交的叶节点所包含的三角面片进行相交测试。Möller 等[59-60]提出了一个非常有效的射线与三角形求交算法，本节的算法在其基础进行改进。

设射线方程为 $X=\mathrm{Orig}+t\cdot\mathrm{Dir},t\geqslant 0$，其中 Orig 为射线起点，Dir 为射线单位方向向量。V1，E12，E13 分别为三角形的一个顶点和两条边，如图 3.12 所示。改进后的射线与三角形求交算法如图 3.13 所示。

本算法与 Möller 算法的不同之处是将三角形三个顶点的输入参数改为了输入一个顶点和两条边。其中两条边 E12，E13 由下面两个公式给出：

E12＝V2－V1　　(3－5)

E13＝V3－V1　　(3－6)

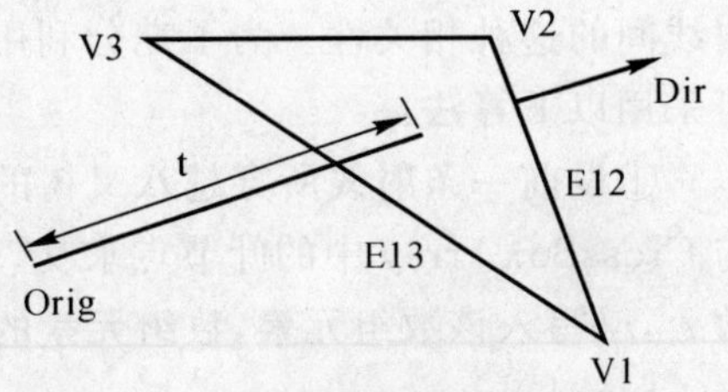

图 3.12　射线与三角形相交示意图

这样做是基于以下原因：当进行仿真投影计算时，在每一个投影方位，都可能有多条射线与同一个八叉树节点相交，即要对同一个节点中的三角形作多次相交检测，而求交时三角形的 E12，E13 参数是必需的，因此原算法存在不必要的重复计算。基于以上分析，算法在投影计算前，将所有三角形的 E12，E13 参数计算并存储，以尽量减少射线与三角形相交检测的计算量。

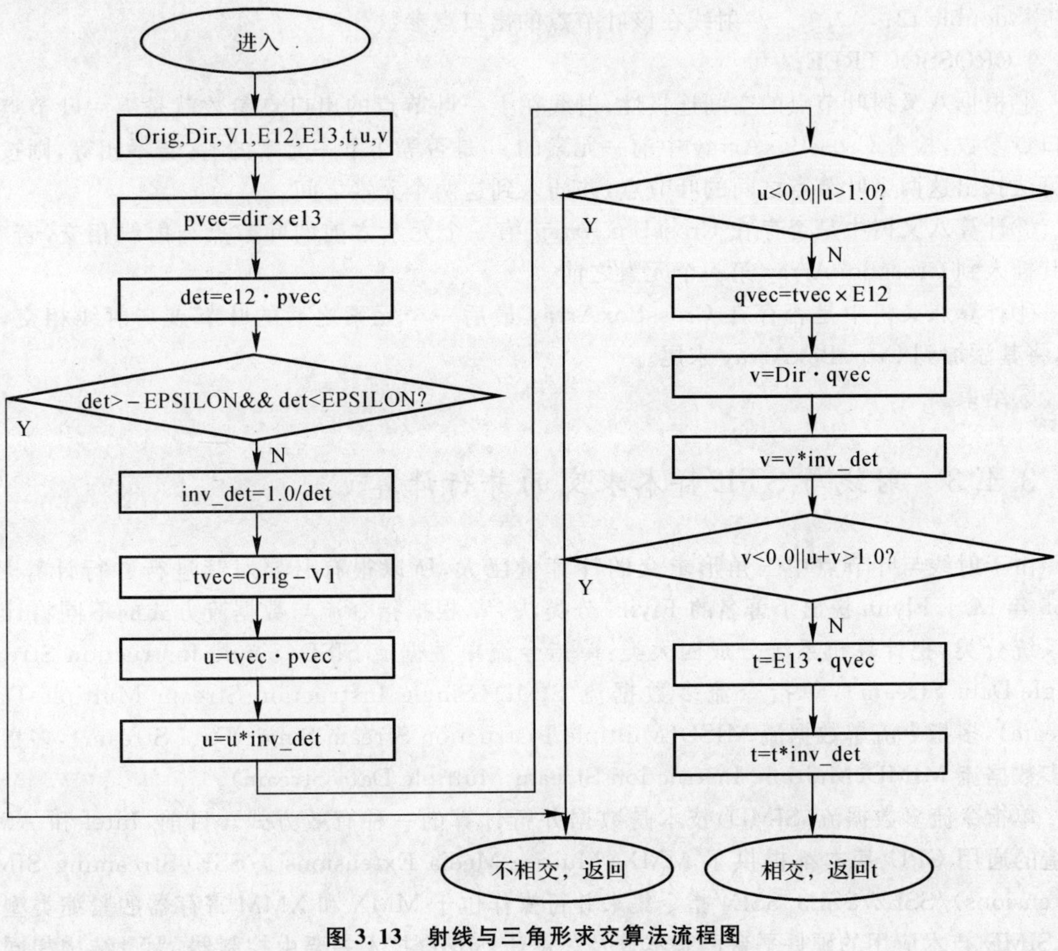

图 3.13　射线与三角形求交算法流程图

3.4.2　射线穿越八叉树叶节点的快速计算

由于在进行仿真投影时，射线在平板探测器上是逐行逐像素点计算的，而一行中的像素点相距很小，所以，相邻射线穿越八叉树的叶节点之间具有一定的相关性，即前一射线所穿越八叉树的叶节点，绝大部分后一射线也穿越了。采用上述计算射线穿越八叉树时所经过的叶节点，虽然充分利用了八叉树节点编码的性质，具有比较高的计算效率，但没有利用到一行相邻

射线间的这种相关性。为了充分利用这种相关性,以提高射线穿越八叉树叶节点的计算速度,可采用以下算法:

①设前一条射线所穿越八叉树的叶节点按顺序存储在数组 CrossBoxArray 中,当前射线与 CrossBoxArray 中的叶节点求交,不相交的叶节点从 CrossBoxArray 中删除,相交的将参数 t_1,t_2 写入该数组元素,数组元素的结构如下:

```
typedef struct
{
  OCTREE * pTree; //指向相交八叉树叶节点的指针
  double t1;      //射线在该叶节点的入口点参数
  double t2;      //射线在该叶节点的出口点参数
} CROSSOCTREE;
```

②根据八叉树叶节点的空间连贯性,射线在上一叶节点的出口点参数就是下一叶节点的入口点参数,检查 CrossBoxArray 中前一元素的 t_2 是否等于下一元素的 t_1,若不相等,则按上述算法找出这两个叶节点之间的叶节点,并插入到这两个元素之间。

③计算八叉树中是否存在 CrossBoxArray 第一个元素之前的叶节点与射线相交,若有,将其插入到 CrossBoxArray 第一个元素之前。

④计算八叉树中是否存在 CrossBoxArray 最后一个元素之后的叶节点与射线相交,若有,将其添加到 CrossBoxArray 末尾。

⑤结束。

3.4.3 射线与 STL 样本求交的并行计算

由于射线与叶节点中三角形求交的计算量巨大,所以很有必要对其进行并行计算[61]。1966 年 M. J. Flynn 提出了著名的 Flynn 分类法[62],根据指令流与数据流方式的不同将计算机系统分类,把计算机系统分成四大类:单指令流单数据流 SISD(Single Instruction Stream Single Data Stream),单指令流多数据流 SIMD(Single Instruction Stream Multiple Data Stream),多指令流单数据流 MISD(Multiple Instruction Stream Single Data Stream),多指令流多数据流 MIMD(Multiple Instruction Stream Multiple Data Stream)。

单指令流多数据流(SIMD)技术是数据并行计算的一种有效方式。目前,Intel 和 AMD 制造的通用 CPU 基本都提供了 MMX(Multi－Media Extensions)/SSE(Streaming SIMD Extensions)/SSE2/SSE3/SSE4 指令集来并行操作位于 MMX 和 XMM 寄存器的紧缩类型数据,SIMD 技术应用的硬件平台已基本普及。由于 SIMD 技术主要由控制器、大量结构相同的处理部件和存储器等组成,适于对大量数据进行局部重复运算,混合使用 MMX/SSE/SSE2/SSE3/SSE4 技术,能显著提升应用程序性能[63-65],其执行模型如图 3.14 所示。

在前文讨论的算法中,大部分数据均采用双精度浮点数据类型来表示,若从提高 SIMD 计算的并行度和速度的角度考虑,则应该将涉及 SSE/SSE2 指令计算的数据均采用单精度浮点数据类型表示,但当 STL 模型的精度和投影分辨率都比较高时,单精度数据计算容易出现错误。因此,为了保证求交计算的正确性,下文仍采用双精度浮点数据类型进行 SSE2 指令计算。

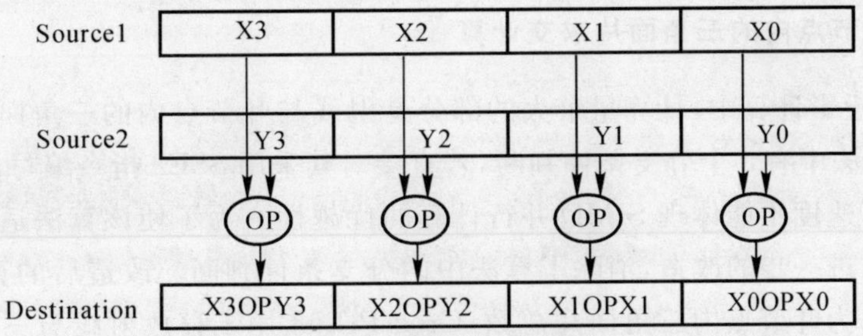

图 3.14　SIMD 执行模型

Intel C＋＋开发工具支持嵌入汇编语言、内在指令函数、向量类库、自动向量化等四种方式来开发 SSE 实际应用程序[66-68]。嵌入汇编语言和内在指令函数两种方式都可采用人为优化的寄存器分配、指令调度等，两者性能差不多，在四种方式中最优，但编码较复杂。向量类库方式是编译器自动实现寄存器分配、指令调度等，性能比前两种差一些，其编码较容易。自动向量化完全由编译器自动实现 SIMD 并行化，性能最差。为了达到最佳的并行加速效果，一般采用嵌入汇编语言实现 SSE2 计算。

在具体的实施过程中，根据 XMM 寄存器和 SSE2 指令的特性，基于以下两个基本策略可充分利用内存访问带宽，获取最佳的 CPU 计算速度：

①优化内存管理，保证流式数据是 16 字节边界对齐，每次尽量读写 16 字节长的数据；

②通过合适的预取指令，力求内存延迟最小。

但是，投影图像计算中并非所有的算法都适宜采用 SIMD 技术进行加速，如 Cyrus－Beck 算法，虽然在整个计算中占有比较大的比重，但该算法中分支判断的语句太多，SIMD 计算难以实施。经过仔细分析，确定在以下两个部分进行 SIMD 指令级并行加速。

1. 射线的坐标系变换计算

由 3.2.5 小节知，射线源和平板探测器被固定在一个旋转支架上，射线要与检测样本求交，必须依次进行从旋转支架坐标系、工作台坐标系、检测样本坐标系到样本基元坐标系的变换，总的变换可以简化为一个旋转矩阵和一个平移矩阵。在每个扫描投影方位，每条射线都要乘以变换矩阵，再与检测样本的基元求交。这是一个简单的重复计算过程，虽然计算量在整个计算中占的比重不是最大，但也有必要使用 SSE2 对其进行并行加速。

为了充分发挥 SSE2 计算的优势，需要重新定义射线的数据结构，在分配内存空间时使射线的起点和方向在内存中占用一片连续的地址且 16 字节边界对齐。射线数据结构如图 3.15 所示。对每个投影方位，先采用 SSE2 指令一次性完成所有射线的变换矩阵相乘计算，求交计算时只须从内存中取用相应结果即可。

```
double * m_fSourceX;      //指针，指向所有射线起点坐标的 X 分量
double * m_fSourceY;      //指针，指向所有射线起点坐标的 Y 分量
double * m_fSourceZ;      //指针，指向所有射线起点坐标的 Z 分量
double * m_fDirectionX;   //指针，指向所有射线方向的 X 分量
double * m_fDirectionY;   //指针，指向所有射线方向的 Y 分量
double * m_fDirectionZ;   //指针，指向所有射线方向的 Z 分量
```

图 3.15　射线数据结构

2. 射线与叶节点内的三角面片求交计算

在整个仿真投影计算中，计算量最大的部分是射线与叶节点内的三角面片求交。前面改进后的 Möller 算法中有 3 个分支条件判断，若直接对其采用 SSE2 指令编写，不仅实现起来比较麻烦，而且计算速度不能体现 SIMD 并行计算的优越性。为了使该算法适宜进行 SIMD 并行计算，可对其作进一步的改造，消除了算法中的分支条件判断。改造后的算法如图 3.16 所示，其中 TriNum 为叶节点内三角面片总数，CrossPtList 用于存放射线与三角面片相交的参数 t。由于一个 XMM 寄存器存储两个紧缩双精度浮点数，一次循环可对两个三角形进行相交测试，所以若 TriNum 不为偶数，则最后一个三角形须单独处理。与射线坐标系变换计算中的射线数据结构相似，叶节点内三角面片的数据结构也要重新设计，使其具备进行 SSE2 并行快速计算的基础，如图 3.17 所示。

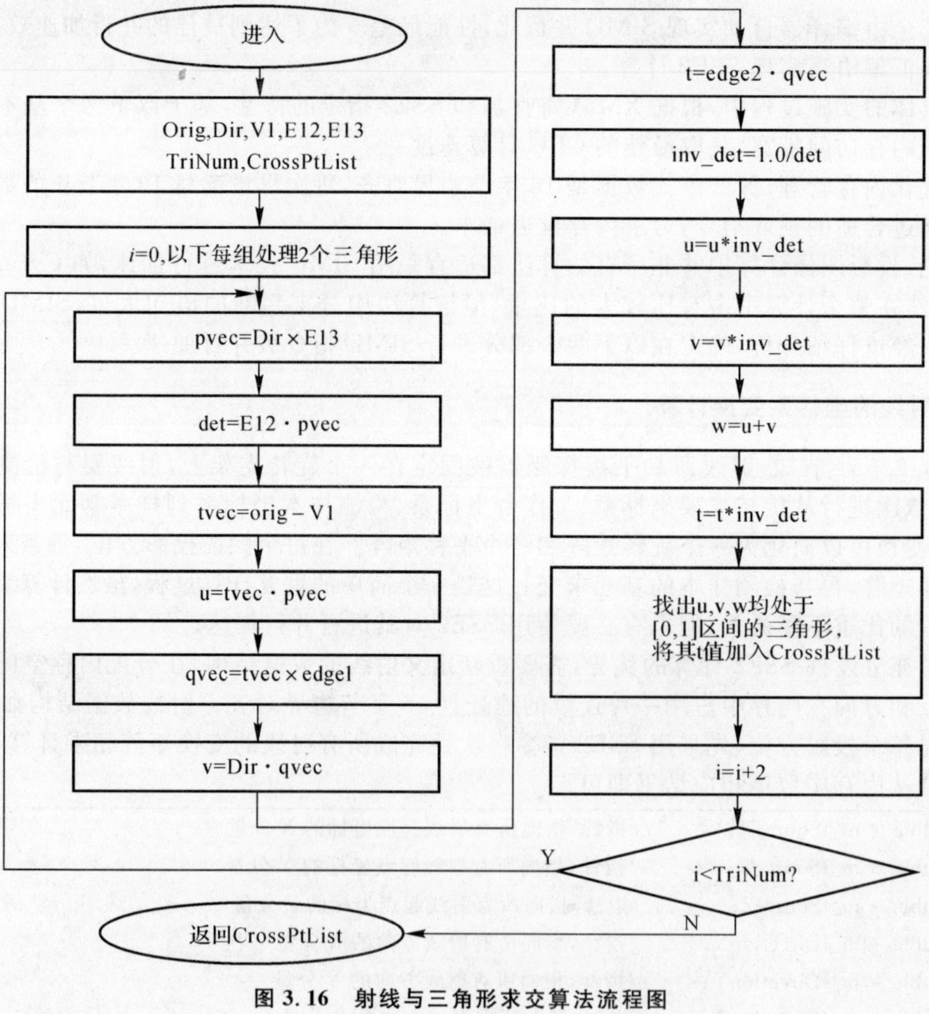

图 3.16 射线与三角形求交算法流程图

```
double * pVertX, * pVertY, * pVertZ;          //指针,分别指向节点内所有三角形一顶点
                                               的 X,Y,Z 分量
double * pEdge1X, * pEdge1Y, * pEdge1Z;       //指针,分别指向与该顶点相连的一条边的 X,
                                               Y,Z 分量
double * pEdge2X, * pEdge2Y, * pEdge2Z;       //指针,分别指向与该顶点相连的另一条边的
                                               X,Y,Z 分量
```

图 3.17　叶节点内三角面片的数据结构

3.5　Voxel 样本的投影计算

3.5.1　用于 CT 仿真的 Voxel 模型

为了清楚地描述三维空间中的内外信息,可将整个数据场看做某种基本几何体的集合,这种基本几何体就称为体积元素(Volume Element)或体积单元(Volume Cell),简称为体素(Voxel)。所有组成三维实体的体素的集合称为三维体数据(3D Volume Data)。其中的每一体素具有单位体积并且具有表示真实物体性质的一个或多个数据。体素可以理解为图像平面上的像素(Pixel)在三维空间的推广。基于体素建模时,将包含物体的空间划分成体素网格,如果构成模型的材料是均匀的,每一体素包含一个二进制数表明该体素位于真实物体内部还是外部。如果构成模型的材料是混合分布的,则每一体素包含一矢量值表示该构成物体的材料在该体素内的组分等材料信息。

将实体模型转换为体素模型的过程称为体素化(Voxelization),它是将物体的连续几何描述转换为最逼近该物体的体素表示形式的离散数据集。传统的体素化方法是物空间的三维扫描转换算法,它是二维扫描转换算法向三维的推广,从物空间出发来确定其所占据的体素,将连续的几何描述转化为离散的体数据集。切片算法是实现数字化制造的必要手段[69],在此基础上可以容易地获得零件相应的材料体素模型。

在体素化过程中不可避免地会造成信息丢失,引起仿真投影的计算误差。若采用离散精度很高的体素模型进行仿真投影计算,可获得与连续几何描述模型相当的计算精度。然而,这种精细模式的体素模型将造成系统资源开销过大,计算时间变长,数据存储急剧增加。体素模型的锥束 CT 仿真,应尽量采用较低分辨率的体素模型以加速仿真投影计算,同时又能消除由于体素化造成的重建伪影。如何选择合适的体素化离散精度,由于它与体素模型投影的直线积分计算方法有关,将在本章后面讨论这个问题。

实体模型体素化后得到的体素模型是由所有体素点属性值构成的集合,记为

$$V=\{v_i(x,y,z)\mid i=1,2,\cdots,n\} \tag{3-7}$$

(x,y,z) 表示三维空间 $\mathbf{R}^3$ 中一点,元素 $v_i(x,y,z)$ 为各体素点的材料体分比分布。模型内部非体素节点的属性一般可以用三线性插值法获得。设 $f(x,y,z)$ 表示体素内点 $P(x,y,z)$ 的属性值,其中 (x,y,z) 为 P 的体素空间坐标,它们都是 $0\sim1$ 之间的值,$a_0\sim a_7$ 分别表示体素

上8个顶点的属性值,如图3.18所示。采用三线性插值法,有

$$\left.\begin{aligned}b_0&=a_0+(a_1-a_0)x\\b_1&=a_2+(a_3-a_2)x\\b_2&=a_4+(a_5-a_4)x\\b_3&=a_6+(a_7-a_6)x\\c_0&=b_0+(b_1-b_0)y\\c_1&=b_2+(b_3-b_2)y\\f(x,y,z)&=c_0+(c_1-c_0)z\end{aligned}\right\}\tag{3-8}$$

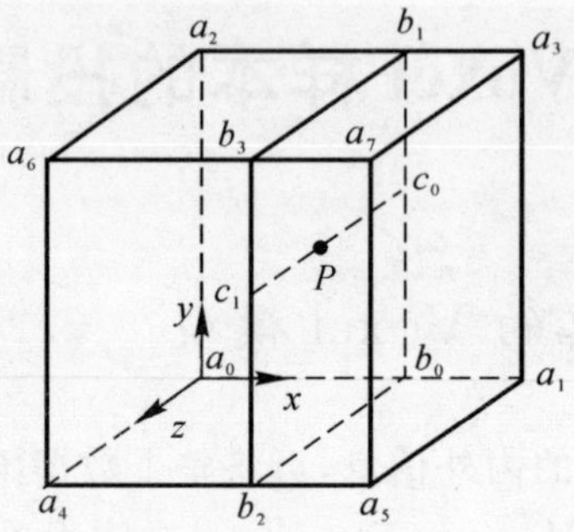

图3.18 体素空间内任意采样点 P 的属性计算

采用三线性插值法计算体素空间内任意采样点的属性,具有以下性质。

①体素空间采样点属性的计算与插值顺序无关。

②体素中心点的属性值是组成该体素8个体素点属性值的平均值。

③体素空间内沿任一直线上采样点的体素空间坐标可由该直线两个端点的体素空间坐标进行线性插值计算得到。

④体素空间内沿某一给定直线上采样点的属性值随直线参数的改变呈三次多项式规律变化。

式(3-7)描述的体素模型可以称为材料体素模型,由于CT仿真的需要,根据模型空间的材料分布信息对材料的体素模型进行扩展和转换,得到样本的衰减系数体素模型,然后输入到CT仿真系统中进行投影计算。设 μ_i, V_i 分别表示在某一体素空间内各材料相的线性衰减系数和体分比,易知体素节点的线性衰减系数为

$$\mu_{\text{voxel}}=\mu_1V_1+\mu_2V_2+\cdots+\mu_nV_n+\mu_vV_v\tag{3-9}$$

式中,μ_vV_v 表示材料空间的一种特殊材料 —— 空隙,其线性衰减系数为零。

3.5.2 Voxel模型投影的直线积分计算方法

基于体素模型的前向投影是代数重建法的一个重要步骤,在本节中主要用它来生成Voxel模型的仿真投影图像。以射束驱动的投影数值计算方法主要有Siddon方法[70]、等距采样法和辛普森积分法[71],这些方法都是在遍历通过体素模型的每条射束时,完成该射束方向的直线积分计算。

在等距采样法中,当步长 h 趋向于无穷小时,可以认为各等距点构成了连续的体空间数

据，加权累加和就是连续体空间数据的直线积分。实际上，根据体素空间内沿某一给定直线上的采样点属性值随直线参数呈三次多项式规律变化这一性质，可将直线积分计算过程简化分解为以下两个步骤：

①通过对体素数据进行三线性插值来构建连续的体空间数据（三次多项式分段函数）；

②在连续体空间计算直线积分。

著名的辛普森积分公式为

$$\int_a^b f(x)\mathrm{d}x \approx \frac{b-a}{6}\left[(f(a)+4f\left(\frac{a+b}{2}\right)+f(b) \right] \tag{3-10}$$

通过给定在积分区间两个端点及中点处的函数值来数值化地逼近计算函数的定积分。对于三次多项式函数，辛普森积分公式证明是精确的，因此可在每个体素单元内用辛普森积分公式来解析地精确计算出上述第②步中的直线积分。最终方法可用图 3.19 来阐释，其算法如图 3.20 所示。从图 3.19(c)可以看出，体素单元界面处用双线性插值法计算的右交点函数值，实际上就是下一相邻体素单元的左交点函数值，利用这个特性，可有效地提高直线积分的计算速度。

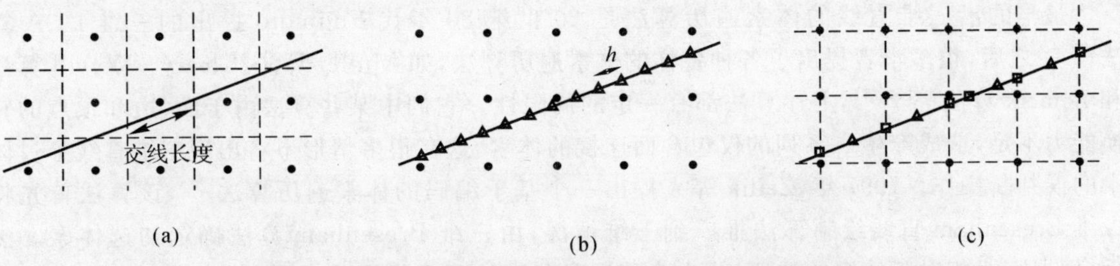

图 3.19　3 种不同的基于体素模型的直线积分计算方法

(a) Siddon 方法；　(b)等距采样法；　(c)辛普森积分法

注：图中三角形标记点表示采用三线性插值法计算，而矩形标记点表示采用双线性插值法计算

遍历所有 X 线射束
　　遍历与射束相交的每个体素单元
　　　　采用双线性插值法，计算体素单元表面上两个交点处的函数值 $f(a)$，$f(b)$
　　　　采用三线性插值法，计算上述交点对之间中点处的函数值 $f((a+b)/2)$
　　　　用辛普森积分公式计算在体素单元空间内的直线积分
　　　　累加直线积分值
　　体素单元遍历结束
X 线射束遍历结束

图 3.20　用辛普森积分公式求取体素模型投影的算法

在上述 3 种直线积分计算方法中，Siddon 方法的优点是计算速度较快，但由于采用的最近邻近点插值法是一个简化模型，存在着较大的计算误差，不利于保证后续的图像重建精度。等距采样法通过步长参数 h 的调整，可获得较高的投影图像质量，但需要消耗较长的计算时间。辛普森积分法求取直线积分是等距采样法的理论极限，与等距采样法相比，计算精度更高，计算量较小，具有更快的计算速度，是首选的基于体素模型的直线积分计算方法。

此外,Goterzen 等学者研究了由基于 Siddon 方法获取的仿真投影数据来重建 CT 图像的误差分析问题[72]。实验结果表明,若要保证图像重建精度,输入的体素模型在各尺度方向上的分辨率至少必须是重建图像分辨率的 2 倍。因为辛普森积分法的计算精度远高于 Siddon 方法,所以可以认为上述约束条件是采用辛普森积分法情形的一个上限,具体实验结果需要进一步研究。

3.5.3 沿三维射线的高效体素遍历与求交算法

在图 3.20 给出的体素模型投影算法实现中,沿射束(直线)的体素单元遍历是个非常关键的步骤,它的任务就是要找出给定直线所经过的所有体素,以便后续步骤中只对这些体素中所包含的体元进行相应的直线积分计算,而不必考虑体素模型中的其他体元。由于组成样本模型的体元数目相当庞大,参与投影计算的射束数目很多,如何实现沿三维直线的高效体素遍历,并提高直线与体素的求交速度,对提升锥束 CT 仿真系统的性能具有重要的意义。体素遍历算法也是当前很多三维图形图像处理算法(如体绘制算法)的基础。

最早的沿三维直线的体素遍历算法是 20 世纪 80 年代 Fujimoto 提出的三维 DDA 算法[73]。之后,很多学者提出了各种各样的体素遍历算法,如 Muller 算法、Cleary - Wyvill 算法和 Zemcik 算法等[74-76],上述算法都有一定的局限性。它们中某些算法由于面、边和顶点的转换能力不足,造成产生一系列的仅包含面连接的体素,这在很多情形下将出现三维直线穿过体素的误判断操作。1997 年,Zailik 等人提出一个基于编码的体素遍历算法[77],该算法首先将二维 Bresenham 直线绘制算法推广到三维情况,由三维 Bresenham 算法确定初选体素。然后,根据直线相对于体素的位置,分为 7 种情况分别处理查找那些丢失的非 Bresenham 体素,以确定直线遍历的所有体素。Zailik 算法克服了传统算法中的某些不足之处,但需要大量的判断比较,因此处理过程比较冗长。

国内的刘勇奎提出了一个以二维平面中遍历算法为基础的沿三维直线的体素遍历整数算法[78],该算法只涉及整数运算和判断,且所用的判断条件简单有效,算法计算量小,是目前运算速度最快的一种体素遍历算法。但在该算法中,三维直线的端点位于体素模型空间内,并严格地为整数坐标,这个限制条件对于仿真投影计算的直线体素遍历是无法满足的。在仿真模型中,三维直线(射束)的端点位于体素模型的外部空间,其体素模型坐标往往不是整数,若仍采用整数遍历算法,会出现累计误差越来越大的情况,以至于算法所遍历的体素偏离直线。

此外,将上述遍历算法应用于体素模型投影的计算,只能获得三维直线经过的体素链,直线与体素表面的交点还需额外的判断和计算,由此引来直线积分计算效率低下。本节给出一种适合投影计算的高效体素遍历算法,在快速遍历直线所经过体素的同时,利用中间计算结果,直接计算交点坐标,便于后续直线积分求取中采样点属性的计算[79]。

对于 CT 仿真投影来说,首先应得到代表 X 射线的三维射线与体素空间的两个边界交点。这里采用扩展 Liang - Barsky 算法[80] 计算出射线的遍历起始点 $SP(x_1, y_1, z_1)$ 和终止点 $EP(x_2, y_2, z_2)$ 的坐标,然后比较 $dx = |x_1 - x_2|$, $dy = |y_1 - y_2|$ 和 $dz = |z_1 - z_2|$,确定射线的主方向。不失一般性,假设 dx 是三者中的最大值,即 X 轴为主坐标轴,这里详细讨论此类情形的体素遍历算法,其他两种情形可类似分析与处理。

令主坐标方向(X 方向)较小的那个端点为 SP,另一个为 EP。图 3.21 给出了射线在

XOY 和 XOZ 平面上与体素的相对几何位置关系，其中遍历过程的当前体素是(i,j,k)，左下角顶点的浮点数坐标为(x,y,z)，体素网格边长为 1。

首先考察 XOY 平面情况：令投影射线 BC 的斜率为 $k_{YOX} = \mathrm{d}y/\mathrm{d}x$，$k_{YOX\mathrm{rcp}} = 1/k_{YOX}$，若 $k_{YOX} > 0$，则 $y_{\mathrm{flag}} = 1$，否则 $y_{\mathrm{flag}} = -1$。为了达到体素遍历的目的，定义一条临界直线 PQ，该直线的斜率为 k_{YOX}；定义判断变量 e_y 为 BC 到 PQ 的 Y 向坐标距离。很显然，若 BC 位于 PQ 之上，即 $e_y > 0$，则 BC 在下一个 X 坐标上经过体素$(i+1,j)$和$(i+1,j+1)$，否则 BC 仅经过$(i+1,j)$。考虑到 $k_{YOX} < 0$ 的情况，因此判断条件为 e_y 和 y_{flag} 是否同号，若同号，则 BC 在下一个 X 坐标经过两个体素，否则只经过一个。XOZ 平面上的情况与 XOY 平面完全类似，只须将所有的 Y 分量换为 Z 分量即可。

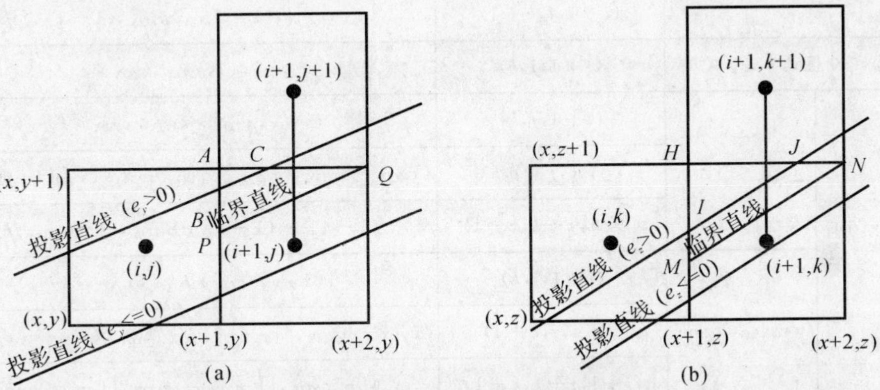

图 3.21　三维射线与遍历体素的投影几何关系

当 $e_y * y_{\mathrm{flag}} > 0$ 且 $e_z * z_{\mathrm{flag}} > 0$ 时，存在着两条遍历路径，a)：$(i,j,k) \to (i+1,j,k) \to (i+1,j+1,k) \to (i+1,j+1,k+1)$；$b$)：$(i,j,k) \to (i+1,j,k) \to (i+1,j,k+1) \to (i+1,j+1,k+1)$。两者的区别在于在遍历过程中 Y 和 Z 方向上哪个坐标首先发生改变。这个问题可以通过比较穿越边界点 C 和 J 的横坐标位置大小来解决。由式(3-16)，若 $x_{YOX} < x_{ZOX}$，则射线遍历路径为 a，否则为 b。

在具体实现时，首先需要对图 3.21 中所涉及的各点坐标进行初始值的计算，各初始值只由与射线相交的首个体素决定，具体计算公式为式(3-17) 至式(3-19)。结合图 3.21 中的平面投影几何关系，分析可知三维射线与遍历体素表面交点的坐标值。显然，射线在当前体素的出点坐标就是下一体素的入点坐标，据此可有效减少求交的计算量。

$$\left.\begin{aligned} |AC| &= x_{YOX} = 1 - e_y \cdot y_{\mathrm{flag}} \cdot k_{YOX\mathrm{rcp}} \\ |HJ| &= x_{ZOX} = 1 - e_z \cdot z_{\mathrm{flag}} \cdot k_{ZOX\mathrm{rcp}} \end{aligned}\right\} \tag{3-11}$$

$$\left.\begin{aligned} Q_y &= SP_y + (y_{\mathrm{flag}} + 1)/2 \\ N_z &= SP_z + (z_{\mathrm{flag}} + 1)/2 \end{aligned}\right\} \tag{3-12}$$

$$\left.\begin{aligned} P_y &= Q_y - k_{YOX} \cdot y_{\mathrm{flag}} \\ M_z &= N_z - k_{ZOX} \cdot z_{\mathrm{flag}} \end{aligned}\right\} \tag{3-13}$$

$$\left.\begin{aligned} e_y &= SP_y - P_y \\ e_z &= SP_z - M_z \end{aligned}\right\} \tag{3-14}$$

综合上述分析可得以 X 为主方向的体素遍历判断方法见表 3.1。注意到表中的交点坐标都是由遍历计算的中间结果进行很简单的运算得到的，相对于那些纯粹的体素遍历算法，上述沿三维射线的快速体素遍历与求交算法，将遍历和求交两个操作有机地融为一体，给出的判别式几何意义明显、形式简单，计算效率较高，特别适合体素模型投影的直线积分计算。

表 3.1　射线遍历体素的判断方法及交点坐标(X 为主方向)

判断情况		遍历体素	出点坐标增量(相对于入点)
$e_y * y_{flag} > 0$ 且 $e_z * z_{flag} \leqslant 0$		$(i+1,j,k)$	$(x_{YOX}, x_{YOX} * k_{YOX}, x_{YOX} * k_{ZOX})$
		$(i+1,j+1,k)$	$(1-x_{YOX}, (1-x_{YOX})k_{YOX}, (1-x_{YOX})k_{ZOX})$
$e_y * y_{flag} \leqslant 0$ 且 $e_z * z_{flag} > 0$		$(i+1,j,k)$	$(x_{ZOX}, x_{ZOX} * k_{YOX}, x_{ZOX} * k_{ZOX})$
		$(i+1,j,k+1)$	$(1-x_{ZOX}, (1-x_{ZOX})k_{YOX}, (1-x_{ZOX})k_{ZOX})$
$e_y * y_{flag} \leqslant 0$ 且 $e_z * z_{flag} \leqslant 0$		$(i+1,j,k)$	$(1, k_{YOX}, k_{ZOX})$
$e_y * y_{flag} > 0$ 且 $e_z * z_{flag} > 0$	$x_{YOX} < x_{ZOX}$	$(i+1,j,k)$	$(x_{YOX}, x_{YOX} * k_{YOX}, x_{YOX} * k_{ZOX})$
		$(i+1,j+1,k)$	$(x_{ZOX}-x_{YOX}, (x_{ZOX}-x_{YOX})k_{YOX}, (x_{ZOX}-x_{YOX})k_{ZOX})$
		$(i+1,j+1,k+1)$	$(1-x_{ZOX}, (1-x_{ZOX})k_{YOX}, (1-x_{ZOX})k_{ZOX})$
	$x_{YOX} \geqslant x_{ZOX}$	$(i+1,j,k)$	$(x_{ZOX}, x_{ZOX} * k_{YOX}, x_{ZOX} * k_{ZOX})$
		$(i+1,j,k+1)$	$(x_{YOX}-x_{ZOX}, (x_{YOX}-x_{ZOX})k_{YOX}, (x_{YOX}-x_{ZOX})k_{ZOX})$
		$(i+1,j+1,k+1)$	$(1-x_{YOX}, (1-x_{YOX})k_{YOX}, (1-x_{YOX})k_{ZOX})$

表 3.2 列出了文献[78]算法和上述算法主循环中的每一步(可能遍历 1～3 个体素)所需要的计算量(不计对速度影响很小的循环体外的操作，不计共有的改变体素坐标值的操作和控制循环次数的操作)。由表 3.2 可见，上述算法的计算量略大于文献[78]算法的计算量，但由上文的分析可知，上述算法的适用范围更广。

表 3.2　文献[78]算法和本书算法主循环中每一步所需要的计算量

算　法	计算量			
	除　法	乘　法	加减法	比　较
文献[78]算法	0	2～4	2～4	3～4
本书算法	0	2～6	2～6	2～3

3.6 锥束 CT 仿真实例

3.6.1 STL 样本仿真

为了找出 STL 样本模型精度对仿真投影图像精度及重建切片图像精度的影响规律，本仿真实验采用3种不同精度的空心涡轮叶片STL样本进行计算：$e<0.5$ mm，$e<0.05$ mm，$e<0.005$ mm。STL模型由UG NX3软件导出，其控制误差μ包括两方面：三角形公差和相邻公差，本实验将这两个公差设为相同的对应e值，如$e<0.5$ mm，则其STL模型的三角形公差和相邻公差均为0.5 mm。仿真扫描的实验参数见表3.3，空心涡轮叶片的CAD模型及其不同精度的STL模型如图3.22所示，各STL模型所包含的三角面片总数见表3.4，验证的计算机CPU为AMD Athlon64 3200+，内存1G。实验中所有叶片样本的材质均为Nickel。

表3.3　仿真扫描参数

参数 \ 探测器矩阵	256×256	512×512	1024×1024
扫描投影数	256	360	720
探测器像元尺寸	1.024 mm	0.512 mm	0.256 mm
三维图像重建尺寸	256×256×256	512×512×512	1 024×1 024×1 024
重建体素尺寸	$N_x=N_y=N_z=0.512$ mm	$N_x=N_y=N_z=0.256$ mm	$N_x=N_y=N_z=0.128$ mm
X射线源	理想点光源，锥形束，单能量45.5 keV(105 keV光谱的平均能量)		
射线源最大半锥角	6.78°		
射线源距转台中心	780 mm		
探测器距转台中心	780 mm		
扫描轨迹	圆形，均角度间隔投影		

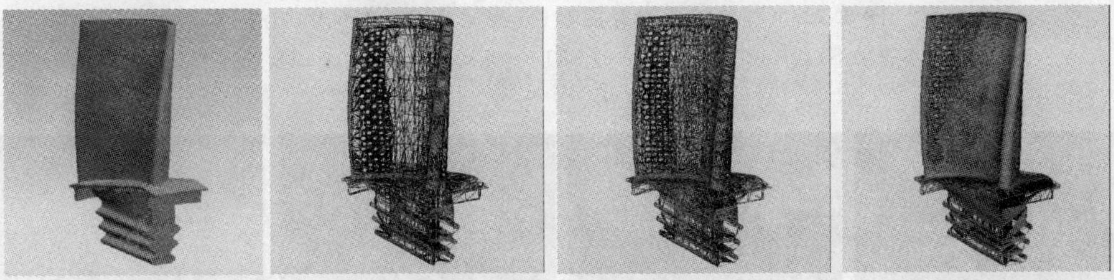

(a)　(b)　(c)　(d)

图3.22　叶片样本模型

(a)UG样本；(b)STL ($e<0.5$ mm)；(c)STL ($e<0.05$ mm)；(d)STL ($e<0.005$ mm)

表3.4　不同精度STL样本所含三角面片总数

STL模型精度	$e<0.5$ mm	$e<0.05$ mm	$e<0.005$ mm
所含三角面片总数	39 952	55 754	243 457

1. 投影图像质量及其重建切片图像质量分析

图3.23为相同分辨率和投影方位的UG样本及STL样本的投影图像，图3.24为采用

FDK 重建算法重建出的各组投影的中心切片。显然，投影图像和中心切片均非常接近，无法用主观评价进行判别，这时可采用数值评价法[81]进行图像质量分析。

① 图像相似性系数测量值为

$$\varepsilon=\frac{\sum_{i=1}^{N}(x_i-\overline{x})(x_i^*-\overline{x^*})}{\left[\sum_{i=1}^{N}(x_i-\overline{x})^2\sum_{i=1}^{N}(x_i^*-\overline{x^*})^2\right]^{1/2}} \tag{3-15}$$

② 归一化均方根距离测量值为

$$d=\left[\sum_{i=1}^{N}(x_i-x_i^*)^2/\sum_{i=1}^{N}(x_i-\overline{x})^2\right]^{1/2} \tag{3-16}$$

③ 归一化平均绝对距离测量值为

$$r=\sum_{i=1}^{N}|x_i-x_i^*|/\sum_{i=1}^{N}x_i \tag{3-17}$$

式中，N 为图像中的像素总数；x_i 为基准图像中第 i 号像素的灰度值；x_i^* 为测试图像中第 i 号像素的灰度值；$\overline{x}$ 为基准图像的平均灰度值；$\overline{x^*}$ 为测试图像的平均灰度值。

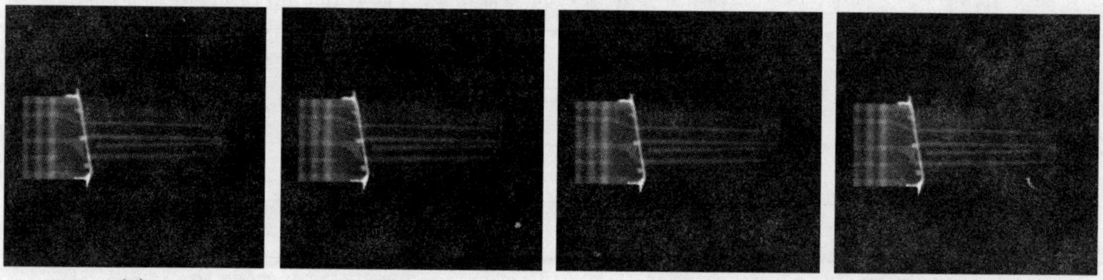

(a) (b) (c) (d)

图 3.23 叶片仿真投影图像(分辨率 256 × 256，0° 方位)

(a) UG 样本；(b) STL ($e<0.5$ mm)；(c) STL ($e<0.05$ mm)；(d)STL ($e<0.005$ mm)

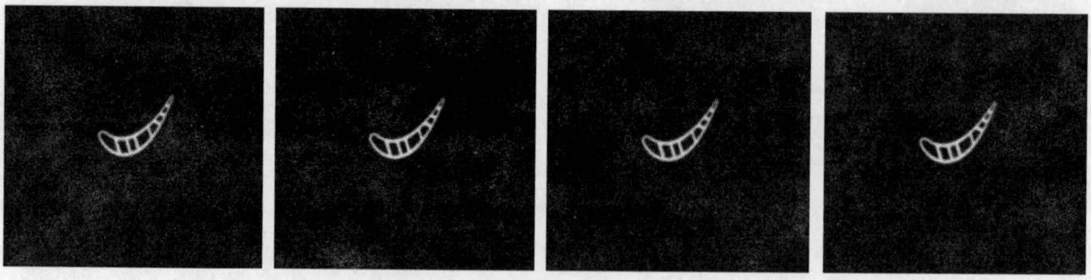

(a) (b) (c) (d)

图 3.24 叶片仿真重建中心切片图像(分辨率 256 × 256)

(a)UG 样本；(b)STL ($e<0.5$ mm)；(c)STL ($e<0.05$ mm)；(d)STL ($e<0.005$ mm)

以上 3 种测量值强调了图像质量的不同方面：图像相似性系数 ε 反映的是重建所得图像与原始图像模型之间的相似程度，ε 越大说明两幅图像越相似，ε 为 1 时两幅图像完全相同。归一化均方根距离测量值 d 较敏感地反映了少数点较大误差的情况，个别点出现较大的偏差会使 d 较大。归一化平均绝对距离测量值 r 则较敏感地反映了多数点小误差的情况，与 d 恰好相反，它强调了许多小误差的重要性，而不是少量大误差的重要性。

由于 UG 样本的仿真投影是调用 UG 内部函数进行求交计算的，为了计算方便，以图示的 UG 样本的投影图像和切片图像为相应的标准图像，计算 STL 样本的投影图像和切片图像的三个质量指标。另外，由于 SSE2 指令集的紧缩双精度浮点数据格式遵循 IEEE 754 标准，与 FPU 中双精度浮点数据格式的标准完全一致，因此 STL 样本投影的常规计算与基于 SIMD 的 SSE2 计算具有完全等同的计算精度，亦即相同的图像质量。

计算结果见表 3.5。从表中可以看出，3 种分辨率下，STL 样本的图像均非常接近于 UG 样本的图像（$\varepsilon \approx 1$）。一般而言，STL 样本的精度越高，由其生成的图像的误差就越小；投影图像分辨率较高时，宜选用精度较高的 STL 样本。因此，根据实际需求选用适当精度的 STL 样本进行锥束 CT 仿真投影，得到的投影图像质量和重建的切片图像质量完全可以满足实际应用需要。

表 3.5　STL 样本仿真投影图像质量 / 中心切片图像质量

分辨率 \ 质量指标		ε	d	r
256×256	$e<0.5$ mm	0.999 611/0.998 494	0.027 604/0.054 864	0.009 617/0.219 510
	$e<0.05$ mm	0.999 853/0.999 962	0.017 121/0.008 756	0.002 505/0.040 458
	$e<0.005$ mm	0.999 867/0.999 999	0.016 311/0.001 146	0.000 815/0.004 954
512×512	$e<0.5$ mm	0.999 700/0.997 054	0.022 635/0.076 711	0.0092 46/0.346 861
	$e<0.05$ mm	0.999 923/0.999 933	0.012 402/0.011 572	0.002 304/0.061 866
	$e<0.005$ mm	0.999 974/0.999 998	0.007 149/0.001 813	0.000 537/0.005 871
1 024×1 024	$e<0.5$ mm	0.999 723/0.993 112	0.023 182/0.090 071	0.009 362/0.403 417
	$e<0.05$ mm	0.999 924/0.999 866	0.012 316/0.028 101	0.002 300/0.077 183
	$e<0.005$ mm	0.999 982/0.999 991	0.006 028/0.002 119	0.000 462/0.006 514

2. 投影图像生成速度分析

以下同样以由 UG 样本生成投影图像的速度为比较对象，研究由 STL 样本生成投影图像的加速比。为了便于计算，本实验主要讨论各组投影在 0° 方位的单幅加速比，各样本八叉树剖分参数均为：初始节点边长 128 mm，最大剖分深度 $n=6$，叶节点包含的最大三角形数 m 分别取 200，100，50，10。由实验结果可以得出：C++ 编码计算对 m 的取值比较敏感，在一定范围内 m 越小计算速度越快，而 SSE2 并行计算对 m 的取值不太敏感，当 m 取较大值时计算速度较快；对同一分辨率，e 越小计算速度越慢；对同一个 e 值，分辨率越高计算速度越慢；SSE 并行计算较之于 C++ 编码计算有近 2 倍的加速比，较之于 UG 样本计算有 60～90 倍的加速比。

表 3.6 给出了分别采用 3 种计算方法生成一组完整投影图像的总时间和单幅平均时间，以及以 UG 函数计算为基准的加速比。整组投影与单幅投影的相关速度参数是基本一致的。

表 3.6 STL 样本一组仿真投影的加速比(以相应的 UG 样本仿真速度为基准)

($m=100, n=6, e<0.5$ mm,投影分辨率 256×256,共 256 幅)

投影时间及加速比		总时间 /s	单幅平均时间 /s	加速比
计算方法	STL(C++)	1 029	4.02	45.26
	STL(SSE)	547	2.14	85.02
	UG	46 577	181.94	1.00

3.6.2 Voxel 样本仿真

设计了一个非均匀材质功能梯度材料组成的零件作为检测样本,见表 3.7。材料分布设计为选取轴的中心线为参考特征,以零件上各点到轴线的垂直距离 r 为变量,有

$$\left.\begin{aligned} M_1(r) &= 0.3+0.7r/R \\ M_2(r) &= 0.7-0.7r/R \end{aligned}\right\} \tag{3-18}$$

式中,$M_1(r)$,$M_2(r)$ 分别表示陶瓷和金属材料的分布函数;R 为轴的半径。为了验证仿真算法并估计锥束 CT 仿真系统在不同对比度下的检测能力,我们在上述轴模型中更改了零件空间 5 处位置的材料分布。

表 3.7 功能梯度材料检测样本

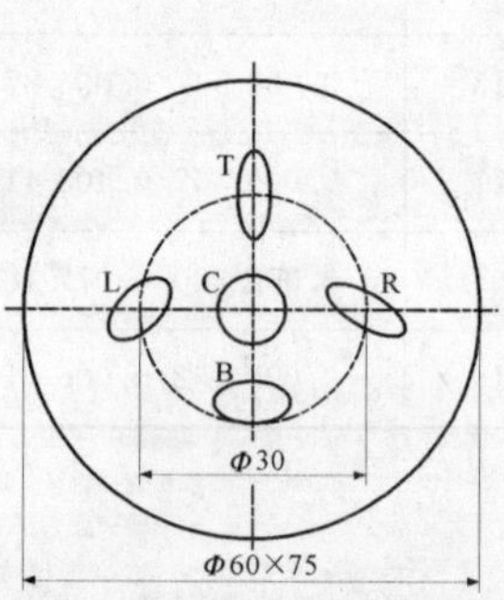

名称	中心位置	长、短轴 /mm		旋转角度	深度 mm	材料成分比	
		a	b			陶瓷	金属
C	(0,0)	5	5	0°	20	0	1
T	(0,15)	3	7	0°	35	0.7	0.3
L	(−15,0)	4	6	45°	50	0	0
B	(0,−11)	4	6	90°	60	0.4	0.6
R	(15,0)	3	7	60°	75	0.5	0.5

表 3.8 给出了锥束 CT 投影仿真扫描的实验参数。出于简化考虑,认为仿真检测样本中的陶瓷材质为二氧化硅,而金属材质为铜,整个仿真扫描系统的环境背景为空气,材质的密度和质量衰减系数采用美国国家标准技术局的有关数据。根据这些材质数据,将离散后的样本材料体素模型通过式(3-9)计算并转换为线性衰减系数体素模型,作为仿真系统的样本模型输入。仿真实验使用 CPU 为 Intel Pentium 4,2.8 GHz,内存 512 MB 的计算机。

利用 Siddon 和 Simpson 两种线积分方法对功能梯度材料检测样本进行投影仿真,得到不同角度下的投影图像如图 3.25 所示。利用 FDK 重建算法,对两种方法所得投影进行三维图像重建,取距轴底面 20mm 处的重建切片图像与原始切片图像对比,并作出图像第 128 行像素的灰度曲线,如图 3.26 所示。

表 3.8　仿真投影参数

参数名称	参数值
扫描轨迹及方式	圆形，均角度间隔投影
扫描投影数	360 幅
X 射线源	点光源，单能量光谱，100 keV
射线源距转台中心	780 mm
探测器分辨率	256×256
探测器像元尺寸	0.512 mm
探测器距转台中心	780 mm
检测样本离散尺寸	300×300×300
三维图像重建尺寸	256×256×256
重建体素尺寸	$N_x=N_y=N_z=0.256$ mm

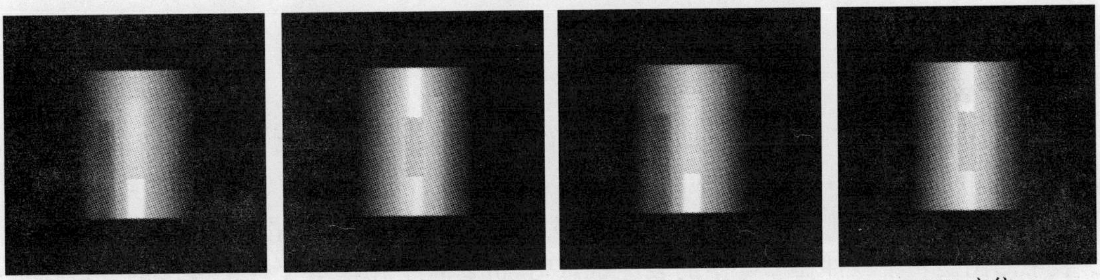

0° 方位　　90° 方位　　0° 方位　　90° 方位

(a)　　(b)

图 3.25　两种线积分方法生成的仿真投影图像

(a) Siddon 方法；(b) Simpson 积分

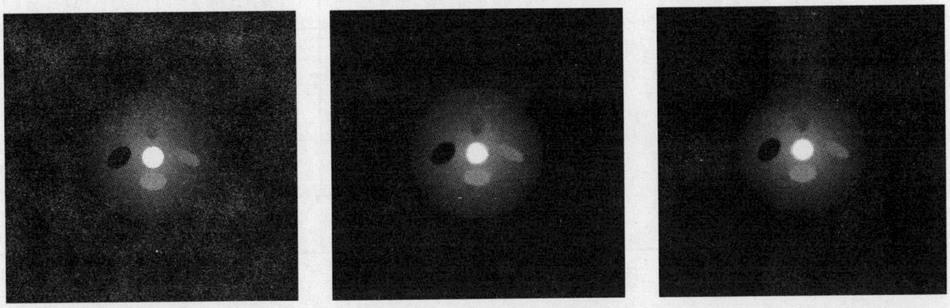

(a)

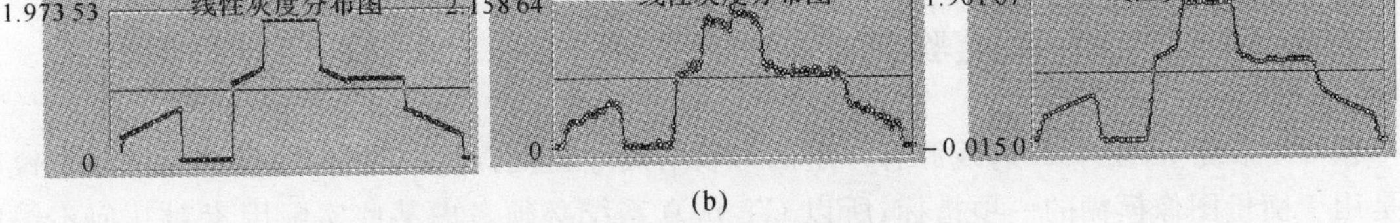

(b)

图 3.26　两种线积分生成投影的重建结果对比

(a) 切片图像；(b) 图像第 128 行像素的灰度曲线

为了比较两种方法的精度,引入图像灰度误差公式

$$e\% = \frac{1}{N}\sum_{i=1}^{N}\frac{|f_i - \hat{f}_i|}{f_i} \times 100\% \tag{3-19}$$

式中,N 为图像像素总数;f_i 为原始切片图像的像素灰度值;$\hat{f}_i$ 为重建图像的像素灰度值。根据式(3-19)计算得出两种方法所得切片图像的精度,并与单幅投影的平均耗时一并列入表3.9以作比较。从表中可以看到,Siddon方法速度很快,但误差较大;Simpson积分方法由于包含三线性插值,耗时较多,但其误差远小于Siddon方法。

表3.9　投影算法的时间和误差

投影算法 / 时间和误差	Siddon方法	Simpson积分
单幅投影时间/s	0.916	2.355
切片图像误差/(%)	9.10	2.21

3.6.3　混合检测样本仿真

本书所述的锥束CT仿真系统具备对多零件、多材质、多基元类型的检测样本进行仿真的能力。图3.27给出了一个混合的检测样本,具有4个零件、4种材质、3种基元类型,基元1,2,3安放在基元4上,类似于实际扫描时将待检测零件安放在旋转工作台上,同时扫描多个零件。表中的图是4个零件在UG中的装配示意图,仿真时是在样本文件中装配的。该样本的仿真参数除射线源采用多能量105 keV光谱外,其余和表中1 024×1 024分辨率对应参数相同。图3.28给出了混合检测样本的投影图像和重建的切片图像,说明本仿真系统对混合检测样本的仿真是切实可行的。

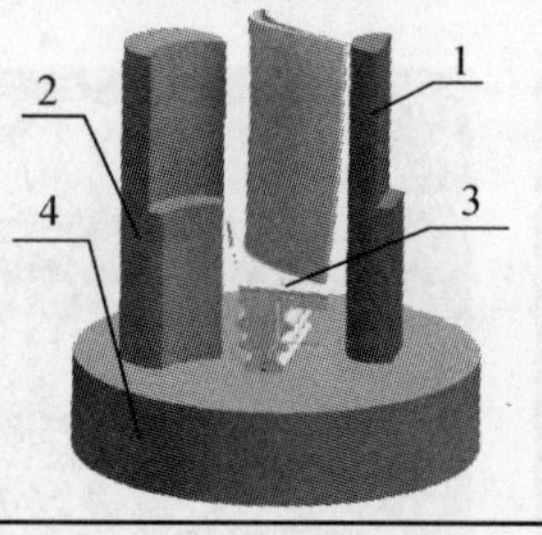

基元编号	名　称	类　型	材　质
1	台阶圆柱	UG	Copper
2	月牙圆柱	UG	Zinc
3	涡轮叶片	STL	Nickel
4	圆　柱	基本体	Iron

图3.27　混合检测样本模型

3.6.4　几何不锐度验证

在CT系统中,由于X射线源有一定的形状与尺寸,会引起投影图像的模糊。图像不锐度就是用于衡量图像模糊的一项指标,所以CT仿真系统必须考虑某些实际因素对几何不锐度的影响。就检测样本上某点而言,其投影图像不锐度与以下参数有关:该点的位置,X射线源的形状、大小、位置和方向,探测器的位置和方向。

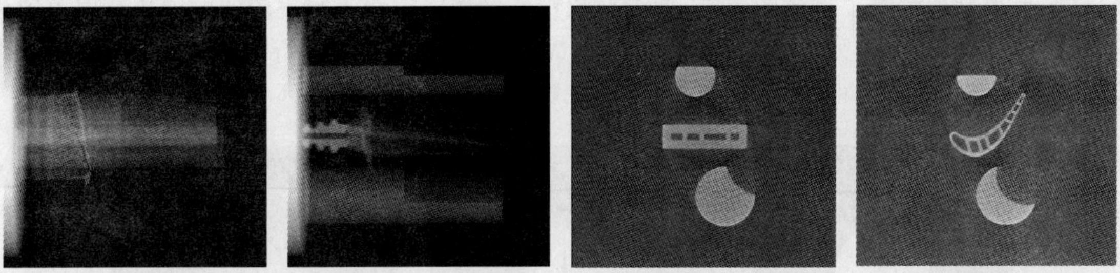

(a)　(b)　(c)　(d)

图 3.28 混合检测样本的投影图像和切片图像

(a) 0°方位投影；(b) 90°方位投影；(c) 第 100 号切片；(d) 第 204 号切片

为了进行拟实仿真，通常选择一种简单的方法，即把射线源按照一定精度离散成点光源，对每个点源重复进行投影图像计算。利用这种方法，可以估算出在很复杂情况下投影图像的几何不锐度。这项仿真技术对于成像系统的最佳几何校正非常有用。

图 3.29 中的检测样本是一个平板零件，其居中位置处有一直径为 1 mm 的通孔。探测器由 256×256 像素组成，像素间距为 0.015 mm。图 3.30(a)(b)(c)分别给出了不同尺寸 X 射线源经相同精度离散后所生成的仿真投影图像，其中仿真实验 A 采用理想的点状射线源，仿真实验 B 采用了 1 mm 宽的方形射线源，仿真实验 C 采用 2 mm 宽的方形射线源。图 3.30(d)给出了上面 3 种情况下，沿图像中心垂直位置处，各像素的灰度分布图。曲线 C 比较明显地显示了由于几何不锐度而引起的图像质量退化。

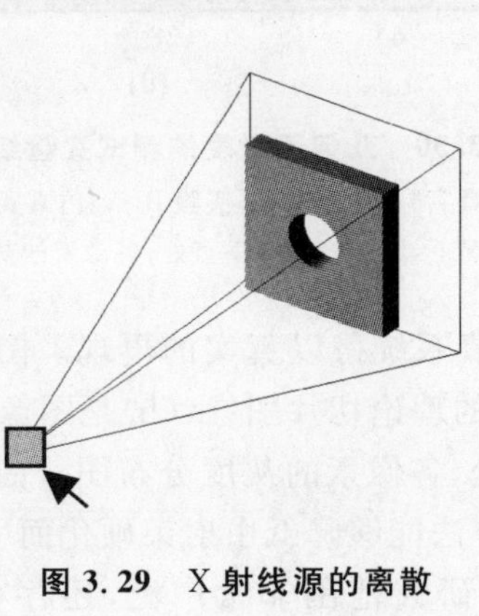

图 3.29　X 射线源的离散

3.6.5　射束硬化效应验证

射束硬化是多能量光谱 X 射线 CT 成像中一个重要的物理现象。它会给重建的层析图像带来一种称为“杯状伪影”的伪影，主要表现在：与重建对象中心区域周边的射线衰减率相比，中心区域的射线衰减率显得要低一些。这是因为检测对象对多能量光谱 X 射线中不同能量光子的衰减率不同而引起的。当 X 射线穿过检测对象时，与高能量的光子相比，低能量的光子更容易被吸收掉。X 射线束的能量分布发生了变化，与入射前相比，高能量光子的比例增加，光子的平均能量提高，这个现象就是“射束硬化”。射束硬化引起 X 射线束能量分布的偏移,这一点很好地解释了重建图像中,检测对象中心区域的射线衰减率较低的缘故。射束硬化引起的重建层析图像的另一个伪影,是一些与 X 射线透射路径相平行的直线条纹,其表现出较高的吸收率。这种射束硬化现象一般出现在材料密度变化剧烈的区域。

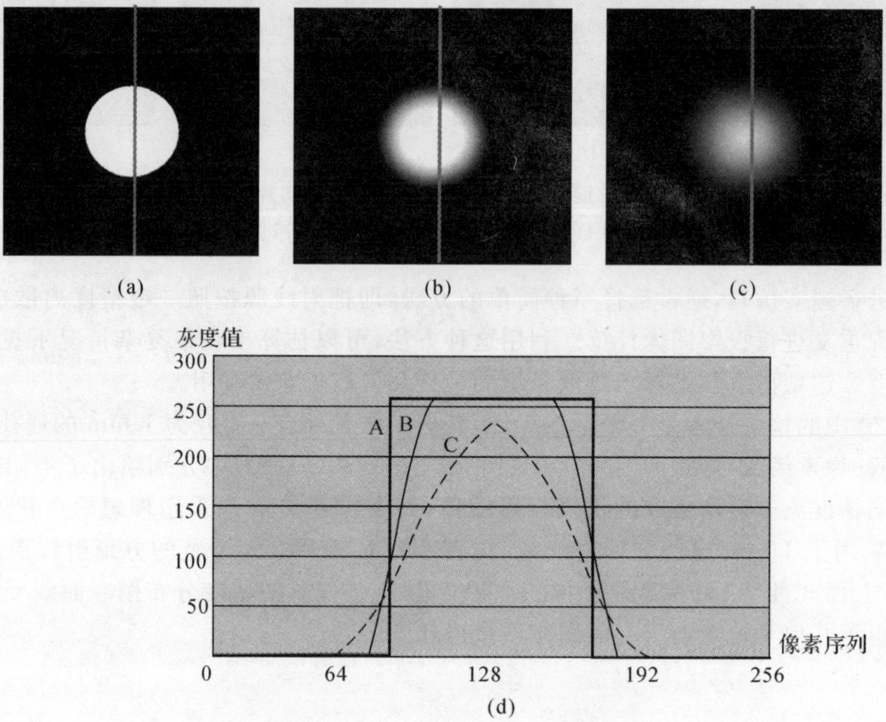

图 3.30 几何不锐度的测试实验结果

(a)仿真实验 A;(b)仿真实验 B;(c)仿真实验 C;

(d)3 种情况下,沿图像中心垂直处,各像素的灰度分布图

射束硬化现象可以由 CT 仿真系统得以真实的再现。图 3.31 给出了"杯状伪影"的伪影仿真实验结果。其中,(a)是样本的理论切片图像,(b)是图像重建后的切片图像,(c)是上述两种情况下,沿图像中心垂直位置处,各像素的灰度分布图。曲线 B 显示了"杯状伪影"的效果。采用射束过滤,算法校正等多种方法能够降低由射束硬化而引起的图像伪影。

锥束 CT 计算机仿真技术的研究范围非常广泛,还存在许多值得研究的内容,如基于 Compton - Rayleigh 散射模型的层析成像,X 射线对检测样本和周围设施辐射量的估算等。探测器是 CT 仿真研究的一个重要内容。前面所给出的探测器是个理想化的模型,可以检测到任何击中其表面的光子。实际上,由于探测器上存在暗电流、坏像素等原因,其各像素对 X 射线光子的响应呈现不一致性且非线性。在 CT 仿真系统中,对探测器进行有效的建模与仿真,并解决校正由其本身引起的图像质量损失,是目前 CT 仿真系统迫切亟须研究的工作。此外,如何确定一种较优的样本运动轨迹,使得三维 CT 系统能够以较少的投射次数,获得尽可能高精度、完整的重建图像,也是锥束 CT 仿真技术要深入研究的内容。

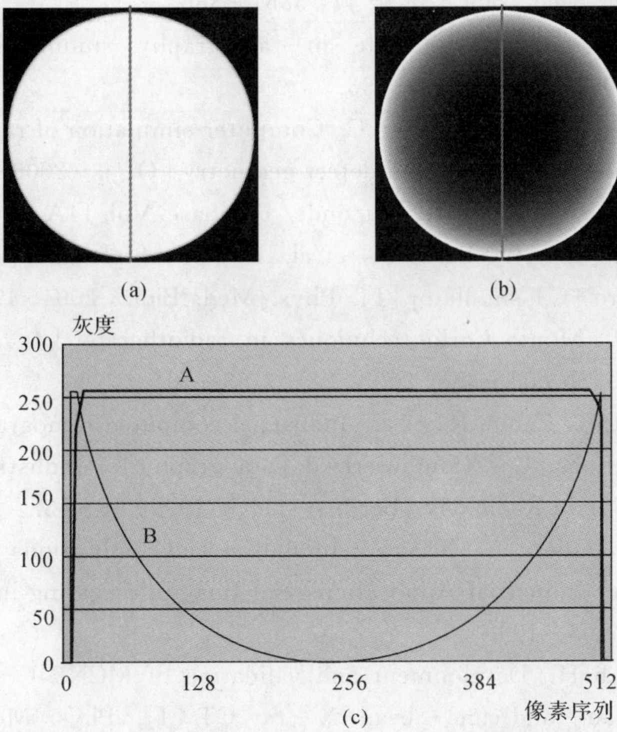

图 3.31　射束硬化引起的“杯状伪影”仿真重建结果

参考文献

［1］ Della Rocca A B，Ferriani S，La Porta L. Radiographic process simulation by integration of boltzmann equation on SIMD architecture［C］//Proceedings of the International Conference and Exhibition on High-Performance Computing and Networking. London：Spring-Verlag，1996：460－466.

［2］ Ikeda H，Hayashi N. Three－dimensional image synthesis of MRI and CT angiography on an image－guided neurosurgical simulation system［J］. Clinical Neurology and Neurosurgery，1997，99(S1)：221－222.

［3］ Rosenberg K M. CTSim：The open source computed tomography simulator［OL］.(2004－03－19)［2004－06－11］http://www.ctorg.com.

［4］ Iowa State University. Center for Nondestructive Evaluation［OL］.(2004－03－19)［2004 － 06 － 11］ http://www. cnde. iastate. edu/ncce/RTCC/ Sec. 6. 5/Manual499.PDF.

［5］ Inanc F. Analysis of X－ray and gamma ray scattering through computational experiments［J］. Journal of Nondestructive Evaluation，1999，18(2)：73－82.

［6］ Inanc F. A CT Image based deterministic approach to dosimerty and radiography simulation [J]. Phys. Med. Biol, 2002, 47: 3351 - 3368.

[7] Inanc F. Scattering and its role in radiography simulations [J]. NDT&E International, 2002, 35(8): 581 - 593.

[8] Tillack G R, Bellon C, Nockemann C. Computer simulation of radiographic process—a study of complex component and defect geometry [OL]. (2006 - 03 - 16) [2007 - 08 - 01] http://www. cnde. iastate. edu/qnde/ database/Vol. 14A/p0665 - 0672. html.

[9] Colijn A P, Zbijewski W, Sasov A, et al. Experimental validation of a rapid Monte Carlo based micro - CT simulator [J]. Phys. Med. Biol., 2004, 49 (18): 4321 - 4333.

[10] RogersD W O. Monte Carlo techniques in radiotherapy [J]. Physics in Canada Medical Physics Special Issue, 2002, 58(2):63 - 70.

[11] Flisch A, Wirth J, Zanini R, et al. Industrial computed tomography in reverse engineering applications [C]//Computerized Tomography for Industrial Applications and Image Processing in Radiology. Berlin:[s. n.], 1999: 45 - 53.

[12] Hugonnard P, Glière A. X - ray simulation and applications [C]//Computerized Tomography for Industrial Applications and Image Processing in Radiology. Berlin: [s. n.], 1999: 103 - 109.

[13] Ay M R, Zaidi H. Development and validation of MCNP4C—based Monte Carlo simulator for fan - and cone - beam X - ray CT [J]. Phys. Med. Biol., 2005, 50 (20): 4863 - 4885.

[14] McCann C, Alasti H. Comparative evaluation of image quality from three CT simulation scanners [J]. J. of Applied Clinical Medical Physics, 2004, 5 (4): 55 - 70.

[15] Nelson W R, Hirayama H, Rogers D W O. The EGS4 code system [OL]. (2005 - 11 - 23) [2006 - 09 - 13] http://www. slac. stanford. edu /pubs/slacreports/slac-r - 265. html.

[16] Merbach J M. Simulation of X - ray projections for experimental 3D tomography [D]. Norrköping: Linköping University, 1996.

[17] Cagnon C, Mcnitt - Gray M. Simulation of CT scanner geometry and physics using Monte Carlo methods [OL]. (2001 - 12 - 03) [2004 - 06 - 13] http://www. medphysics. ucla. edu/research.

[18] 康克军，毛希平，刘亚强. 在二维和三维CT图像重建理论方法的研究工作及新进展[J]. CT理论与应用研究，1997，6(2)：48 - 51.

[19] 秦中元，牟轩沁，王平，等. 一种通用的X射线锥形束投影生成算法[J]. 西安交通大学学报，2002，36(2)：160 - 164.

[20] 杨民，路宏年，张莉. 分层层析成像中典型构件数字投影计算机仿真[J]. 兵工学报，2003，24(2)：180 - 183.

[21] 汪鹏. 面向装配体的ICT计算机仿真及相关技术研究[D]. 西安：西北工业大学机电学院，2003.

[22] 宋学医. CT仿真软件的算法分析与计算机实现[D]. 西安：西北工业大学机电学院，2000.

[23] 谌飙，庄天戈. 锥形束 X 线直接体积成像的理论研究[J]. 上海交通大学学报，1997，31(4)：72 - 76.

[24] Nguyen M. A simulation of a proposed technique for medical imaging [OL]. (2003 - 04 - 23) [2007 - 08 - 04] http://www. slac. stanford. edu/grp/th/erulf—sise/1999/nguyen/nguyen. pdf.

[25] 吴维敏，曾建潮. 一种面向对象的混合动态系统的仿真环境[J]. 系统仿真学报，2000，12(3)：178 - 181.

[26] 张江平，吕俊芳. 面向对象仿真建模的研究[J]. 航空计测技术，2001，21(6)：1 - 16.

[27] 朱冬梅，丁蓉，周洪楠. 实验物理学中的 Monte Carlo 方法[J]. 南京师范大学学报：自然科学版，1998，21(4)：36 - 40.

[28] Bendaoud A，Fahli A. 应用蒙特卡罗方法计算能量低于 3MeV 的光子剂量[J]. 中国医学物理学杂志，1998，15(2)：97 - 101.

[29] 曹军生，刘以农，倪建平. 康普顿背散射成像的蒙特卡罗模拟[J]. 核电子学与探测技术，2003，23(2)：155 - 158.

[30] Bielajew A F，Hirayama H，Nelson W R，et al. History，overview and recent improvements of EGS4 [R]. National research council of Canada report NRC - PIRS - 0436，1994.

[31] Aufderheide M B，Vantine H. X - ray imaging and reconstruction of a detonation front [J]. Nuclear Instruments and Methods in Physics Research，1999，422 (1):704 - 708.

[32] Lazos D，Kolitsi Z. A software data generator for radiographic imaging [J]. IEEE Transactions on Information Technology In Biomedicine，2000，4(1)：76 - 79.

[33] Inanc F，Gray J N，Jensen T，et al. Human body radiography simulations：development of a virtual radiography environment [C]//Proc. of SPIE. Bellingham:[s. n.]，1998，3336：830 - 837.

[34] 唐杰，张丽，高文焕. 基于平板探测器的锥束 CT 系统综述[J]. 中国体视学与图像分析，2004，9(2)：65 - 70.

[35] Hologic Inc. Digitalradiography systems：An overview [OL]. (2005 - 09 - 13) [2005 -12 - 23] http://www. hologic. com/prod—dr/pdf/ dr—whtpap. pdf.

[36] Della Rocca A B，Ferriani S，La Porta L. Computer simulation of the radiographic image forming process：implementation and applications [J]. NDT&E International，1995，28(3)：163 - 170.

[37] Glière A. SINDBAD：From cad model to synthetic radiographs[OL] (2007 - 08 - 16) [2008 - 06 - 20]. http://www. cnde. isatate. edu/qnde/ database /tmp — qnde17a/SINDBAD. htm.

[38] 张定华，Ning R，卜昆，等. 体积 CT 系统中的平板探测器校正方法[J]. 仪器仪表学报，2005，26(2)：157 - 163.

[39] Shepp L A，Logan B F. The Fourier reconstruction of a head section [J]. IEEE Trans. Nucl. Sci.，1974，21 (1)：21 - 43.

[40] Yu H Y, Zhao S, Wang G. A differentiable Shepp-Logan phantom and its applications in exact cone-beam CT [J]. Physics in Medicine and Biology, 2005, 50(11): 5583-5595.

[41] 汪鹏，张树生，王静，等. 装配体的ICT仿真方法研究[J]. 计算机工程与应用，2003(28): 125-127.

[42] 毛海鹏，张定华，卜昆，等. 锥束三维CT仿真系统的研究与实现[J]. 计算机应用研究，2005，4.

[43] 黄魁东，张定华，刘 晶，等. 一种基于STL样本的锥束CT快速仿真方法[J]. 系统仿真学报，2007，19(11): 2578-2582.

[44] 刘欣瑜，张定华. VOXEL模型样本在ICT仿真中的应用[J]. 机床与液压，2006(4): 12-14.

[45] 黄魁东，张定华，毛海鹏. 锥束CT混合检测样本建模与投影仿真[J]. 计算机应用研究，2007，24(12): 366-369.

[46] NationalInstitute of Standards and Technology. Tables of X-Ray mass attenuation coefficients and mass energy-absorption coefficients [OL]. (2006-05-12) [2007-12-20] http://physics.nist.gov/PhysRefData/ XrayMassCoef/cover.html.

[47] Zhou M Y, Xi J, Yan J, et al. STEP—based direct slicing algorithm for rapid prototyping [J]. Journal of Shanghai Jiaotong University, 2003, 37(5): 737-740.

[48] Hrádek J, Kuchaï M, Skala V. Hash functions and triangular mesh reconstruction [J]. Computers and Geosciences, 2003, 29(6): 741-751.

[49] Zhou Z D, Zhou J D, Chen Y P, et al. Geometric simulation of NC machining based on STL models [J]. CIRP Annals—Manufacturing Technology, 2003, 52(1): 129-134.

[50] 孙家广. 计算机图形学[M]. 3版. 北京：清华大学出版社，1998.

[51] Whitted T. An improved illumination model for shaded display [J]. CACM, 1980, 23(6), 343-349.

[52] Kay T L, Kajiya J T. Ray Tracing Complex Scenes [J]. Computer Graphics, 1986, 20 (4): 264-278.

[53] 范昭炜. 实时碰撞检测技术研究[D]. 杭州：浙江大学，2003.

[54] Amanatides J, Woo A. A Fast voxel traversal algorithm for ray tracing [C]//Proceedings of Eurographics'87. Amsterdam: North-Holland, 1987: 3-10.

[55] Peng Q, Zhu Y, Liang Y. A fast ray tracing algorithm using space indexing techniques [C]//Proceedings of Eurographics'87. Amsterdam: North-Holland, 1987: 11-23.

[56] Simiakakis G, Day A M. Five-dimensional adaptive subdivision for ray tracing [C]//Computer Graphics Forum Oxford: Royaume-Uni, 1994, 13(2): 133-140.

[57] 张建民，朱均，孙国基，等. 快速成型中基于立方单元体的三维模型及其应用[J]. 西安交通大学学报，2000，34(10): 62-66.

[58] 彭群生，鲍虎军，金小刚. 计算机真实感图形的算法基础[M]. 北京：科学出版社，1999.

[59] Möller T, Trumbore B. Fast, minimum storage ray—triangle intersection [J]. Journal of Graphics Tools, 1997, 2(1):21-28.

[60] Möller T. A fast triangle—triangle intersection test [J]. Journal of Graphics Tools, 1997, 2(2):25-30.

[61] 陈国良. 并行算法的设计与分析[M]. 北京：高等教育出版社，1994.

[62] Flynn M J. Some computer organization and their effectiveness [J]. IEEE Trans. Computers, 1972, 21(9): 948-960.

[63] Intel Corporation. IA-32 Intel architecture software developer's manual volume 1: basic architecture [OL]. (2002-10-01) [2008-04-24] http:// www. intel. com/ Order Number 245470-012.

[64] Intel Corporation. IA-32 Intel architecture software developer's manual volume 2: instruction set reference manual [OL]. (2002-10-02) [2008-04-26] http:// www. intel. com/Order Number 245471-012.

[65] Intel Corporation. IA-32 Intel Architecture Software Developer's Manual Volume 3: System Programming Guide [OL]. (2002-10-01) [2008-06-03] http:// www. intel. com/Order Number 245472-012.

[66] Intel Corporation. Data alignment and programming issues for the streaming SIMD extensions with the Intel C/C++ Compiler [OL]. (2002-10-08) [2008—05—19] http://developer. intel. Com/vtune/cbts/strm simd/833down. htm/.

[67] Intel Corporation. Intel architecture optimization reference manual [OL]. (2005-11-7) [2007-05-30] http: //developer. Intel. com/design/Pentium III/manuals/.

[68] Intel Corporation. Softwaredevelopment strategies for the streaming SIMD extensions [OL]. (2006-10-05) [2008-01-10] http://developer. Intel. com/vtune/cbts/strmsimd/814down. htm/.

[69] 杨睿，郭东明，徐道明，等. 理想材料零件数字化制造中的自适应切片算法研究[J]. 中国机械工程，2003，14(9)：770-772.

[70] Siddon R L. Fast calculation of the exact radiological path for a three-dimensional CT array [J]. Med Phys., 1985, 12(2): 252-255.

[71] William H, Teukolsky S A, Vetterling W T. Numerical Recipes in C - The art of scientific computing[M]. 2nd ed. New York:Cambridge University Press, 1992.

[72] Goertzen A L, Beekman F J, Cherry S R. Effect of phantom voxelization in CT simulations[J]. Med Phys. 2002, 29(4): 492-498.

[73] Fujimoto A, TanakaT, Iwata K. Arts: Accelerated ray-tracing system [J]. IEEE Computer Graphics & Applications, 1986, 6(4): 16-26.

[74] Muller H. Realistische Computergraphik: Algorithmen, Datenstrukturen u. Maschinen [M]. Berlin:Springer-Verlage, 1988.

[75] Cleary J G, Wyvill G. Analysis of an algorithm for fast ray tracing using uniform space subdivision [J]. The Visual Computer, 1988, 4 (1): 65-83.

[76] Zemcik P. An efficient algorithm for 3D line generation [J]. Machine Graphics and

Vision，1993，2(3)：231 - 235.

[77] Zalik B，Clapworthy G，Oblonsek C. An efficient code - based voxel - traversing algorithm[J]. Computer Graphics Forum，1997，16(2)：119 - 128.

[78] 刘勇奎，沈红，石教英. 一个有效的沿三维直线的体素遍历整数算法[J]. 计算机学报，2002，25(11)：1257 - 1262.

[79] 黄魁东，张定华，毛海鹏，等. 理想材料零件的锥束CT投影仿真[J]. 计算机辅助设计与图形学学报，2007，19(2)：157 - 162.

[80] Rogers D F. 计算机图形学的算法基础[M]. 2版. 石教英，彭群生，译. 北京：机械工业出版社，2002.

[81] 沈宽. 工业CT窄角扇束的迭代法图像重建算法研究[D]. 重庆：重庆大学，2002.

第 4 章　锥束 CT 图像快速重建

4.1　引　　言

从投影重建断层图像是 CT 的核心理论与基础算法[1]。图像重建问题主要有两类反演算法：一类是对断层剖面的直接数学反计算，是以 Radon 变换为理论基础的解析法；另一类是一系列的区域迭代，称为迭代法，也称为级数展开法。图 4.1 简单地描述了图像重建方法的理论体系。

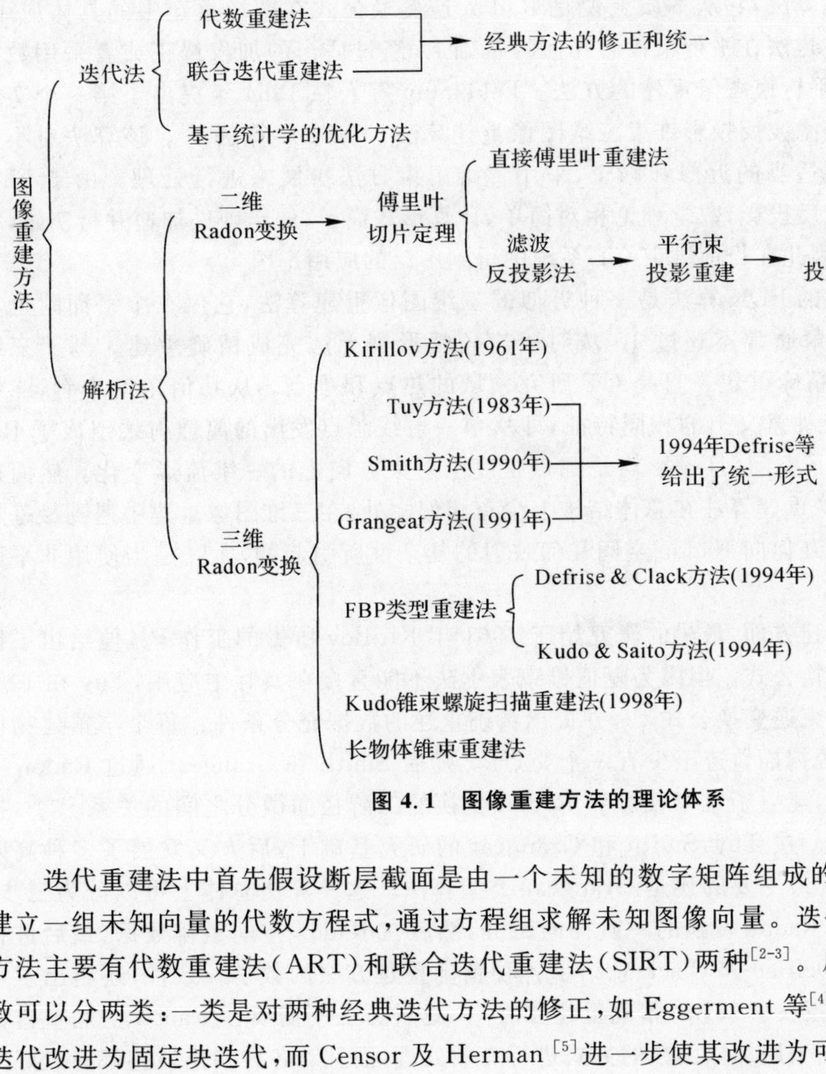

图 4.1　图像重建方法的理论体系

迭代重建法中首先假设断层截面是由一个未知的数字矩阵组成的，然后由测量投影数据建立一组未知向量的代数方程式，通过方程组求解未知图像向量。迭代重建法中早期经典的方法主要有代数重建法（ART）和联合迭代重建法（SIRT）两种[2-3]。后来发展的多种算法大致可以分两类：一类是对两种经典迭代方法的修正，如 Eggerment 等[4]将 ART 中的 Kacmarz 迭代改进为固定块迭代，而 Censor 及 Herman [5]进一步使其改进为可变块迭代，使经典迭代法形成一个统一的框架;另一类是由 Kashyap 和 Mittal[6] 提出的以优化理论为基础的迭代算法,从投影测量过程的随机性观点出发,把图像重建看成是一个参数估计问题,通过设计合理的目标函数进而寻求使目标函数达到最优值的参数向量。图像重建中常用的统计学方法有最小二乘法、最小范数法、Bayes 估计、最大似然法、最大后验概率分布法、最小方差法和最大熵法[3, 7-15],采用的优化准则随着优化理论的深入研究,已从最初的单准则目标函数优化发展到了多准则图像重建理论[16-17]。

解析重建法的理论基础是 Radon 变换。Radon 变换早在 1917 年就由奥地利数学家 Radon提出了,经过几十年的发展已形成一套相当严密和完整的理论体系,Natterer 在 1986 年对此进行了详细的介绍和数学论述。在 CT 应用领域,根据重建目标对象和方法的不同,分别采用二维和三维 Radon 变换来进行图像重建。基于二维 Radon 变换的二维图像重建技术已经非常成熟。傅里叶切片定理是 Radon 变换理论中的一个重要特性,它是二维图像重建算法的理论基础。基于该定理进行不同的数学变换,可得到平行束投影几何的两种不同图像重建方法:直接傅里叶重建算法和滤波反投影法。滤波反投影法是目前最受学术界推崇且在业界广泛应用的图像重建算法,它从本质上说是 Radon 逆变换公式在图像重建中的具体应用。扇束投影几何的图像重建法在平行束投影几何的基础上,经过适当的加权修正或者采用数据重排的方式,采用类似平行束图像重建的方法。Feldkamp 等人在 1984 年提出了第一个实用且众所周知的圆形轨迹滤波反投影锥束三维图像重建算法——FDK 算法[18]。该算法对小锥角的锥束投影几何经过适当的近似和修正,采用二维扇束方法扩展来进行处理。由于 FDK 算法利用的是二维滤波反投影,数学理论相对简单,计算形式简单,便于硬件加速并行实施,机械结构易于物理实现,因此在目前锥束 CT 系统中得到广泛的应用。

采用纯平面圆轨迹的 FDK 算法是一种近似的三维图像重建算法,它仅在中平面附近具有较好的重建质量(锥角通常不超过 10°),对于广角情形则无法完成精确重建。基于三维 Radon变换的三维图像精确重建一直是 CT 研究领域的热点和难点。从几何角度来看,二维扇束和三维锥束具有某种意义上的相同特征,即从单一射线源点发出的离散射线组成了 Radon 变换域的一个投影子空间,且投影均是源点密度沿射束方向上的一维流形变化。然而迄今为止,二维和三维图像重建算法在总体结构上少有相似之处,在三维图像重建中遇到最基本的困难是由从局部投影几何向 Radon 空间几何映射的复杂性所引起的,尤其是当使用非平面源轨迹时。

在三维图像精确重建方面,最早的研究始于 1961 年 Kirillov 所做的工作[19],他给出了锥束几何复值函数的逆变换公式。但因为复值锥束表示法不能直接在实际中应用,Tuy 在 1983 年首次给出了实用的锥束逆变换公式[20],并提出精确重建的数据充分条件:“每个与重建物体相交的平面,都和射线源扫描轨迹至少有一个交点”。随后 Smith 和 Grangeat 通过 Radon 变换域中不同的中间函数,建立了锥束投影和 Radon 变换的二阶径向微分之间的关系[21-24],提出各自类型的重建算法。在 Tuy,Smith 和 Grangeat 的研究基础上,后人又发展了多种高效的三维精确重建算法,但最主要的还是 Grangeat 类型算法。这类算法总体上可以分为三步,首先利用锥束投影计算 Radon 变换的一阶径向微分,然后在 Radon 空间重排数据,最后进行三维反投影。1994 年 Defrise 和 Clack 总结了各种精确重建方法的数学一致性,还给出了一种采用位移可变的滤波反投影(FBP)精确重建方法[25],这种方法不需要在 Radon 空间重排数据,能够对冗余投影数据采用加权函数的方式进行有效处理,而且对各种扫描轨迹都有较好的适用性。Kudo 和 Saito 几乎在相同的时间也发现了类似的方法[26]。

值得注意的是,上述这些锥束重建算法隐含着一个条件,锥束必须包含对整个物体的支撑,即锥束投影数据不能被截断,因此它们不能用于长物体的三维精确重建。为了解决这个问题,Kudo 等学者作了大量研究。Kudo 在 1998 年提出了真正通用的短物体精确重建算法,能利用截断的螺旋扫描投影数据进行精确重建,后来出现的长物体算法都是基于这个基础上发展的[27-28]。

根据精确重建的数据充分条件,多数精确重建算法都采用了螺旋、球面或两个相互垂直的圆等扫描轨迹,其中有些扫描轨迹实现起来比较困难。1997 年清华大学的毛希平采用"Radon 壳图解法"系统地分析了各种源点轨迹的精确重建域,使精确重建方法更加面向实际应用[29]。

4.2　FDK 重建算法

4.2.1　FDK 算法及其特点

FDK 算法是 Feldkamp,Davis 和 Kress 三人在 1984 年针对锥束几何圆形扫描轨迹提出的一种最经典的近似三维图像重建算法,此后许多改进方法,包括一些精确三维图像重建算法,都是以它为基础的。FDK 算法认为锥束投影几何中非中心平面的投影数据,都可近似看成是将通过中心平面的扇形束,以射线源点为支点倾斜一个角度而得到的,然后再进行一定的几何修正,应用扇束滤波反投影重建算法,完成扫描物体的三维图像重建。FDK 算法的具体推导过程可参阅文献[18]。

基于 Feldkamp 等人所做的研究工作,本节给出一个实用的锥束三维图像重建算法。实施 FDK 重建算法,须设以下假设条件:X 射线源为点光源;采用平板探测器;扫描对象必须完全位于射线源的锥束范围内;扫描运动:射线源-探测器系统固定不动,而扫描对象围绕某垂直轴作自旋运动;重建结果采用体素模型来表示。

为了便于分析和实施 FDK 重建算法,引入虚拟探测器的概念。虚拟探测器位于重建物体的旋转中心轴上,且平行于真实探测器,如图 4.2 所示,其坐标及像元数据通过几何变比的计算方式获得。本章后续若无特别声明,探测器投影坐标均指虚拟探测器处的位置。

图 4.3 给出了锥束圆形扫描轨迹的三维重建几何坐标关系,其中 $Oxyz$ 表示扫描对象坐标系,Otz 表示探测器投影数据坐标系,Ots 表示射线源坐标系。此外,规定 z 轴是旋转中心轴,s 轴总是通过射线源中心,且与探测器平面相垂直。设 D_{SO} 表示射线源 S 到坐标原点 O 的距离,φ 表示 t 轴与 x 轴之间的旋转角度。射线源坐标系与扫描对象坐标系之间的转换关系如下所示:

$$t = x\cos\varphi + y\sin\varphi \tag{4-1}$$

$$s = y\cos\varphi - x\sin\varphi \tag{4-2}$$

令向量 $\boldsymbol{r}=(x,y,z)$ 表示重建空间的一点 A,通过该点的射线 L 与探测器相交于$[t(\boldsymbol{r}), z(\boldsymbol{r})]$。向量 $\boldsymbol{r}$ 在 tOs 平面上的投影记为 r_{ts},在 tOz 平面上的投影记为 r_{tz}。

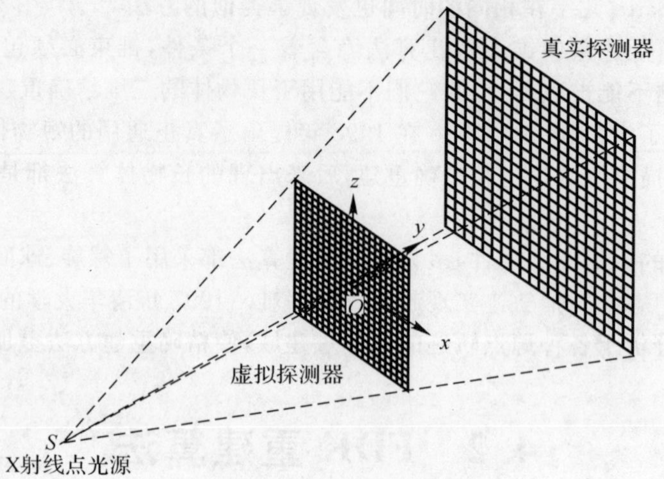

图 4.2 锥束投影几何中的虚拟探测器

在图 4.3(b) 中,由于三角形 SOP 和 SFA 相似,故

$$\frac{\overline{SO}}{\overline{SO}+\overline{OF}}=\frac{\overline{OP}}{\overline{FA}} \Rightarrow \overline{OP}=\frac{\overline{SO}\cdot\overline{FA}}{\overline{SO}+\overline{OF}} \tag{4-3}$$

采用向量标记法

$$\overline{OF}=\boldsymbol{r}\cdot\boldsymbol{s},\quad \overline{FA}=\boldsymbol{r}\cdot\boldsymbol{t},\quad \overline{OP}=t(\boldsymbol{r}) \tag{4-4}$$

将式(4-4)代入式(4-3)中,得到交点的 t 分量

$$\boldsymbol{t}(\boldsymbol{r})=\frac{D_{SO}(\boldsymbol{r}\cdot\boldsymbol{t})}{D_{SO}+\boldsymbol{r}\cdot\boldsymbol{s}} \tag{4-5}$$

在图 4.3(c) 中,利用三角形 SOK 和 SFA 的相似性,同法可得交点的 z 分量为

$$\boldsymbol{z}(\boldsymbol{r})=\frac{D_{SO}(\boldsymbol{r}\cdot\boldsymbol{z})}{D_{SO}+\boldsymbol{r}\cdot\boldsymbol{s}} \tag{4-6}$$

定义函数 $P_{3D}:R\times R\times[0,2\pi]\rightarrow R$ 是坐标(t,z,φ)到函数 $f(x,y,z)$ 的 Radon 变换值的一个映射。FDK 滤波反投影法的公式为[18]

$$f(x,y,z)=\frac{1}{4\pi^2}\int_0^{2\pi}\left\{\frac{D_{SO}^2}{(D_{SO}+\boldsymbol{r}\cdot\boldsymbol{s})^2}\int_{-\infty}^{\infty}\frac{D_{SO}}{\sqrt{d_{SO}^2+t^2+z^2}}P_{3D}(t,z(\boldsymbol{r}),\varphi)\cdot\left[\int_{-\infty}^{\infty}|\omega|\mathrm{e}^{\mathrm{j}2\pi\omega(t(r)-t)}\mathrm{d}\omega\right]\mathrm{d}t\right\}\mathrm{d}\varphi \tag{4-7}$$

式中,$\frac{D_{SO}^2}{(D_{SO}+\boldsymbol{r}\cdot\boldsymbol{s})^2}$ 和 $\frac{D_{SO}}{\sqrt{D_{SO}^2+t^2+z^2}}$ 是加权系数,用于表示点 A 对投影值 $P_{3D}(t,z(\boldsymbol{r}),\varphi_d)$ 的贡献。$\int_{-\infty}^{\infty}|\omega|\mathrm{e}^{\mathrm{j}2\pi\omega(t(r)-t)}\mathrm{d}\omega$ 如前所述,表示投影图像的滤波算子。

FDK 算法是迄今为止国际上公认最有效的三维滤波反投影法。它计算形式简单,在小锥角下可很好地近似重建三维图像,并且在中心平面处,FDK 算法公式便转化为扇束滤波反投影重建公式,即在中心平面完全等同于二维扇形束的情况,是精确重建。当重建平面远离中心平面时,重建误差逐渐增大。适当增加投影数目,有利于提高重建图像质量。

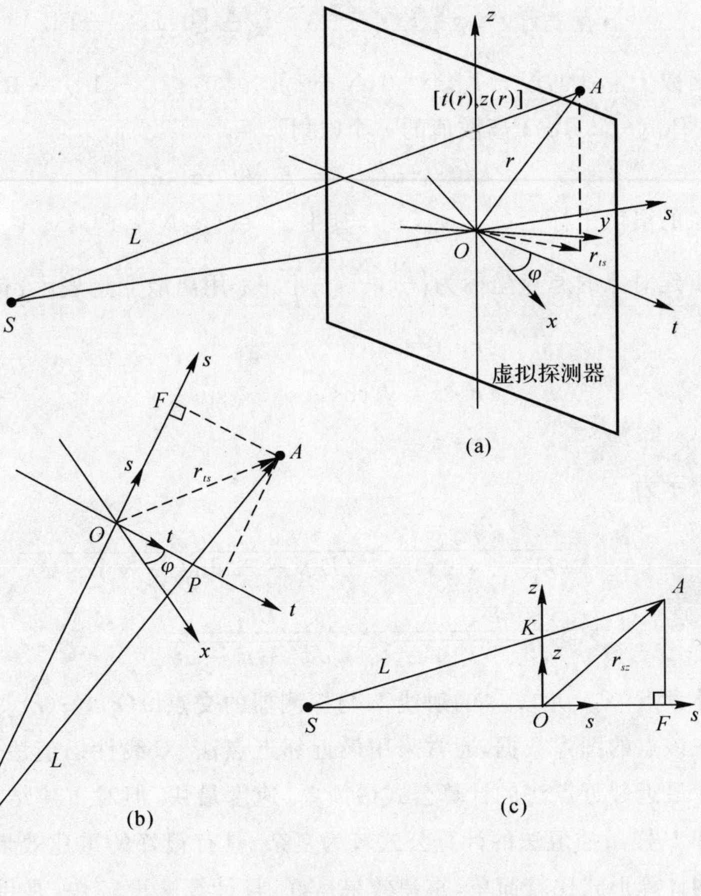

图 4.3　锥束三维重建的几何坐标关系

4.2.2　FDK 算法的数值化计算

下文主要研究 FDK 重建算法式(4-7)的离散计算公式。在锥束成像几何系统中,设平板探测器的成像矩阵为 $N\times N$(N 为偶数),像元尺寸为 d,每个像素以索引$(x_{\mathrm{d}},y_{\mathrm{d}})\in[0:N-1]_{\mathrm{Z}}\times[0:N-1]_{\mathrm{Z}}$ 来标识。

按照上述标记法,探测器的离散采样点坐标为

$$\left.\begin{aligned}t_x&=\left(x_{\mathrm{d}}-\frac{N}{2}+0.5\right)\cdot d\\z_y&=\left(y_{\mathrm{d}}-\frac{N}{2}+0.5\right)\cdot d\end{aligned}\right\}\tag{4-8}$$

式中,0.5 的加数是使采样点平移到每个探测元的中心位置。

在锥束三维成像的投影采样过程,设等角度 $\Delta\varphi$ 地采样了 $\varphi_{\max}$ 幅投影数据。用 $i_\varphi\in[0:\varphi_{\max}-1]_{\mathrm{Z}}$ 来表示每幅投影数据的索引,很显然有

$$\varphi_i = i_\varphi \cdot \Delta\varphi = i_\varphi \cdot \frac{2\pi}{\varphi_{\max}}, \quad i_\varphi \in [0:\varphi_{\max}-1]_{\mathbf{Z}} \tag{4-9}$$

定义离散函数 $P_{\mathrm{d3D}}:[0:N-1]_{\mathbf{Z}} \times [0:N-1]_{\mathbf{Z}} \times [0:\varphi_{\max}-1]_{\mathbf{Z}} \to \mathbf{R}$ 是整数索引(x_d, y_d, i_φ)到三维投影 $P_{3\mathrm{D}}(t_x, z_y, \varphi_i)$ 离散值的一个映射。

$$P_{\mathrm{d3D}}(x_{\mathrm{d}}, y_{\mathrm{d}}, i_\varphi) = P_{3\mathrm{D}}(t_x, z_y, \varphi_i) \tag{4-10}$$

设重建对象的离散坐标为$(x_{\mathrm{R}}, y_{\mathrm{R}}, z_{\mathrm{R}})$，其中 $x_{\mathrm{R}} \in [0:N-1]_{\mathbf{Z}}$，$y_{\mathrm{R}} \in [0:N-1]_{\mathbf{Z}}$ 且 $z_{\mathrm{R}} \in [0:N-1]_{\mathbf{Z}}$。重建对象的原点坐标为$\left(\frac{N}{2}, \frac{N}{2}, \frac{N}{2}\right)$。采用离散变量表示，有

$$\begin{aligned} \boldsymbol{r} \cdot \boldsymbol{t} &= x_{\mathrm{R}} \cos\varphi_i + y_{\mathrm{R}} \sin\varphi_i \\ \boldsymbol{r} \cdot \boldsymbol{s} &= y_{\mathrm{R}} \cos\varphi_i - x_{\mathrm{R}} \sin\varphi_i \\ \boldsymbol{r} \cdot \boldsymbol{z} &= z_{\mathrm{R}} \end{aligned} \tag{4-11}$$

加权系数表示为

$$\begin{aligned} &\frac{d_{SO}^2}{(D_{SO} + \boldsymbol{r} \cdot \boldsymbol{s})^2} \to \frac{d_{SO}^2}{(D_{SO} - x_R \sin\phi_i + y_R \cos\phi_i)^2} \\ &\frac{D_{SO}}{\sqrt{d_{SO}^2 + t^2 + z^2}} \to \frac{D_{SO}}{\sqrt{d_{SO}^2 + t_x^2 + z_y^2}} \end{aligned} \tag{4-12}$$

通过重建体素点$(x_{\mathrm{R}}, y_{\mathrm{R}}, z_{\mathrm{R}})$的射线 L 与探测器的交点$[t(\boldsymbol{r}), z(\boldsymbol{r})]$，一般都处于亚像素位置。为了获取该点的图像数据，通常采用最近邻近点法、双线性插值法、双三次插值法和 B 样条插值法等。最近邻近点法的计算公式最简单，速度最快，但对重建结果带来的误差较大；双三次插值法和 B 样条插值法的计算公式较为复杂，具有很好的重建效果，但计算速度慢；而双线性插值法的计算形式比较简单，重建效果良好，且计算速度较快，是目前各种重建算法经常采用的一种插值算法。本节出于公式简洁和仅说明问题起见，采用最近邻近点法来描述探测器在交点$[t(r), z(r)]$处的数据，设$(t_{\mathrm{d}}, z_{\mathrm{d}})$是最近邻近点，则有

$$\begin{aligned} t_{\mathrm{d}}(x_{\mathrm{R}}, y_{\mathrm{R}}, i_\varphi) &= \left[\frac{D_{SO}(x_{\mathrm{R}} \cos\varphi_i + y_{\mathrm{R}} \sin\varphi_i)}{D_{SO} - x_{\mathrm{R}} \sin\varphi_i + y_{\mathrm{R}} \cos\varphi_i} + 0.5\right]_{\mathrm{int}} \\ z_{\mathrm{d}}(x_{\mathrm{R}}, y_{\mathrm{R}}, z_{\mathrm{R}}, i_\varphi) &= \left[\frac{D_{SO} z_{\mathrm{R}}}{D_{SO} - x_{\mathrm{R}} \sin\varphi_i + y_{\mathrm{R}} \cos\varphi_i} + 0.5\right]_{\mathrm{int}} \end{aligned} \tag{4-13}$$

式中，$[\cdot]_{\mathrm{int}}$ 表示圆整操作。

FDK 重建公式中的滤波投影操作可以表示为投影数据与滤波函数进行卷积运算。以数值化计算的方式来表示卷积运算，定义滤波投影函数 $W_{\mathrm{d3D}}(x_{\mathrm{R}}, y_{\mathrm{R}}, z_{\mathrm{R}}, i_\varphi)$ 为

$$\begin{aligned} W_{\mathrm{d3D}}(x_{\mathrm{R}}, y_{\mathrm{R}}, z_{\mathrm{R}}, i_\varphi) = d \sum_{x_d=0}^{N-1} \{ & P_{\mathrm{d3D}}[x_{\mathrm{d}}, z_{\mathrm{d}}(x_{\mathrm{R}}, y_{\mathrm{R}}, z_{\mathrm{R}}, i_\varphi), i_\varphi] \cdot \\ & h[t_{\mathrm{d}}(x_{\mathrm{R}}, y_{\mathrm{R}}, i_\varphi) d - x_{\mathrm{d}} d] \} \frac{D_{SO}}{\sqrt{d_{SO}^2 + t_x^2 + z_y^2}} \end{aligned} \tag{4-14}$$

基于上述离散化的变量和函数表示，FDK 重建算法式(4-7)可写为

$$f(x_{\mathrm{R}}, y_{\mathrm{R}}, z_{\mathrm{R}}) = \frac{1}{2\pi\varphi_{\max}} \sum_{i_\varphi=0}^{\varphi_{\max}-1} \left\{ \frac{d_{SO}^2 \cdot d}{(D_{SO} - x_{\mathrm{R}} \sin\varphi_i + y_{\mathrm{R}} \cos\varphi_i)^2} \cdot \right.$$

$$\sum_{x_d=0}^{N-1}\frac{D_{SO}}{\sqrt{D_{SO}^2+t_x^2+z_y^2}}\cdot P_{d3D}[x_d,z_d(x_R,y_R,z_R,i_\varphi),i_\varphi]\cdot$$

$$h[t_d(x_R,y_R,i_\varphi)d-x_d d]\}=$$

$$\frac{1}{2\pi\varphi_{\max}}\sum_{i_\varphi=0}^{\varphi_{\max}-1}\frac{D_{SO}^2\cdot W_{d3D}(x_R,y_R,z_R,i_\varphi)}{(D_{SO}-x_R\sin\varphi_i+y_R\cos\varphi_i)^2} \tag{4-15}$$

4.2.3 FDK 算法分析

下文首先研究 FDK 算法的形式化描述和具体实现算法，然后分析该算法的计算复杂度和空间复杂度，以便后续的算法改进，并行计算和优化分析。

1. FDK 算法的形式化描述

为了简化 FDK 算法的形式化描述，在前面给出标记的基础上，再引入几个标记：以(i,j)来标记一个图像像元的行标和列标，它们的零点都以平板探测器的中心原点 O 为基准；$P_\theta(i,j)$ 和 $P_\theta^*(i,j)$ 分别表示在旋转角 θ 下的投影和滤波投影数据；$h(i)$ 来表示对第 i 行投影图像数据进行卷积操作的滤波函数。根据 FDK 算法式(4－6)及其数值化计算式(4－14)和式(4－15)，参考图 4.3 描述的锥束圆形扫描轨迹的几何坐标关系，对 FDK 算法做出如下的形式化描述，分为两步：

① 加权卷积(滤波投影)，计算公式如下：

$$P_\theta^*(i,j)=\left[\frac{D_{SO}}{\sqrt{D_{SO}^2+i^2+j^2}}\cdot P_\theta(i,j)\right]*h(i) \tag{4-16}$$

② 反投影，计算公式如下：

$$f(x,y,z)=\int_0^{2\pi}u^2P_\theta^*(p,q)\mathrm{d}\theta=\sum_\theta\omega\cdot P_\theta^*(p,q) \tag{4-17}$$

式中

$$\left.\begin{aligned}
t&=x\cos\theta+y\sin\theta\\
s&=y\cos\theta-x\sin\theta\\
u&=\frac{D_{SO}}{D_{SO}+s}\\
p&=ut\\
q&=uz\\
\Delta\theta&=\theta_{k+1}-\theta_k,\ k\in\mathbf{Z}\\
\omega&=u^2\Delta\theta
\end{aligned}\right\} \tag{4-18}$$

式中，(p,q) 表示重建体素点在滤波投影平面上的反投影点位置。$f(x,y,z)$ 表示在体素点(x,y,z) 处的重建图像数据。

假设由 M 幅 N^2 大小的投影图像重建 N^3 大小的三维图像，根据式(4－16)至式(4－18)，采用C语言伪代码描述传统的FDK算法，如图4.4所示。

```
1:  for ( i = 0; i < M; i++ )                          // 投影循环
2:  {
3:     load_projection(i)                              // 加载投影图像
4:     filter_projection(i);                           // 滤波投影，按照公式(4-16)
5:     for ( z=-N/2 ; z < N/2; z++ )
6:       for ( y=-N/2; y < N/2; y++ )
7:         for ( x =-N/2; x < N/2; x++ )
8:         {
9:            calculate t,s,u,p,q and w;               // 计算几何参数，按照公式(4-18)
10:           calculate  Pθ*(p,q);                      // 计算滤波投影的亚像素灰度值
11:           backproject the weighted value;          // 反投影，按照公式(4-17)
12:        }
13: }
14: save_volume();                                     // 存储重建图像
```

图4.4 传统的FDK算法实现

FDK算法是一种典型的滤波反投影算法。从图4.4给出的算法实现，可以明显地看出这一点：第4行是滤波投影过程，第9～11行是反投影过程。根据式(4-16)可知，投影图像滤波实际上由两个子过程组成：先加权，后卷积。由于基于角度修正的加权系数和滤波核函数的计算不依赖于具体的投影图像数据和投影图像的幅数，为了提高滤波投影计算的速度，可以预先计算某些结果存放到相应的数据表中，以便在加权和卷积运算时调用；而卷积运算则采用快速傅里叶变换(Fast Fourier Transform ,FFT)技术来实现，正因为这个原因，重建图像的尺寸N必须为2的整数次幂。为了消除由于傅里叶变换的周期性引起的信号混叠，减少重建图像重建的伪影，在卷积运算前通过补零的方式来倍增滤波器的长度，常用的倍增系数是2和4。

反投影过程位于算法的四重循环之内，包括以下子过程：依照式(4-18)，计算锥束几何参数t, s, u, p, q, w；求取滤波投影平面上反投影点(p, q)的像素值；加权累加重建体素点的灰度值。其中，反投影点像素值的计算最常采用四邻点双线性插值法。

以下将基于本节给出的原始算法实施模型，分析算法的计算和空间复杂度。

2. 计算复杂度分析

算法效率的度量有多种方式，最通用的一种方法是时间复杂度分析法[30]。这种方法剔除与计算机软硬件有关的因素，认为一个特定算法"运行工作量"的大小，只依赖于问题的规模。一般情况下，算法中基本操作重复执行的次数是问题规模n的某个函数$f(n)$，则算法的时间量度记作$T(n)=O(f(n))$，它表示随问题规模n的增大，算法执行时间的增长率和$f(n)$的增长率相同，称为算法的时间复杂度。由于算法的时间复杂度$T(n)$考虑的只是对于问题规模n的增长率，而在给定问题规模的情况下，时间复杂度无法准确描述算法运行的时间量度，若采用函数$f(n)$则可较好地描述。

众所周知，FDK算法的时间复杂度为$O(N^4)$，并且反投影过程是影响重建算法效率的瓶

颈。为了考察滤波和反投影两个子过程分别对 FDK 算法重建效率的影响，将其分解为两个计算过程来分析各自的计算复杂度。

在滤波投影过程，完成第一步加权计算需要 MN^2 次浮点乘法运算，接着沿投影图像的水平方向采用 FFT 技术逐行进行卷积运算，相关技术细节可参阅文献[31]。单个卷积运算的时间复杂度为 $O(N\,\mathrm{lb}_2 N)$，故滤波投影过程的浮点运算操作量大约是 $k_1MN^2 + k_2MN^2\,\mathrm{lb}_2 N$，$k_1$，$k_2$ 是正常数。一般来说，投影图像的幅数 $M \sim O(N)$，因此滤波过程的时间复杂度近似为 $O(N^3\,\mathrm{lb}_2 N)$。

在反投影过程中，由于 M 幅投影中的每幅投影图像都要在 N^3 个体素上进行计算处理，因此该过程的算法时间复杂度为 $O(N^4)$，成为影响 FDK 算法重建效率最至关重要的一个步骤。反投影过程的浮点运算操作量远远高于滤波投影过程的计算量，众多研究者也正是主要通过优化反投影计算过程，来提高三维图像重建的速度。前已述及，时间复杂度无法描述给定规模下的算法运行时间量度，为了分析反投影过程的算法效率，采用函数 $f(n)$ 来建模，定义 $f(n)$ 为反投影过程中的浮点运算操作的次数。

反投影过程涉及的浮点运算操作有加法(FADD，减法相当于做加法)，乘法(FMUL)，除法(FDIV)，三角函数计算和圆整操作。第一个子过程几何参数计算的浮点运算操作次数主要依据式(4-18)计算。须补充一点，由于公式坐标和图像坐标表示方法存在的差异，根据公式(4-18)计算好的(p, q)需要进行适当的偏置以获得图像索引坐标；在第二个子过程，反投影点像素值计算采用双线性插值，相当于进行 3 次线性插值，而每个线性插值过程需要 2 次加法和 1 次乘法。进行反投影点的位置标识需要 2 次圆整操作；第 3 个子过程加权累加的浮点运算操作次数可依据式(4-17)计算。

表 4.1 列出了反投影过程中 3 个子过程的浮点运算操作量。由于加法、乘法和除法等几种浮点运算所消耗的计算时间不尽相同，因此可对这几种不同的浮点运算操作赋以不同的权值。以一个 FADD 来表示一次浮点运算操作(Floating-point Operation，FLOP)，参照 IA32 x87 Floating-point Instructions 中各指令的执行时间[32]，近似认为一个 FMUL 相当于 1.5 次 FLOP，一个 FDIV 相当于 4 次 FLOP，一个三角函数相当于 16 次 FLOP，而一次圆整操作相当于 6 次 FLOP。因此，反投影过程中的浮点运算操作量为

$$(14\times 1 + 12\times 1.5 + 1\times 4 + 2\times 16 + 2\times 6)MN^3\,\mathrm{FLOP} = 80MN^3\,\mathrm{FLOP}$$

表 4.1　反投影过程的浮点运算操作量

反投影	FADD	FMUL	FDIV	三角函数	圆　整
计算几何参数	$5MN^3$	$8MN^3$	MN^3	$2MN^3$	0
计算反投影点	$8MN^3$	$3MN^3$	0	0	$2MN^3$
加权累加	MN^3	MN^3	0	0	0
小　计	$14MN^3$	$12MN^3$	MN^3	$2MN^3$	$2MN^3$

3. 空间复杂度分析

FDK 算法的运算数据量非常大，涉及多个数据表的数据结构，主要有以下 4 种。

(1) 滤波加权系数

该表主要用来存储滤波投影过程中预先计算好的加权系数，以便在滤波加权计算时重复调用。它的数据存储量仅与投影图像大小 N 有关，而与投影图像幅数和其他几何参数无关。滤波加权系数采用按行逐列的连续方式进行存储，整个数据表所占存储空间大小为 N^2。

(2) 滤波投影数据

该表主要用来加载投影图像数据文件，并进行滤波处理。滤波后的图像数据仍然存储在该表占有的空间。在对该滤波投影数据完成所有待重建点的反投影处理后，可在原存储空间位置重复加载下一幅投影图像，进行相同的处理，直到完成所有投影图像的滤波反投影。很显然，这种存储空间的占用模式是一种原地工作的方式。与滤波加权系数数据表存储方式相类似，滤波投影数据仍采用按行逐列的连续方式进行存储，整个数据表所占存储空间为 N^2。

(3) 重建图像数据

该表主要用来存储待重建的三维图像数据。表中所有数据的初值设为零，在对每幅滤波投影图像进行反投影处理的过程中，该表用于存储所有待重建点反投影计算的加权累加中间结果，最终得到三维重建图像。重建图像数据采用按层逐行逐列的连续方式进行存储，整个数据表所占的存储空间为 N^3。

(4) 反投影几何参数数据

该表主要用来存储反投影过程中的锥束几何参数数据。传统的 FDK 算法实现模型不使用该表，而采用逐点(重建点)计算锥束几何参数的模式。该表的引入是为了避免反投影过程中出现的部分重复运算，从而加快反投影计算速度。

综合分析上述数据表，可知传统 FDK 算法的空间复杂度为 $O(N^2+N^2+N^3)\sim O(N^3)$。对目前常用的几种三维图像尺寸 $N=256$, 512, 1 024，若图像数据以单精度浮点数据类型来表示，则重建图像需要的存储空间分别为 64 M，512 M 和 4 096 M 字节。由此可见，FDK 算法的存储空间消耗是很大的，在具体实施过程中，必须结合计算机软硬件环境的限制，合理地重新组织和划分重建图像数据，以高效地利用相关计算资源，达到快速重建的目的。

4.3 FDK 算法的改进

4.3.1 几何关系计算优化

在 Windows 操作系统平台上，利用 Intel 提供的程序运行分析工具 VTune™ Performance Analyzer，对根据图 4.4 给出的重建代码进行分析，发现位于四重循环之内的反投影代码段的运行时间占整个重建过程的 98% 以上。因此本节主要针对反投影过程进行优化，来提高重建算法的效率。常用的 FDK 三维图像重建优化方法主要有以下几种手段。

1. 几何变量分离法

如果直接实施 FDK 算法，必然在四重循环内的反投影过程中计算 t, s 等锥束反投影几何参数，这是一些非常费时的乘法和三角函数运算。分析反投影计算公式(4-17)至式(4-18)，可发现在其中存在大量的冗余计算。首先，三角函数的求取只与投影角度 θ 有关，因此可以将三角函数的计算提取到投影循环层内实现，其计算复杂度降为 $O(M) \sim O(N)$。其次，t,s,u,p,w 等反投影几何参数的求解是只与投影角度 θ 和重建点的位置 x，y 有关，而与 z 无关。因此，反投影之前完全可以将这些锥束几何参数预先计算好存放在一个表格中，这个表格就是反投影几何参数数据表。在反投影过程计算时仅需要查找相应的反投影参数，避免了大量的重复计算。

将圆锥射束几何关系从滤波反投影循环过程中分离出来，独立地计算几何映射关系，建立反投影几何参数数据表，这是一种简单高效的优化方法，可大大减少计算量，提高重建效率。反投影几何参数数据表的建立有以下两种计算模式：

① 即时计算。在投影循环层内，实时计算反投影几何参数，这种方法采用的是"时间换空间"策略，该表占用内存存储空间的复杂度仅为 $O(N^2)$。

② 文件加载。由于反投影几何参数与投影图像数据无关，因此可以预先计算好所有投影位置的反投影几何参数，采用文件形式进行存储。在反投影循环层之前，加载相应的参数文件建立反投影几何参数数据表。该表占用内存存储空间的复杂度为 $O(N^2)$，占用外部存储空间的复杂度为 $O(N^3)$，是一种"空间换时间"的策略。虽然通过文件加载来建立反投影几何参数数据表具有较高的重建效率，但著者认为一般不宜采用这种方法。其原因有：一方面，这种方法与其带来的效率提升相比系统资源开销过大，如为存储重建 512^3 图像的反投影几何参数，需要占用上 GB 的磁盘空间；另一方面，它限定了圆锥射束几何关系，若扫描重建参数发生变化，需要重新计算数据表，使重建算法丧失了一定的灵活性。

2. 增量法

几何变量分离法将重建点二维坐标 (t,s) 的旋转计算从反投影过程中分离出来，有效地降低了计算量，但其中仍存在大量的乘法运算，直接计算一组 (t,s) 需要 4 次乘法和 2 次加法。实际上，可利用相邻重建体素点之间的数据相关性，采用增量算法来计算几何参数 (t, s)，仅需要 2 次加法即可。反投影点地址参数 q 在 Z 向的相邻重建体素点之间具有很强的数据相关性，因此也可以采用增量法计算，即用一次加法来替代其乘法运算。采用增量法大大减少了算法内部循环在计算中的时间复杂度。

3. ROI 设置

ROI(Region Of Interest，感兴趣区域) 法是图像重建中一种非常实用的降低计算量的优化方法[33]。使用某些先验知识来生成图像重建的 ROI 边界范围，如球形域或柱形域等，仅重建位于 ROI 边界范围内体素点，而忽略那些位于 ROI 之外的体素点。采用内切柱形域 ROI 可将重建体素的数目减少至原始数目的 $\pi/4$，而采用内切球形域 ROI 可减少至原始数目的 $\pi/6$。

ROI 区域边界的计算可以从滤波反投影过程中完全分离出来，提前单独进行计算，且不依赖于投影图像的角度位置。柱形和球形域 ROI 边界范围的计算常采用 Bresenham 画圆算法[34]，其计算速度非常快，引入的时间消耗可以忽略不计。因此，近似认为采用内切柱形 / 球形域 ROI，反投影过程的计算量分别为原始算法计算量的 $\pi/4$ 和 $\pi/6$。

综合上述方法，图 4.5 给出了初步优化FDK算法的C语言伪代码。为方便叙述问题，最内三层的循环变量范围暂不考虑 ROI 边界，仍以原始图像的大小进行循环计算，黑体部分表示与图 4.4 所示传统的 FDK 算法的不同之处。

```
1: build_ROI_boundary(bnd);                       // 建立 ROI 边界表
2:  for ( i = 0; i < M; i++ )                     // 投影循环
3:  {
4:   load_projection(i)                           // 加载投影图像
5:   filter_projection(i);                        // 滤波投影，按照公式(4-16)
6:     build_bp_para_tab(x,y);                    // 建立反投影几何参数数据表
7:     for ( z = -N/2 ; z < N/2; z++ )
8:     for ( y = -N/2; y < N/2; y++ )
9:     for ( x = -N/2; x < N/2; x++ )
10:    {
11:              lookup u, p and w;               // 查找反投影几何参数和加权系数
12:              calculate q;                     // 增量计算地址参数 q
13:              calculate  P_θ*(p,q);            // 计算滤波投影的亚像素灰度值
14:              backproject the weighted value;  // 反投影，按照公式(4-17)
15:           }
16: }
17: save_volume();                                // 存储重建图像
```

图 4.5　初步优化的 FDK 算法

简单分析初步优化后 FDK 算法的浮点运算操作量。与本章 4.2.3 小节的分析法相类似，首先分析计算复杂度最高的反投影过程(见图 4.5 第 11～14 行)的浮点运算操作量。由于采用几何变量分离法和增量法来计算锥束投影几何参数，在反投影循环阶段几何参数的计算只需要一次浮点加法即可，而其他两个子过程的浮点运算量均不变，参阅表 4.1，故优化后的反投影过程需要 $10MN^3$ 次 FADD，$4MN^3$ 次 FMUL 和 $2MN^3$ 次圆整浮点操作。其浮点运算操作量为

$$(10\times1+4\times1.5+2\times6)MN^3\,\text{FLOP}=28MN^3\,\text{FLOP}$$

再来考察反投影几何参数计算过程(见图 4.5 第 6 行) 的浮点运算操作量，易知这个过程的计算复杂度为 $O(MN^2)\sim O(N^3)$。在三重循环内采用增量法来计算(t,s) 旋转坐标参数，仅需要 2 次浮点加法，而其他几何参数计算的浮点运算操作可根据式(4-18) 进行统计，最终得到反投影几何参数的计算需要 $5MN^2$ 次 FADD，$4MN^2$ 次 FMUL 和 MN^2 次 FDIV，其浮点运算操作量为

$$(5\times1+4\times1.5+1\times4)MN^2\,\text{FLOP}=15MN^2\,\text{FLOP}$$

由上面的分析结果可知，初步优化后 FDK 算法的主要计算矛盾仍然在反投影过程，几何参数计算的浮点运算操作量远远小于反投影过程，仅相当于它的 $15/28N$，对于常用的三维图像重建尺寸 $N=256\ 512$，其比例仅分别为 2‰ 和 1‰。国内一些学者研究了利用投影几何对称性来实现扇束 CT 快速重建[35]，并拟将该方法推广至锥束三维重建算法中，本节的分析表明利用对称性这种方法对于提高三维图像重建的速度是不适用的，因为它只加速了反投影几何

参数的计算过程,而对整个重建算法的性能提升意义并不明显。

若施加内切柱形域 ROI,则几何参数和反投影过程的浮点运算操作量之和为

$$(28MN^3+15MN^2)\times\pi/4\approx(22.0MN^3+12.6MN^2)\text{FLOP}$$

与前面分析的原始算法反投影过程的浮点运算操作量相比,本节给出的常规优化方法浮点运算操作量仅为原始算法的 1/4,具有较高的计算效率。尽管如此,FDK 算法的计算量仍然十分巨大,耗时长久,尚须进一步改进。

4.3.2　投影图像插值优化

前面的改进方法主要针对反投影过程的几何参数计算进行了优化,而在求取反投影点亚像素灰度值的计算过程没有采取任何优化措施,使这部分计算成为最为耗时的一个环节。依据表 4.1 给出的分析数据来看,该环节的浮点运算操作量为(不考虑 ROI 设置,以下若非特殊声明,均指此类情形)

$$(8\times1+3\times1.5+2\times6)MN^3\text{FLOP}=24.5MN^3\text{FLOP}$$

占初步优化后反投影过程的总浮点运算操作量的 87.5%。

因此,如何优化反投影点亚像素灰度值的计算过程,对于加速反投影过程,实现三维图像快速重建,具有重要意义。基于滤波投影图像细分的技术是一种较好的解决方案,常用的实现手段是预插值 + 最近邻近点查找的方法,它通过预先对滤波投影图像的行、列数进行细分,达到与双线性插值算法近乎一致的计算结果。该方法避免了部分重复的插值运算,将亚像素灰度值求取的时间复杂度从 $O(MN^3)$ 降到了 $O(MN^2)\sim O(N^3)$,而重建体素反投影点的灰度值计算则退化为一次在细分图像上的二维最近邻近点映射查找操作。

分析基于图像细分优化方法的反投影过程的浮点运算操作量。二维最近邻近点的映射计算需要两次浮点加法、两次浮点乘法和两次圆整操作,而反投影几何参数的增量计算和重建体素点的加权累加计算只需要两次浮点加法和一次浮点乘法,故反投影过程的浮点运算操作量为

$$(4\times1+3\times1.5+2\times6)MN^3\text{FLOP}=20.5MN^3\text{FLOP}$$

它大大减少了反投影过程最内层循环的浮点运算操作量,但同时引入了滤波投影图像预插值的额外计算任务。假设图像细分次数为 N_s,则每幅图像细分需要进行 $(4^{N_s}-1)N^2$ 次线性插值计算,而将全部滤波投影图像进行细分,需要的浮点运算操作量为

$$(2\times1+1\times1.5)(4^{N_s}-1)MN^2\text{FLOP}=3.5(4^{N_s}-1)MN^2\text{FLOP}$$

采用基于图像细分的优化方法会引起重建图像质量的退化,适度增加图像细分次数 N_s,可在一定程度上解决这个问题。但随着 N_s 的变大,重建计算量迅速增加。一般取 $N_s=2$,并综合利用上节提到的优化方法,同时施加内切柱形域 ROI,反投影过程的浮点运算操作量约为

$$20.5MN^3\times\pi/4+[3.5(4^{N_s}-1)+15\times\pi/4]MN^2\approx(16.1MN^3+64.3MN^2)\text{FLOP}$$

4.3.3　图像重建顺序优化

影响图像重建效率的因素除了浮点运算操作量的大小,还与数据内存的调度方式有着非

常重要的关系。重建数据的连续内存分配和访问有助于数据访问性能的最优化，缩短数据加载时间并提高重建速度。本节将从进一步减少浮点运算操作量和提高数据内存访问速度两方面考虑，给出一种优良的FDK实现算法。

在反投影点灰度的插值计算中也存在重复计算的问题。传统FDK算法丢弃了重建图像数据间的相关性，对每个重建体素反投影点的灰度计算都要进行一次滤波投影平面上的双线性插值运算。针对这一问题，这里给出一种Z线优先重建法，通过充分利用Z向重建数据的相关性来简约插值计算[36]。该方法基于如下原理：因为反投影点地址参数p值与Z无关，重建图像空间的每条Z线可映射为滤波投影平面上的一条u向亚像素线，将该线标记为L，L可由两条相邻的u线进行线性插值得到，如图4.6所示。若对Z线上各重建体素的反投影点进行计算，只须在L上进行相邻两点的线性插值即可。

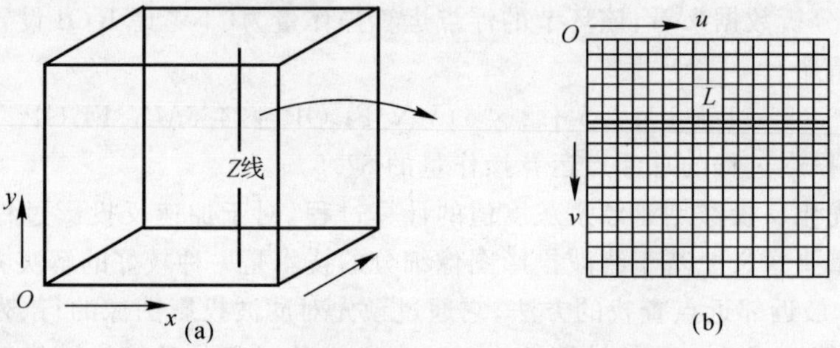

图4.6　三维图像重建中的Z-L线映射关系

(a) 重建图像空间的Z线；(b) 滤波投影平面的L线

原先的三维重建图像数据以一维的单精度浮点数数组进行存储，其存储顺序是先x，再y，最后是z，如图4.7(a)所示。为了与Z线优先重建法相适应，必须调整重建图像的内存存储方式，仍以一维数组存储，但其存储顺序改为先z，再x，最后是y，如图4.7(b)所示。

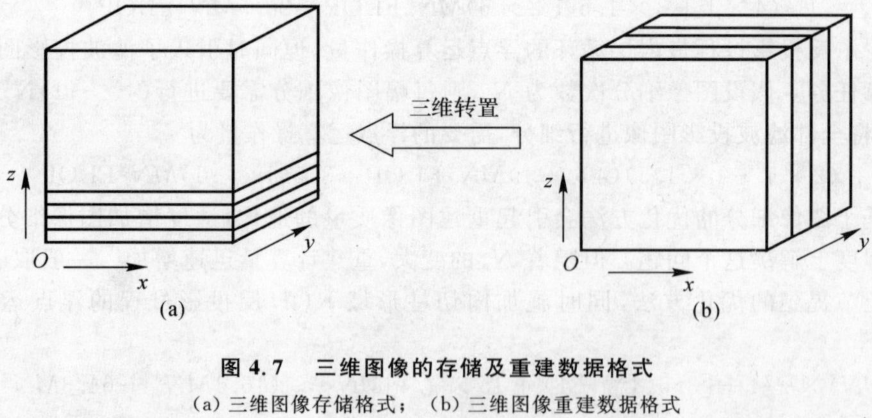

图4.7　三维图像的存储及重建数据格式

(a) 三维图像存储格式；(b) 三维图像重建数据格式

这种存储模式使得在反投影过程中对重建数据(包括滤波投影、L线和重建体素数据等)的内存访问非常连续，特别便于数据并行处理与预取指令操作。完成重建计算以后，对重建的图像进行三维转置，即可得到原切片方向的三维图像模型。

图 4.8 给出了 Z 线优先重建法的 C 语言伪代码。第 9 行 L 线的计算采用一维线性插值法，而第 10 行则描述了由 (x, y) 定义的 Z 线反投影过程。

```
1:  for(i = 0; i < M; i++)                          // 投影循环
2:  {
3:     load_projection(i)                           // 加载投影图像
4:     filter_projection(i);                        // 滤波投影,按照公式(4-16)
5:     for(y = -N/2; y < N/2; y++)
6:  for(x = -N/2; x < N/2; x++)
7:  {
8: 计算反投影几何参数; // 增量法计算 t,s, 其余按照公式(4-18)
9: 计算 L 线;                                       // Z-L 映射计算
10:     z_line_backprojection(x, y);                // Z 线反投影
11:     }
12: }
13: 3D_transpose();                                 // 三维转置
14:  save_volume();                                 // 存储重建图像
```

图 4.8　Z 线优先重建法

分析 Z 线优先重建法的浮点运算操作量。与原始算法的双线性插值过程相比，仅插值运算的计算量就减少了约 1/3，同时将反投影地址参数 p 的圆整操作从 MN^3 次降到了 MN^2 次，而插值精度不受任何损失。与几何查找表方式相类似，Z 线优先重建法也将锥束几何关系从反投影循环过程中分离出来，避免了中间重建参数的重复计算问题，而且它不需要额外的内存开销。表 4.2 给出了 Z 线优先重建法反投影各环节的浮点运算操作量。

表 4.2　Z 线优先重建法反投影过程的浮点运算操作量

反投影	FADD	FMUL	FDIV	圆　整
计算几何参数	$5MN^2$	$4MN^2$	MN^2	0
计算 L 线	$2MN^3+MN^2$	MN^3	0	MN^2
Z 线反投影	$5MN^3$	$2MN^3$	0	MN^3
小　计	$7MN^3+6MN^2$	$3MN^3+4MN^2$	MN^2	MN^3+MN^2

Z 线优先重建法反投影过程的总浮点运算操作量为

$$(7MN^3+6MN^2)\times 1+(3MN^3+4MN^2)\times 1.5+MN^2\times 4+(MN^3+MN^2)\times 6=(17.5MN^3+22MN^2)\text{FLOP}$$

若施加内切柱形域的 ROI，则其浮点运算操作量为

$$(17.5MN^3+22MN^2)\times \pi/4\approx(13.8MN^3+17.3MN^2)\text{FLOP}$$

4.3.4 几种优化方法的比较

现在从FDK算法的主要计算矛盾和效率瓶颈——反投影过程的加速——入手给出多种三维图像重建优化方法,有效降低了重建计算的浮点运算操作量,提高了三维图像重建的速度。

几何变量分离法是一种简单实用的优化方法,配合增量法和ROI技术,通过对锥束投影几何参数的分离单独计算,显著降低了反投影过程的计算复杂度,具有较高的重建计算效率。由于在几何参数查找表和反投影重建等过程中需要频繁切换,因而其对内存数据的访问不是非常连续的,影响重建效率的进一步提升。几何变量分离法仅仅对原始重建算法的计算顺序和空间做出了调整,因此它具有与原始算法近乎相同的重建精度。

基于图像细分的优化方法是在几何变量分离法的基础上,针对反投影点灰度的计算,利用滤波投影图像预插值和最近邻近点查找的方法,降低反投影过程的浮点运算操作量,使其仅为单独采用几何变量分离法的73%左右。由于滤波投影图像的细分,反投影数据的内存访问变得更加不连续。受最近邻近点查找法的影响,图像重建精度与原始算法相比有一定的精度损失,本章最后将对此进行评估。

Z线优先重建法是一种行之有效的快速三维图像重建算法,通过更改三维图像的存储方式和重建顺序,引入滤波投影平面上的L线,并建立重建空间Z线到L线的映射关系,将Z线上重建体素点的反投影过程简化为L线上的线性插值和加权累加计算。Z线优先重建法采用即时原地计算的方式计算锥束投影几何参数,不但避免了几何参数的重复计算问题,而且节省了几何参数查找表的存储空间,有利于提高内存数据访问性能。它还解决了反投影点灰度信息计算中存在的重复插值问题,与几何变量分离法相比较,其反投影过程的浮点运算操作量仅为62.7%。在本章提到的几种优化方法,Z线优先重建法的浮点运算操作量最小。L线的引入、合理的数据组织与划分,使Z线优先重建法的数据内存访问非常连续,有利于三维图像重建速度的提高。此外,由于Z线优先重建法是原始算法的一种变形计算,因此也具有很高的重建精度。

表4.3对比分析了本章提出的几种FDK优化方法。通过上面分析可知,Z线优先重建法具有计算量小、内存访问连续、重建速度快且精度高等优良特性,非常便于数据并行处理。

表4.3 几种FDK三维图像重建优化方法的比较

	主要优化环节	计算量	内存访问	重建速度	重建精度
原始算法	无	很　大	不连续	很　慢	标　准
几何变量分离法	锥束几何参数计算 ①	大	不连续	较　快	高
图像细分法	反投影点信息计算 ②	较　大	很不连续	较　快	较　高
Z线优先重建法	① 和 ②	小	连　续	快	高

4.4　FDK 算法的并行化

4.4.1　三维图像重建的 SIMD 并行计算

1. 并行计算技术

虽然并行计算技术已经发展了很多年，但是并行应用程序的开发是一个很复杂的任务。首先它很大程度上依赖于可用的硬件平台、软件工具和环境等；其次，并行软件开发人员必须面对串行程序开发中不会遇到的问题，这些问题涉及任务分解、通信同步、数据划分和分配、负载平衡、容错、异构和内存等系统资源的访问、占用与释放等。总之，随着计算任务规模的扩大和系统资源变化的多样性，并行应用程序的开发难度越来越高。

在现代计算机中，并行计算表现为微架构技术、向量数据操作、组件和系统 4 个层次。各 CPU 厂商采用了不同的微架构技术，为提高 CPU 的计算处理性能，在最底层硬件技术上都采用了并行机制。向量数据运算是一种行之有效的并行运算方式，通常分为单指令单数据流(SISD)、单指令多数据流(SIMD)、多指令单数据流(MISD)和多指令多数据流(MIMD)四类。如何将复杂、大规模的串行计算过程分解转换成对多个子任务的并行操作，这是组件级并行层次。在更高层次的系统级上，将多台计算机通过网络连接起来，使它们像一个单一的计算机那样工作，这就是通常所说的集群[37]。

并行程序可以归纳为一些有明确定义的不同编程模型，计算资源和问题本身的并行类型决定模型的选择。并行编程中常用的模型有以下几种。

(1)主从模型(Master/Slave)

主从模型包括两个主要部分：主任务和多个从任务。主任务主要负责将问题分解为多个小的任务，并将这些任务分配给多个从进程，同时收集各个子问题的解，将其汇总得到计算的最终结果。从进程执行一个很简单的消息循环：接收消息、进行计算、向主进程发送结果。

(2)数据并行模型(Data Parallelism)

数据并行模型是一种普遍使用的并行模型，包含两级层次：单指令多数据流(SIMD)和单控制多数据流(SPMD)。SIMD 模型是在每条指令里对多个数据进行相同操作，为保证指令执行的高效并行性，一般要求数据的存储位置尽可能的连续；SPMD 模型是利用多个进程执行同一段代码，但是处理的数据不同。这种方法需要将应用程序数据分配到不同处理器。

(3)数据流水线(Data Pipelining)

这是一种细分粒度更高的并行机制，它建立在功能划分的基础上，首先确定出算法的任务(它们能进行并发操作)，然后每个处理器执行整个算法的一小部分。流水线是一种最简单、最常用的功能划分模型。

(4)分治策略(Divide and Conquer)

分治策略是将一个问题分解成两个或两个以上的子问题，然后独立地解决每一个子问题，最后将这些结果综合起来就得到最后的解。一般情况下，这些小问题和原始问题的实质一样，只不过规模变小了,这样就可以通过递归方法来解决。分治策略中常见的三种计算操作是:分解、计算和汇总。程序被组织成一种虚拟树的结构,一些进程派生出子任务,并且汇总这些子任务的结果得到一个综合解。计算任务实际上是由虚拟树上的叶子节点完成的。

(5)混合模型(Hybrid Model)

各种不同并行模型之间的划分有时候非常模糊。在某些应用中,需要综合使用不同的并行模型,将数据并行和任务并行混合起来同时使用,或在同一程序的不同部分使用,这种做法在并行应用程序开发中是一种行之有效的方法。

2. SIMD 并行计算

单指令多数据流(SIMD)技术是数据并行计算的一种有效方式,它通过定义一个简单灵活的软件模型提高并行计算程度。现在基于 CPU 的短向量计算模型,研究其三维图像重建的数据级并行计算技术。

基于 IA-32 架构的 Intel CPU 具有 32 位线性地址寻址能力,包含 8 个 32 位的通用寄存器、6 个 16 位的段寄存器、8 个 80 位的 x87 FPU 寄存器、8 个 64 位的 MMX 寄存器(与 FPU 寄存器共用)、8 个 128 位的 XMM 寄存器和一些状态字控制寄存器等,其基本执行环境如图 4.9 所示。通用寄存器和段寄存器构成了算术逻辑部件(Arithmetic Logic Unit, ALU),通用的计算机指令仅支持 ALU 和 FPU 寄存器的数据操作,其计算模型为标量形式。为了支持数据向量计算,Intel 提供了 MMX™,SSE/SSE2 三套指令集来并行操作位于 MMX 和 XMM 寄存器的紧缩类型数据[38]。

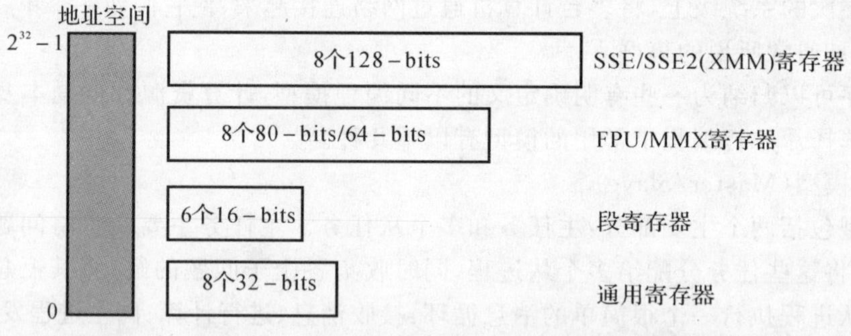

图 4.9　基于 IA-32 架构 CPU 的基本执行环境(简化模型)

MMX™ 技术首先出现在 Pentium Ⅱ 处理器族,其指令集通过处理位于 MMX 寄存器中的紧缩字节、字和双字来执行 SIMD 操作。SSE 技术首先出现在 Pentium Ⅲ 处理器族,其指令集可处理位于 XMM 寄存器中的紧缩单精度浮点数和位于 MMX 寄存器中的紧缩类型整数。SSE 指令着眼于处理单精度浮点数阵列,包括 3D 几何、3D 渲染和视频编码/解码等应用。SSE2 技术首先出现在 Pentium 4 和 Intel Xeon 处理器。SSE2 指令可操作的数据类型有位于 XMM 寄存器的紧缩双精度浮点数,位于 MMX 和 XMM 寄存器的紧缩类型整数。SSE2 整数指令集以两种方式扩展了整数的 SIMD 操作:增加新的 128 位 SIMD 整数操作;扩展了所有 MMX™ 和 SSE 技术的 64 位 SIMD 整数操作,可在 128 位的 XMM 寄存器中完成数据并行操作。SSE2 指令集主要用于操作双精度浮点数阵列的应用,诸如 3D 图形学和科学数据处理。混合使用 MMX™,SSE/SSE2 技术,为操作整数和浮点数阵列及其流式数据提供了丰富的 SIMD 指令集，有效地利用这些数据并行操作指令，能显著地提升运行于 IA32 处理器的应用程序性能。

在 FDK 算法中，图像数据均采用单精度浮点数据类型来表示，因此一个 XMM 寄存器能够存储 4 个图像数据，其数据类型相应地是紧缩单精度浮点数，如图 4.10 所示。使用 SSE/SSE2 指令对其进行并行处理，可大大地加快图像重建运算速度。

数据4	数据3	数据2	数据1	XMM寄存器
127　96	95　64	63　32	31　0	

图 4.10　图像数据的紧缩单精度浮点数据类型表示

执行 SSE/SSE2 指令时，如果内存操作数未能在 CPU 的高速缓存里命中，且其对应的四个浮点数据的内存存储位置又不连续，那么内存访问延迟所带来的性能损耗将会成为影响程序运行效率的主要矛盾：CPU 计算处理速度甚至高于内存提供数据的速度，造成 SSE/SSE2 执行单元处于数据等待状态，降低了 CPU 利用率。对于 IA32 架构的 CPU，一次读写 16 字节且边界对齐的内存数据是最为有效的内存访问方式，可充分发挥利用内存访问性能的带宽，获取最佳的内存访问速度。在本章 4.3.4 小节分析比较了几种 FDK 优化方法的优缺点，可知 Z 线优先重建法的内存访问形式特别连续，重建数据的读写效率最高，最便于数据并行处理，因此本节主要研究 Z 线优先重建法的数据级并行计算技术。

Z 线优先重建法的核心数据结构是 L 线，它是由两条相邻的 u 线进行线性插值得到的。为了提高 L 线的求取速度，一方面根据待重建的 Z 线上下限，调整 Z-L 的映射区间，以减少不必要的计算；另一方面采用预取指令的方式将两条 u 线和 L 线的内存数据全部加载至 CPU 的高速缓存，提高相关数据的高速缓存命中率，缩短内存数据访问时间。因为每条数据线占 $4N$ 字节的存储空间，当 $N=512$ 时，两条 u 线和 L 线共占用 6K 字节。现有 Pentium 4 CPU 的 L2 缓存容量已达到 2M 字节，故可以用预取指令将三条数据线的内存数据一次加载至 $L2$ 缓存。采用 SSE 的紧缩单精度浮点数操作指令来完成 L 线的快速并行计算。在计算好 L 线后，利用 SSE2 的紧缩整数操作指令以及 SSE 的紧缩单精度浮点数操作指令，依次并行计算 Z 线上每四个相邻重建体素反投影点的灰度信息，并进行相应的加权累加计算。图 4.11 用 UML 活动图的形式给出了 Z 线优先并行重建法反投影过程的 SSE/ SSE2 技术实现过程。

采用 Z 线优先并行重建法，通过合理组织与划分重建数据，充分利用了相邻数据的相关性，提高内存数据的高速缓存命中率，大大缩短了内存访问时间。Z 线优先重建法的数据结构特别适合进行 SIMD 并行计算，这对于三维图像的快速重建实现具有十分重要的意义。

三维图像重建的滤波过程也可采用数据并行计算模式进行加速。滤波由加权和卷积两个过程组成。加权计算采用 SIMD 模型，利用 SSE 指令进行并行数据处理；而卷积运算则有两种并行处理方式。一种是细粒度的并行计算，即将卷积计算中的核心代码段 FFT 函数，用 Intel 算法加速包中的 nspcrFftNip 函数进行替代，该函数专门针对 Pentium CPU 进行了 SSE 并行优化计算。另一种是粗粒度的并行计算，将待进行卷积运算的图像数据按行(列)每相邻四个像素打包为一个紧缩单精度浮点数，然后用 SSE 指令改写 FFT 函数，也可实现投影图像卷积运算的数据并行计算。

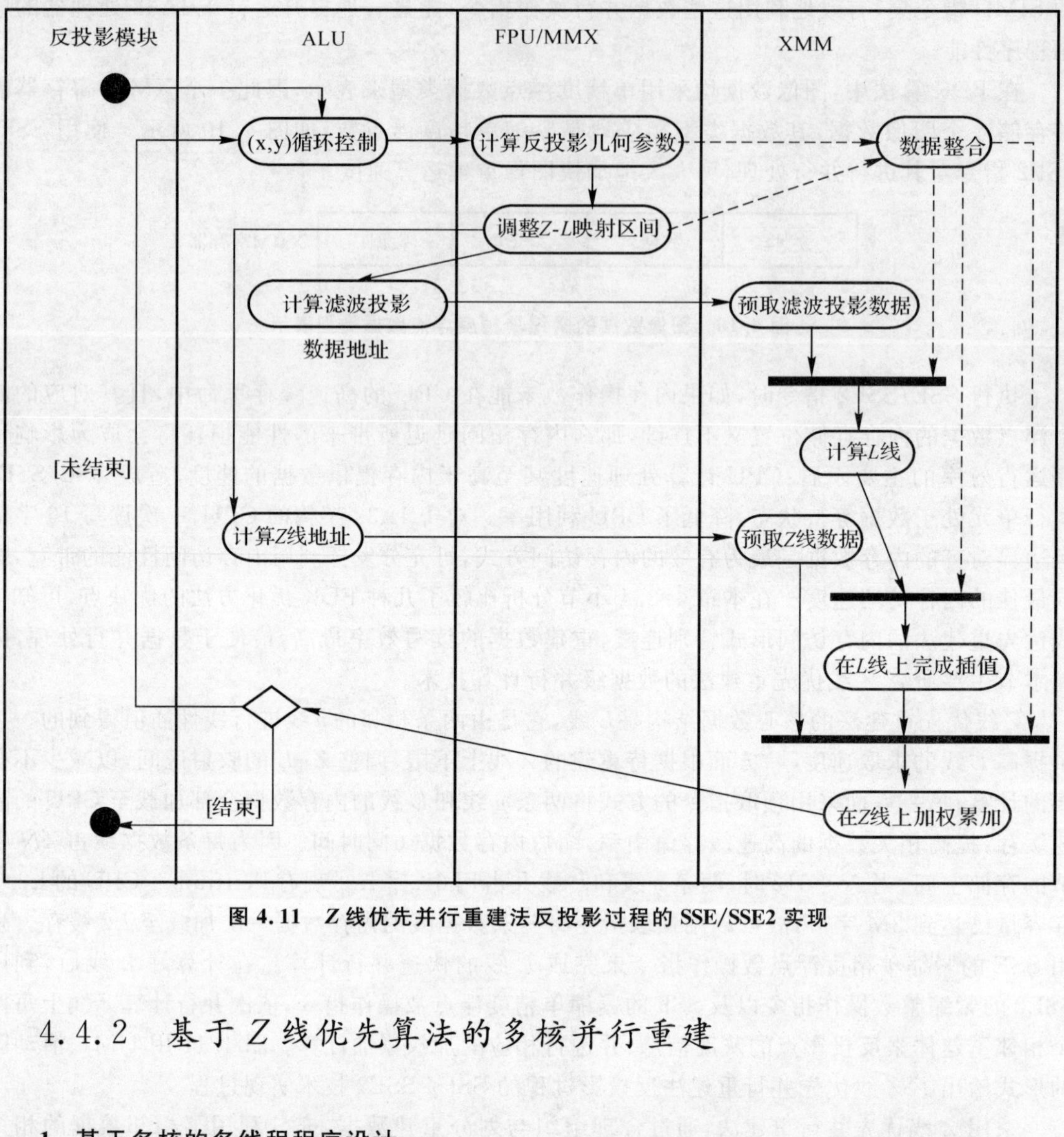

图 4.11 Z 线优先并行重建法反投影过程的 SSE/SSE2 实现

4.4.2 基于 Z 线优先算法的多核并行重建

1. 基于多核的多线程程序设计

随着 CPU 技术的发展，目前双核和四核 CPU 已经普及，而六核 CPU、八核 CPU 也将很快得到广泛应用。因此，研究多核计算机中的并行计算方法，是一个具有应用前景和实际价值的项目。多核处理器表示在单个物理处理器内集成多个核，处理器能够提供的核的数量越多，就意味着能够利用的硬件线程的数量也越多，多核处理器硬件随着协议的更新和逻辑的改进而不断发展。要在软件中实现多线程，就必须妥善解决各线程之间的同步互斥问题。

要采用多线程并行程序设计模型来设计应用程序，就需要对整个处理流程进行重新考虑，将应用程序看做是众多相互依赖的任务的集合。将应用程序划分成多个独立的任务，并确定这些任务之间的相互依赖关系的过程就称为分解(Decomposition)[39]。分解问题的方式主要有 3 种：任务分解、数据分解和数据流分解。这 3 种不同的分解方式分别代表了不同风格的设计方法。

(1)任务分解

对应用程序根据其执行的功能进行分解的过程称为任务分解(Task Decomposition)。任务分解是一种能够简单实现并行执行的方法。根据这种方法,能够对众多的独立任务进行分类。如果其中两个或多个任务能够同时运行,那么就应该对其进行适当的调度,形成两者之间的并发执行。但是,一般情况下,需要对通过任务分解方式分解出来的任务进行一些修改,从而避免它们之间的冲突,并且标识这些任务不再是串行执行的。

(2)数据分解

数据分解也称为数据级并行(Data-level Parallelism),是将应用程序根据各任务所处理的数据而非按任务的天然特性来进行分解的方法。一般来讲,能够按照数据分解方式进行分解的应用程序都包含多个线程,这些线程分别对不同的数据对象执行相同的操作。对于一个可并行执行的问题来讲,数据分解方式会采用两个线程来实现,每个线程执行一半的计算量,或者采用多个线程实现,每个线程执行 $1/n$ 的计算量。这种方法显然比只采用一个线程来执行所有的计算量要更加高效。

(3)数据流分解

当对一个问题进行分解的时候,关键问题不在于采用一些什么任务来完成这个工作,而在于数据在这些任务之间是如何流动的。这种时候就需要采用数据流分解方式,根据任务之间的数据流关系对问题进行分解。

因为多线程技术支持多个操作同时执行,所以能够显著提高程序性能。而常见的并行程序设计模式有以下几种:

①任务级并行模式。很多情况下,要实现并行执行,最好的方法就是根据任务本身来直接实现。这时,任务级并行模式是最有效的设计模式。在任务级并行模式里,问题被分解成许多独立执行的任务集合。但是经常需要消除各任务之间的相关性,或者通过复制的方法将相关性分享出来。适用任务级并行模式的问题包括所谓的密集并行问题和复制数据问题。密集并行问题指各线程之间不存在相关性的问题;复制数据问题指线程之间的相关性可以通过修改个别线程的方法来消除的问题。它对应的分解方式为任务分解。

②分治模式。分治模式将问题分解成众多的并行子问题,其中每个子问题都可以单独解决。当每个子问题都处理完毕时,这些子问题的结果就可以聚合成最终的解决方案。因为每个子问题都能够单独解决,所以它们可以并行执行。分治模式一般对负载平衡问题解决得比较理想,并且具有良好的局部性。它对应的分解方式为任务分解或数据分解。

③几何分解模式。几何分解模式是将所要解决问题中使用的数据结构并行化。在几何分解模式中,每个线程只负责一些数据块上的操作。它对应的分解方式为数据分解。

④流水线模式。流水线模式的思想来源于装配线。流水线模式将计算分解成一系列的流水站,每个线程分别负责不同流水站上的工作,它们同时运行。它对应的分解方式为数据流分解。

2. 基于 Z 线优先算法的重建任务分解

前面所提到的基于单核单 CPU 的 Z 线优先算法,它在实际应用中取得了很好的计算效率，因此，我们也考虑将其应用在多核程序设计中，以期更进一步提高重建速度。在采用多核多线程进行 Z 线优先重建时，不能通过简单增加线程的方法进行并行计算。其原因在于：对于同一个重建图像空间，简单多线程计算可能出现多个线程同时操作一个重建体素的情况，对共享内存的非同步访问会引发数据竞争，此时可能出现意想不到的结果。因此在进行多核多线程进行 Z 线优先并行重建时，将对重建任务按分治模式进行设计并采用数据分解方式进行分解。

为保证每一个CPU核心都能充分地进行计算，在重建时所开启的总线程数（包括主线程）应该不大于CPU核心数，这样，应用程序最多能同时全速运行与核心数相同的线程数，每一个核心所控制的线程负责一个特定区域的反投影计算。当进行任务分割时，为了保证 Z 线的连续性，对重建空间的任务分割应该沿 XOY 平面进行，并平均分割成与线程数相同的子空间数，如图4.12所示。

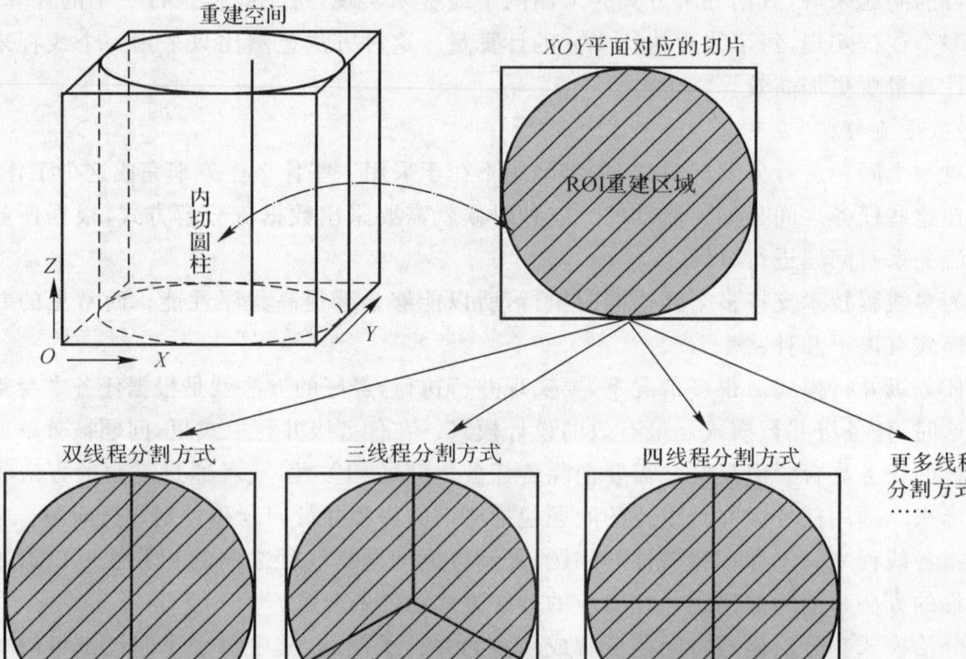

图4.12　内切圆柱重建空间多线程重建分割方式

当重建一个立方体空间时，从分治模式设计的角度出发，在单线程重建时无须进行数据分割；当双线程或四线程时，对于内切圆柱ROI关注区域最好沿 X 方向或（和）Y 方向进行平均分割；当三线程及更多的线程时，就需要对内切圆柱沿 XOY 平面进行平均分割，以保证每个线程的运算量和运算时间一致，达到最高的并行效率。所有的分割都可以在反投影前预先计算好，确定每个线程所须负责的重建区域的大小，这样在进行反投影重建时，各线程可各司其职，互不干涉，待各线程对子空间重建完成后则得到整体重建空间。

4.4.3　基于 GPU 的三维图像快速重建

1. 基于 GPU 的通用计算

近年来计算机图形硬件正在以令人不可思议的速度发展，并且随着可编程图形硬件的出现和发展，人们得以将图形流水线上的某些处理阶段以及某些图形算法从 CPU 向 GPU 转移，大大减轻了 CPU 的运算负担，在计算机图形学领域得到了广泛的应用。更为突出的一点是图形硬件所具有的新特性使得 GPU 除了在计算机图形学领域的应用以外，还可被用于进行通用计算(General－Purpose computations on GPUs，GPGPU)，目前已成为相关领域的研究热点。编者认为将其应用到三维图像重建也必将取得良好的加速效果。

GPU 自 1999 年首先由 nVidia 公司推出以后，就其发展速度而言，是 CPU 更新速度的 3 倍多。目前最新的图形硬件具有下述几方面的新特征[40]。

①在顶点级和像素级提供了灵活的可编程特性；

②在顶点级和像素级运算上都支持 IEEE 32 位浮点运算；

③支持多遍绘制的操作，这样避免了多次 CPU 与 GPU 间的数据交换；

④支持绘制到纹理的功能(Render-to-Texture，RT)，从而避免将计算结果拷贝到纹理这一比较费时的过程；

⑤支持依赖纹理功能，以方便数据的索引访问，可以将纹理作为内存来使用。

基于 GPU 的通用计算指的是利用图形卡来实现一般意义上的计算，而不单纯是绘制图形。相对以前采用固定渲染管道的图形硬件，上述提到的这些新特征无疑加快了 GPU 在通用计算方面的应用。另外实时绘制语言的出现，如 Cg，HLSL 以及 GLSL，更是加快了 GPU 在通用计算上的应用，使人们更容易编程实现这些运算。

采用 GPU 来做通用计算的主要目的是为了加快计算速度，其加速的动力主要来自以下三个方面：GPU 是流处理器，具有一定的并行性。这主要体现在 GPU 可以通过多个渲染管道以及 RGBA 四个颜色通道同时计算，相对于 CPU 是一个标量计算模型而言，GPU 可谓是一个矢量计算模型；GPU 具有高达 256 位的带宽，GPU 比 CPU 更适合传输大块的数据并进行高密集的运算；通过减少 GPU 与 CPU 之间的数据通信来降低 CPU 的计算资源消耗，从而可以让 CPU 解放出来做其他的事情。

根据目前已有的方法，整个基于 GPU 的通用计算的基本过程如图 4.13 所示，最右边的是用于片断处理(Fragment Processing)可选择的方法。首先基于 CPU 的应用程序模块将通用计算的问题进行两方面的定制和转换，一方面是顶点化处理生成顶点数组，另一方面是纹理化处理，它既可以作为 GPU 计算的数据输入端，也可作 GPU 完成计算后交付给 CPU 的最终数据输出端。生成的顶点数组由 GPU 的固定流水线或顶点程序对每个顶点的属性(如位置、颜色以及纹理坐标)进行处理，之后输出变换后的顶点并进行光栅化处理，将结果传递给片断处理器。片断处理器利用 Texture Shader，Register Combiner 或片断程序等方法以渲染管道的方式对光栅图像的每个片断进行处理，输出变换后片段的颜色和可选的新深度值，然后进行像素更新操作，将结果发送到纹理显存或帧缓存，最后再传送至纹理化的方形域数据缓存区。这个纹理化的方形域数据块也可由 GPU 直接加载至纹理显存中，然后交由片断处理器进行像素级计算处理。图 4.13 中带阴影方框部分都具有可编程特性，分别称为可编程顶点处理器和可编程片断处理器，它们是目前利用 GPU 进行通用计算编程的主要技术手段。

文献[40]对基于GPU的通用计算给出了比较详尽的综述，研究了如何利用GPU来实现矢量、矩阵的基本代数运算，然后在这个基础上如何实现一些相对复杂的运算，如线性方程组的求解等，从而实现复杂应用问题的求解。

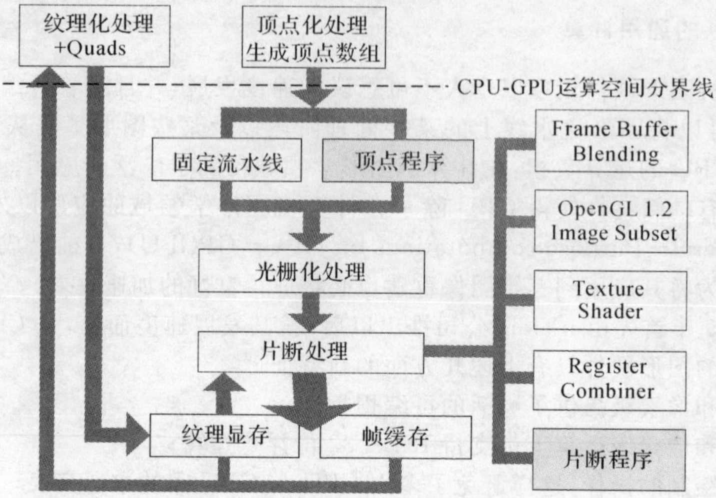

图4.13 基于GPU的通用计算流程图

2. 基于几何参数表的GPU快速重建算法

文献[41-42]分别介绍了基于投影纹理映射的快速重建算法，通过将反投影运算转换为投影纹理映射计算模式，从而利用GPU进行图像重建运算。为了提高重建速度，Fang在其投影纹理映射重建算法中，利用8位精度的纹理来存储滤波投影图像，采用邻近点查找法来计算反投影点灰度信息，最后将结果传送到GPU的浮点流水线完成加权累加计算。这种方法部分采用了定点计算的形式，使图像重建精度有所损失，故不适合工业CT检测的高精度需求。另一方面，由于每幅投影图像采集的几何参数不同，在反投影时需要设置不同的纹理矩阵，造成GPU无法同时处理多幅投影图像，不能充分发挥其并行计算能力。本节给出用GPU实现基于几何参数表的快速重建算法，重点研究适合GPU处理的三维图像重建数据结构以及用于片断处理器进行反投影重建的片断程序。

(1)数据存储格式

为了充分利用GPU的并行计算性能，重建数据在显存中的存储载体和结构非常重要。因为GPU中片段程序能够直接访问纹理数据[43]，所以参与计算的数据以纹理形式进行存储和转换成为必然。在GPU中，纹理数据的每个纹元均有RGBA四个颜色通道，为了节省存储空间，采用紧凑存储格式来存储投影数据以及几何参数表。如图4.14所示，将投影数据加载到组合纹理数据的R通道，加权系数表加载到G通道，存储反投影地址 p 的参数表加载到B通道，最后将存储反投影地址 u 的参数表加载到A通道。若采用单独存储方式，在反投影计算过程中，对每幅投影图像，每个待重建点需要4条指令分别对4幅纹理（投影数据、加权系数表以及2个反投影地址参数表）进行采样。而采用紧凑存储格式，仅仅需要对同一幅纹理采样2次，即只需要2条指令，从而将指令数目减少为原来的1/2，并将数据存储空间减少为原来的1/4。为了保证计算精度，纹理图像的内部格式均采用单精度浮点类型。

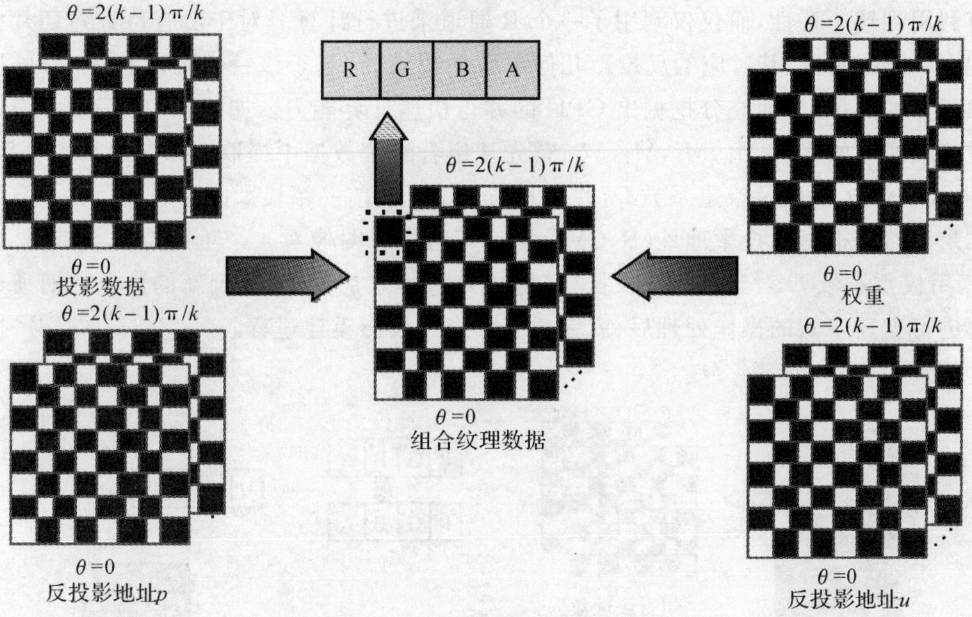

图 4.14　紧凑数据存储格式

(2)快速重建算法

对于每幅待重建的切片图像，设置渲染对象为 P-Buffer[43]。在处理每幅投影图像时，设置对应的组合纹理数据以及处理前一幅投影图像后保存在 P－Buffer 的中间结果作为重建片段程序的输入，绘制与重建图像大小相同的正方形，并采用平行投影方式观察该平面，从而将几何图形绘制到 P－Buffer。在此过程中，利用片段程序在 GPU 中完成反投影计算。待全部投影图像处理完毕之后，从 P—Buffer 中获取重建后的切片图像。图 4.15 给出了基于 GPU 的快速重建算法描述，其中(a)是算法的伪代码，(b)是反投影过程的 Cg 片段程序。

For each slice to be reconstructed
　For each projection image
　　Set the P—Buffer as the input parameter
　　Set the projection texture as the input parameter
　　Draw the quad
　End For
　Read data from P—Buffer
Save the final result
End For
	void Backprojection (float4 texCoord: TEXCOORD0, half2 pos:WPOS, out float4 color:COLOR, uniform float z, uniform samplerRECT projection, uniform samplerRECT weightMap, uniform samplerRECT preResultMap){
	　float4 weight;
	　weight = texRECT(weightMap, pos);
	　float2 address = weight. yz;//计算反投影地址
	　color = texRECT(projection, address);
	　color = weight * color + texRECT(preResultMap, pos);}

(a)	(b)

图 4.15　基于几何参数表的 GPU 快速重建算法

(a) 算法伪代码描述；(b) 反投影过程的片段程序

GPU在处理每个纹元时是同时对RGBA四个通道进行计算的，但在图4.15重建算法中并没有利用到这一特性，而仅仅利用了一个R通道来进行计算。对于所有待重建切片图像中的重建点(x,y)而言，其对应的反投影几何参数是相同的，基于该特性可以利用GPU同时重建4幅相邻的图像，从而充分挖掘出GPU的并行快速计算能力。如图4.16所示，对于相邻4幅待重建图像中的4点M_1,M_2,M_3,M_4，首先从组合纹理数据中提取出相应的几何参数：反投影地址$B(ut)$，$C(u)$以及权重系数D，并用$\boldsymbol{E}$来表示处理前一幅投影图像后保存在P-Buffer的中间结果。然后根据反投影地址(B,C)分别计算出投影图像对4个重建点的贡献值A_1,A_2,A_3,A_4，用权重系数D对其进行加权操作，再与$\boldsymbol{E}$进行累加，从而得到新的数据。对所有投影图像都进行上述步骤的操作处理后，就完成了整个反投影重建过程。

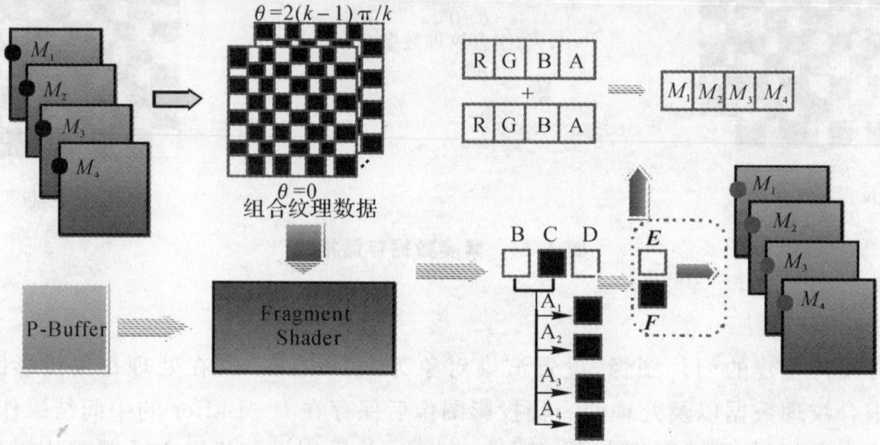

图4.16 基于几何参数表的多通道重建算法原理图

在具体实现过程中，可利用OpenGL的NV_float_buffer扩展支持[43]，使P-Buffer提供的RGBA4个通道均支持32位单精度浮点数。同时使用OpenGL的NV_texture_rectangle扩展支持，使得纹理数据的精度由8位整数提高到32位单精度浮点数，很好地解决了图像重建精度问题。但是由于目前硬件的限制，OpenGL NV扩展说明书中明确指出NV_float_buffer仅支持GL_ NEAREST操作，根据反投影地址（纹理坐标）在投影图像中求取投影图像对该点的贡献值时，硬件指令只支持最邻近点插值。但是可以利用片段程序，通过编写多条指令来让GPU完成双线性插值，这样会造成重建速度的降低。

4.4.4 基于单台PC的三维图像并行重建

1. 分治策略及负载平衡

负载平衡是影响并行重建计算效率的关键因素之一，因为重建任务消耗的时间最终由最后完成子任务的节点来决定，为了避免某些计算节点空闲等待，需要对每个节点分配与其性能相匹配的任务。负载平衡是并行算法中一个重要的问题，其目标就是使所有计算节点尽量在同一时刻完成分配给它们的子任务。

如何分解计算任务，也就是采用何种分治策略，是负载平衡需要解决的首要问题。Reimann [44] 指出 FDK 算法有 4 种并行性：像素、投影、射束和运算。在单机混合并行重建方案的具体实现层中，已经很好地运用了图像重建的像素、射束和运算级的并行性，现在需要解决的问题是如何划分 CPU 和 GPU 之间的重建任务，使这两种有着不同计算效率的处理器协调地完成图像重建。从三维图像重建过程涉及的大规模数据集考虑，有以下两种分治策略：

(1)基于投影图像的数据分治策略

FDK 算法是逐幅且相互独立地对各个角度的投影图像进行滤波和反投影操作。因此，可以采用基于投影图像的数据并行划分方法，将不同角度的投影数据分配到各个计算节点，分别独立地进行滤波和反投影运算，最后将各节点的重建结果按照对应体素进行累加从而得到最终的重建图像。

假设 PC 系统中包含 m 个 CPU 和 n 个 GPU 参与重建计算，且各 CPU 的计算处理能力相同，各 GPU 的计算性能亦相同。由于处理每幅投影图像的计算复杂度是相同的，设单个 CPU 在 GPU 充分计算的情况下，其处理一幅投影的时间为 T_c，而单个 GPU 处理一幅投影的时间为 T_g，为了达到负载平衡，CPU 和 GPU 两种不同处理器的重建任务划分比例应近似为 mT_g/nT_c，即每个 CPU 与 GPU 应分配的重建任务分别是处理投影图像总数的 $T_g/(mT_g+nT_c)$ 和 $T_c/(mT_g+nT_c)$。

(2)基于重建图像的数据分治策略

在重建图像空间进行数据分治，其基本思想是将待重建的目标三维图像分解成几个小的子三维图像，各部分子图像分别由不同的计算节点进行重建得到，最后将所有子三维图像合并成最终的重建结果。三维重建图像的空间划分需要遵循以下两个原则：子图像空间是连通的，数据存储位置尽可能连续；不宜过度损失各计算节点的重建性能。由于 CPU 计算节点采用了 Z 线优先重建法，它以 Z 线作为重建计算数据的基本单元，一般来说 Z 线越长重建效率越高，因此在 CPU 节点重建的子三维图像空间尽可能保持 Z 向纵深。另一方面，基于 GPU 的重建算法是通过绘制四边形的纹理数据来完成图像重建，为了保持最佳的绘制与重建效率，四边形的边长尺寸应为 2 的整数次幂。

图 4.17 给出了两种典型的基于重建图像的数据分治方法，其中图(a)是图层优先的方式，即将目标三维图像空间中由一端起始的连续图层而组成的三维子空间交由 GPU 进行处理，而剩余空间由 CPU 进行重建计算；图(b)是 Z 向空域优先的方式，即所有计算节点均完成某一 Z 向空域的重建任务，如图(b)中由虚线图案表示的四边形所映射的 Z 向空域交由 GPU 进行分层重建，而阴影区域所映射的 Z 向空域交由 CPU 进行 Z 线重建。很显然，采用图(b)的分治方法使得所有计算节点都保持了较高的重建效率，但受 GPU 绘制四边形的边长限制，这种分治方法丧失了一定的灵活性，不易实现各计算节点的负载平衡。

对于划分后的子图像而言，重建所需的投影图像范围可由对应的锥束几何关系确定。仅加载重建所需的投影数据能充分利用内存访问的带宽，提升程序性能。在重建图像空间进行数据分治，其负载平衡预测方法与前基本相同，不同的是各节点重建能力以其重建单个体素的平均时间作为评估基准。

在负载平衡实现技术上，采用了静态分配的方法，之所以没有选用动态分配的方法，主要是因为求解问题的规模一般事前可知，若采用动态分配，反而增加重建节点和控制节点信息交换的频率，降低重建效率。通过对计算节点重建能力的大致评估，辅以实验验证调试，可以用静态分配的方法最适宜地划分重建任务，实现负载平衡并达到高效并行重建的目的。

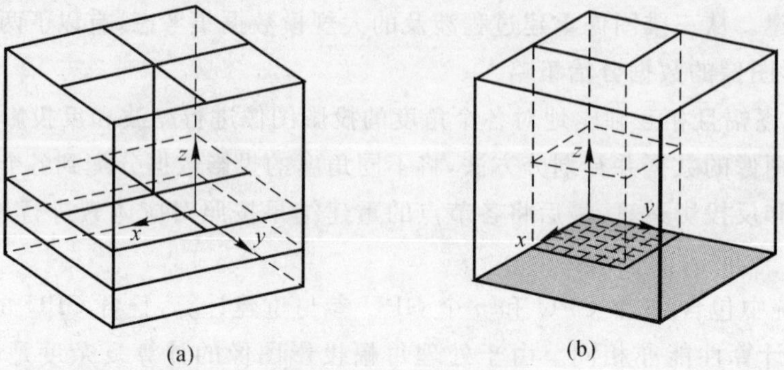

图 4.17 基于重建图像空间的数据分治方法

(a) 图层优先； (b) Z 向空域优先

2. 基于单台 PC 的混合并行重建

前面分别研究了用 GPU 和 CPU 进行三维图像重建的数据级并行计算技术，相对于大型并行计算机而言，虽然普通 PC 系统中 CPU 和 GPU 提供的并行性很弱，但它在十分廉价的基础上为三维图像重建提供了一个很好的并行方案。单一使用任何一种处理器(CPU/GPU)来重建三维图像，都会引起 PC 系统计算资源的闲置与浪费。为了充分发挥 PC 的计算性能，可采用 CPU－GPU 的混合并行重建解决方案，通过对重建任务在不同 CPU 和 GPU 上的合理分配来达到一个较好的负载均衡，实现基于普通 PC 的三维图像快速并行重建目标。

基于单台 PC 的混合并行重建方案，计算节点包括 PC 中所有 CPU 和 GPU。系统采用的是共享存储器环境，即整个存储空间是全局统一编址的，所有计算节点均能共享访问进程中的数据存储地址。如果一个单机系统同时利用了 CPU 和 GPU 来进行并行计算，那么认为该系统是一个广义上的共享存储多"处理机"系统。

采用数据分治策略将重建任务进行分解，将子任务分配给每个计算节点，并通过主线程来为其创建相应的子线程进行计算，如图 4.18 所示。主线程主要用于管理子线程，并将子线程所完成的计算结果进行汇总，并计算最终重建结果。很显然，该并行计算模式属于主从模式。在各个子线程的计算节点中，基于 CPU 的图像重建主要采用 Z 线优先并行重建法，而基于 GPU 的图像重建则采用基于几何参数表的多通道重建算法。从每个计算节点的角度来看，它们都采用了 SIMD 技术，属于数据并行计算模式。因此，CPU＋GPU 的混合并行重建方案采用的并行模式是混合模型：控制层属于主从模式，而具体实现层属于数据并行模式。通过二者的合理调配，能够有效地利用 PC 所有计算资源来快速完成整个重建任务。

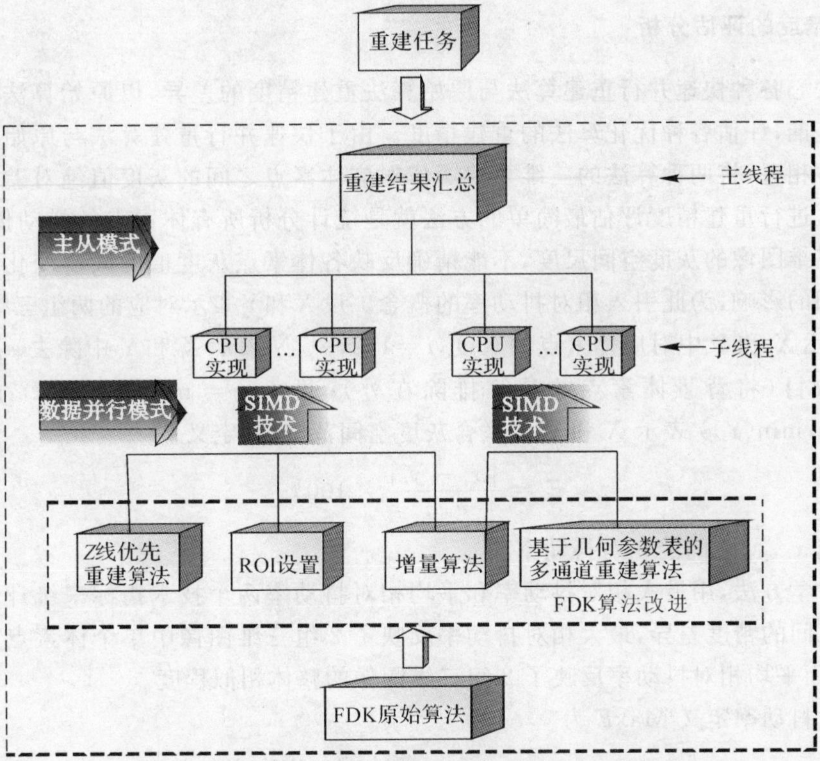

图 4.18　基于单台 PC 的三维图像并行重建体系结构图

4.4.5　图像重建方法比较

本章采用的三维图像重建实验平台，其投影数据来源于第三章研究的锥束 CT 仿真系统。以空心涡轮叶片 CAD 模型作为检测样本对象，仿真计算生成叶片的投影图像。在此基础上，以 VC＋＋6.0 集成开发环境及 Cg1.2.1 和 Intel C＋＋7.1 编译器作为开发工具，使用 C＋＋，Cg 和汇编语言混合编程的模式，开发了一套基于 Pentium 4 CPU 平台的三维图像重建软件包，该软件包包含的三维图像重建算法列表见表 4.4，本节将对它们进行重建精度与速度两方面的评估分析。测试环境的计算机 CPU 为 Intel Pentium 4，3.0GHz，内存 1G，显卡 Geforce FX5700 256MB。

表 4.4　测试算法列表

编　号	算法名称	技术细节	评估指标	
			精　度	速　度
4-a	初步优化的 FDK 三维图像重建算法	4.3.1	Y	Y
4-b	基于图像细分的优化算法	4.3.2	Y	Y
4-c	Z 线优先重建法及其 SIMD 实现	4.3.3 & 4.4.1	Y	Y
4-d	基于几何参数表的多通道 GPU 快速重建算法	4.4.3	Y	Y
4-e	基于单台 PC 的三维图像并行重建算法	4.4.4	N	Y

注：在评估指标两栏中，Y 表示进行评估，N 表示不进行评估。

1. 重建精度的评估分析

本节仅关心各种快速并行重建算法与原始算法重建精度的差异，以原始算法重建数据作为测试比较基准，评估各种优化算法的重建精度。由于快速并行重建算法与原始算法重建的结果数据非常相近，将两种算法的三维重建图像对应体素点之间的灰度值绝对差称为该体素点的抖动值。进行重建精度评估最简单的方法就是统计分析所有体素点的抖动值，但这种方法没有考虑三维图像的灰度空间尺度，不能精确反映各体素点灰度值的微小变化对整个三维图像灰度空间的影响，为此引入相对抖动率的概念。设 X 和 Y 表示对应的两组三维重建图像，x_i, y_i 分别表示 X 和 Y 中对应体素点的灰度，$i=1,2,\cdots,N$ 表示 X 和 Y 中除去 $x_i=0$ 或 $y_i=0$ 体素点的数目(将背景体素点的计算排除在外)；设 $e_{\max}=\max(\max(X),\max(Y))-\min(\min(X),\min(Y))$ 表示 X 和 Y 的联合灰度空间范围，则定义

$$E_i=\frac{|x_i-y_i|}{e_{\max}}\times 100\% \tag{4-19}$$

为对应体素点 x_i, y_i 之间的相对抖动率。

依照统计学方法，用最大相对抖动率和平均相对抖动率两个技术指标来统计分析两种算法三维图像之间的精度差异，最大相对抖动率反映了 2 组三维图像中单个体素点灰度值的最大变化情况，而平均相对抖动率反映了 2 组三维图像的整体相似程度。

最大相对抖动率定义 Max$E$ 为

$$\text{Max}E=\max_i(E_i)=\max_i\left(\frac{|x_i-y_i|}{e_{\max}}\times 100\%\right) \tag{4-20}$$

平均相对抖动率定义 Avg$E$ 为

$$\text{Avg}E=\frac{1}{N}\sum_{i=1}^{N}E_i=\frac{1}{N}\sum_{i=1}^{N}\left(\frac{|x_i-y_i|}{e_{\max}}\times 100\%\right) \tag{4-21}$$

为了进行重建精度的评估分析，本节选用的重建用例是从 256 幅 512^2 的空心涡轮叶片投影图像重建 512^3 图像，ROI 设置为重建空间的 Z 向内切圆柱域。以原始算法重建的三维图像作为 X，各种快速并行重建算法生成的三维图像作为 Y，根据式(4-20)和式(4-21)依次计算它们的重建误差，具体实验结果见表 4.5。其中算法 4-b 中的图像细分数为 2，算法 4-d 中反投影过程的插值方法分别采用最近邻近点和双线性插值法。由于 SSE 指令集的紧缩单精度浮点数据格式遵循 IEEE754 标准，与 FPU 中单精度浮点数据格式的标准完全一致，且其执行单元相同，因此 Z 线优先重建法及其 SIMD 实现(算法 4-c)具有完全等同的计算精度，亦即相同的重建误差。

表 4.5 重建精度的误差比较结果

算法	4-a	4-b	4-c	4-d	
				最近邻近点	双线性插值
Max$E$(%)×1 000	11.098	6 140.475	11.875	20 270.335	11.753
Avg$E$(%)×1 000	0.478	232.581	0.497	704.386	0.493

从表 4.5 可以看出算法 4-a，4-c 和 4-d(用双线性插值法)的最大相对抖动率都在

0.012%以下，而平均相对抖动率则在0.000 5%以下，这说明初步优化的FDK算法、Z线优先重建法及其SIMD实现、采用双线性插值的GPU快速重建算法都很好地保持了原始算法的重建精度，在锥束CT成像工程实践中可以认为其重建图像没有精度损失。这3种重建算法的计算误差主要来源于中间数据的截断存储、引入增量算法而带来的浮点运算误差累积效应。

算法4-b的平均相对抖动率达到0.23%，最大相对抖动率达到6.1%，它从总体上较好地保持了图像重建精度，但是最大相对抖动率较大，尤其是在重建图像灰度变化剧烈的边缘位置，这造成CT成像系统中几何分辨率某种程度的退化。基于图像细分的优化方法基本上可以满足医学CT成像精度需求，却不能很好地满足工业CT的重建精度要求。虽然可以通过增加细分次数来提供图像重建精度，但重建时间也随之有所增加。算法4-d(用最近邻近点法)的重建误差过大，基本上不予采用。

2. 重建速度的评估分析

三维图像重建的总时间包括滤波和反投影两个过程的运行时间，投影图像滤波时间只占其中很小的一部分。对滤波过程仅实施数据并行计算优化，取得很好的效果。表4.6给出了对256幅512^2投影图像进行滤波的运行时间，其中滤波器长度的倍增系数为4，采用粗粒度数据并行计算模式。在后续的重建算法测试用例，为了尽可能准确地评估反投影过程的算法优化对重建算法性能提升的影响，均以滤波投影图像作为重建算法的数据输入，因此图像重建时间近似等同于反投影过程的运行时间。

表4.6　滤波过程运行时间

	原始算法	并行算法
运行时间/s	72.719	15.360
加速比	1	4.734

(1)基于CPU的快速并行算法的重建速度评估

为了验证算法改进和数据并行计算对提高重建速度的贡献，分别测试原始算法(无任何优化)和快速并行重建算法(算法4-a～4-c)的运行时间，其中重建算法4-b中的图像细分数为2，重建算法4-c以两种方法实施：传统实现模式(采用纯C/C++语言编写)及其数据并行优化算法(采用SSE/SSE2指令编写)。重建用例依然是从256幅512^2的投影图像重建512^3图像，ROI设置为重建空间的Z向内切圆柱域。测试结果见表4.7。由于原始算法重建速度过慢，选用常规方法优化后的重建算法(即算法4.a)作为重建加速比的测试计算基准。

表4.7　基于纯CPU的快速并行重建算法的重建速度(512^3)

算　法	原始算法	4-a	4-b	4-c(Z线优先重建法)	
				传统实现	并行优化
重建时间/s	11 633.7	3 991.3	2 977.2	1 458.4	183.4
加速比		1	1.34	2.74	7.95 / 21.76 *

注：* 并行优化算法的加速比是其分别相对于传统实现算法和基准算法的计算结果。

与原始算法相比，初步优化算法的重建速度有了很大提升，但仍然需要1 h以上的重建时间，不能满足锥束CT成像技术实用化和工程化对三维图像重建速度的要求，采用图像细分的优化方法情况与其相类似。Z线优先重建法由于较低的浮点运算量，连续的内存数据访问方式，使图像重建速度又有进一步提高，并便于数据并行计算处理。Z线优先并行重建法使得单CPU的重建性能提升到了一个极限，达到惊人的3 min，很好地解决了锥束CT成像中图像重建速度的瓶颈问题。从表4.7可以看出，Z线优先并行重建法的整体加速比达到20倍以上，其中并行优化算法的局部加速比达到近8倍，这说明数据并行计算对三维图像重建算法性能提升具有非常显著的意义。

从理论上来讲，Z线优先并行重建法中的Z线尺度（即重建的切片层数）越大，重建效率越高。图4.19给出了在不同Z线尺度下并行重建效率的实验比较结果，从中可以看出当重建4层切片时，每层切片平均重建时间约为1.7 s，随着重建层数的增加，重建效率迅速提高，当重建层数多于64层后，重建效率的提升便不再明显，基本上每层切片平均重建时间维持在0.35 s左右。由重建效率的变化趋势，可以为重建数据分治策略等问题提供技术分析依据。

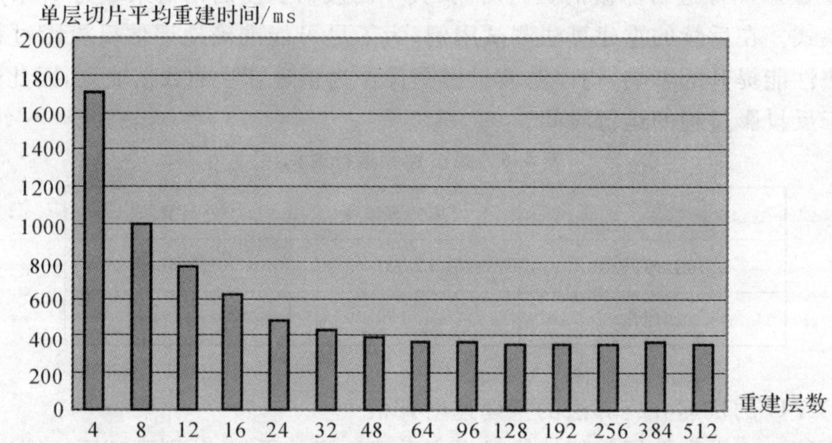

图4.19 不同Z线尺度的Z线优先并行重建效率

(2)基于GPU的快速并行算法的重建速度评估

提高基于GPU的三维图像重建算法计算速度的一个重要原则，是尽量减少计算机主存和GPU显存之间的数据交换与通信频率。为此，一方面通过采用RT技术来减少数据交换，另一方面尽量一次将所有投影图像加载至显存中。受目前显存大小限制，利用GPU加速128^3和256^3尺度的三维图像重建是较为适宜的，表4.8给出了这两种数据规模的三维图像重建速度，其投影图像尺寸分别是256×128^2和256×256^2。本章4.4.2中已指出，当利用GPU来计算反投影点灰度信息时，硬件指令只支持最近邻近点插值，对于重建精度要求较高的应用而言，只能通过片断程序编写多条指令让GPU完成双线性插值，但会带来重建速度的大量损失，表4.8中的数据充分说明了这一问题。

表 4.8 基于 GPU 的快速并行重建算法的重建速度(128^3 和 256^3)

算 法	4-a		4-d			
			最近邻近点		双线性插值	
	128^3	256^3	128^3	256^3	128^3	256^3
重建时间/s	57.4	471.9	6.2	40.5	26.1	214.2
加速比	1	1	9.26	11.65	2.20	2.20

对于大数据量的三维图像重建必须采用某种数据分治策略进行分次重建。表 4.9 给出了采用基于投影图像的数据分治策略,从 256×512^2 投影图像分次重建 512^3 图像的重建速度。

表 4.9 基于 GPU 的大数据量三维图像重建算法性能分析(512^3)

分批重建次数 / 重建速度/s	4	8	16	32
最近邻近点	402.3	447.8	632.3	1 021.7
双线性插值	1 768.1	1 834.5	2 025.9	2 387.0

从表 4.9 中的数据可以看出,对于 512^3 三维图像的重建问题,分 4 次重建是一个比较好的选择。随着分批重建次数的增加,三维图像重建性能急剧下降,这主要是因为在重建过程中主存与显存不断交换数据而造成的。因此,在实际应用中需要综合考虑 GPU 显存大小和投影数据的规模,所选择的重建次数应使每次处理投影图像的规模满足 GPU 的显存限制,并尽量减少分批重建次数。

(3)基于单台 PC 的混合并行重建算法的重建速度评估

当进行 CPU-GPU 混合并行重建算法测试时,任务划分采用基于投影图像的静态分配策略。表 4.10 给出了在不同的任务划分情况下,由 256×256^2 投影图重建 256^3 三维图像的运行时间。从表中数据可以看出,在当前测试环境下 CPU 承担大约 50% 的重建任务时,混合并行重建达到负载均衡,即 CPU 和 GPU 基本同时完成重建任务,整个混合并行图像重建耗时 20.6 s,比单纯采用重建速度最快的 Z 线优先并行重建法提升了约 3 s。

表 4.10 不同任务划分情况下 CPU-GPU 混合并行重建算法运行时间(256^3)

CPU 负载	100%		90%		80%		70%		60%		50%		40%		30%		20%		10%	
重建时间/s	CPU	GPU	CPU	GPU	CPU	GPU	CPU	GPU	CPU	GPU	CPU	GPU	CPU	GPU	CPU	GPU	CPU	GPU	CPU	GPU
	23.1	0	26.7	4.2	25.6	7.8	24.8	12.0	23.9	16.0	20.6	20.0	17.4	23.9	14.1	27.8	9.9	32.0	6.5	36.0

(4)基于多核多线程并行重建的速度评估

为了验证多核多线程并行重建算法对提高重建速度的贡献,分别测试记录原始 Z 线优先方法(单线程)和多线程并行重建方法(双线程、三线程、四线程)的运行时间[45]。我们将重建的反投影过程在 Intel Xeon 2.5GHz 和四通道 4G 内存的计算机上进行测试。测试方式采用通过仿真扫描 Shepp－Logan 体模得到的 360 幅 512^2 像素的投影先进行 FDK 滤波后进行 512^3 体素大小的立体空间重建，重建时主要关注 ROI 内切圆柱区域。

为了检查多核并行执行的运算效率，我们对比了各种多线程对重建所需的执行时间，也给出了平均每秒所处理投影数(pps)和平均每秒所能重建切片幅数(fps)，见表 4.11。

表 4.11 多核多线程重建速度对比(512^3)

线程数	单线程	双线程	三线程	四线程
时间/s	135.17	67.95	47.41	37.42
pps	2.66	5.30	7.59	9.62
fps	3.79	7.53	10.80	13.68
加速比	1	1.99	2.85	3.61

由表 4.11 可得，采用四核四线程对重建的反投影过程已经加速将时间减少到 37.42 s，多线程由于一些系统总线对数据读写的竞争性而呈现近似线性的加速比增长，随着线程数的增加，加速比所受到的影响越大，但还是保持了较高的速度。通过图像质量的对比，多线程的重建图像与单线程重建图像保持一致。采用多核多线程将会在以后的重建中发挥更大的作用，为实现实时重建奠定了硬件条件。

4.5 锥束 CT 图像的自适应重建

4.5.1 基于 Z 线截断的重建任务分割

由于 Z 线优先算法要求预先分配一个立方体的重建空间进行重建数据的存储，并一次性重建出立方体空间中所有的切片层。当重建切片数据尺寸较大时，分配一个完整的重建空间是难以实现的，而且有时无须得到所有的切片层，只需其中部分有用的层数即可，为此，对 Z 线优先算法计算过程进行改进，对 Z 线按重建任务进行相应的截断，使其能够满足部分切片的重建要求[46-47]。

如图 4.6(a) 所示，每层重建切片与 Z 线相交处即是重建体素点的所在位置，当对整个重建空间进行重建时，对于它内部的每一条完整 Z 线，它在每一幅滤波投影平面中对应着一条完整的 L 线，且 Z 线中的每一个体素点 (x,y,z) 都与 L 线中的一个像素点 (p,q) 成线性对应关系。当只须重建局部层时，这些层与每一条 Z 线相交得到相应位置处的重建体素点，并在 Z 线上截得一段连续的重建区域长度 z，由于重建中 Z 线和 L 线对应的连续性和线性，所截得的 z 线也同样对应着 L 线中连续的一段 l 线。

在 Z 线优先算法并行优化中采用了 SIMD 技术，它使得 CPU 能够支持在 4 个一组的单精度浮点数据类型上进行相同的算术或逻辑并行操作。当进行 Z 线截断及重建任务分割时，须按内存可分配量进行处理。如果可用内存支持一次性整体分配，则无须任务分割，在分配重建区域内存空间时，为了满足 SIMD 一致性的要求，重建层数须采用归一化处理为 4 的整数倍，这些情况一般常见于低分辨率图像整体重建或高分辨率图像少数层重建，它们对内存需要较小；如果可用内存不能支持一次性分配的，就需对重建根据内存可分配量进行任务分割，每段重建层数设置为 4 的整数倍，最后一段重建层数须采用归一化处理为 4 的整数倍，这些情况一般常见于高分辨率图像较多层重建或整体重建，它们对内存需要较大，而无法一次性完整分配。在重建方式上，自适应重建方法与原始 Z 线优先方法一致，但较好地解决了原始方法在高分辨率图像重建中的不足。

4.5.2　基于 VOI 重建区域的滤波投影图像读取

在图像重建优化方法中，ROI(Region of Interest，感兴趣区域)法是一种非常实用的降低计算量的优化方法。使用先验知识来生成图像重建的 ROI 边界范围，如球形域或柱形域等，仅重建位于 ROI 边界范围内体素点，采用重建空间内切柱形域 ROI 可将重建体素的数目减少至原始数目的 $\pi/4$。在此基础上，给出一种基于 VOI(Volume of Interest，感兴趣体积)区域的滤波投影图像读取方法，以有效减少数据的读取量。

设扫描物体的重建空间内切圆柱如图 4.20 中所示，r 为子重建空间内切圆柱半径，D_{SO} 为射线源焦点到工作台旋转中心的距离，D_{Sd} 为射线源焦点到探测器的距离。重建体素点越靠近探测器，得到的投影位置离中心越近，越远离探测器，得到的投影位置离中心越远。

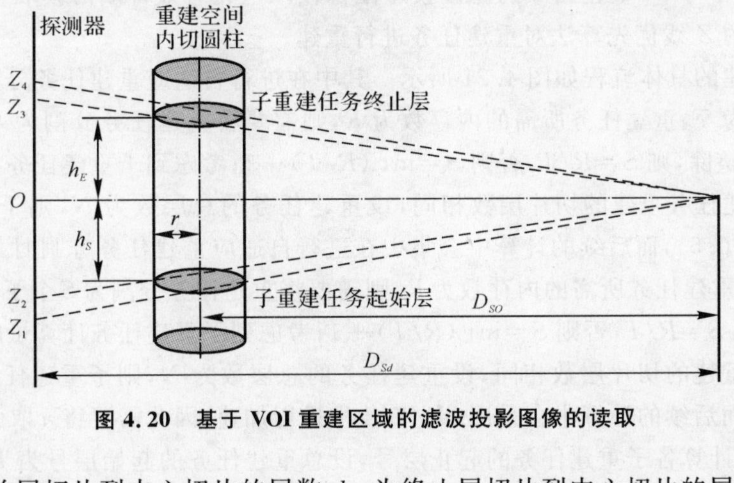

图 4.20　基于 VOI 重建区域的滤波投影图像的读取

设 h_S 为起始层切片到中心切片的层数，h_E 为终止层切片到中心切片的层数，计算重建任务的起止层切片图像在滤波投影图像中对应位置，分以下两种情况。

对于起始层切片图像，按以下公式计算：

$$\begin{cases} \dfrac{h_S}{OZ_S}=\dfrac{D_{SO}-r}{D_{Sd}} \Rightarrow OZ_S=\dfrac{h_S\times D_{Sd}}{D_{SO}-r}, & \text{当位于中心层之下时} \\ \dfrac{h_S}{OZ_S}=\dfrac{D_{SO}+r}{D_{Sd}} \Rightarrow OZ_S=\dfrac{h_S\times D_{Sd}}{D_{SO}+r}, & \text{当位于中心层之上时} \end{cases}$$

对于终止层切片图像，按以下公式计算：

$$\begin{cases} \dfrac{h_E}{OZ_E}=\dfrac{D_{SO}+r}{D_{Sd}} \Rightarrow OZ_E=\dfrac{h_E\times D_{Sd}}{D_{SO}+r}, & \text{当位于中心层之下时} \\ \dfrac{h_E}{OZ_E}=\dfrac{D_{SO}-r}{D_{Sd}} \Rightarrow OZ_E=\dfrac{h_E\times D_{Sd}}{D_{SO}-r}, & \text{当位于中心层之上时} \end{cases}$$

设 OZ_S 取整为 P_S，OZ_E 取整为 P_E，中心层号为 P_0，并考虑一点冗余，则子重建任务所需的重建数据位于滤波投影图像中的第 $P_0\pm P_S-1$ 行至第 $P_0\pm P_E+1$ 行，当所计算层位于中心层之下时取负号，反之取正号。若超出投影图像范围的，则取投影的上限或下限。这样，对一段重建任务的图像进行重建，在读取滤波投影图像数据时，无须读取整幅投影数据，只须读取所需的投影数据，可以有效减少读取时间及资源。

4.5.3 自适应重建方法完整流程

在对大尺寸投影图像进行高分辨率重建时，无论FDK算法还是原始 Z 线优先算法，要想在普通PC机上进行快速有效的重建都是难以实现的，甚至有时重建局部VOI区域，一次性分配重建空间也是很难办到的。为了实现对VOI区域进行高分辨率重建，结合前面两项改进，针对采用较少内存实现较大投影图像尺寸的高分辨率重建，给出以下重建方案：首先需要对物体扫描并对投影滤波得到滤波投影文件；然后根据重建任务量按基于Z线截断的重建任务分割进行处理；若是对完整空间重建，则须读取滤波投影图像中的所有数据，若是对局部VOI区域重建，则按基于VOI重建区域的滤波投影图像读取进行有效片断的读取；最后按基于 Z 线截断方式改进的 Z 线优先算法对重建任务进行重建。

自适应重建的具体流程如图4.21所示。其中在进行自适应重建任务分割时，设实际可用的最大内存数为 T，重建任务所需的内存数为 R，则需要将重建任务分割为 S 个子重建任务，如果 R 能被 T 整除，则 $S=R/T$，否则 $S=\text{int}\,(R/T)+1$；考虑到子重建任务计算量的均衡性，应当使各子重建任务重建的切片层数相同，设重建任务的总层数为 N，则子重建任务的层数 $n=\text{int}(N/S+0.5)$，而后续的计算中会集中在进行自适应重建任务分割时，设实际可用的最大内存数为 T，重建任务所需的内存数为 R，则需要将重建任务分割为 S 个子重建任务，如果 R 能被 T 整除，则 $S=R/T$，否则 $S=\text{int}\,(R/T)+1$；考虑到子重建任务计算量的均衡性，应当使各子重建任务重建的切片层数相同，设重建任务的总层数为 N，则子重建任务的层数 $n=\text{int}(N/S+0.5)$，而后续的计算中会采用SIMD技术进行加速，因此需要将 n 取为比 n 大且能被4整除的最小数；计算各子重建任务的起止层号，设总重建任务的起始层号为 L_S，则第 i 个子重建任务的起始层号为 $L_S+(i-1)n$，终止层号为 L_S+in-1，其中 i 的取值为 $1\sim S$。

4.5.4 重建速度比较

为了验证算法的正确性，所采用的仿真模型是由9个不同密度的椭球组成的仿Shepp Logan模型。测试计算机CPU为Intel Core II E6550，2G内存，处理算法采用Visual C++ 6.0结合Intel C++ Compiler 10.1.021编写。设系统可用于重建过程的内存数为1G，对模型进行扫描一圈得到360幅相应尺寸的投影图像，经过FDK方法滤波处理后，分别采用FDK算法和自适应方法进行重建，其中对 512^3 切片进行重建时，自适应方法与 Z 线优先算法一致，其他情况，原始 Z 线优先方法皆无法处理，故不再对原始 Z 线优先方法进行评估。

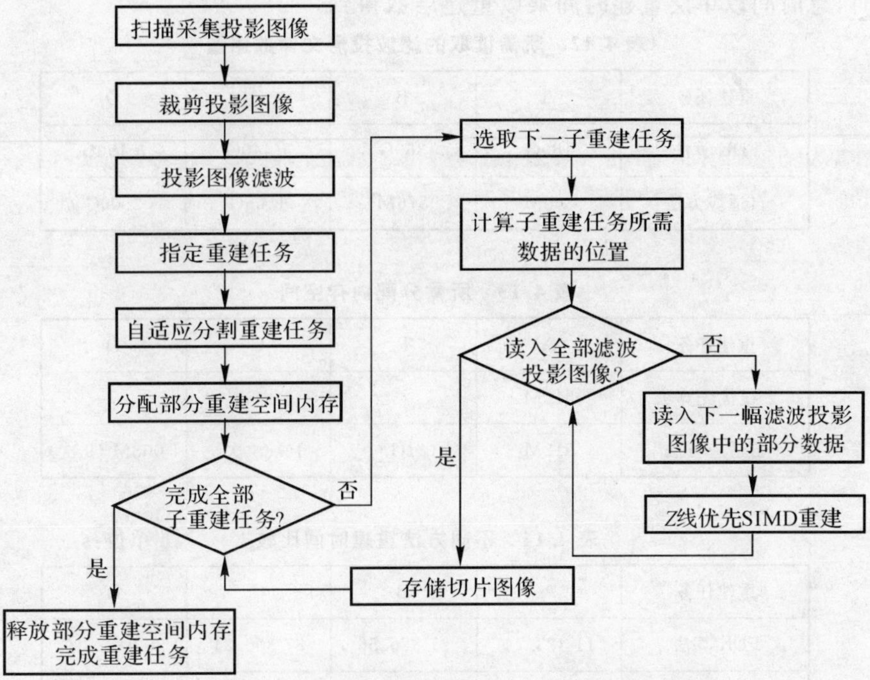

图 4.21　高分辨率图像重建方法完整流程

在锥束 CT 应用中，滤波投影文件和重建切片文件都是以浮点二进制文件保存，一幅 512^2 切片（滤波投影）文件大小为 1M，一幅 1 024^2 切片（滤波投影）文件大小为 4M，一幅 3 072^2 切片（滤波投影）文件大小为 36M。在设置 CT 系统环境时，$D_{SO}=780$，$D_{SI}=900$，探测器尺寸大小为 215.04×215.04，重建内切柱形域 ROI 直径取相应的探测器尺寸大小，为保证投影大小与探测器尺寸比例保持一致，探测器像素大小随尺寸的增大而等比例减小。所有重建相对应的滤波投影文件数据都从硬盘进行读取，经 HD Tune 硬盘工具软件测试，硬盘读取的平均速度为 58.9M/s。设定以下 4 种重建任务：

① 探测器像素尺寸为 512×512，重建 512^3 切片，采用 Z 线优先重建算法分配完整立方体内存空间 512M，并读取所有投影图像的全部行。

② 探测器像素尺寸为 1 024×1 024，重建中间 256 层 1 024^2 切片，采用自适应方法分配所需完整重建内存空间 1G，读取投影图像 1 024 行中的有效部分 410 行。

③ 探测器像素尺寸为 1 024×1 024，重建 1 024^3 切片，由于不能一次性分配所需内存空间 4G，按自适应方法平均拆分成四段区域，对每个区域段 256 层分配所需完整重建内存空间 1G，各自读取投影图像 1 024 行中的有效部分，重建每个区域段内的层数。

④ 探测器像素尺寸为 3 072×3 072，重建中间 252 层 3 072^2 切片，由于不能一次性分配所需内存空间 9G，按自适应方法平均拆分成 9 段区域，对每个区域段 28 层分配所需完整重建内存空间 1 008 M，各自读取投影图像 3 072 行中的有效部分，重建每个区域段内的层数。

对上述 4 种重建任务，根据各重建体积的要求，对 FDK 算法重建所需读取的滤波投影文件数据量和 Z 线优先算法重建所需分配的内存空间分别与自适应方法进行对比分析，见表

4.12、表 4.13。对 FDK 算法和自适应方法重建时间进行对比，见表 4.14，由于 FDK 算法重建太过于耗时，总时间以单层重建时间乘以重建层数得到。

表 4.12 所需读取的滤波投影文件数据量

重建任务	A	B	C	D
FDK 算法	180G	360G	1 440G	3 190G
自适应方法	360M	576M	1.65G	2.06G

表 4.13 所需分配内存空间

重建任务	A	B	C	D
Z 线优先算法	512M		4G	
自适应方法	512M	1G	1G (4 次)	1 008M (9 次)

表 4.14 不同方法重建时间比较 单位：s

重建任务	A	B	C	D
FDK 算法	11 423.74	21 826.56	87 306.24	26 0182.19
自适应方法	167.156	334.925	1 327.242	5 223.723
加速比	68.34	65.17	65.78	49.81

由表 4.12 可知，自适应方法相对于 FDK 算法在数据读取量上大大减少，同时也就减少了读取文件所需耗费的时间；由表 4.13 可知，Z 线优先算法须耗费大量内存或无法实现的重建任务，自适应方法通过有限内存较好地得到了实现；由表 4.14 可知，自适应方法相对于 FDK 算法在图像重建速度上提高非常显著。其中，A 中重建空间可以一次分配，结合 Z 线优先重建算法和 SIMD 并行计算加速方法，加速比达到了近 70 倍；B 减少滤波投影数据的读取量，但由于关注区域在中心层附近，所需读取量有所扩展，加速比有所下降，但也超过了 65；C 在 B 的基础上，由于分层多次读取相同文件，受硬盘读取缓存的辅助，且在分层重建上、下两边沿处时，读取滤波投影区间计算值超出投影区域，取上限或下限，对读取量有所减少，使得加速比略有所上升；D 由于受内存限制须多次分层和硬盘读取带宽的限制，加速比有所下降，但也取得了可观的效果。

由于自适应重建方法与原始 Z 线优先重建方法原理相同，故所得图像完全相同，图像重建质量也与 FDK 重建方法几乎无差别，在此不再进行评估。

参考文献

[1] Natterer F. Thematematics of computerized tomography [M]. Berlin: University of Münster Federal Republic of Germany, 1986.

[2] Gordon R, Bender R, Herman G T. Algebraic reconstruction techniques (ART) for three dimensional electron micoscopy and X-ray photography [J]. J. Theor. Biol., 1970, 29 (3): 471-481.

[3] Gilbert P. Iterative methods for the three-dimensional reconstruction of an object from projection [J]. J. Theor. Biol., 1972, 36 (1): 105-107.

[4] Censor Y. Parallelapplication of block-iterative methods in medical imaging and radiation therapy [J]. Mathematical Programming, 1988, 42: 307-325.

[5] Herman G T, Levkowitz H, Tuy H K, et al. Multilevel image reconstruction [J]. Multi-resolution Image Processing and Analysis, Springer-Verlag, 1984:121-135.

[6] Kashyap R L, Mittal M C. Picture reconstruction from projections [J]. IEEE. Trans. Computer, 1975, 24 (9): 915-923.

[7] Herman G T. Imaging reconstruction from projections: The fundamentals of computerized tomography [M]. New York: Academic Press, 1980.

[8] Eggermont P P B, Herman G T, Lent A. Iterative algorithms for large partitioned linear systems, with applications to image reconstruction [J]. Linear Algebra and its Applications, 1981, 40: 37-67.

[9] Herman G T, Lent A. Quadratic optimization for image reconstruction, I[J]. Computer Graphics & Image Processing, 1976, 5: 319-332.

[10] Artzy E, ElfvingT, Herman G T. Quadratic optimization for image reconstruction, II[J]. Computer Graphics & Image Processing, 1979, 11: 242-261.

[11] Herman G T, Hurwitz H, Lent A, et al. On the Bayesian approach to image reconstruction [J]. Inf. Control., 1979, 42: 60-71.

[12] Rockmore A J, Macovski A. A Maximum Likelihood approach to image reconstruction [C]//The Proceedings of the Joint Automatic Control Conference. New York: IEEE Press, 1977, 782-786.

[13] Hurwitz H. Entropyreduction in Bayesian analysis of measurements [J]. Phys. Rev. A, 1975, 12: 698-706.

[14] Wood S L, Morf M. A Fast implementation of a Minimum variance estimator for computerized tomography image reconstruction [J]. IEEE Trans. Biomed. Eng. BME, 1981, 28: 56-68.

[15] Wernecke S J, D'Addario L R. Maximum entropy image reconstruction [J]. IEEE Trans. Comput., 1977, 26 (4): 351-364.

[16] Wang Y, Lv W. Multicriterion image reconstruction and implementation [J]. Computer Graphics & Image processing, 1988, 46: 131-135.

[17] Wang Y, Wahl F M. Vector-entropy optimization-based neural-network approach to image reconstruction from projections [J]. IEEE Trans. Neural. Network, 1997, 8 (9): 1008-1014.

[18] Feldkamp L A, Davis L C, Kress J W. Practical cone—beam algorithm [J]. J. Opt. Soc. Am. A, 1984, 1 (6): 612-619.

[19] Kirillov A A. On a problem of I. M. Gel′fand [J]. Sov. Math. Dokl., 1961, 2: 268 - 269.
[20] Tuy H K. An inversion formula for cone-beam reconstruction [J]. SIAM Journal of Applied Mathematics 1983, 43: 546 - 552.
[21] Smith B D. Image reconstruction from cone-beam projections: Necessary and sufficient conditions and reconstruction methods [J]. IEEE Trans. Med. Image. MI - 4, 1985:14 - 25.
[22] Smith B D. Cone-beam tomography: recent advances and a tutorial review [J]. Optical Engineering, 1990, 29 (5): 524 - 534.
[23] Smith B D. Implementation, investigation, and improvement of a novel cone - beam reconstruction method [J]. IEEE Trans. Med. Image, MI - 11, 1992:260 - 266.
[24] Grangeat P. Evaluation of the 3 - D radon transform algorithm for cone beam reconstruction [C]//Proc. of SPIE. Bellingham:[s. n.], 1991, 1445: 320 - 331.
[25] Defrise M, Clack R. A cone - beam reconstruction algorithm using shift - variant filtering and cone-beam backprojection [J]. IEEE Trans. Med. Image, 1994, 13 (1): 186 - 195.
[26] KudoH, Saito T. Derivation and implementation of a cone-beam reconstruction algorithm for nonplanar orbits [J]. IEEE Trans. Med. Image, 1994, 13 (1): 196 - 211.
[27] Schaller S, Noo F, Sauer F, et al. Exact radon rebinning algorithm for the long object problem in helical cone-beam CT [J]. IEEE Trans on Medical Imaging, 2000, 19 (5): 361 - 375.
[28] Defrise M, NooF, Kudo H. A solution to the long object problem in helical cone-beam tomography [J]. Phys. Med. Biol, 2000, 45 (3):623 - 643.
[29] 毛希平，康克军. 一种确定三维锥束 CT 精确重建域的方法[J]. 清华大学学报：自然科学版，2000，40(2)：19 - 23.
[30] 严蔚敏，吴伟民. 数据结构[M]. 2 版. 北京：清华大学出版社，1992.
[31] William, Teukolsky S A, Vetterling W T, et al. Numerical recipes in C-The art of scientific computing, second edition [M]. Cambrige: Cambrige University Press, 1992.
[32] Intel Cooperation. IA-32 Intel Architecture Optimization Reference Manual[OL]. (2007 - 06 - 15) [2009 - 06 - 11] http://developer. intel. com.
[33] Yu R F, Ning R, Chen B. High speed cone beam reconstruction on PC [C]//Proc. of SPIE. Bellingham:[s. n.], 2001, 4322: 964 - 973.
[34] 孙家广. 计算图形学[M]. 3 版. 北京：清华大学出版社，1998.
[35] 张全红，路宏年，杨民，等. 用对称反投影及递归迭代实现扇束 CT 快速重建[J]//CT 理论与应用研究. 2004,13(4):16 - 19.
[36] 毛海鹏，张定华，梁亮，等. 一种基于 PC 的快速三维图像重建方法[J]. 系统仿真学报，2004，16(11)：2486 - 2489.
[37] Buyya R. 高性能集群计算：编程与应用(第二卷)[M]. 郑纬民，汪东升，石威，译. 北

京:电子工业出版社,2001.

[38] 蒋慧，吴礼发，陈卫卫. UML Programming Guide 设计核心技术[M]. 北京：希望电子出版社，2001.

[39] Akhter S，Roberts J. 多核程序设计技术——通过软件多线程提升性能[M]. 李宝峰，富弘毅，李韬，译. 北京:电子工业出版社，2007.

[40] 吴恩华，柳有权. 基于图形处理器(GPU)的通用计算[J]. 计算机辅助设计与图形学学报，2004,16(5):601-612.

[41] Xu F，Mueller K. Towards a unified framework for rapid 3D computed tomography on commodity GPUs [C]//2003 IEEE Nuclear Science Symposium Conference Record. New York:IEEE Press,2003：2757-2759.

[42] Xu F，Mueller K. Ultra-fast 3D filtered backprojection on commodity graphics hardware [J]. IEEE International Symposium on Biomedical Imaging′ 04，2004.

[43] NVIDIA Inc. NVIDIA OpenGL Extension Specifications [OL]. (2007-03-15) [2008-07-10] http://developer. nvidia. com/ object/nvidia_opengl_specs. html.

[44] Reimann D A，Flynn M J，Chaudhary V，et al. Parallel computing methods for X-ray cone beam tomography with large array sizes [C]//IEEE 1996 Nuclear Science Symposium Conference Record. New York:IEEE Press，1996：1710-1713.

[45] Li M J，Zhang D H，Huang K D，et al. Multi-core parallel reconstruction method for cone-beam computed tomography [C]//Proceedings of the 6th SPIE International Symposium on Multispectral Image Processing and Pattern Recognition. Bellingham：SPIE Press,2009：74970P.

[46] Li M J，Zhang D H，Huang K D，et al. A fast and efficient parallel implementation for 3D-CBCT image reconstruction [C]// Proceedings of 2009 IEEE International Workshop on Imaging Systems and Techniques. New York：IEEE Press，2009：105-109.

[47] Li M J，Zhang D H，Huang K D，et al. A self-adapting fast reconstruction method for high resolution images in cone beam CT [C]//Proceedings of the 5th International Conference on Image and Graphics. Washington DC：IEEE Computer Society Press，2009：23-27.

第 5 章　锥束 CT 图像伪影校正

5.1 引　　言

一幅完美的 CT 图像不应扭曲被测物断面的任何几何特征。这要求：均匀的物质在图像上应有很好的均匀度；不同吸收系数的物质的图像灰度级应有明确的分界线，而不应模糊或图像灰度缓慢过渡；对足够小的细微特征，系统应有足够的空间分辨率（高对比度分辨率）；对吸收系数差别细微的物质，系统应有足够的组织差异分辨率（低对比度分辨率）；足够好的时间分辨率，系统应具有足够好的时间响应性能；物体吸收系数的正确比例映射，例如客观吸收系数间的线性关系在图像灰度级上也应具有等同的线性关系；客观组织的几何形状应正确显示，不应扭曲[1]。因此，一般可将伪影定义为 CT 图像中被重建数值与物体真实衰减系数之间的差异。

伪影与系统的整体设计有关，包括采样混叠、部分容积、散射和噪声等因素。CT 数据采集很重要的一步就是采样，如果采样频率不满足 Nyquist 定律，将引起采样信号混叠，造成重建的结果出现伪影。部分容积效应发生在物体局部进入扫描区域的情况下。在系统设计中，X 射线和检测物体之间最重要的相互作用机制是非相干散射或者康普顿散射。由于康普顿散射，不是所有到达探测器的 X 射线光子都是直接入射的光子，因此这些散射的光子使得探测到的信号偏离了理论上的 X 射线的强度值，引起重建图像中的 Shading 伪影。X 射线光子的涨落引起的噪声也会引起伪影。

伪影也跟 X 射线管相关。一般假定 X 射线从点源发射，实际上是从一个中间高强度、边缘低强度的面源发射，我们可称此为偏焦辐射。这种假定的误差可以造成伪影。由于 X 射线管中混杂物的存在或者 X 射线管的使用时间较长，会发生管中电弧现象，这种现象也可引起伪影。另外由于产生 X 射线的阳极高速旋转，可能会造成旋转轴的不稳定，这种不稳定也会引起伪影。

伪影跟探测器也有关系。探测器中的暗电流、增益、非线性和辐射损伤以及响应不一致，都会引起伪影。另外，探测器中闪烁材料的余晖效应也会引起伪影。

除以上 3 个因素之外，还有一个因素，可统称为移动因素，包括检测对象的移动、射线能谱的硬化移动、金属伪影和截断伪影。

根据 CT 切片伪影的不同表现形式，可以将其大致划分为以下四种。Streaking（可称为条状伪影）：主要与探测器（包括暗电流、增益、非线性和辐射损伤等）、检测对象的移动和金属物质引起的数据损失等因素有关；Shading（可称为阴影伪影）：主要与部分容积效应、散射效应、探测器的余晖效应和物体截断等因素有关；Rings（可称为环状伪影）：主要与探测器的响应不一致、响应不稳定等因素有关；Cupping（可称为杯状伪影）：主要与射束硬化有关。

用于消除 CT 伪影的方法主要来自学术机构和工业界。在不同的杂志或会议论文集上可以找到许多研究论文。更大一部分研究结果是以专利形式出现的。关于 CT 伪影校正的极其有限的总结和综述可以在一些书中找到，然而很大部分关于消除伪影的方法被看做专有技术或商业秘密，在公开领域无法获得。在本书第 2 章中，已经对由探测器引起的伪影进行了综合校正。考虑到伪影的多样性和复杂性，本章主要针对对 CT 图像质量影响较大的散射和射束硬化两种因素进行研究，给出相应的伪影校正方法。

5.2　基于侦测模型的伪影综合校正方法

5.2.1　侦测模型的概念

在实际应用中，由于锥束 CT 系统的造价比较昂贵，利用锥束 CT 进行无损检测的费用也就相对较高，但 CT 方法对零件内部缺陷和内部型腔的检测能力是其他无损检测手段一时难以替代的。另一方面，目前使用锥束 CT 进行无损检测的零件一般都是相对比较重要的零件，甚至要求批量 100% 检测，如空心涡轮叶片。在这种情况下，如何节约机时消耗、提高检测效率和改善校正效果就成为锥束 CT 实际应用中必须考虑和解决的重要问题。

对此，给出侦测模型的概念，通过侦测模型表示 CT 系统和扫描对象属性的先验知识，以实现基于对象知识的伪影综合校正，从而达到节约机时消耗、提高检测效率和改善校正效果的目的。

所谓侦测模型，是指在某批次零件的锥束 CT 检测中，具有对扫描曝光和伪影校正的相关数据进行获取、管理和应用等功能的模型，如图 5.1 所示。

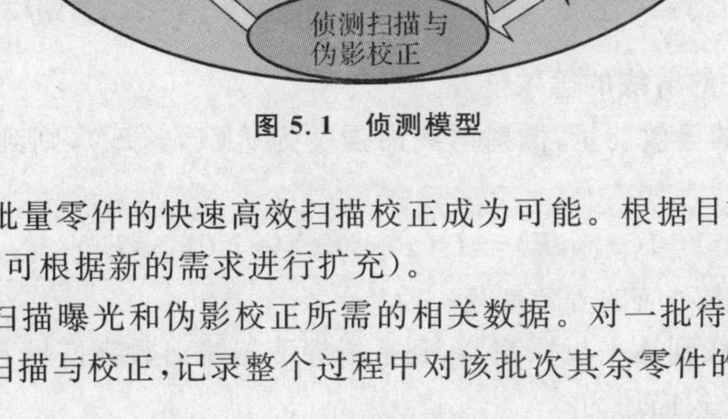

图 5.1　侦测模型

侦测模型使实现批量零件的快速高效扫描校正成为可能。根据目前的应用需求，侦测模型主要包括以下内容（可根据新的需求进行扩充）。

①获取锥束 CT 扫描曝光和伪影校正所需的相关数据。对一批待检测零件，选择其中一件进行锥束 CT 侦测扫描与校正，记录整个过程中对该批次其余零件的扫描与校正具有指导意义的相关数据。

②管理锥束 CT 扫描曝光和伪影校正所需的相关数据。主要涉及数据的存储、读取、维护、更新（侦测扫描获取的相关数据并非在其余零件的扫描校正过程中都是保持不变的）等

内容。

③应用锥束 CT 扫描曝光和伪影校正所需的相关数据。主要指如何利用获取的扫描校正相关数据，对该批次其余零件进行有效的扫描与校正。

由以上描述可知，侦测模型的基础是进行侦测扫描和校正，以获取锥束 CT 扫描曝光和伪影校正所需的相关数据，而扫描曝光和伪影成因与 X 射线的 DR 过程密不可分，因此需要对 DR 成像模型作相应的研究。

DR 成像的一般过程为：X 射线机发射射线照射物体，射线与物体相互作用（包括瑞利散射、光电效应、康普顿散射和电子对效应等）而造成衰减，衰减后的透射射线以及由于衰减而生成的散射射线共同到达平板探测器，射线与闪烁体作用产生可见光，然后可见光通过光电二极管、薄膜晶体管、电荷放大器等电子器件由光信号转化为电信号，最后由 A/D 转换电路将电信号转换成数字图像信号，并作为投影图像保存到计算机硬盘。DR 成像过程如图 5.2 所示。

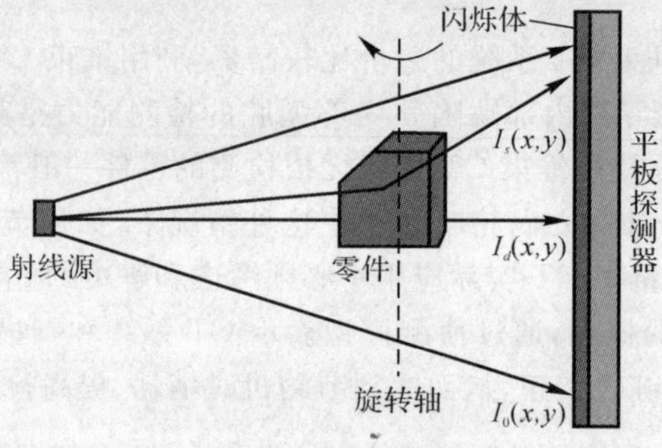

图 5.2 DR 成像过程示意

由于实际射线源发出的射线束是多能谱的而非单能谱的，在成像过程中，射线的入射强度（即射线与零件相互作用前）可表示为

$$I_0(x,y,\bar{E})=\int_{E_{\min}}^{E_{\max}} I(x,y,E)\,\mathrm{d}E \tag{5-1}$$

式中，(x,y) 为投影到探测器平面的坐标值；$\bar{E}$ 为入射射线的等效能量。

射线与零件相互作用后，一部分射线光子被完全吸收或者产生散射射线，另一部分射线光子沿原方向透射出零件。透射射线的射线场强分布为

$$I_d(x,y,\bar{E}_d)=I_0(x,y,\bar{E})\exp\left[-\int_L \mu(x,y,\bar{E})\,\mathrm{d}l\right] \tag{5-2}$$

式中，$\bar{E}_d$ 为透射出零件的射线的等效能量。

设 $\bar{E}_s$ 为散射射线的等效能量，散射射线的强度为 $I_s(x,y,\bar{E}_s)$，则到达探测器平面的射线总强度为

$$I(x,y,\widetilde{E})=I_d(x,y,\bar{E}_d)+I_s(x,y,\bar{E}_s) \tag{5-3}$$

式中，$\widetilde{E}$ 为与射线总强度对应的等效能量。

理想情况下，从射线到达平板探测器，到平板探测器输出数字信号 $F(x,y)$，这一过程的主要转换步骤可用数学公式描述为

$$F(x,y)=[(I_d(x,y)+I_s(x,y))\otimes G(x,y)]\times D(x,y)+B(x,y) \tag{5-4}$$

式中，$\otimes$ 表示卷积运算；$D(x,y)$ 为探测器采样（A/D转换）函数；$B(x,y)$ 为探测器暗场；$G(x,$

y) 为探测器增益函数。由平板探测器的工作原理可知：

$$G(x,y)=G_f(x,y)\otimes G_e(x,y)\otimes G_m(x,y) \tag{5-5}$$

式中，$G_f(x,y)$ 为闪烁体将射线转换为可见光的函数；$G_e(x,y)$ 为光电二极管将可见光转换为电信号的函数；$G_m(x,y)$ 为信号放大电路函数。

实际情况下，直接根据式(5-4) 所描述的 DR 成像模型进行投影图像校正是不现实的：

① 在平板探测器方面，其成像单元数以百万计，而且每个像元的特性也不尽相同，普通用户几乎不可能准确得到 DR 成像过程中每个像元的转换、放大等增益参数。

② 在噪声影响方面，DR 成像模型的几乎每个环节都存在噪声，噪声的种类有多种，而且都耦合在最终输出结果中，几乎不可能从中分解出各类噪声的成分再分别进行校正。

因此，需要对上述 DR 成像模型进行合理改造和简化，使其能在实际应用中用于指导投影图像的校正，即

$$\begin{aligned}F(x,y)=&\{[I_d(x,y)+\Delta I_d(x,y)]+[I_s(x,y)+\Delta I_s(x,y)]\}\otimes\\&[\bar{G}(x,y)\times\Delta\bar{G}(x,y)]+[\bar{B}(x,y)+\Delta B(x,y)]\end{aligned} \tag{5-6}$$

式中，$\Delta I_d(x,y)$ 是射线源量子噪声对透射射线的影响量；$\Delta I_s(x,y)$ 是射线源量子噪声对散射射线的影响量；$\bar{G}(x,y)$ 是广义上的探测器增益函数，则有

$$\bar{G}(x,y)=[G_f(x,y)\otimes G_e(x,y)\otimes G_m(x,y)]\times D(x,y) \tag{5-7}$$

式中，$\Delta\bar{G}(x,y)$ 是电路噪声和环境(温度、湿度) 对增益的影响量；$\bar{B}(x,y)$ 是探测器输出暗场；$\Delta B(x,y)$ 是电路噪声和环境(温度、湿度) 对暗场的影响量。

将式(5-4) 与式(5-6) 比较可知，两式在本质上是一致的，只是后者表示的 DR 成像模型考虑了各种噪声对输出结果的影响，并对增益部分进行了适当的概括合成，而不再作不切实际的细分。

5.2.2　侦测模型的建模方法

侦测模型的建立，首先需要基于 DR 模型综合考虑噪声、暗场、增益、透射射线、散射射线等5个主要因素对平板探测器输出投影图像的影响，尽可能多地消除DR成像过程中的非理想因素，使最终用于锥束 CT 重建的投影图像质量接近理论状态，以达到减轻或消除重建切片中存在的伪影的目的。根据建立的 DR 模型，得到以下相应的校正方法。

① 对于探测器输出暗场 $\bar{B}(x,y)$，可在采集之前对平板探测器进行预热，确定平板探测器处于稳定输出状态后，采集若干幅暗场图像并计算其平均暗场图像作为 $\bar{B}(x,y)$，从原始投影图像中减去 $\bar{B}(x,y)$ 即完成校正。

② 对于探测器输出暗场波动 $\Delta B(x,y)$，可采用基于平板探测器局部屏蔽的暗场波动校正方法，检测出每幅投影图像的 $\Delta B(x,y)$，从经上述处理的投影图像中减去 $\Delta B(x,y)$ 即完成校正。

③ 对于增益 $\bar{G}(x,y)$，就单个像元而言是不需要校正的，而对于数百万像元，由于各像元的增益存在不一致性，需要采集若干幅增益图像并计算其平均增益图像，进而得到增益不一致的校正图像，对经上述处理的投影图像除以增益不一致的校正图像即完成校正。

④ 对于增益波动 $\Delta\bar{G}(x,y)$，可通过考察经上述处理后的投影图像空白区域灰度，检测出每幅投影图像的 $\Delta G(x,y)$，将各幅投影图像线性映射到同一区间范围内即可。

⑤ 对于量子噪声 $\Delta I_d(x,y)$ 和 $\Delta I_s(x,y)$，根据其服从 Poisson 分布的统计规律，可在满足投影图像基本要求的前提下，从增大射线源管电流、增大积分时间和多幅叠加投影图像三个方面对量子噪声进行抑制。

⑥ 对于散射 $I_s(x,y)$，可采集基于射束衰减网格的散射校正方法进行校正。

⑦ 对于透射 $I_s(x,y)$ 中的射束硬化，可通过建立射束硬化校正模型，将非线性的硬化曲线校正为线性的直线。

在上述对 DR 成像非理想因素的校正方法基础上，结合本书的相关方法，给出建立侦测模型的侦测扫描与校正的详细步骤(见图 5.3)。

①选取同批次待检测零件中的一件。

②根据后续校正步骤的需要，放置被检零件、屏蔽铅块、射束衰减网格、滤波板等物件于锥束 CT 扫描环境的适当位置。

③选择对比度曝光优化或射束硬化曝光优化方式，快速获取曝光参数。

④进行锥束 CT 快速扫描并获取原始投影图像。

⑤进行平板探测器输出图像校正，包括暗场校正、增益不一致校正、坏像素校正、暗场波动校正、增益波动校正。

⑥进行基于射束衰减网格的散射校正。

⑦进行基于仿真投影的射束硬化校正。

⑧进行滤波降噪。

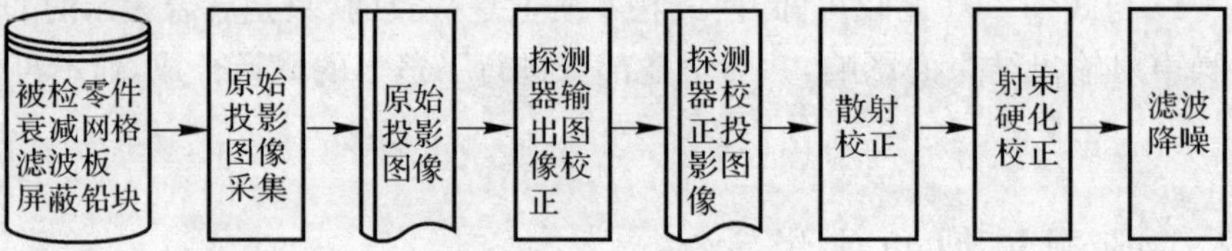

图 5.3 侦测扫描与校正流程

在上述方法的第③步中，在满足投影图像基本要求的前提下，同时考虑了平板探测器的成像性能，按照一定优化准则来获取曝光参数，该曝光参数由于保证了一定的扫描曝光剂量，在很大程度上减少了随机噪声，如射线的量子噪声。

在上述方法的第④步中，由于实际应用指标的限制，需要兼顾投影图像的采集速度与质量，从降低噪声提高信噪比的角度考虑，可将 FDK 重建所需的一个圆周扫描改为多周扫描，然后将每周对应投影方位的图像进行平均。

在上述方法的第⑥步和第⑦步中，一般认为射束硬化是由多能谱射束中的透射射线体现出来的，因此在射束硬化校正前需要先去除散射射线对投影图像灰度值的贡献，即先进行散射校正，再对散射校正后的投影图像进行射束硬化校正。

在上述方法的第⑧步中，滤波降噪的目的在于降低投影图像本身的噪声和之前各校正环节可能带入的噪声。

在侦测扫描与校正过程中，所使用的各种方法都纳入侦测模型进行管理，另外还需要记录对该批次其余零件的扫描与校正具有指导意义的相关数据，主要包括系统安装参数、零件安装参数、扫描曝光参数、平均暗场图像、暗场波动数据、增益校正图像、坏像素模板图像、散射场分布图像、射束硬化拟合曲线、射束硬化校正直线、切片校正图像、滤波降噪参数。

5.2.3　伪影综合校正方法

对于一批待检测的零件，在前面所述侦测扫描与校正的基础上，可得到基于侦测模型的锥束 CT 伪影综合校正步骤(见图 5.4)。

①加载同型号同批次零件侦测模型的相关数据。

②设置侦测模型中需要更新的数据的更新周期，每种数据通过一个标志位来判断是否到了需要更新的时候。

③判断：如果已完成该批次全部零件的扫描与校正，则结束；如果当前没有数据需要更新，则转第④步；如果当前有数据需要更新，则转第⑤步。

④对该批次下一个零件进行正式扫描与校正，由侦测模型提供扫描与校正过程中所需的对应相关数据，完成后转第③步。

⑤根据数据更新标志位，判断是哪部分数据需要更新，按相应的更新方法更新侦测模型中的该数据，转第③步。

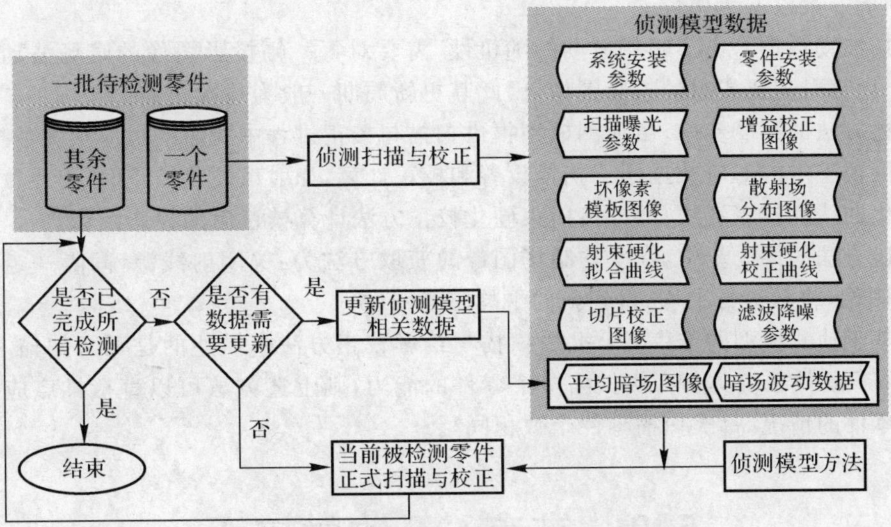

图 5.4　基于侦测模型的伪影综合校正流程

在上述方法的第①步中，加载同型号同批次零件侦测模型的相关数据，是指将这些数据交由侦测模型组织和管理，以便在后续步骤中从侦测模型中获取需要的对应数据。

在上述方法的第②步中，一般认为以下数据在小批量零件的扫描检测过程中保持不变。

①系统安装参数。主要包括射线源至工作台旋转中心距离、工作台旋转中心至平板探测器距离、中心射束在平板探测器上的位置、平板探测器的旋转角度等，这些参数一经确定，在批量扫描检测中不作改动。

②零件安装参数。每个零件在扫描前应该在工作台上处于相同的位置，一般通过在零件上选取定位基准，再利用相应的简单夹具即可以保证。

③扫描曝光参数。主要包括射线源的电压和电流、平板探测器的采集模式和速度、工作台

的旋转速度和旋转圈数等。

④增益校正图像。由于增益主要取决于扫描电压和曝光量，而扫描电压和曝光量在批量检测中不变，即可认为增益校正图像不变。

⑤坏像素模板图像。坏像素模板图像一般以月为单位进行更新，批量检测时间远小于一个月，因此可认为其保持不变。

⑥散射场分布图像。由于整批零件的材质和结构相同，且各零件的各投影方位和参数相同，根据散射的影响因素，可近似认为对应投影方位下各零件的散射场分布图像保持不变。

⑦射束硬化拟合曲线。由于各零件的材质和扫描曝光参数相同，可近似认为射束硬化情况相同，即射束硬化拟合曲线保持不变。

⑧射束硬化校正直线。由射束硬化拟合曲线保持不变可得此项数据不变。

⑨滤波降噪参数。滤波函数及其参数确定后，一般不在检测中途修改。

在上述方法的第②步中，一般认为以下数据在小批量零件的扫描检测过程中有所改变，需要按一定周期进行更新。

①平均暗场图像。扫描检测时间和环境状况对平均暗场图像有较大影响，因此需要根据探测器的使用表现和环境状况，定时重新生成平均暗场图像，原平均暗场图像则保留为历史记录，更新周期一般以 h 为单位。

②暗场波动数据。由于暗场波动的随机性，需要对每一幅投影图像的暗场波动量进行估计，但由于计算时需要成组的投影图像，因此其更新周期一般为每次扫描。

在上述方法的第④步中，由侦测模型提供扫描与校正过程中所需的对应相关数据，是指直接取用侦测模型中的对应数据用于扫描设置和校正计算，如射束硬化校正时，直接读取侦测模型中的硬化曲线和校正直线参数，按射束硬化校正方法计算校正后的投影图像。

在上述方法的第⑤步中，新平均暗场图像的获取方法为：关闭射线源，间隔一定时间采集 M 幅暗场图像，将其进行平均，得到新的平均暗场图像。

上述基于侦测模型的锥束 CT 批量扫描与伪影校正方法中描述的是每次扫描一个零件，如果锥束 CT 硬件系统具备一次扫描多个零件的能力，则上述方法可以直接推广应用于每次扫描多个零件的情况（每次扫描零件个数相同）。

5.3 锥束CT散射校正

5.3.1 散射校正的基本方法

在中能 X 射线能量范围内，射线与物体的相互作用包括光电吸收、瑞利散射和康普顿散射。在工业无损检测的能量和材料范围内，瑞利散射所起的作用很小，通常可以将它忽略，光电效应的电子射程太短，可认为被工件全部吸收，因此，通常所说的散射主要是指康普顿散射。由于康普顿散射产生的散射光子是随机的，且各向发射，任何接收散射辐射的材料，无论是被透照的零件、放置零件的台面或支架、铅房、零件周围的各种物体，都将成为散射源。散射射线强度与射线能量有关，与射线照射物体的材料、结构、厚度、面积也相关。

由于康普顿散射的存在，并不是所有到达探测器的 X 光子都是透射光子，部分被探测到的信号来源于散射光子，这些散射光子使被探测到的总信号偏离了期望的测量结果，并造成重建图像中 CT 数的偏移，产生阴影和杯状伪影。图 5.5 是康普顿散射效应的示意图，以图 5.5(a)显示的康普顿散射发生过程为例，一个高衰减结构(深色椭圆形表示)位于被检测物体(浅色不规则形状表示)内部。对高衰减结构的位置，被探测到的光子数量将显著减少。由于散射光子偏转角度是随机的，探测器接收到的散射光子分布是低频背景信号，如图 5.5(b)中的虚线所示；散射光子与透射光子组合在一起，复合信号是对比度减小的投影，如图 5.5(b)中的点线所示。由于散射的低频特性，它几乎不包含关于原始物体的信息，另一方面，它确实对投影图像的噪声有贡献，因此，康普顿效应的影像是减少了图像的对比度和清晰度。

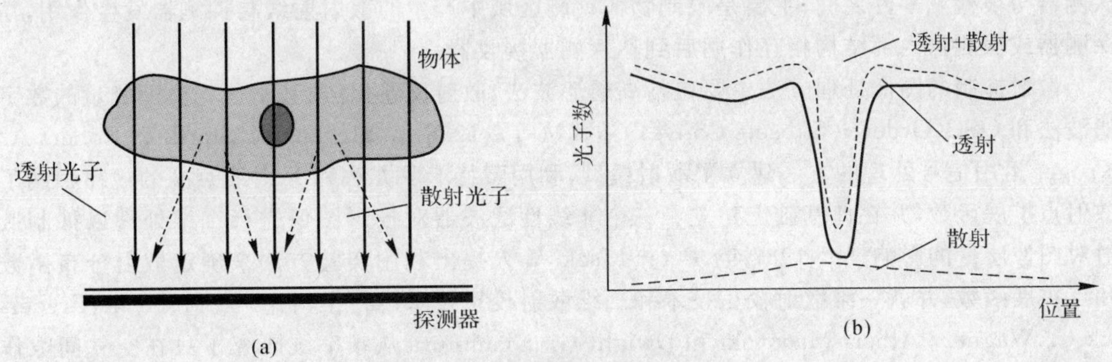

图 5.5　康普顿散射作用示意图

(a)散射发生过程；(b)散射的影响

在基于平板探测器的锥束 CT 系统中，随着射线照射面积的增大，散射量也随之增大，造成图像对比度下降，细节变得模糊，对小缺陷的检测是非常不利的[2]。例如医学 CT 中，摄取腹部 X 线照片时的散射量可高达 90%[3]，即使使用高栅比的滤线器过滤，散射量也仍然高达 40%～50%。

因此，如何减少和抑制散射对 X 射线投影图像质量的影响变得尤为重要。John M. Boone 曾将已发表的减少散射的文献归结为两种不同的类型[4]，其中一类为散射抑制的硬件处理方法，从 X 射线成像的几何学条件考虑，减少到达探测器的散射量的技术。该方法主要通过增加硬件设备，使得一次透照散射穿过物体后到达探测器成像，而衰减过程中产生的散射射线尽量少到达探测器。另一类为数字图像处理技术，该方法主要是通过实验来估计散射的分布规律，并由此采取后期处理方法来对散射进行抑制或消除。

人们对散射影响信号的方式存在两种理解，一种理解认为散射可以用点扩展函数来表示，并以卷积的形式作用于信号[5-7]。由于散射分布是一个不确定的随机过程，目前国内外还没有对散射给出详尽的阐述和理论推理的统一公式。另一种理解认为散射以场的形式存在，并以低频分量的形式叠加到信号中，将散射场理解为投影图像的低频信息，通过对被污染信号的高通滤波将散射消除[8-10]。

现行通用的硬件散射抑制方法主要包括空气隙法、准直器法、过滤器法、滤线栅技术以及屏蔽窗技术等。空气隙法通过不断增大空气间隙(试件与平板探测器间的距离)，可以使得达到探测器的散射光子数量不断减少，从而降低了散射射线的影响，但受到投影放大比的限制，空气间隙不能无限增大，且增大的同时加剧了影像的几何模糊[11]。准直器法对沿射线入射方向达到探测器的射线进行准直，使得不是沿着射线入射方向的散射射线被准直器吸收，是滤除散射射线的基本方法[12]。过滤器法是在X射线管窗口附近放置滤波板，吸收长波部分的低能X射线，去除低能X射线对检测试件的影响，以改善射束质量。滤线栅技术从广义上来说也是一种准直器（多缝准直器），在医学上有较好的应用效果，中北大学的李永利等人对于其在工业检测应用中的散射抑制效果进行了理论分析，得出了采用滤线栅对锥束CT散射进行准直对于工业射线检测中散射的抑制将会接近二维工业CT中射线准直对于散射抑制的效果的结论[13]。屏蔽窗技术可以分为前屏蔽窗和后屏蔽窗，前屏蔽窗位于射线源和被检测零件之间，主要是限制入射射束的大小，尽量减少照射范围，以避免产生更多的散射射线；后屏蔽窗位于探测器与被检测零件之间，主要是限制物体检测区域中产生的散射射线与探测器发生作用，在探测器或探测器内部结构相互作用后到达探测器接收器。

散射抑制的图像处理方法主要包括高通滤波法、散射反卷积法、基于预先模型测量的数字滤波法和OSC（Ordered Subsets Convex）迭代法等。1986年，Steven W. Smith和Robert A. Kruger运用信号处理的方法建立了散射模型，利用蒙特卡罗方法和X射线衰减的规律归纳了散射点扩展函数，并在此基础上建立了一个非线性滤波器对投影图像进行二维处理以抑制散射对图像质量的影响[14]。1987年，Peter Msaki等人提出利用实验方法来确定散射分布函数和点扩展函数，并就一维散射校正技术和二维散射校正技术进行了讨论[15]。1988年，Frederick C. Wagner, Albert Macovski和Dwight G. Nishimura从频率域研究了只在空气间隙作用下散射分布的点扩展函数，并讨论了利用点扩展函数进行反卷积剔除散射的技术[16]。1992年，Karin Knesaurek使用蒙特卡罗方法和归纳法对散射进行了研究，得出了射线的散射模型符合高斯函数的结论[17]。1996年，Fivez C提出散射是叠加在图像上的低频背景，可以通过减去原始图像加权高斯低通滤波器部分的方法来提出散射[18]。1995年，A. Ersahin提出基于预先模型测量的数字滤波法[19]，用到单一的高斯核进行卷积，可以较好地估计散射效应，进而进行散射校正，适用于散射效应变化很大而需要连续获取图像的情况，但厚度的估计在零件结构非常复杂时比较困难，高斯核卷积对实际散射与零件材料和结构相关的特性解决得并不理想。2002年，孙少华等[20]利用滤波反投影法得到重建图像后，再结合散射模型的OSC方法进行迭代校正，一般三次以内迭代即可得到较好的校正效果，但该方法依赖于准确的散射模型，而实际不可能得到准确的散射模型。另外，采用基于厚度估计的卷积算法校正X线图像的散射[21]，也取得了一定的效果。

利用散射点扩展函数来消除散射的方法，虽然在不同程度上取得了一定的效果，但是都存在一些问题：需要预先建立散射点扩展函数，其中的参数要依赖于具体的成像条件，如几何设置、物体结构、物体厚度及物体材料等。这样，对于不同零件或同一零件在不同投影角度下，其散射模型就会不同，因此其散射模型是变化的，具有很强的局限性，限制了它的工程应用。

近年来，随着散射校正研究的不断进步，涌现出了一些新的散射校正方法。基于三能量窗的散射校正技术首次由Ogawa等提出[22-24]，该方法通过主能量窗获取总光子数量，并采用主能量窗两边的两个子能量窗估计散射光子数量，由总光子数量减去散射光子数量得到透射光子数量。基于三能量窗的散射校正大量工作放在了主能量窗和两个子能量窗的位置和宽度上。两个子能量窗尽可能窄和近地靠近主能量窗，以便精确估计当前主能量窗的散射部分。然而，子窗口宽度越小，探测器探测到的光子数量越小，噪声的估计准确性越差。由于散射投影属于低频、缓慢变化的部分[25]，李永利等提出了基于小波的多分辨分析散射校正方法[26-27]，该方法首先获取低散射的原始扫描图像，然后采用小波多分辨分析对图像进行多级小波分解，针对相应的频带作合适的处理，以达到减少散射伪影的目的，但该方法对小波类型和小波分解级数要求较高，选择不当难以实现，而且方法本身具有较大的误差。Ruola Ning 等提出了一种基于 Beam Stop Array 的散射抑制算法[28-30]，该方法采用一个射束阻止网格铅球吸收 X 射线，阻止 X 射线透过物体被探测器接收，这样在探测器铅球中心投影位置上得到该位置的散射值，利用这些散射值拟合散射场，进行散射校正。该方法应用于医学胸部成像检测中，得到了较理想的效果，然而在工业 CT 检测中，由于工业产品密度较大，须采用较高的扫描电压，难以保证射束阻止网格铅球尺寸的要求。

由于散射的零件材料和结构相关性，到目前为止，在公开领域还没有一种非常有效的方法消除锥束 CT 系统的散射，特别是对空心涡轮叶片等具有较高密度且内外结构非常复杂的零件，散射校正仍然是有待解决的一大难题。

5.3.2　基于射束衰减网格的散射校正

针对 Beam Stop Array 锥束 CT 散射校正方法在较高扫描电压下应用不够理想的问题，给出一种基于射束衰减网格(Beam Attenuation Array，BAA)的散射校正方法[31-32]。该方法不要求反散射网格完全挡住 X 射线光子透过物体，可应用于工业 CT 检测中的中、高能扫描电压(如 450 kV)下的散射校正。

1. 校正方法总体流程

基于射束衰减网格的散射校正方法流程如图 5.6 所示，具体步骤如下：

①根据被检测物体确定对其进行锥束 CT 扫描的有关参数，特别是平板探测器的数据采集方式和 X 射线源的电压与电流，这些参数在以下涉及投影图像数据采集的步骤中保持不变。

②在射线源与旋转工作台之间靠近工作台的位置放置滤波板，通过平板探测器采集若干幅滤波板投影图像得到投影图像集 1。

③将被检测物体置于旋转工作台上，进行圆周扫描，扫描过程中旋转工作台可采用步进旋转或连续旋转，通过平板探测器采集滤波板＋被检测物体的投影图像集 2。

④在滤波板放置位置将滤波板替换成射束衰减网格，进行与步骤③完全相同的圆周扫描，其中需要特别注意的是被检测物体的起始扫描投影位置与步骤③的起始扫描投影位置相同，通过平板探测器采集射束衰减网格＋被检测物体的投影图像集 3，投影图像集 3 与投影图像集 2 的投影幅数相同，且零件各个投影位置对应相同。

⑤移除被检测物体，通过平板探测器采集若干幅射束衰减网格投影图像得到投影图像集 4。

⑥利用投影图像集 4 计算射束衰减网格金属小球中心的投影位置。

⑦利用投影图像集 1、投影图像集 2 和投影图像集 3，以及步骤⑥得到的金属小球中心投影位置，计算圆周各投影位置的金属小球中心处的散射值。

⑧利用圆周各个投影位置的金属小球中心处的散射值进行拟合，得到与投影图像集 2 中

的投影图像一一对应的散射场分布图像。

⑨将投影图像集2中的各幅投影图像减去与其一一对应的散射场分布图像，得到散射校正后的投影图像集5。

⑩由投影图像集5通过滤波反投影重建算法重建出散射校正后的序列切片图像。

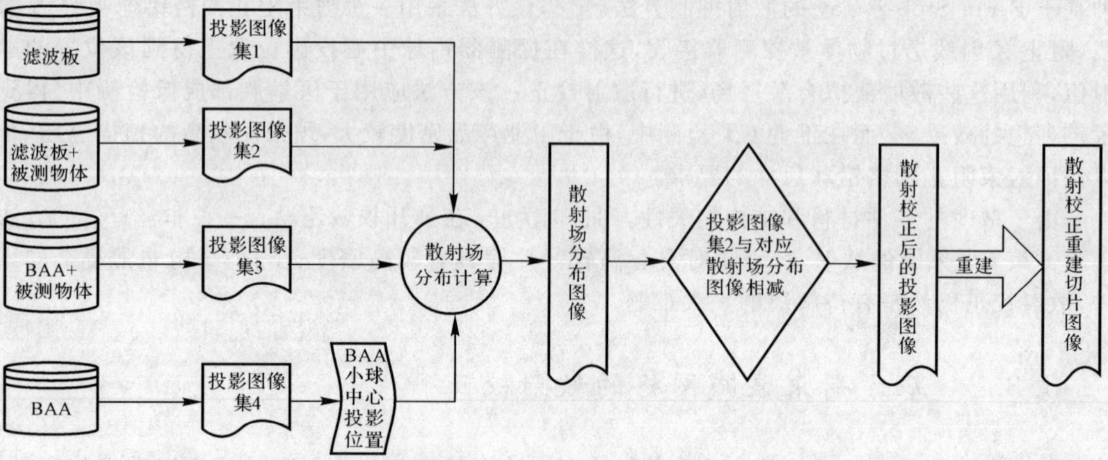

图5.6　基于射束衰减网格的散射校正方法流程

上述各步骤采集的投影图像在获取过程中已经过必要的暗场校正、坏像素校正和增益校正，校正手段可采用平板探测器厂方配套程序进行，也可以自行根据公开的技术开发相应程序进行。

该方法可以克服Beam Stop Array校正方法在工业CT应用中难以满足较高扫描电压下铅球尺寸需求的缺点，实用于从低能到中、高能的锥束CT系统散射校正。对经散射校正后的投影图像进行锥束CT重建，所得切片中的杯状伪影相对于原切片明显减少，并可提高重建切片图像的对比度，改善图像质量，是锥束CT系统的一种简单、有效的散射校正方法。

2. 滤波板与射束衰减网格

在基于射束衰减网格的散射校正方法第②步中，采用的滤波板如图5.7所示，第④步中，采用的射束衰减网格如图5.8所示，获取投影图像集2的扫描如图5.9所示，获取投影图像集3的扫描如图5.10所示。

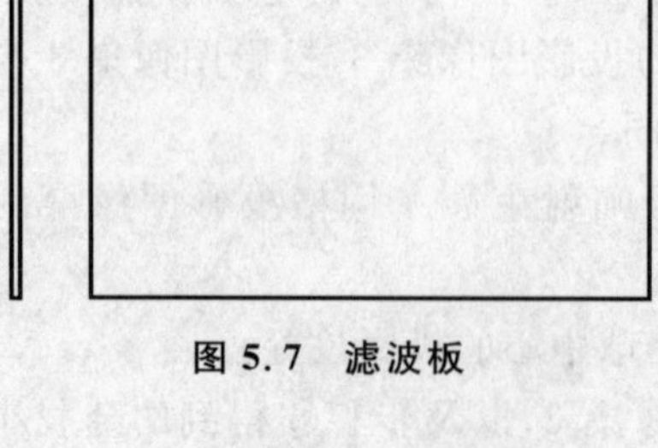

图5.7　滤波板

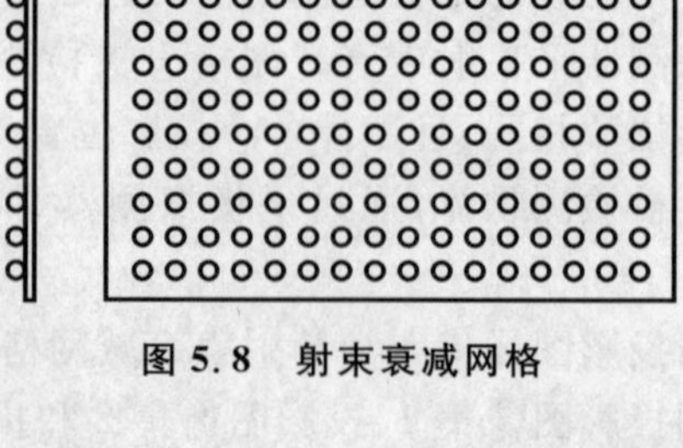

图5.8　射束衰减网格

射束衰减网格一般由金属基板（滤波板）和在其上均匀分布的金属小球阵列组成。对射束衰减网格的一般要求是：射束衰减网格基板与滤滤板具有相同的金属材质和厚度，且该材质的衰减系数大于金属小球的衰减系数；在满足金属小球对被检测物体的投影灰度值有一定的影响量的前提下，基板上的金属小球直径越小越好，并使金属小球间具有适当的间距。比较容易制作的射束衰减网格由铜基板上粘贴均匀分布的钢珠阵列组成。

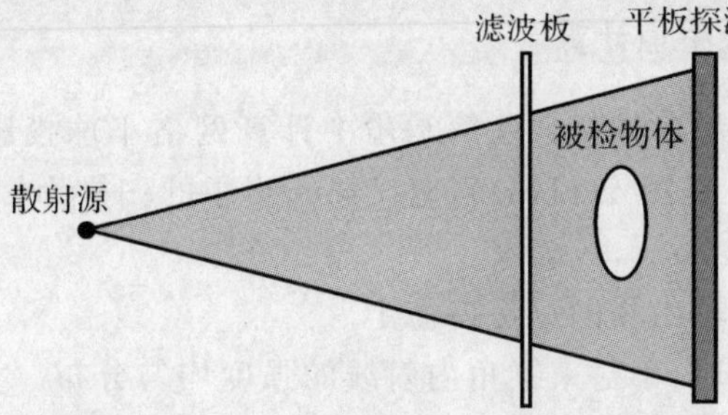

图 5.9　获取投影图像集 2 的扫描示意图

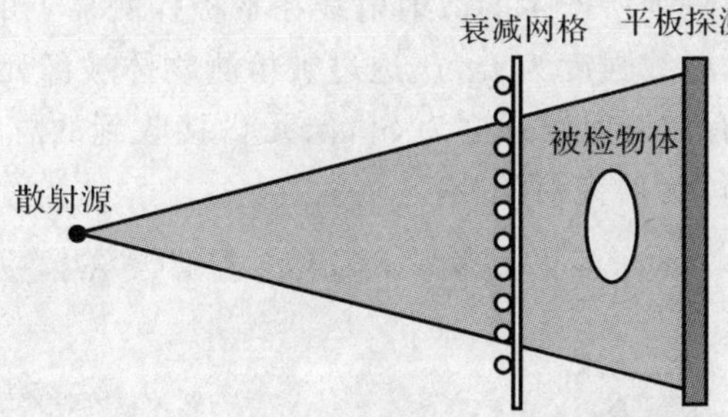

图 5.10　获取投影图像集 3 的扫描示意图

将投影图像集 2 与投影图像集 3 进行比较，可知投影图像集 3 只比投影图像集 2 增加了金属小球阵列，其余扫描条件保持一致。滤滤板与射束衰减网格基板完全相同且在圆周扫描时固定不动，因此可以将其对投影的相同贡献认为是探测器增益的一部分，不影响被检测物体进行重建的有效投影值。金属小球阵列位于基板面向射线源的一侧，其本身在射线照射范围内也是散射源，但由于金属小球直径较小，相应的散射值也较小，因此可以近似认为基板全部吸收了金属小球阵列所产生的散射射线。另一方面，由于金属小球阵列较被检测物体更远离平板探测器，因此即使有少量透过基板的散射射线，也会由于被检测物体对其的进一步吸收和空气隙效应，难以到达平板探测器。这一点对于后续的网格小球投影中心散射值的计算非常重要。

3. 网格小球投影中心位置计算

在基于射束衰减网格的散射校正方法第⑥步中，射束衰减网格金属小球中心投影位置的计算方法为：

①搜索衰减网格投影图像中的小球阵列投影区域，得到该区域的最小灰度。

②以最小灰度的 130％左右为阈值，对衰减网格投影图像进行二值化，小球投影区域灰度为 1，其余区域灰度为 0。

③对二值化图像进行逐行扫描，若当前像素灰度为 1，则以该像素为种子点用 0 值进行区

域填充，并通过填充得到对应的原衰减网格投影图像该区域的最小灰度及其位置。

由于探测器即使在校正后也不可避免地存在一定的噪声，为了减少由噪声引起的计算误差，可通过平板探测器采集多幅射束衰减网格的投影图像，取其平均值作为计算网格小球投影中心位置的射束衰减网格投影图像，在实用中可以较好地起到稳定算法的作用。

4. 网格小球投影中心散射值计算

在基于射束衰减网格的散射校正方法第⑦步中计算网格小球投影中心散射值时，首先定义第③步中的扫描为扫描1(见图5.11(a))，定义第④步中的扫描为扫描2(见图5.11(b))，并做出以下假设：

①两次扫描中射线源的输出相同且保持稳定。

②平板探测器增益校正后，小射束锥角内射线的强度均匀分布。

③扫描1中的射束衰减网格基板与扫描2中的滤板对投影的贡献相同，且认为其是探测器增益的一部分。

④ 扫描1中的金属小球阵列所产生的散射射线在平板探测器上的成像可以忽略不计。

对扫描1，设初始入射X射线强度为 I_0，I_0 透过被检测物体被像元G接收到的透射射线强度为 I_1，像元G接收到的所有散射射线强度为 S_1，像元G接收到的总射线强度 $C_1=I_1+S_1$。根据Beer定理，以被检测物体为研究对象，有

$$I_1=C_1-S_1=\int_{E_{\min}}^{E_{\max}} N_0(E)\mathrm{e}^{-\int_0^L u_p(E)\mathrm{d}L}\mathrm{d}E \tag{5-8}$$

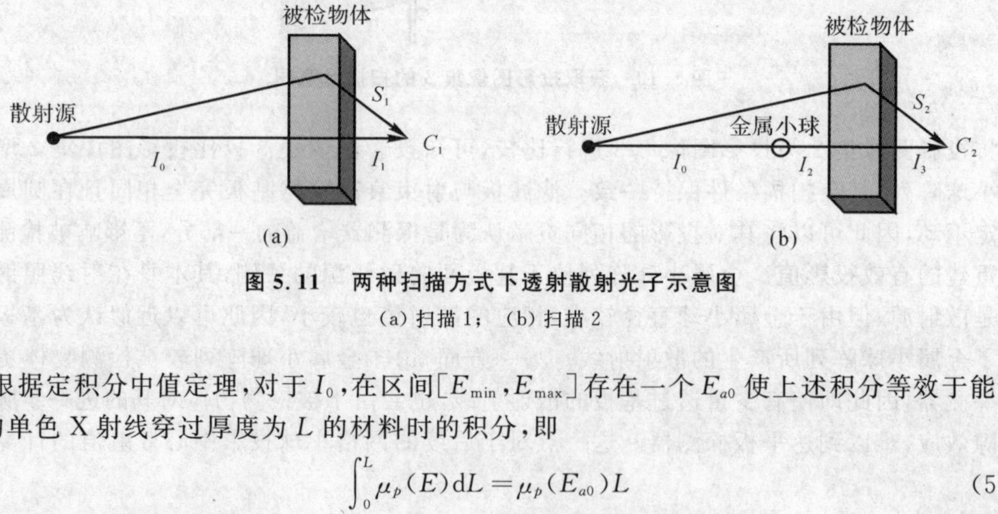

图5.11 两种扫描方式下透射散射光子示意图

(a) 扫描1；(b) 扫描2

根据定积分中值定理，对于 I_0，在区间 $[E_{\min},E_{\max}]$ 存在一个 E_{a0} 使上述积分等效于能量为 E_{a0} 的单色X射线穿过厚度为 L 的材料时的积分，即

$$\int_0^L \mu_p(E)\mathrm{d}L=\mu_p(E_{a0})L \tag{5-9}$$

因此，式(5-8)可以改写为

$$I_1=C_1-S_1=\int_{E_{\min}}^{E_{\max}} N_0(E)\mathrm{e}^{-\mu_p(E_{a0})L}\mathrm{d}E=\mathrm{e}^{-\mu_p(E_{a0})L}\int_{E_{\min}}^{E_{\max}} N_0(E)\mathrm{d}E= I_0\mathrm{e}^{-\mu_p(E_{a0})L} \tag{5-10}$$

对扫描2，设初始入射X射线强度仍为 I_0，I_0 透过金属小球后的透射射线强度为 I_2，I_2 透过被检测物体被像元G接收的透射强度为 I_3，像元G接收到的所有散射射线强度为 S_2，像元G接收到的总射线强度 $C_2=I_3+S_2$。以金属小球为研究对象，有

$$I_2=I_0\mathrm{e}^{-u_b(E_{a0})D} \tag{5-11}$$

以被检测物体为研究对象,有

$$I_3 = C_2 - S_2 = \int_{E_{\min}}^{E_{\max}} N_2(E)\mathrm{e}^{-\mu_p(E_{a2})L}\mathrm{d}E = \mathrm{e}^{-\mu_p(E_{a2})L}\int_{E_{\min}}^{E_{\max}} N_2(E)\mathrm{d}E = I_2\mathrm{e}^{-\mu_p(E_{a2})L} \tag{5-12}$$

以上各式中,D 为小球直径;L 为射线在像元 G 位置穿越被检测物体的厚度;$\mu_b(E_{a0})$ 为金属小球在 I_0 的等效能量 E_{a0} 下的线性衰减系数;$\mu_p(E_{a0})$ 为被检测物体在 I_0 的等效能量 E_{a0} 下的线性衰减系数;$\mu_p(E_{a2})$ 为被检测物体在 I_2 的等效能量 E_{a2} 下的线性衰减系数;$N_0(E)$ 为 I_0 光子数量分布,$N_2(E)$ 为 I_2 光子数量分布。

式(5-12)除以式(5-10),得

$$\frac{C_2 - S_2}{C_1 - S_1} = \frac{I_2\mathrm{e}^{-\mu_p(E_{a2})L}}{I_0\mathrm{e}^{-\mu_p(E_{a0})L}} \tag{5-13}$$

将式(5-11)代入式(5-13),有

$$\frac{C_2 - S_2}{C_1 - S_1} = \frac{\mathrm{e}^{-u_b(E_{a0})D}\mathrm{e}^{-\mu_p(E_{a2})L}}{\mathrm{e}^{-\mu_p(E_{a0})L}} = \mathrm{e}^{-u_b(E_{a0})D}\mathrm{e}^{[\mu_p(E_{a0})-\mu_p(E_{a2})]L} \tag{5-14}$$

在扫描2中,由于金属小球阵列的存在,使得作用于被检测物体的总射线强度比扫描1时略有减少,相应的散射射线强度也会略有减少,即 S_2 略小于 S_1。另外,由于 I_0 穿越金属小球成为 I_2 的过程存在射束硬化效应,造成 $N_2(E)$ 的平均能量略大于 $N_0(E)$ 的平均能量,即 $\mu_p(E_{a2})$ 略小于 $\mu_p(E_{a0})$。设 $S_2 = \alpha S_1 (0 < \alpha < 1)$,$\beta = \mathrm{e}^{-u_b(E_{a0})D} = I_2/I_0 (0 < \beta < 1)$,$\gamma = \mathrm{e}^{[\mu_p(E_{a0})-\mu_p(E_{a2})]L} (\gamma > 1)$,则

$$S_1 = \frac{C_2 - \beta\gamma C_1}{\alpha - \beta\gamma} \tag{5-15}$$

关于 α,可以进一步作如下分析:金属小球阵列在投影范围内是近似均匀分布的,因此可以认为金属小球阵列对射线强度的减弱是近似均匀的,即不管是否有金属小球阵列,在小射束锥角内射线强度都是均匀分布的,只是大小略有不同。另外,由于在各投影方位作用于被检测物体的总射线强度正比于物体的投影面积,因此 α 与投影方位无关。金属小球阵列对总射线强度的影响可以从投影图像集1和投影图像集4的比较中得到,这里将 α 近似取为

$$\alpha = \frac{\text{投影图像集 4 总灰度}}{\text{投影图像集 1 总灰度}} \tag{5-16}$$

关于 γ,由 $\gamma = \mathrm{e}^{[\mu_p(E_{a0})-\mu_p(E_{a2})]L}$ 可知它与射线源输出光谱、金属小球的材质和尺寸、被检测物体的材质和当前射线穿越长度有关。进一步分析可知,L 增大会使 $\mu_p(E_{a0}) - \mu_p(E_{a2})$ 减小,$L \to \infty$,$\mu_p(E_{a0}) - \mu_p(E_{a2}) \to 0$,即 $\mu_p(E_{a0}) - \mu_p(E_{a2})$ 是 L 的函数。在扫描1和扫描2中,射线源电压和金属小球衰减率是确定的,只有各金属小球投影中心处的射线穿越长度各不相同,而穿越长度是该位置灰度的函数。因此,可以认为 γ 是金属小球投影中心灰度的函数。这里将 γ 近似取为

$$\gamma = \mathrm{e}^{\frac{\mathrm{Gray}-\mathrm{Min\,Gray}+c}{\mathrm{Min\,Gray}^2}} \tag{5-17}$$

其中 Gray 是投影图像集3中一幅投影的当前金属小球投影中心灰度,MinGray 是该幅投影所有金属小球投影中心的最小灰度,c 是常数。

一般可认为平板探测器像元的输出灰度值与其所接收到的X射线强度成正比,因此可用扫描1时像元G的灰度代替 C_1,用扫描2时像元G的灰度代替 C_2。上述分析与计算是对一个小球中心投影位置上像元G进行的,对其余小球中心投影位置像元进行完全相似的计算,可以

得到覆盖整个成像区域的所有像元处的散射值。

5. 散射场拟合方法

在基于射束衰减网格的散射校正方法第 ⑧ 步中，由一定数量的网格小球投影中心散射值点拟合整幅图像的散射场分布，拟合方法对散射场的估计有一定影响。目前关于散射场的问题国内外研究较少，也缺少实验设备确定准确的散射场分布情况。拟合方法一般可分为插值和逼近两类，本书分别采用双三次样条插值和 Catmull-Clark 细分曲面逼近对散射场进行拟合，并分析比较各自的效果。

(1) 双三次样条插值

样条函数由 Schoen berg 于 1946 年提出并得到广泛的研究和应用[33-34]。插值三次样条函数建立在每个区间分割上的三次多项式函数，具有二阶导数连续的特性，其在区间 $[x_{i-1}, x_i]$ 上带二阶导数的插值函数可表示为

$$y_1(x) = [1 \quad u \quad u^2 \quad u^3] \begin{bmatrix} 1 & 0 & 0 & 0 \\ 0 & 0 & 1 & 0 \\ -3 & 3 & -2 & -1 \\ 2 & -2 & 1 & 1 \end{bmatrix} \begin{bmatrix} y_{i-1} \\ y_i \\ h_i^2 M_{i-1} \\ h_i^2 M_i \end{bmatrix} \tag{5-18}$$

式中，$u = \dfrac{x - x_{i-1}}{x_i - x_{i-1}} = \dfrac{x - x_{i-1}}{h_i}$，$h_i = x_i - x_{i-1}$，$x_i, x_{i-1}$ 为区间端点；y_i, y_{i-1} 为对应端点的函数值；M_i, M_{i-1} 为对 x 的二阶导数。

1962 年，De Boor 提出了双三次样条函数[35]，其实质是插值三次样条函数向二元的推广。双三次样条函数指分片为 x 和 y 的双三次多项式、整体为二阶连续的样条函数[36]。给定插值节点 (x_i, y_i) 及对应的函数值 $z_{ij} = f(x_i, y_i)(i=1,\cdots,m;\quad j=1,\cdots,n)$，用双三次样条函数求函数在给定点 (x, y) 处的值的计算方法如下：

① 对每个 $i(i=1,\cdots,m)$，以 $y_i(j=1,\cdots,n)$ 为插值节点，$z_{ij}(j=1,\cdots,n)$ 为对应函数值，y 为插值变量，作一元三次样条插值得 $s_i(i=1,\cdots,m)$。

② 以 $x_i(i=1,\cdots,m)$ 为节点，s_i 为对应的函数值，x 为插值变量，作一元三次样条插值则得到双三次样条函数给定插值点处的函数值。

双三次样条插值曲面具有 C^2 阶连续，显然，插值图像具有较好的平滑性，能满足一般的要求。但双三次样条计算较为复杂，拟合计算的时间较长，由于需要对每一个投影角度上的投影图像进行插值，因此，校正的时间较长，应根据物体形状的复杂性合理选择。

(2)Catmull-Clark 细分曲面插值

Catmull-Clark 细分算法是 Catmull 和 Clark 于 1978 年提出的[37]，该方法是将双三次 B 样条推广到四边形网格上，它是一种逼近型的细分方法，其极限状态是 B 样条曲面。

曲面细分的思想是从一个控制网格开始，按照选取的细分规则，在给定的控制网格中插入新顶点，再连接这些新顶点得到新的控制网格，不断重复上述过程，控制网格就被逐渐被细化，其极限状态就是细分曲面。Catmull-Clark 细分算法采用的是面分裂方式，该算法产生三类新点，即新面点、新顶点和新边点，通常包括下述两大步骤。

① 新几何点的产生(见图 5.12)。

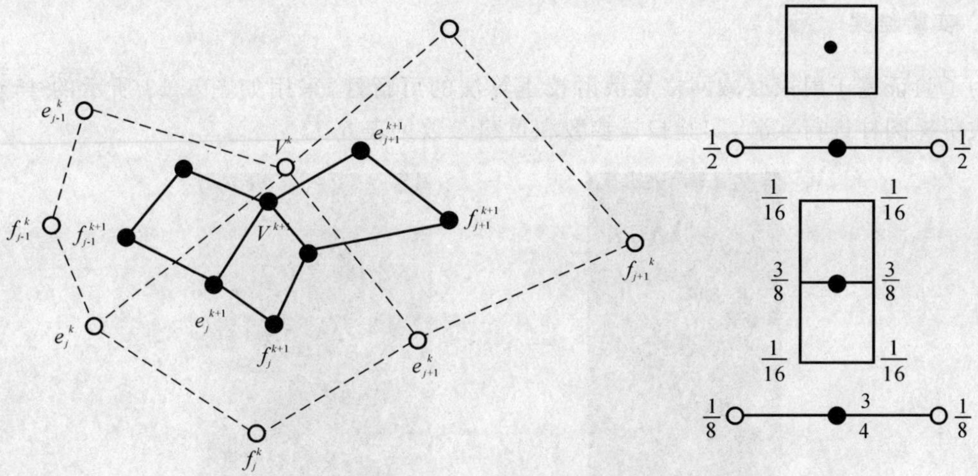

图 5.12　Catmull-Clark 细分新几何点的产生示意图

a. 新面点。设面的四个顶点为 $V_0^k, V_1^k, V_2^k, V_3^k$,则相应的新面点为

$$V_f^{k+1} = \frac{1}{4}(V_0^k + V_1^k + V_2^k + V_3^k) \tag{5-19}$$

b. 内部边的新边点。设该边的两顶点为 V_0^k 和 V_1^k,共享此边的两个四边形的另外四个顶点为 V_2^k, V_3^k 和 V_4^k, V_5^k,则新边点为

$$V_e^{k+1} = \frac{3}{8}(V_0^k + V_1^k) + \frac{1}{16}(V_2^k + V_3^k + V_4^k + V_5^k) \tag{5-20}$$

c. 内部顶点的 $V-$顶点。对任意的一个顶点,该点一环内的顶点依次为 $V_1^k, V_2^k, \cdots, V_{2n}^k$,$n$ 为该顶点周围四边形的个数,其中偶数下标表示与该顶点直接相邻的顶点,奇顶点表示与该顶点对角的顶点,则新的内部顶点的计算公式如下:

$$V_v^{k+1} = \alpha_n V^k + \frac{\beta_n}{n}\sum_{i=1}^{n} V_{2i}^k + \frac{\gamma_n}{n}\sum_{i=1}^{n} V_{2i-1}^k \tag{5-21}$$

式中,$\beta_n = \frac{3}{2n}, \gamma_n = \frac{1}{4n}, \alpha_n = 1 - \beta_n - \gamma_n$。特别,当 $n=4, \beta_n = \frac{3}{8}, \gamma_n = \frac{1}{16}$,且初始网格为规则的网格时,生成的曲面为双三次 B 样条曲面。

d. 边界上的新边点。边界边(V_1^k, V_2^k)上的新边点为

$$V_e^{k+1} = \frac{1}{2}(V_1^k + V_2^k) \tag{5-22}$$

e. 边界角点(属于一个面)的新顶点。取为角点本身。

f. 边界非角点(属于两个面)。设与该顶点相临的两个顶点分别为 V_1^k, V_2^k,则新顶点为

$$V_v^{k+1} = \frac{1}{8}(V_1^k + V_2^k) + \frac{3}{4}V_v^k \tag{5-23}$$

② 拓扑结构的连接。连接每个新面点与周围的新边点,连接每个新顶点与周围的新边点,一次细分后均为四边形网格,且网格类型不再改变。

采集 Catmull-Clark 细分算法进行多层细分后,控制网格顶点的数量和密度会急剧增加,很容易就超过投影图像本身像素点的数量和密度,此时只需要对控制网格顶点的 X 和 Y 坐标

进行四舍五入取整作为图像像素位置，Z 坐标值就是相应像素位置的散射值。

6. 实验结果

为了验证基于射束衰减网格的散射校正算法的可行性，采用如图 5.13 所示的 45＃钢均匀材质阶梯圆柱进行实验，实验扫描参数和重建参数见表 5.1。

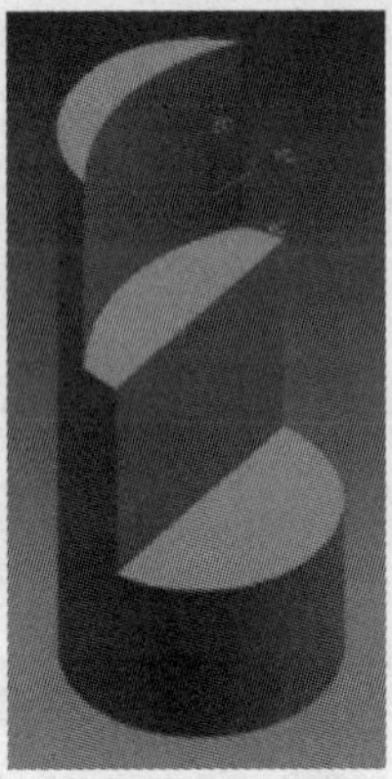
(a)

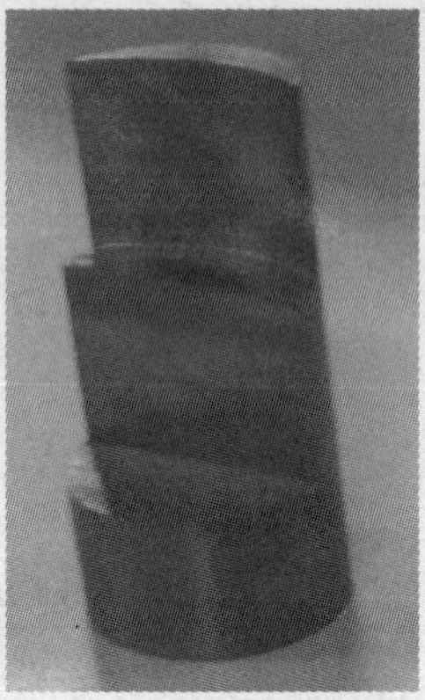
(b)

图 5.13 阶梯状圆柱零件

(a) CAD模型； (b)制造实物

表 5.1 实验参数

项 目	参 数
扫描轨迹及方式	圆形，连续旋转，等角度采集
扫描投影数	360 幅
射线源电压	400 kV
射线源电流	0.20 mA
射线源焦点	2.5 mm
滤波板	1 mm 铜
射束衰减网格	1 mm 铜(基板)＋3 mm 直径钢珠(间隔 5 mm)
转台中心距探测器	302.25 mm
射线源距转台中心	1 144.57 mm
射线源距射束衰减网格	1 080.69 mm
探测器分辨率	1 536×1 920
采集频率	3 幅/s
探测器像元尺寸	0.127 mm
三维图像重建	1 024×1 024×1 024

由于散射降低了图像的对比度，同时对噪声有一定的影响，因此，对散射校正图像质量的评价指标主要包括对比度和清晰度(平均梯度)。对比度反映了图像感兴趣区域和背景区域的

差异，对其定义如下：

$$D_{\text{contrast}} = \mu_{\text{ROI}} - \mu_{\text{background}} \tag{5-24}$$

式中，μ_{ROI}为感兴趣区域的均值；$\mu_{\text{background}}$为背景区域的均值。

投影图像集 1 和投影图像集 4 各采集了 12 幅图像，图 5.14 和图 5.15 分别为其多幅平均后的图像。为减少散射校正中不必要的计算量，本书以下均将原始图像 1 536×1 920 按图像中心裁剪为 1 024×1 024。

图 5.14　投影图像集 1 平均图像

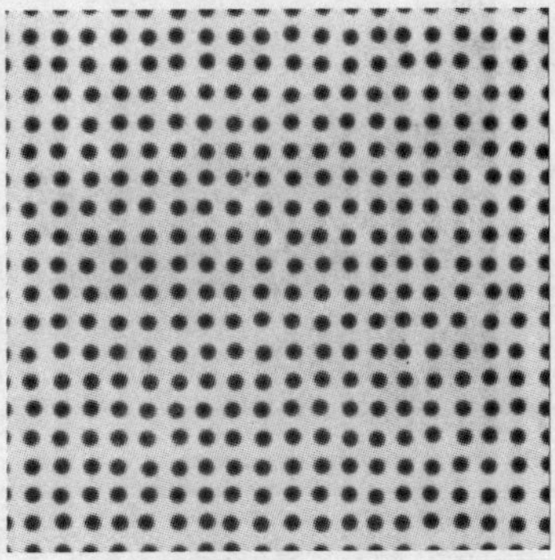

图 5.15　投影图像集 4 平均图像

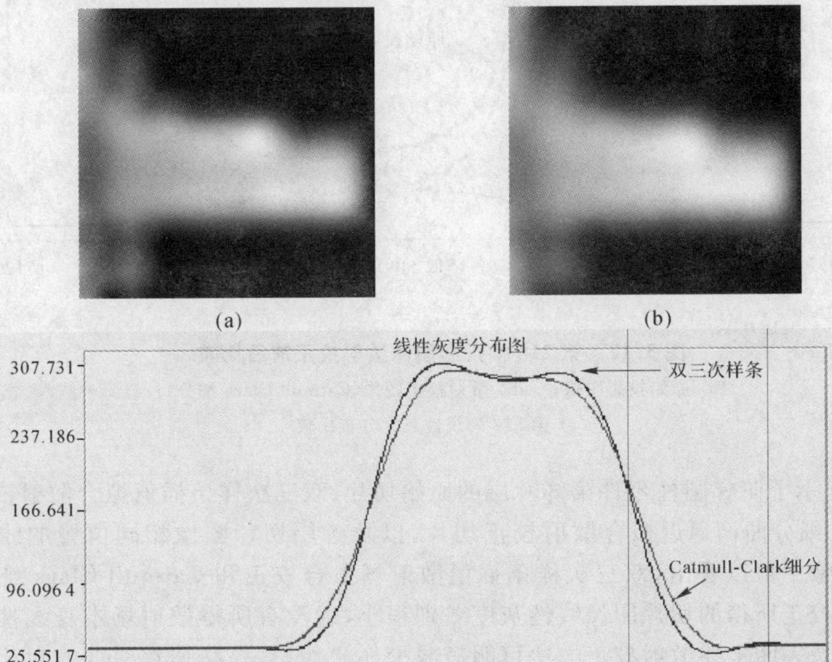

图 5.16　两种拟合方法对第 210 幅投影的散射场拟合结果比较

(a) 双三次样条插值；(b) Catmull-Clark 细分；(c) 第 512 列线性灰度分布比较

图 5.16 是双三次样条插值和 Catmull-Clark 细分曲面逼近两种拟合方法对第 210 幅投影

的散射场拟合结果比较，其中 Catmull-Clark 细分了 6 层。从图中线性灰度分布可以看出，由于双三次样条插值曲面全部通过散射值测量点，而 Catmull-Clark 细分曲面逼近不要求散射值测量点全部位于所得曲面之上，因此两种方法拟合所得的散射场略有不同，其中 Catmull-Clark 细分方法得到的散射场相对更平滑一些。图 5.17 是第 210 幅投影图像散射校正前后的比较，其线性灰度分布的状况与本章引言中的相关分析相符。

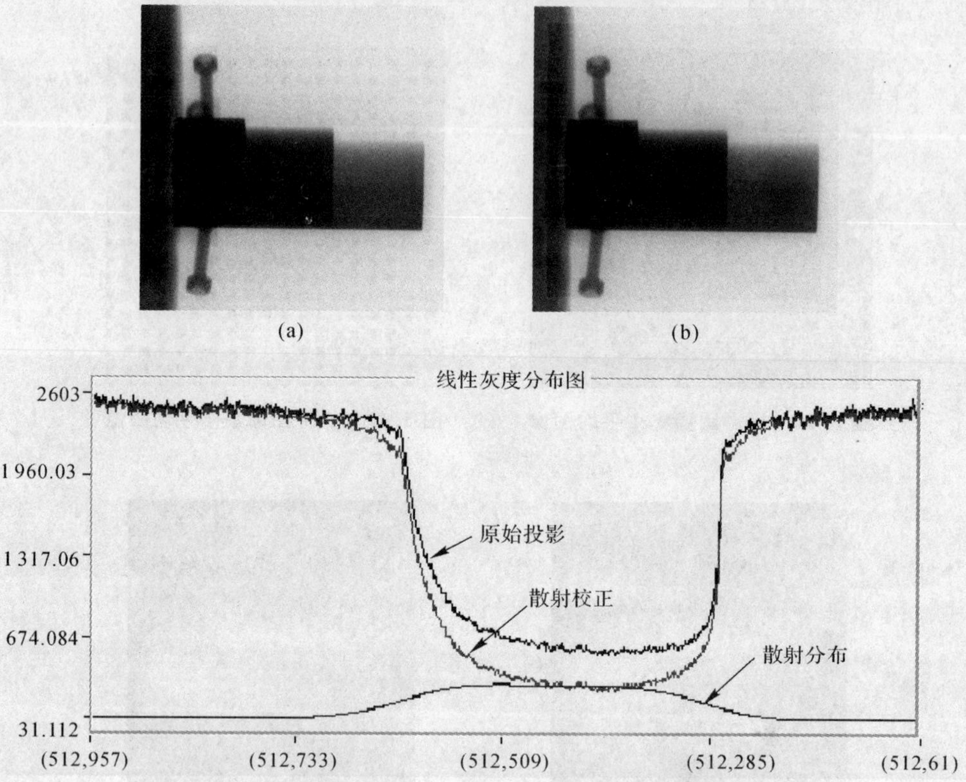

(c)

图 5.17　第 210 幅投影图像散射校正前后比较

(a) 原始投影图像；(b) 散射校正图像(Catmull-Clark 细分)；

(c) 第 512 列线性灰度分布比较

图 5.18 显示了阶梯圆柱零件第 300 层的原始切片、双三次样条插值拟合散射校正切片和 Catmull-Clark 细分曲面逼近拟合散射校正切片，以及各层切片图像相同位置的线性灰度比较。从这些图像中可以看出，双三次样条插值散射场拟合校正和 Catmull-Clark 细分曲面逼近散射场拟合校正所得的切片图像线性灰度差别很小，远没有所得散射场本身线性灰度差别明显。这些图像表明上述散射校正方法可明显减少杯状伪影，提高切片图像的对比度和清晰度，可适用于形状较复杂、密度较大、扫描电压较高的零件的散射校正。

表 5.2 是上述两种散射场拟合方法散射校正后的第 300 层重建切片的对比度和平均梯度的结果比较。从表中可以看出，两种散射场拟合校正后的重建切片图像的对比度和平均梯度比原始图像都有显著提高，但两种拟合方法之间的差别不大，而从单幅平均计算耗时上看，双三次样条插值方法耗时是 Catmull-Clark 细分 6 层方法耗时的 9 倍，所以如果主要从散射场拟合计算的时间消耗上考虑，应该选择 Catmull-Clark 细分曲面逼近的方法用于实际计算。

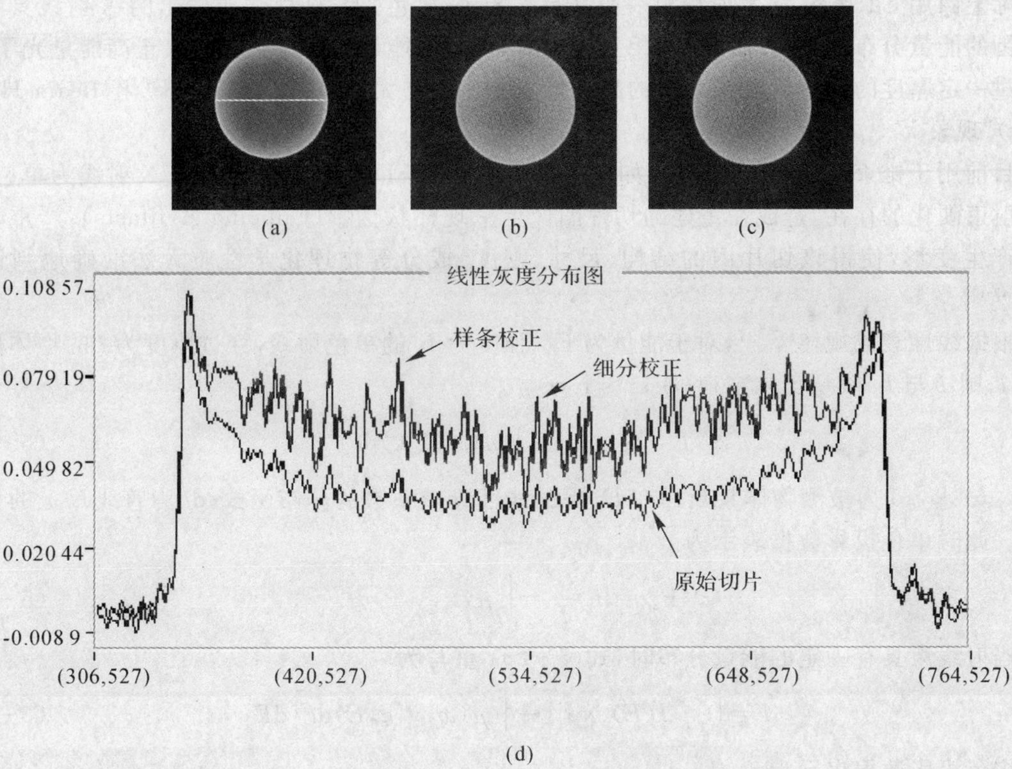

图 5.18　第 300 层重建切片散射校正前后图像比较

(a) 原始切片；(b) 样条校正切片；(c) 细分校正切片；

(d) 相同位置线性灰度分布比较

表 5.2　不同散射场拟合方法散射校正结果比较

拟合方法	对比度		平均梯度		单幅平均计算耗时/s
	数值	提高/(%)	数值	提高/(%)	
原始图像	4 581		0.002 897		
双三次样条插值	7 040	54	0.004 688	62	15.93
Catmull-Clark 细分 6 层	6 898	51	0.004 631	60	1.76

5.4　锥束 CT 射束硬化校正

5.4.1　射束硬化校正的基本方法

由相同能量的光子组成的射线或具有单一波长的射线称为单色射线或单能射线[38-40]。

而实际上商用CT系统的X射线源一般都是多能谱(多色)的,即射线源发出的X射线具有一定范围的能量分布。当射线与物质相互作用时,由于低能量光子的衰减量大于高能量光子,造成穿过一定厚度的物体后射线束中的高能量光子比例增大,即所谓的"射束硬化(Beam Hardening)"现象[41-42]。

目前用于锥束CT重建的算法,如应用最为广泛的FDK算法,都是基于X射线为单色的。由于射束硬化的存在,造成在重建的切片图像上呈现杯状伪影(Cupping Artifacts),严重时图像会产生变形,使得该切片内的结构、尺寸、密度、成分等物理化学性质无法准确地判读和计量[43-46]。

根据线性衰减规律[47-49],对于能量为E_0、强度为I_0的单色射线,穿过厚度为l的物体后强度为I,则I与I_0服从比尔定律(Beer's law):

$$I=I_0\exp\left[-\int_L\mu(x,y,z)\,\mathrm{d}l\right] \tag{5-25}$$

式中,$\mu(x,y,z)$为被测物体某断面在E_0下的线性衰减系数的分布函数;$\mathrm{d}l$为直线L上的积分微元。此时单色投影数据表示为

$$P_m=\ln\frac{I_0}{I}=\int_L\mu(x,y,z)\,\mathrm{d}l \tag{5-26}$$

当射线束具有一定的能量分布时,式(5-25)重写为

$$I=\int_{E_{\min}}^{E_{\max}}I(E)\exp\left[-\int_L\mu(x,y,z,E)\,\mathrm{d}l\right]\mathrm{d}E \tag{5-27}$$

此时多色投影数据表示为

$$P_p=\ln\frac{I_0}{I}=\ln\frac{I_0}{\int_{E_{\min}}^{E_{\max}}I(E)\exp\left[-\int_L\mu(x,y,z,E)\,\mathrm{d}l\right]\mathrm{d}E} \tag{5-28}$$

由于射线束中低能量光子衰减快而高能量光子衰减慢,所以在穿越物体的不同厚度上射线束的能量分布也是不同的。此时,射线平均能量对应的μ不再是常数,而是一条下降的曲线B(见图5.19),投影值与穿越长度也不再呈线性关系(见图5.20)。CT重建时直接用P_p代替P_m,使得重建切片的灰度值不能正确反映材料的衰减系数,表现为厚度中心的灰度值较边缘小,即呈现杯状伪影,如图5.21所示。

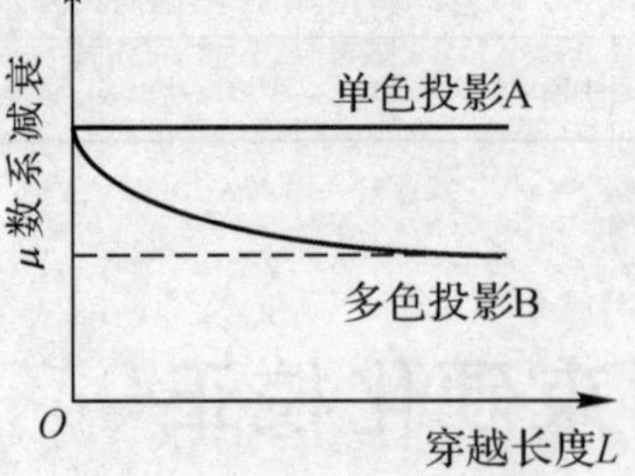

图5.19 射束硬化现象

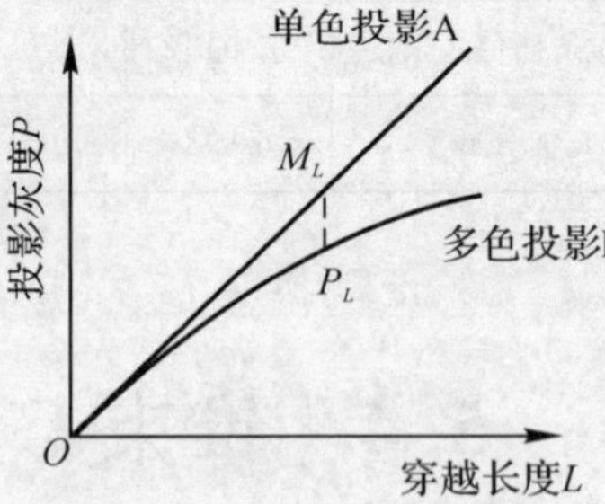

图5.20 硬化吸收曲线

目前,CT的射束硬化校正方法主要分为单能法和双能法两大类[50],其中单能法又分为前处理法和后处理法。文献[51-54]讨论的前处理法是基于实际衰减系数曲线与理想衰减系数曲线的对比,对投影图进行映射修正成理想衰减曲线的一种校正方法。该方法具有便捷、易实

施的优点，但对各部分的材料吸收系数差别较大的物体效果不明显。文献[55－57]探讨的后处理法是基于重建-滤波-投影的迭代重建校正方法。一般先用前投影法校正，然后对重建出的切片进行门限值滤波，然后再进行投影、重建。该方法对各部分的材料吸收系数差别较大的物体有一定的效果，但实施起来复杂、费时。文献[58－61]研究的双能量法是理论上消除射束硬化的最佳方法，它是基于对引起射束硬化现象的两个主要原因(光电吸收和康普顿散射)进行建模，实现了物体位置函数和能量函数的分离。但该方法需要知道 X 射线的能谱分布，但大多数 X 射线生产厂家并不提供该能谱信息，这需要额外仪器或特殊方法事先得到。

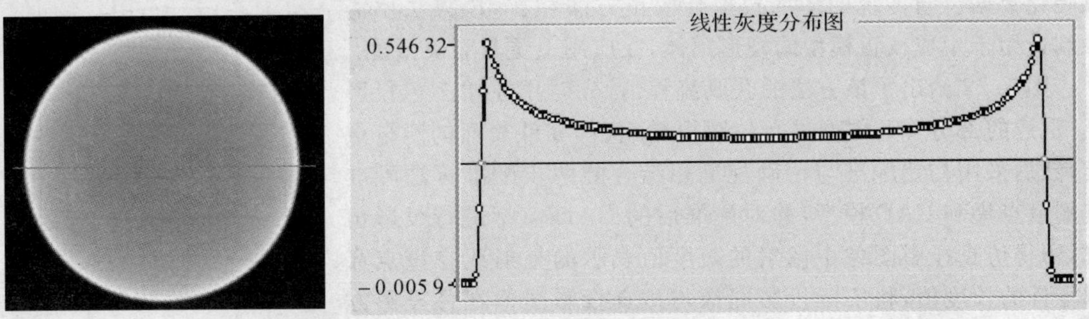

图 5.21　射束硬化产生的杯状伪影

由于操作上的复杂性，双能法在工程实践中很少被采用，而单能法易于实现，实际应用效果也比较好，因此被广泛研究。多项式拟合法[62]是典型的单能射束硬化校正方法，其校正思路是：利用楔形模体来获取射线贯穿物体长度与多色投影值之间的关系曲线，再对该曲线进行多项式拟合，然后从坐标原点对该曲线做切线，以该切线建立多色数据与单色数据的函数关系，从而达到硬化校正的目的。该方法实现起来简单，但要求有与被检试件相同材质的模体，这就影响了该方法的应用灵活性。

近年来出现了一些新的射束硬化校正方法。文献[63]提出一种由标准均匀圆柱模体或楔状模体估计 X 射线能谱分布的方法，可得到不同 X 射线源电压下的能谱估计，并同时给出待检测零件材料对不同能量 X 射线衰减系数的估计；该文献还提出一种迭代的射束硬化校正算法，但迭代的初值对最终能否收敛影响很大，并且耗时较长。基于多色系统参数的 CT 硬化校正算法[64]认为当射线源能量集中在中能段(0.3～5.0 MeV)，组成物体的是中低原子序数物质时，多色系统参数存在，显然该方法在实际应用中有诸多限制。基于重投影的多项式拟合校正射束硬化方法[65]对原始 CT 图像进行阈值分割二值化，重投影此二值图像以获取 X 射线贯穿物体的长度集合，然后利用多项式拟合此长度集合与多色投影间的关系来建立射束硬化校正模型，由于射束硬化较严重的 CT 切片难以准确二值化，因此该方法的实用性不强。基于原始投影正弦图的 X－CT 硬化校正方法[66]不需要事先进行建模扫描和计算，校正结果具有更高信噪比，且不受扫描条件限制，但仅实用于二维 CT。

5.4.2　基于仿真投影的射束硬化校正

1. 射束硬化数据获取

(1)基于配准模型仿真的射束硬化数据获取[67]

本书所述的硬化数据定义为：多色X射线在实际生成投影图像时，射线在各成像点位置上穿越零件的长度与该成像点输出灰度间的一组对应数据。

实际中，采用锥束CT进行无损检测的零件大都有相应的CAD模型，而且零件相对重要，制造精度高，此时可采用基于配准模型仿真的射束硬化数据获取方法，用射线穿越经配准的CAD模型得到的长度代替实际射线穿越零件的长度，以获取射束硬化数据。与传统的多项式拟合校正方法相比，该方法不需要制造用于生成校正模型的楔形模体，在应用上更具有灵活性。

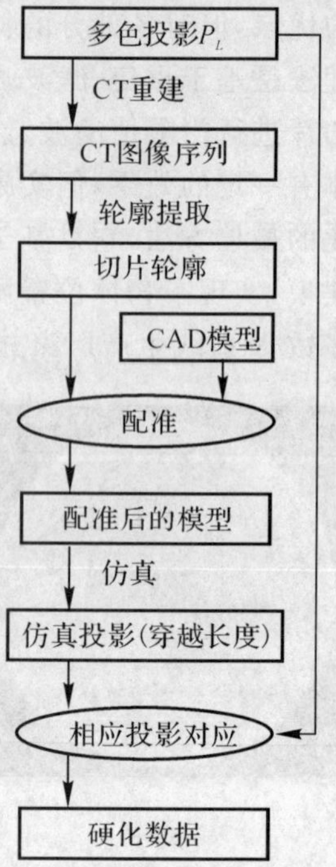

图5.22 基于配准模型仿真的硬化数据获取流程

图5.22给出了该方法的获取流程：首先对用原始多色投影P_L重建的部分CT图像进行轮廓提取，获得零件表面的测量点集，然后采用初始配准与精确配准相结合的两步配准算法配准其测量点集和CAD模型，并对配准后的CAD模型进行投影仿真，所得仿真投影图像中像素的灰度值表示的是射线在该点穿越零件的长度值，将实际投影图像与仿真投影图像在各投影方位相对应，得到射线在各成像点上穿越零件的长度与实际多色投影的灰度间的一一对应，即获得射束硬化数据。

在切片轮廓提取方面，经典的边缘检测方法均只能达到像素级精度，而亚像素边缘检测算法基于局部灰度信息，用连续函数或几何模型来近似边缘模型以获取连续的边缘位置，达到亚像素级精度。

目前国内外学者对2D亚像素边缘检测算法的研究较多[68-72]，对3-D亚体素表面检测讨论相对较少，但3D亚体素表面检测算法能够充分利用相邻层的信息，可获得比2D亚像素边缘检测更高的精度和更好的抗噪性，更适合CT切片图像序列的检测。现有的亚体素表面检测算法主要是将2D边缘检测方法直接扩展到3D。如罗立民[73]推广了Lyvers E P[68]的2D空间矩算法，提出了利用一、二阶空间矩拟合理想表面模型确定表面点位置和方向的方法，但由于其采用理想阶梯边缘模型，定位精度受图像模糊度影响较大。Wu X G和Wee W. G.[74]将Haralick R M的2D方向导数边缘检测器扩展到了3D，通过三次多项式拟合facet模型，再根据方向导数信息求得梯度方向二阶过零点，确定亚体素表面点位置。

对于Wu X G等所采用的Haralick facet模型，图像中不同采样点对模型参数估计具有相同的权重。考虑到空间不同位置采样点对模型参数估计的重要度不同，Farneback[75]通过引入空间权系数，扩展了Haralick facet模型。Weijer等[76]从线性尺度空间范畴研究了Gaussian加权facet模型，并将其应用到局部图像结构估计中，取得了很好的效果。

本书采用文献[77]提出的采用3D Gaussian Facet模型的亚体素表面检测算法，与其他亚像素边缘检测算法相比，该算法具有以下有优势。

①该算法是一种3D算子，可以检测到2D亚像素算法无法得到的法矢垂直于切片方向的表面点。

②Facet模型引入Gaussian权因子，考虑到不同位置的数据对结果的贡献不同，对尖角等小结构处理效果更好。

③梯度计算引入3D IDDG算子，能很好地抑制噪声。

④推导出的模型计算公式包含尺度因子 s,方便进行多尺度分析。

需要特别指出的是,由于切片轮廓提取得到的数据是用于后续模型配准的,而模型配准算法并不要求轮廓数据一定是完整封闭的,因此,这里可以放宽对轮廓提取算法的要求,即所提取的轮廓不必是完整封闭的,只要轮廓数据段能保持一定的连续即可。

这一点对于整个方法的可行性非常重要。因为对于密度较高且内外形状比较复杂的零件,锥束 CT 扫描重建后的切片图像中的射束硬化伪影比较严重,其典型表现为外凸面的轮廓比较清晰,而内凹面的轮廓比较模糊,如果要求提取完整封闭的轮廓,则对算法的要求将大大提高,甚至无法提取。在这种情况下,只需要提取外凸面的轮廓用于后续模型配准即可。

在模型配准方面,采用本书第 7 章中的配准算法,其主要分为以下步骤:

①以二次提取法对轮廓线控制点进行优化提取,克服了传统算法丢失部分特征点的缺点,同时有效地消除了数据冗余问题,有利于提高后续的配准精度与配准速度。

②将待配准模型与 CAD 模型置于同一坐标系中,分别确定出两个模型的包围盒以及包围盒的 8 个顶点,然后在 2 个包围盒中分别找到 3 对对应顶点,通过对齐这 3 对基准点实现待配准模型和 CAD 模型的初始配准,以有效缩小模型坐标系间的差异。

③采用基于约束区域的配准算法,将六元优化问题降元为三元优化问题,通过"双目标函数"优化策略以及匹配结果的确定性分析实现精确配准。实验表明:该算法配准精度明显优于经典的配准算法,并具有很高的适用性,对于复杂模型的二、三维配准都能取得良好效果。

该算法配准精度明显优于经典的配准算法,并具有很高的适用性,对于复杂模型的二、三维配准都能取得良好效果。采用改进的迭代方向加速和基于线性八叉树的参考球法可有效提高配准速度。

在投影仿真方面,利用第 3 章建立的锥束 CT 仿真系统,设置与实际扫描相同的几何与成像参数后,即可进行仿真投影计算。检测样本可直接采用配准后的零件 CAD 模型,只是生成投影的速度较慢,可将配准后的零件 CAD 模型转换为 STL 检测样本进行快速并行投影仿真。一般仿真得到的投影图像灰度值表示的是射线衰减量,这里仿真得到的投影图像灰度值则代表平板探测器各成像点位置上射线穿越零件 CAD 模型的长度,即以灰度值表示长度值。由于仿真扫描与实际扫描的几何坐标相同,因此在同一个投影方位,由仿真所得的长度与实际多色投影的灰度一一对应。

(2)基于切片轮廓重投影的射束硬化数据获取[78]

传统方法需要利用楔形模体来获取射线贯穿物体长度与多色投影值之间的关系曲线,再基于实际衰减系数曲线与理想衰减系数曲线的对比,对投影图进行映射修正成理想衰减曲线。采用基于切片轮廓重投影的射束硬化数据获取方法,与传统的多项式拟合校正方法相比,该方法不需要制造用于生成校正模型的楔形模体,当然也不需要被检零件的 CAD 模型,在应用上更具有灵活性。

图 5.23 给出了该方法的校正流程:首先对用原始多色投影 P_p 重建的部分原始 CT 图像进行轮廓提取,获得若干封闭的轮廓线,然后根据实际锥束 CT 系统投影坐标关系及参数对切片轮廓重投影到平板探测器上,即可获取多色投影值 P_p 对应的射线穿越物体长度 L。

需要特别指出的是,该方法并非需要提取所有切片图像的轮廓。根据锥束 CT 系统成像的几何关系,若中心切片包含了射线穿越物体的最大长度(或者所有投影图像的最大灰度值位于中心切片位置),则只须提取中心切片的轮廓用于重投影;否则需要另外生成一个过最大灰度位置的斜截面切片并提取其轮廓用于重投影，然后将所得数据与中心切片重投影数据合并为一组，以确保轮廓重投影所得的多色投影灰度-射线穿越物体长度能覆盖所有投影数据，使建立的校正模型正确、可靠。斜切片可采用文献[79]中的方法获取。

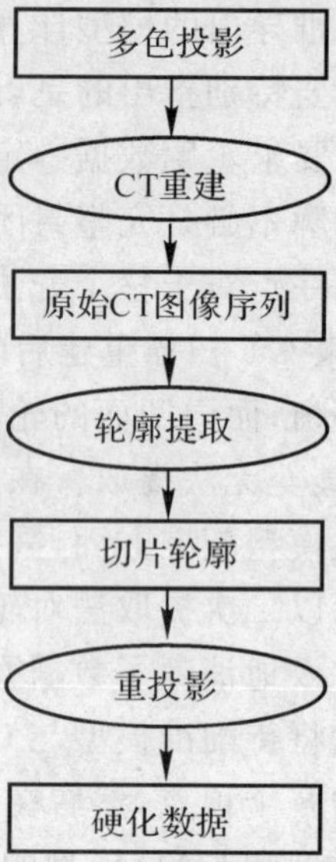

图 5.23 硬化数据获取流程

在切片轮廓提取方面，可采用与上一小节相同的算法。由于重投影中需要计算射线穿越物体的长度，因此要求所提取的轮廓必须是完整封闭的。当切片图像中的射束硬化伪影比较严重时，轮廓提取的封闭性要求对提取算法的适应性提出了更高的要求。某些情况下，直接应用上述算法有可能是得不到封闭轮廓的。可以借鉴图像分割的思想，当所用轮廓提取算法得不到封闭轮廓或者提取结果不理想时，先对待提取轮廓的切片图像进行分割，在分割结果中确定零件的实体区域后，再进行轮廓提取。

图像分割技术一般可分为四类[80]：基于阈值的分割技术[81-82]、基于边缘的分割技术[83]、基于区域特性的分割技术[84]和基于统计模式分类的分割技术[85-86]。针对CT图像的对比度较低，而且噪声干扰较严重的问题，在迭代多阈值分割算法[87]的基础上，给出一种适合锥束CT切片图像的图像分割算法[88]，利用数字图像处理中的去噪滤波、阈值分割、连通区域提取等方法将零件实体区域灰度对比度提高，以利于零件实体轮廓的提取。算法的具体步骤如下：

①采用文献[89]提出的自适应滤波算法，首先区分像素噪声类型，然后对受高斯噪声污染的像素采用自适应中心加权的改进均值滤波算法进行去噪，而对受脉冲噪声污染的像素则采用自适应中值滤波算法进行去噪。

② 根据图像特征以及分割目的，设置所需阈值个数为 n，图像中的最小和最大灰度值为 0 和 $L-1$，将 n 个阈值的初始值设为

$$T_{0,1}=\frac{L-1}{n+1},\quad T_{0,2}=\frac{L-1}{n+1}\times 2,\cdots,\quad T_{0,n}=\frac{L-1}{n+1}\times n$$

③ 在区间 $[0,T_1]$，$[T_1+1,T_2]$，…，$[T_n,L-1]$ 中分别按以下公式进行迭代，求出新的阈值：

$$T_{i+1,1}=\frac{1}{2}\left[\frac{\sum\limits_{j=0}^{T_{i,1}} h(j)\times j}{\sum\limits_{j=0}^{T_{i,1}} h(j)}+\frac{\sum\limits_{j=T_{i,1}+1}^{T_{i,2}} h(j)\times j}{\sum\limits_{j=T_{i,1}+1}^{T_{i,2}} h(j)}\right] \tag{5-29}$$

$$T_{i+1,m}=\frac{1}{2}\left[\frac{\sum\limits_{j=T_{i,m-1}+1}^{T_{i,m}} h(j)\times j}{\sum\limits_{j=T_{i,m-1}+1}^{T_{i,m}} h(j)}+\frac{\sum\limits_{j=T_{i,m}+1}^{T_{i,m+1}} h(j)\times j}{\sum\limits_{j=T_{i,m}+1}^{T_{i,m+1}} h(j)}\right],\quad m=2,3,\cdots,n-1 \tag{5-30}$$

$$T_{i+1,n}=\frac{1}{2}\left[\frac{\sum_{j=T_{i,n-1}+1}^{T_{i,n}} h(j)\times j}{\sum_{j=T_{i,n-1}+1}^{T_{i,n}} h(j)}+\frac{\sum_{j=T_{i,n}+1}^{L-1} h(j)\times j}{\sum_{j=T_{i,n}+1}^{L-1} h(j)}\right] \tag{5-31}$$

式中，$h(j)$ 是灰度为 j 的像素个数；$T_{i,m}$ 是第 m 个阈值迭代到第 i 步时的阈值，迭代到 $T_{i+1,m}=T_{i,m}$ 时停止，此时的 $T_{i,m}$ 就是所求得的第 m 个阈值。

④ 根据求得的阈值对原图像进行分割，设 $g(x)$ 为分割后像素的灰度值

$$g(x)=k,\quad T_{m-1}<f(x)\leqslant T_m,\quad m=1,2,\cdots,n \tag{5-32}$$

式中，$T_0,T_1,\cdots,T_n$ 是分割阈值；$f(x)$ 是原图像中像素的灰度值；$g(x)$ 为分割后图像中像素的灰度值；k 是分割后赋予的灰度值。

⑤设置一个合适的门限值，将像素个数小于门限值的 8 邻域连通区域视为噪声（缺陷）区域并予以删除，而且将这部分区域用包含它的外部区域标记值代替，以获得连续拓扑区域。

⑥通过一定的人工交互，确定一个或多个拓扑区域为零件实体区域。

⑦将零件实体区域标记为相同的灰度值，其余区域全部标记为背景灰度 0。

这样，就将原始切片图像分割成二值图像，对该二值图像进行轮廓提取就非常容易了。该方法所得的轮廓数据只能精确到像素，是亚像素精度的提取算法不能适用时采取的替代方法。

在重投影计算方面，由锥束 CT 系统成像的几何关系可知，射线源焦点、中心切片图像及其投影位于同一个平面上，重投影计算的目的就是为了得到该平面内探测器接收的各投影值与其对应的射线穿越物体的长度值。由于斜切片轮廓重投影与中心切片轮廓重投影完全相似，下面仅以中心切片为例进行详述。

中心切片轮廓重投影本质上是射线与轮廓线段在平面内求交，然后由所得的若干交点计算出射线穿越物体的长度。重投影计算步骤如下：

① 建立如图 5.24 所示的坐标系，其中 $X_1O_1Y_1$ 为 CT 成像坐标系，$X_2O_2Y_2$ 为切片图像坐标系，D_{SO} 为射线源焦点到旋转中心距离，D_{OD} 为旋转中心到探测器距离。

② 计算射线 $\overrightarrow{SP}_n(n=1,2,\cdots,M)$ 与轮廓线段的交点，其中 P_n 为探测器行上第 n 个像素，M 为探测器行分辨率。

③ 将所得交点按离射线源焦点的距离，从近到远排序。

④ 通过交点的奇偶识别，判断射线穿越物体的实体区域，将穿越的实体区域线段求和，即得到该射线穿越物体的总长度。

对于中心切片轮廓，由于其在中心投影平面内的各个投影方位均保持形状不变，因此，从增加原始硬化数据获取量、减少随机误差和噪声影响的方面考虑，应将中心切片轮廓进行多个方位的重投影计算，如等间隔 60° 进行 6 次重投影。

2. 射束硬化数据的精简与拟合

(1) 硬化数据的精简

基于切片轮廓重投影的方法获取的原始射束硬化数据量比较大，而且不可避免地含有各种噪声信息，甚至可能包含误差比较大的数据，直接用这些数据拟合射束硬化曲线显然是不合适的。因此，原始硬化数据在用于曲线拟合之前必须进行精简，精简的目的首先是降低或消除噪声等不利因素的影响，其次是减少用于拟合计算的硬化数据量，节省计算时间。

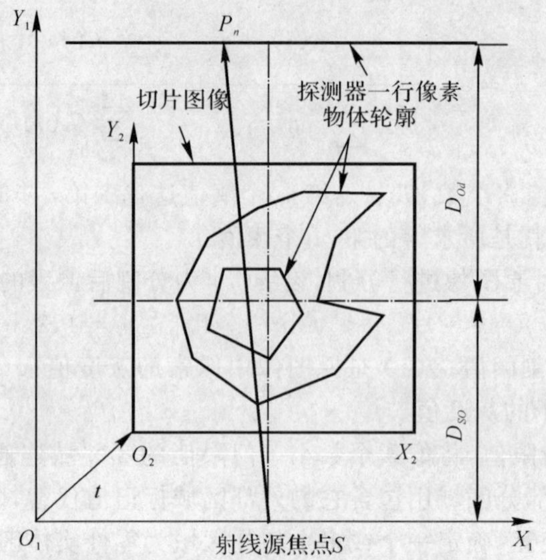

图 5.24　中心切片轮廓重投影计算

由于硬化数据是一组由长度-灰度一一对应的数据，因此，对硬化数据的精简就有两种方法：基于穿越长度的精简和基于投影灰度的精简。

基于穿越长度的精简：以穿越长度为关键字对硬化数据进行排序或直方图统计，再采用某种算法将整个长度区间的数据密度调整为近似相同的较小值。

基于投影灰度的精简：以投影灰度为关键字对硬化数据进行排序或直方图统计，再采用某种算法将整个灰度区间的数据密度调整为近似相同的较小值。

可见，两种精简方法的基本原理是一样的。在工程实际中，由于平板探测器工作状况固有的不稳定性，目前的校正方法只能控制和降低这种不稳定性而不能完全消除，因此，投影图像灰度存在不可避免的波动。穿越长度是由确定的算法计算出来的，不存在波动问题，其精度也是由算法保证的。因此，可以认为穿越长度值比投影灰度值具有更高的可靠性，进而可以得出基于穿越长度的精简方法比基于投影灰度的精简方法具有更高的可靠性。

根据上述分析，本书采用基于穿越长度的精简方法精简原始硬化数据。具体精简步骤如下：

① 遍历原始硬化数据，找到穿越长度最大值(穿越长度最小值默认为0)。

② 设置期望精简后的数据个数，为便于处理，直方图统计子区间个数＝期望精简后的数据个数，取各子区间大小相同，计算各子区间的起止位置。

③ 以穿越长度为关键字对原始硬化数据进行直方图统计，得到整个长度区间的数据点分布情况。

④ 分别计算各统计子区间数据点灰度均值，取该子区间灰度均值的某一较小百分数(如10%)作为有效数据判别阈值，即有效灰度下限＝子区间灰度均值－判别阈值，有效灰度上限＝子区间灰度均值＋判别阈值，将位于有效灰度区间之外的数据点作为坏点删除。

⑤ 分别计算各统计子区间的有效数据灰度均值作为该子区间输出数据点的灰度，分别计算各统计子区间的中点值作为该子区间输出数据点的长度。

由于原始硬化数据在统计区间的分布一般很不均匀，在直方图统计子区间个数设置较小时，可能造成在某些子区间里数据点数为 0，也有可能由于落到子区间的数据点太少，在去除坏点后数据点数变为 0。这时可以有两种处理方法，即

① 该子区间不输出灰度-长度值。

② 以该子区间最邻近的两个子区间所输出的灰度值为参考，插值得到该子区间的灰度值，长度值仍取为该子区间的中点值。

为确保整个长度区间的数据密度尽量相同，以利于后续的硬化曲线拟合，本书采用第二种处理方法，这样就在很大程度上消除了原始数据中噪声等不利因素的影响。

(2) 硬化曲线的拟合

① 拟合自变量的选择。通常情况下，一般选择穿越长度作为自变量(X 轴)，投影灰度作为因变量(Y 轴)，其拟合曲线的形状如图 5.25 所示。实际射束硬化校正时，需要由投影灰度根据拟合曲线函数计算其对应的穿越长度，即由已知Y值求对应的X值，此时就涉及反函数的计算。拟合曲线函数一般不是简单函数，在很多情况下难以得出反函数的解析表达式，即使可解出反函数，往往也有多个根需要判断，这给后续校正计算的实现增加了很大难度。

虽然硬化数据精简时采用的是基于穿越长度的方法，但精简后的数据点已经固定下来，选择哪个量作为自变量(X 轴) 进行硬化曲线拟合都不会影响后续校正的可靠性。因此，从便于后续硬化校正计算的方面考虑，本书选择投影灰度作为自变量(X 轴)，穿越长度作为因变量(Y 轴)，其拟合曲线的形状如图 5.26 所示。

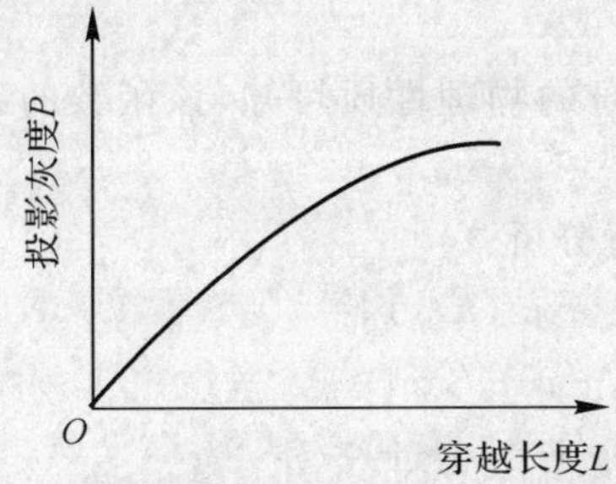

图 5.25　穿越长度为自变量拟合示意

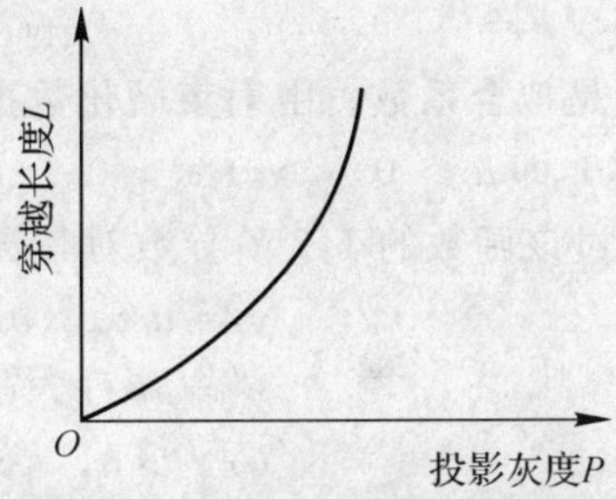

图 5.26　投影灰度为自变量拟合示意

② 拟合函数与拟合标准。所谓曲线拟合，是指从自变量和因变量的对应数据中得到反映自变量和因变量的函数关系。它包括两个方面的问题，即拟合曲线函数的选取及拟合标准。

对于给定的一系列测量点(x_i, y_i)，$i=1,2,\cdots,m$，设拟合函数为 $y=f(x)$，则曲线拟合总的要求是拟合残差 $r_i=y_i-f(x_i)$ 总体上尽可能小，通常的做法为

$$\max_{1\leqslant i\leqslant m}|r_i|=\min \tag{5-33}$$

$$\sum_{i=1}^{m}|r_i|=\min \tag{5-34}$$

$$\sum_{i=1}^{m}\|r_i\|^2=\min \tag{5-35}$$

其中，第一种情况比较复杂，第二种情况不可导，求解比较困难，目前采用较多的是第三种方法 —— 最小二乘法。

对于给定平面上的点(x_i, y_i)，$i=1,2,\cdots,m$，在不知其准确的模型时，一般采用多项式函数进行拟合，即

$$y = f(x) = a_0 + a_1 x + \cdots + a_n x^n \tag{5-36}$$

虽然多项式的拟合适用普遍，可通过调整拟合多项式的阶数改善曲线逼近实验数据点的程度，但同时也带来不利的一面。提高拟合多项式的阶数，曲线在某些区间往往会产生非期望的振荡[90-91]，特别是在拟合区间的两端，这种振荡更容易出现，造成拟合结果不能正确反映自变量和因变量之间的函数关系的变化趋势，使得曲线的参考价值大打折扣。

由图5.26，结合X射线硬化的物理规律可知，需要拟合出一条位于第一象限、单调递增且过原点的非线性曲线。当然，有很多类型的函数都能满足这个基本要求，但拟合效果差别较大，而且当拟合函数的组合项较多时，同样会出现与多项式拟合相似的振荡现象。经过大量实验，发现当硬化数据比较规则（在整个拟合区间波动较小）时，用以下两个函数拟合都可以达到较好的效果，即

$$y = a\exp(bx^c) - a \tag{5-37}$$

$$y = ax^b \tag{5-38}$$

式中，a,b,c 是拟合系数。

但是，对于更一般的情况，以上两个函数的拟合可能会产生较大误差，因为它们所表达的曲线太"硬"。另一方面，这两个函数在原点的斜率为0，严格意义上讲也不符合射束硬化曲线的理论表现：曲线过原点，但在原点的斜率不为0。

为了解决好射束硬化曲线拟合的上述问题，构造出一个新的拟合函数，即

$$y = ax\exp(bx^c) \tag{5-39}$$

式中，a,b,c 是拟合系数。由射束硬化数据及曲线本身的物理性质可知，该函数的系数 a,b,c 不可能小于0，即 $a > 0, b > 0, c > 0$。

现在通过该函数的1,2阶导数对其数学性质进行分析：

$$y' = a\exp(bx^c)[1 + bcx^c\exp(bx^c)] \tag{5-40}$$

$$y'' = abcx^{c-1}\exp(bx^c)(1 + c + bcx^c) \tag{5-41}$$

$$\begin{aligned} &y'(x) > 0, \quad y'(0) = a, \quad y'(\infty) \to +\infty \\ &y''(x) > 0, \quad y''(0) = 0, \quad y''(\infty) \to +\infty \end{aligned} \tag{5-42}$$

且在 $x \in [0, +\infty)$ 范围内，$y'(x) = 0$ 无正实根，$y''(x) = 0$ 也无正实根。由此可以得出该函数的数学性质为：对于 $x \in [0, +\infty)$，$y(x)$ 是单调递增的凹函数，曲线斜率随 x 的增加而增加，且无驻点和拐点。显然，构造的这个函数满足射束硬化曲线拟合的相关要求，而且形式比较简单，便于拟合计算和后续的校正计算。

3. 射束硬化校正

射束硬化校正模型一般包括硬化曲线和校正直线，如图5.27所示。

硬化曲线 $L_c = f(P_p)$：即本章前面部分所得的曲线，这是零件在某组扫描参数下的实际吸收衰减情况。

校正直线 $L_l = sP_m = f'(0)P_m$：过原点的理想吸收衰减情况，直线的斜率 s 为该零件在等效平均能量（单能）下的线性衰减系数的倒数。

由于在硬化曲线拟合的自变量选择时，已考虑到硬化校正时的方便性而选择投影灰度为自变量，因此，这里的校正步骤就可以简化为以下两步。

① 对一组多色投影图像中每幅投影的每个像素，将其灰度 P_p 值代入硬化曲线方程计算

得到对应的穿越长度值 L_c。

② 将该穿越长度值代入直线方程计算，得到该像素校正后的单色投影灰度值 P_m，即

$$P_m = f(P_p)/f'(0) \tag{5-43}$$

理想情况（如仿真）下的射束硬化校正可采用上式完成，但实际射线成像中的 P_p 不可避免地存在一定的噪声 ΔP_p（只考虑其幅值），为提高校正的准确性，应当考虑 ΔP_p 对校正结果的影响。对式(5-43)微分，有以下近似关系：

$$\Delta P_m = f'(P_p)\Delta P_p/f'(0) \tag{5-44}$$

由 $f(P_p)$ 是单调递增的凹函数，曲线斜率随 P_p 的增加而增加，有

$$f'(P_p) \geqslant f'(0) \tag{5-45}$$

进而可以得出

$$\Delta P_m \geqslant \Delta P_p \tag{5-46}$$

且由 $f'(P_p)$ 单调递增性可知，P_p 越大时，ΔP_m 比 ΔP_p 大得越多，如图 5.28 所示。

由上述分析可知，对实际投影直接采用式(5-43)进行射束硬化校正，投影数据的噪声会被放大，进而降低 CT 图像的信噪比。为克服该缺点，同时尽可能地保留 P_p 中的有用高频信息，采用以下射束硬化校正方法。

① 选用适当的滤波方法和参数对原始多色投影图像进行滤波。

② 设滤波后的投影灰度值为 P'_p，将 $P_p - P'_p = \Delta P_p$ 作为噪声大小的估计值。

③ 将 P'_p 代入硬化曲线方程计算得到对应的穿越长度值 L_c。

④ 将 L_c 代入校正直线方程计算，得到校正后的单色投影灰度值 P'_m。

⑤ 最终校正结果 $P_m = P'_m + \Delta P_p$。

该方法可以写成以下公式：

$$P_m = f(P'_p)/f'(0) + (P_p - P'_p) \tag{5-47}$$

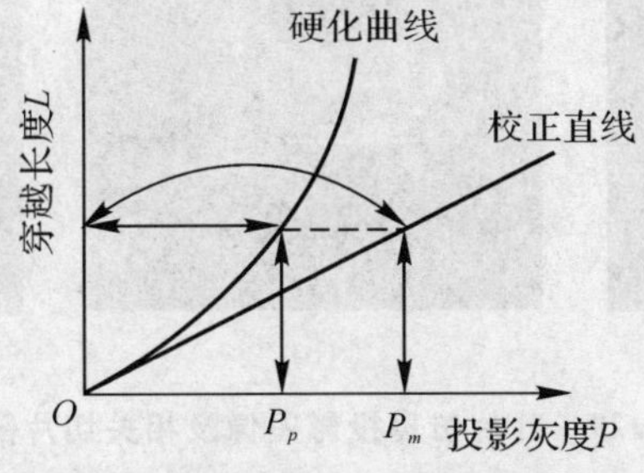

图 5.27　射束硬化校正模型及校正过程

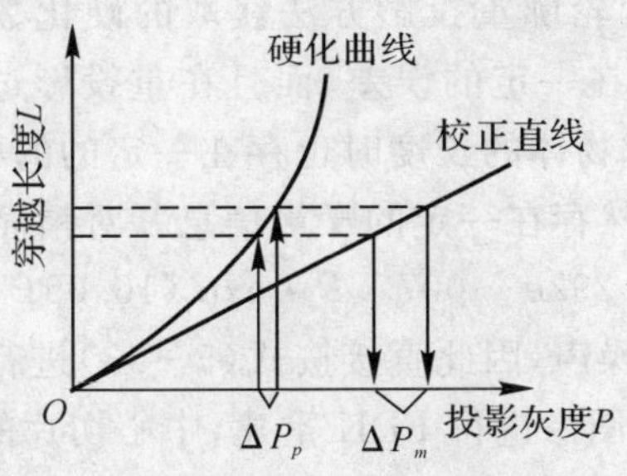

图 5.28　投影噪声对校正结果的影响

4. 实验结果

(1)计算机仿真硬化校正

为了验证上述方法的有效性,首先基于计算机仿真技术进行验证。用于仿真的检测样本为Nickel材质的空心涡轮叶片,仿真参数见表5.3。以下采用的锥束CT重建均为FDK算法。

表5.3 仿真扫描参数

项　目	参　数
扫描轨迹及方式	圆形,均角度间隔投影
扫描投影数	360幅
X射线源	点光源锥形束,多能量140KVP光谱
射线源距转台中心	900 mm
探测器距转台中心	300 mm
探测器分辨率	512×512
探测器像元尺寸	0.256 mm
三维图像重建	512×512×512

图5.29为一幅叶片仿真投影图像、原始中心切片图像,该组投影最大灰度出现在第126幅第177列,因此补充该位置的斜切片图像用于获取硬化数据。

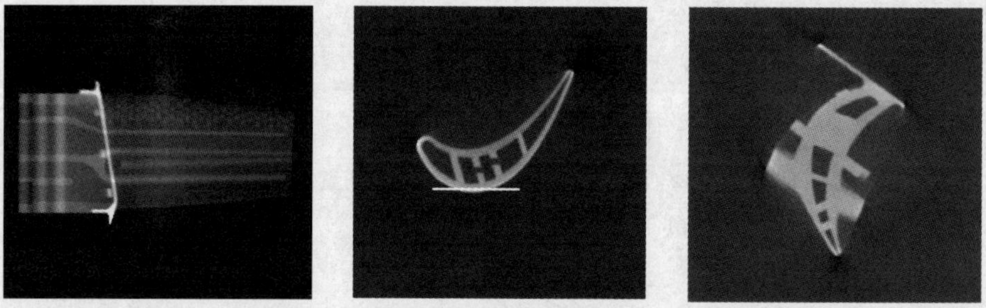

(a)　　(b)　　(c)

图5.29 叶片仿真投影图像及相关切片图像

(a) 仿真投影图像; (b) 原始中心切片; (c)补充的斜切片

图5.30显示了将基于切片轮廓重投影方法获取的硬化数据共992个点,并将其精简至10个点。由于轮廓提取必然存在一定的误差,而且在重投影过程中用离散轮廓边(尽管轮廓数据点比较密集)计算射线穿越物体的长度时也存在一定的的精度损失,因此基于切片轮廓重投影方法获取的硬化数据中仍然存在一定的噪声信息。对精简硬化数据的拟合结果为

$$L_c = 1.292\mathrm{e}-007 \cdot P \cdot \exp\left(16.09P^{0.01546}\right)$$

由于仿真投影几乎不存在噪声,因此直接按式(5-43)进行射束硬化校正,并取校正直线的斜率为1.0,对校正后的投影图像进行FDK重建,中心切片的校正效果如图5.31所示。取图5.29和图5.31中直线所示相同位置的线性灰度进行比较,可见该方法很好地消除射束硬化造成的杯状伪影,经校正的叶片切片图像灰度已近似于由单色投影重建的叶片切片图像灰

度(实体区域的灰度基本相等)。

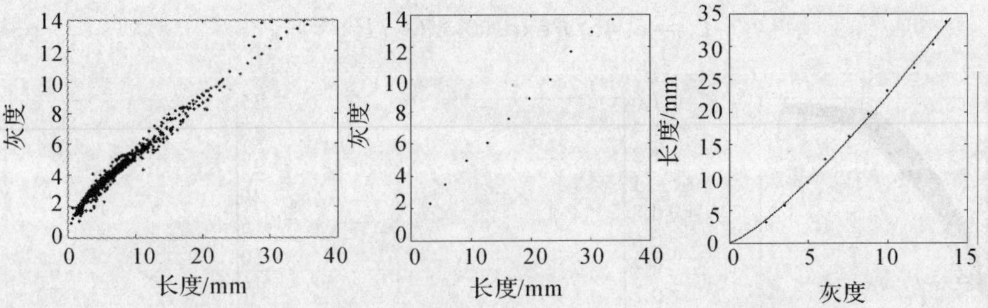

(a)　　(b)　　(c)

图 5.30　基于切片轮廓重投影方法获取的硬化数据及其精简

(a)原始硬化数据；(b)精简硬化数据(x 轴为长度)；(c)曲线拟合(x 轴为灰度)

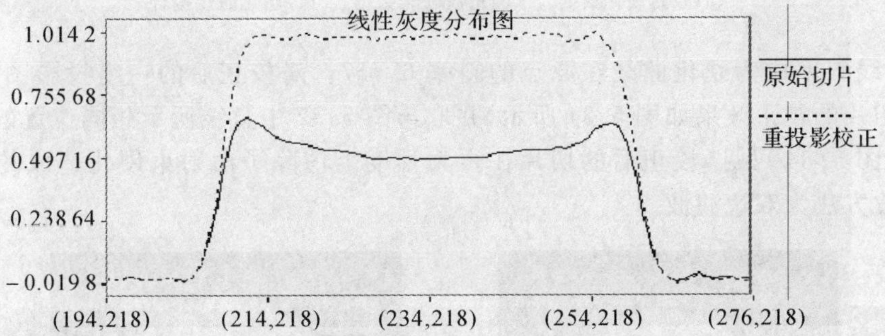

图 5.31　射束硬化校正后的中心切片与原始切片的比较

(a)校正切片；(b)相同位置线性灰度比较

(2)实例硬化校正

本节采用的实验零件和扫描参数与 4.3 节中的阶梯圆柱零件相同。需要指明的是，本组实验投影图像在射束硬化校正之前未经过散射校正。

图 5.32 为一幅阶梯圆柱投影图像、原始中心切片图像，该组投影最大灰度出现在第 3 幅第 279 列，因此补充该位置的斜切片图像用于基于切片轮廓重投影获取硬化数据。

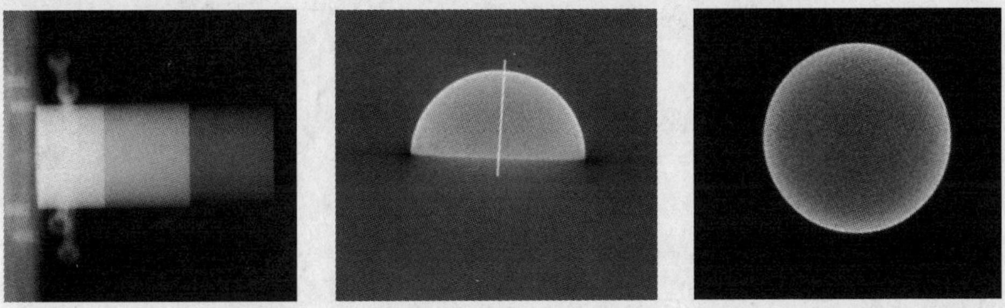

(a)　　(b)　　(c)

图 5.32　阶梯圆柱投影图像及相关切片图像

(a) 投影图像；(b) 原始中心切片；(c)补充的斜切片

图 5.33 显示了基于切片轮廓重投影方法获取的硬化数据共 10 828 个点，并将其精简至 10 个点，对该精简数据的拟合结果为

$$L_c = 6.457P\exp(0.4337P^{1.924})$$

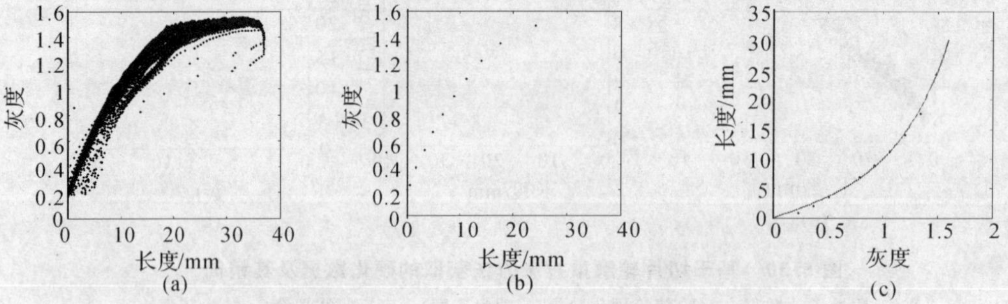

图 5.33 基于切片轮廓重投影方法获取的硬化数据及其精简

(a)原始硬化数据；(b)精简硬化数据；(c)硬化曲线拟合

校正直线斜率取为硬化曲线在原点的斜率 6.457。对校正后的一组投影图像进行 FDK 重建，中心切片的校正效果如图 5.34 所示，并取与图 5.32 中直线所示相同位置的线性灰度进行比较。由图 5.34 可见，校正后的切片在很大程度上消除了由射束硬化造成的严重杯状伪影，其中滤波方法为双边滤波。

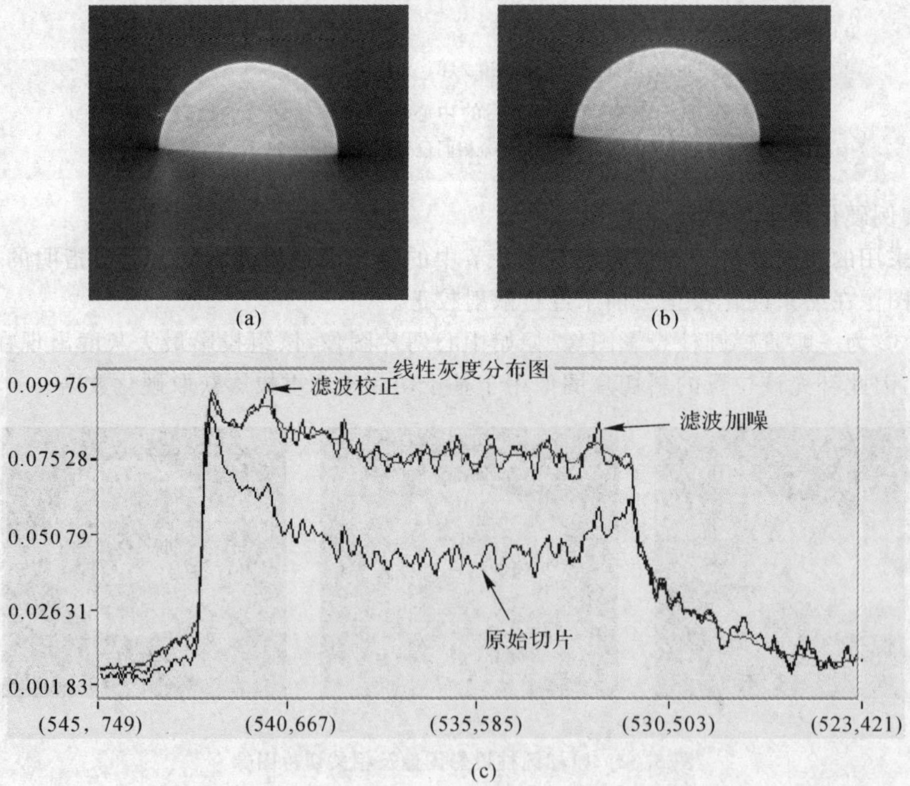

图 5.34 射束硬化校正后的中心切片与原始切片的比较

(a)校正切片(未加 ΔP_p)；(b)校正切片(加入 ΔP_p)；(c)相同位置线性灰度比较

参考文献

[1] 王学礼. 医用CT图像常见伪影成因及矫正分析[J]. CT理论与应用研究，2004，13(3)：1-8.

[2] Halmshaw R. Industrial radiology-theory and practice [M]. London：Capman & Hall，1995.

[3] Niklason L T，Sorenson J A，Nelson J A. Scattered radiation in chest radiography [J]. Med. Phys.，1992，8(5)：677-681.

[4] Boone J M. Scatter correction algorithm for digitally acquired radiographs：Theory and result[J]. Med. Phys.，1986，13(3)：319-328.

[5] Seibert J A，Boone J M. X-ray scatter removal by deconvolution [J]. Med. Phys.，1988，15(4)：567-575.

[6] Wang X H，Koral K F. A regularized deconvolution-fitting method forCompton-scatter correction in SPECT [J]. IEEE Trans. On Medical Imaging，1992，11(3)：351-360.

[7] Li J，Benjamin M W. Deconvolution scatter compensation for thallium-201 fan-beam Cardiac SPECT [C]// 1995 IEEE Nuclear Science Symposium and Medical Imaging Conference Record. New York:IEEE Press,1995，2：1175-1179.

[8] Tkaczyk J E，Gonzalez D E. Thickness-dependent scatter correction algorithm for digital mammography [C]//Proc. of SPIE. Bellingham:[s. n.]，2002，4682：469-478.

[9] Yanch J C，Flower M A，Webb S. A comparison of deconvolution and windowed subtraction techniques for scatter compensation in SPECT [J]. IEEE Trans. On Medical Imaging，1988，7(1)：13-20.

[10] 孔凡琴. 高IQI灵敏度的工业射线DR成像检测技术研究[D]. 北京：北京航空航天大学，2006.

[11] 李永利，桂志国，杨民，等. X射线检测中散射模型的理论分析[J]. 华北工学院测试技术学报. 2000，14(1)：12-17.

[12] Hsieh J. 计算机断层成像技术：原理、设计、伪影和进展[M]. 张朝宗，等，译. 北京：科学出版社，2006.

[13] 李永利. X射线成像中散射的减小与消除[D]. 太原：华北工学院，2000.

[14] Smith S W，Kruger R A. A signal processing model of diagnostic x-ray scatter [J]. Med. Phys.，1986，13(6)：344-350.

[15] Msaki P，Axelsson B，Magnus Dahl C，et al. Generalized scatter correction method in SPECT using point scatter distribution functions [J]. J. Nucl. Mes.，1987，28(12)：1861-1869.

[16] Wagner F C，Macovski A，Nishimura D G. Acharacterization of the scatter point-spread function in terms of air gaps [J]. IEEE Trans.，1988，7(4)：168-175.

[17] Karin K. Two new experimental methods of calculating scatter fraction as a function of depth in scattering media: a comparison study [J]. Med. Phys., 1992, 19(3): 591-598.
[18] Fivez C, Vuylsteke P, Wambacq P, et al. Multi-resolution contrast amplification in digital radiography with compensation for scatter radiation [C]// Proceedings of IEEE International Conference on Image Processing. New York: IEEE Press, 1996, 1: 339-342.
[19] Ersahin A, Molloi S, Qian Y J. A digital filtration technique for scatter-glare correction based on thickness estimation [J]. IEEE Trans. Med. Imag, 1995, 14(3): 587-595.
[20] 孙少华，高文焕，张丽，等. 工业CT散射校正方法的研究[J]. 核电子学与探测技术，2002, 22(5): 426-428, 434.
[21] 李艳玲，牟轩沁. 用基于厚度估计的卷积算法校正X线图像散射的方法[J]. 光散射学报，2006, 17(4): 388-395.
[22] Cormack A M. Representation of a function by its line integrals with some radiological applications [J]. Journal of Applied Physics, 1963, 34: 2722-2727.
[23] Ogawa K, Harata Y, Ichihara T, et al. A practical method for position-dependent Compton-scatter correction in single photon emission CT [J]. IEEE Trans Med Imag, 1991, 10(3): 408-412.
[24] Ichihara T, Ogawa K, Motomura N, et al. Compton scatter compensation using the triple-energy window method for single- and dual-isotope SPECT [J]. J. Nucl. Med, 1993, 34(12): 2216-2221.
[25] Stonestrom J P, Macovski A. Scatter considerations in fan beam computerized tomography system [J]. IEEE Trans Nucl Sci, 1976, 23(5): 1453-1458.
[26] 李永利，刘贵忠，潘德恒. X射线成像中图像的综合校正方法研究[J]. 兵工学报，2002, 23(2): 196-200.
[27] Tang X, Ning R, Yu R, et al. Cone beam volume CT image artifacts caused by defective cells in x-ray flat panel imagers(FPIs) and the artifact removal using a wavelet-analysis-based algorithm [J]. Med. Phys., 2001, 28(5): 812-825.
[28] Ning R, Tang X, Conover D. X-Ray scatter suppression algorithm for cone beam volume CT [C]//Proc. of SPIE. Bellingham: [s. n.], 2002, 4682: 1605-7422.
[29] Cai W, Ning R, Conover D. Scatter correction using beam stop array algorithm for cone-beam CT breast imaging [C]//Proc. of SPIE, Bellingham, 2006, 6142: 61423E-1.
[30] Molloi S, Zhou Y, Wamsely G. Scatter-glare estimation for digital radiographic systems: comparison of digital filtration and sampling techniques [J]. IEEE Trans. Med. Imag., 1998, 17(6): 881-888.
[31] 张定华，胡栋材，黄魁东，等. 基于射束衰减网格的锥束CT散射校正方法[J]. 中国机械工程，2009, 20(6): 639-643.
[32] Huang K D, Zhang D H, Li M J. Scatter detection and correction method of FPD-

based DR/CT imaging systems [C]//Proceedings of 9th International Conference on Electronic Measurement and Instruments. Wasnington DC: IEEE Computer Society Press, 2009: 4368 - 4372.

[33] Schoenberg I J. Contributions to the problem of application of equidistant data by analytic functions [J]. Quart Appl Math, 1946, 4: 45 - 99, 112 - 141.

[34] CarlsonR E, Hall C A. Bicubic spline interpolation in rectangular polygons [J]. J. Approx. Theory, 1972, 6: 366 - 377.

[35] De Boor C. Bicubic Spline interpolation [J]. J. Math. Phys., 1962, 41: 212 - 218.

[36] 张永曙，刘可轩，蒋大为. 计算机辅助几何设计的数学方法[M]. 西安：西北工业大学出版社，1986.

[37] Catmull E, Clark J. Recursively generated B-spline surfaces on arbitrary topological meshes [J]. Computer Aided Design, 1978 10(6): 350 - 355.

[38] 李家伟，陈积慰. 无损检测手册[M]. 北京：机械工业出版社，2002.

[39] 徐昊，庄天戈. 基于倒置结构的直接体积 CT[J]. 上海交通大学学报，2001，35(9)：1346 - 1349.

[40] 杨民，路宏年，路远. CT 重构中射线硬化的校正研究[J]. 光学技术，2003，29(2)：177 - 182.

[41] Herman G T. Image reconstruction from projections: the fundamentals of computerized tomography [M]. New York: Academic Press, 1980.

[42] 刘恩承. X 射线 ICT 能谱硬化的校正研究[J]. CT 理论与应用研究，1999，8(1)：32 - 35.

[43] Kak A C, Slaney M. Principle of computerized tomographic imaging [M]. New York: IEEE Press, 1999.

[44] Casteele E V, Dyck D V, Sijbers J, et al. A bimodal energy model for correcting beam hardening artefacts in X-ray tomography [C]// Proceedings of IEEE 29th Annual Conference on Bioengineering. New York: IEEE Press, 2003: 57 - 58.

[45] Cann C E. Quantitative CT for determination of bone mineral density: A review [J]. Radiology, 1988, 166: 1039 - 1047.

[46] Stonestorm J P, Alvarez R E, Macovski A. A framework for spectral artifact corrections in x-ray CT [J]. IEEE Transactions on Biomedical Engineering, 1981, 28 (2): 128 - 141.

[47] 伊·维·亚沃尔斯基. X 射线学基础[M]. 田玉，译. 北京：地质出版社，1959.

[48] 谢忠信. X 射线光谱分析[M]. 北京：科学出版社，1982.

[49] 庄天戈. CT 原理与算法[M]. 上海：上海交通大学出版社，1992.

[50] Yan C H, Robert T W, Gary S B, et al. Reconstruction algorithm for polychromatic CT imaging: application to beam hardening correction [J]. IEEE Transactions on Medical Imaging, 2000, 19(1): 1 - 11.

[51] Brooks R A, DiChiro G. Principles of computer assisted tomography (CAT) in radiographic and radioisotopic imaging [J]. Phys. Med. Biol., 1976, 21: 689 - 732.

[52] McDavid W D, Waggener R G, Payne W H, et al. Spectral effects on three-dimensional reconstruction from x-rays [J]. Med. Phys., 1975, 2: 321-324.
[53] McDavid W D, Waggener R G, Payne W H, et al. Correction for spectral artifacts in cross-sectional reconstruction from X-rays [J]. Med. Phys., 1977, 4: 54-57.
[54] Chase R C, Stein J A. An improved image algorithm for CT scanners [J]. Med. Phys., 1978, 5: 497-499.
[55] Joseph P M, Spital R D. A method for correcting bone induced artifacts in computed tomography scanners [J]. J. Comput. Assist. Tomog., 1978, 2: 100-108.
[56] Kijewski D K, Bjamgard B E. Correction for beam hardening in computed tomography [J]. Med. Phys., 1978, 5: 209-214.
[57] Crawford C R. Reprojection using a parallel backprojector [J]. Med. Phys., 1986, 13: 480-483.
[58] Alvarez R E, Macovski A. Energy-selective reconstructions in X-ray computerized tomography [J]. Phys. Med. Biol., 1976, 21: 733-744.
[59] Duerinckx A J, Macovski A. Polychromatic streak artifacts in computed tomography images [J]. J. Comput. Assist. Tomog., 1978, 2: 481-487.
[60] Hassler U, Garnero L, Rizo P. X-ray dual-energy calibration based on estimated spectral properties of the experimental system [J]. IEEE Transactions on Nuclear Science, 1998, 45(3): 1699-1712.
[61] Marshall W H, Alvarez R E, Macovski A. Initial results with pre-reconstruction dual-energy computed tomography [J]. Radiology, 1981, 140: 421-430.
[62] Herman G T. Correction for beam hardening in computed tomography [J]. Phys. Med. Biol., 1979, 24(1): 81-106.
[63] 叶侠娟，张朋. CT系统的能谱估计及射束硬化校正算法[J]. CT理论与应用研究，2003, 12(2): 10-15.
[64] 孙少华，高文焕，张丽，等. 基于多色系统参数的CT硬化校正算法[J]. 清华大学学报:自然科学版，2002, 42(12): 1579-1582.
[65] 张全红，路宏年，杨民. 基于重投影的多项式拟合校正射束硬化[J]. 光学技术，2005, 31(4): 633-635, 638.
[66] 傅健，路宏年，任华友，等. 基于原始投影正弦图的X_CT硬化校正[J]. 北京航空航天大学学报，2006, 32(6): 725-728.
[67] 黄魁东，张定华，王凯. 基于配准模型仿真的锥束CT射束硬化校正方法[J]. 系统仿真学报，2009, 21(4): 1164-1167.
[68] Lyvers E P, Mitchell O R, Akey M L, et al. Subpixel measurements using a moment-based edge operator [J]. IEEE Transactions on Pattern Analysis and Machine Intelligence, 1989, 11(12): 1293-1309.
[69] Haralick R M. Digital step edges from zero crossing of second directional derivatives [J]. IEEE Transactions on Pattern Analysis and Machine Intelligence, 1984, 6(1): 58-68.

[70] Ghosal S, Mehrotra R. Orthogonal moment operator for subpixel edge detection [J]. Pattern Recognition, 1993, 26(2): 295 - 306.

[71] 贺忠海，王宝光，廖怡白，等. 利用曲线拟合方法的亚像素提取算法[J]. 仪器仪表学报，2003，24(2)：195 - 197.

[72] 曲迎东，崔成松，陈善本，等. 利用 Sobel-Zernike 矩算子的快速亚像素边缘检测方法[J]. 光电工程，2003，30(5)：59 - 61.

[73] 罗立民. 一个基于矩的三维边缘检测算子[J]. 模式识别与人工智能，1991，4(1)：36 - 42.

[74] Wu X G, Wee W G. Surface detection with subvoxel accuracy using 3D directional derivatives [C]//Proc. of SPIE, Bellingham, 1999, 3586: 319 - 329.

[75] Farneback G. Spatial domain methods for orientation and velocity measurements [D]. NORRKÖPING: Link ping University, 1999.

[76] Weijer J V D, Boomgaard R V D. Least squares and robust estimation of local image structure [J]. International Journal of Computer Vision, 2005, 64(23): 143 - 155.

[77] 王凯，张定华，刘晶，等. 采用 3D Gaussian Facet 模型的亚体素表面检测[J]. 计算机辅助设计与图形学学报，2007，19(9)：1100 - 1106.

[78] 黄魁东，张定华，孔永茂，等. 基于切片轮廓重投影的锥束 CT 射束硬化校正方法[J]. 仪器仪表学报，2008，29(9)：1873 - 1877.

[79] Liu J, Zhang D H, Zhao X B, et al. Cutting and application of ICT slice reconstructed model [J]. CT Theory and Applications, 2004, 13(4): 60 - 63.

[80] 夏勇. 图像分割技术研究[D]. 西安：西北工业大学，2003.

[81] 芦蓉，沈毅. 一种改进的二维直方图的图像阈值分割方法[J]. 系统工程与电子技术，2004，26(10)：1487 - 1490.

[82] 吴谨，李娟，刘成云，等. 基于最大熵的灰度阈值选取方法[J]. 武汉科技大学学报：自然科学版，2004，27(1)：58 - 60.

[83] 王凯，张定华，赵歆波，等. 一种改进的基于 Facet 模型的亚体素表面检测算法[J]. 中国机械工程，2007，18(3)：343 - 347.

[84] 宋利伟，宋朝昀，庄天戈. 基于分水岭算法的磁共振脑图像自动分割[J]. 上海交通大学学报，2003，37(11)：1754 - 1756，1771.

[85] 金炎芳，张定华，赵歆波，等. 基于混合高斯模型 MRF 场的 CT 图像分割[J]. 计算机应用研究，2007，24(6)：176 - 177，180.

[86] Dzung L. Pham, Prince J L. An adaptive fuzzy c-means algorithm for image segmentation in the presence of intensity in homogeneities [J]. Pattern Recognition Letters, 1999, 20(1): 57 - 68.

[87] 郭戈，平西建，胡敏，等. 基于迭代的癌细胞图像自动多阈值分割[J]. 信息工程大学学报，2004，5(3)：72 - 74.

[88] Huang K D, Zhang D H, Jin Y F. Topological region defect segmentation algorithm for Cone-Beam Computed Tomography slice images [C]// Proceedings of the 4th International Symposium on Precision Mechanical Measurements. Bellingham: SPIE

Press, 2008: 71303U.
[89] Huang K D, Zhang D H, Jin Y F. Adaptive filter for serial slice images of Cone-Beam Computed Tomography [C]//Proceedings of the 2nd International Conference on Bioinformatics and Biomedical Engineering. New York: IEEE Press, 2008: 2393 - 2396.
[90] 李庆扬. 数值分析基础教程[M]. 北京：高等教育出版社，2001.
[91] 施妙根，顾丽珍. 科学和工程计算基础[M]. 北京：清华大学出版社，1999.

第6章　CT图像的轮廓提取及表面重构

6.1　引　言

采用锥束CT技术可快速获取高精度的工件三维外形和内部数字图像，对其应用数字图像处理领域的相关技术，抽取被扫描物体的轮廓点信息，通过三维重建技术建立其外形和内腔表面模型并与CAD设计模型相比对，从而直观、准确地揭示其误差的分布、尺度和变化趋势等信息。

在锥束CT数据处理流程中，图像分割是获取图像中产品轮廓特征的一项关键技术，其精度直接决定了重建模型的精度，也将影响后续的虚拟检测环节，受到广泛重视。图像分割是按选定的一致性属性准则，将图像正确划分为互不交叠的区域集的过程[1]。图像分割算法可分为利用区域间特性不连续性的基于边界的算法和利用区域内特性相似性的基于区域的算法[2]。相比基于区域的算法，边缘检测算法能够获得很好的定位精度，但不能获得闭合的边缘，抗噪性也不强。因此，对于精度要求较高的场合，在边缘检测前后需要加入图像降噪预处理和边缘连接后处理。此外，针对由不同材料构成的组合体CT图像，由于其包含多种材质，对其进行边缘检测得到轮廓较为复杂，不仅会对后续的边缘连接、边缘排序等后处理造成影响，也会给三维重建增加难度，因此需要对边缘点进行分类，即进行轮廓分离，分离出不同部件的轮廓，而后再对各部件的轮廓点集分别进行处理。

本章针对CT图像高精度轮廓的提取问题，讨论了CT图像去噪、边缘检测、边缘检测后处理相关算法。在高精度轮廓提取的基础上，论述了表面模型重构方法。

6.2　CT图像去噪

图像去噪是图像处理领域中一项基本而又十分关键的技术，一直是图像处理领域的一个难题。在图像的获取、传输和存储的过程中总是不可避免地受到各种噪声源的干扰。为了从图像中获取更准确的信息，图像去噪算法的好坏成为后续处理的关键。图像去噪包含两方面的内容：消除噪声和增强图像特征.

但这两个目标在一定程度上是一对矛盾。因为去除噪声意味着除去图像的高频部分，而图像的边界也是图像的高频部分，所以在去除噪声的同时，往往使得图像的边界变得模糊。如何解决好这一对矛盾是评价图像去噪模型好坏的一个重要标准。

6.2.1　常用的去噪算法

人们根据实际图像的特点、噪声的统计特征和频谱分布的规律，发展了各式各样的去噪方法。经典去噪方法[3-5]基本上可分为空间域滤波、频域滤波、小波域滤波。空间域一词是指图像平面自身，这类方法是以对图像的像素直接处理为基础；频域和小波域处理技术是以对图像的傅里叶变换和小波变换进行处理为基础。

空间域滤波方法又分为线性平滑空间滤波器和非线性的统计排序空间滤波器。两者都是一种基于邻域的操作，首先选用一定尺寸的模板，要处理的像素点位于模板的中心，随着模板的移动，完成对所有像素的滤波。线性平滑空间滤波器包括均值滤波器和加权均值滤波器，其缺点是造成图像边缘模糊。最常用的非线性排序统计滤波器是中值滤波器，它处理椒盐噪声非常有效，但缺点是对所有像素点采用一致的处理，在滤除噪声的同时有可能改变真正像素点的值，引入误差，损坏图像的边缘和细节。

频域滤波方法是通过傅里叶变换把图像由空间域变换到频域，由频率分量和图像空间特征的对应关系知道，低频对应图像强度的慢变分量，高频对应图像中强度变化越来越快的灰度级，如物体的边缘和噪声。因此可以通过低通滤波器来抑制或滤除高频成分，从而滤除噪声。常用的低通滤波器有巴特沃斯低通滤波器和高斯低通滤波器。频域滤波方法的缺点是，当图像信号与噪声的频带相互分离时，这种方法比较有效，但当图像与噪声的频带相互重叠时（比如混有白噪声），则效果较差，而且低通滤波器在抑制噪声的同时，也将信号的边缘部分变得模糊，因此存在着去噪和保持图像边缘之间的矛盾。

小波滤波方法是将空间域上的图像变换到小波域上，获得多层次的小波系数，根据小波基的特征，分析噪声和图像的小波系数特点，对小波系数进行处理，估计真实的小波系数，最后进行反变换得到所需的去噪图像。基于小波变换的图像去噪算法主要可以分为三大类[6]：阈值去噪算法[7-8]、基于奇异点检测的去噪算法[9-10]和贝叶斯去噪算法[11-12]。从信号学的角度看，小波去噪是一个信号滤波的问题，而且尽管在很大程度上小波去噪可以看成是低通滤波，但是由于在去噪后，还能成功地保留图像特征，所以在这一点上又优于传统的低通滤波器。

此外，按照滤波器处理范围的不同还可将这些技术划分为两类，一类是全局处理，即对噪声图像的整体或大的块进行校正，得到降噪图像。例如 Wiener 滤波及 Kalman 滤波等都属于这一类。使用这些技术时，一般计算时间较长。另一类是对含噪图像使用局部算子，当对某一像素进行平滑处理时，仅对它的局部邻域内的一些像素加以运算，优点是计算效率较高，可以实现实时或准实时处理。

常见的去噪模型有[13]高斯滤波[14-15]、各向异性扩散方程模型[16-18]、双边滤波[19-21]、全变分模型[22]、小波变换滤波[23-25]、非局部平局滤波[26-28]等等。Buades 在其博士论文[29]中，对这些去噪模型进行了全面的分析。他采用均方误差、方法噪声和视觉效果评估去噪算法，其中方法噪声为去噪前后的图像之差，反映被滤除掉的噪声信息，通过从理论上推导方法噪声公式，Buades 得出现有的主流去噪模型各自存在的问题（见表 6.1），并提出了非局部平均去噪算法。该算法从图像中存在大量相似模式出发，通过对相似邻域进行加权平均计算新灰度，能在有效去噪的同时很好地保留图像中的边缘信息。

目前实际使用的 CT 设备，主要是通过对投影图像进行多幅平均实现降噪。在同一角度

采集 M 幅投影图像 $f_1(i,j),\cdots,f_K(i,j),\cdots,f_M(i,j)$，其中 $f_K(i,j)$ 是第 K 幅图像的像素灰度值，对这 M 幅图像作平均运算，得到多帧平均图像 $\bar{f}(i,j)$。因 CT 设备所采集图像的噪声是互不相关的，且其均值为零，故对采集的测量图像应用多帧平均，可使信噪功率比增加 M 倍或使信噪电压比增加 $\sqrt{M}$ 倍，这相当于把噪声方差减小到 $1/M$。因此 M 取得越大，去噪效果越好，但是 CT 设备扫描时间也会成倍增加。

考虑采用较为先进的非局部平均算法去除重建后切片图像的噪声。非局部平均算法主要用于抑制加性高斯噪声，对脉冲噪声处理效果较差[30]。文献[31]指出，CT 设备噪声主要是高斯噪声，对于探测器坏像素引起的脉冲噪声，在探测器校正阶段已经消除，不予考虑。

表 6.1　文献[29]中各去噪算法性能比较

去噪模型	方法噪声及处理效果
高斯滤波	方法噪声正比于 Laplacian 值，因此方法噪声会突出图像的所有重要特征，如纹理、轮廓和细节。由于这些特征都具有较大的 Laplacian 值，在处理过程中常被更改甚至滤除
各向异性滤波	通过仅在等高线(Level Line)方向进行一维平均来避免高斯滤波器的过滤波，能尽可能保留非各向同性的结构，这些结构在高斯滤波中会被滤除。其方法噪声正比于图像的梯度和过当前像素的等高线的曲率，因此方法噪声会出现在拐角和高频特征处，而在直边位置，由于曲率较低反而不会出现
总变分最小	总变分方法会更改图像的大多数结构和细节，甚至直边也不会保留。迭代总变分改进了总变分方法，其改进策略通过在得到的去噪图像中加入被去除噪声中的几何信息，来减少被滤除的结构信息，从而减小方法噪声
邻域滤波器	通过使高斯卷积根据图像的局部结构自适应调整，从而仅平均具有相似灰度的邻近像素。它能保留平坦目标和高对比度边缘，但会滤除低对比度边缘。总而言之，轮廓、纹理和细节均能较好地保留下来
小波阈值	小波硬阈值的方法噪声集中在边缘和高频特征处。这些结构能产生较大的但小于阈值的系数，因此会被去除。小波软阈值的方法噪声比硬阈值包含更多的结构信息。实际上，软阈值的方法噪声不仅来源于小系数，还来源于大系数的衰减，造成对原图较大的更改
DCT 经验维纳滤波	方法噪声中很难发现显著的结构信息，只有一些轮廓可见。通常该滤波器能获得比所有局部平滑滤波器和其他频域滤波器更好的效果，类似于小波硬阈值的处理效果
非局部平均	非局部平均算法能提供一个可行且合理的自动选取最优算法的机制，减少方法噪声中的各种几何结构信息，其方法噪声更像白噪声

6.2.2　非局部平均去噪算法

1. 算法原理

非局部平均算法是 Buades 等于 2005 年在文献[26]中首次提出的，其基本思想是认为图像中包含大量的重复模式，将其平均可以降低随机噪声。若设原始图像为 I，则非局部平均算

法恢复出的像素 i 的灰度 $NL(v)(i)$ 是图像 I 中所有像素灰度的加权平均，即

$$NL(v)(i) = \sum_{j \in I} w(i,j)v(j)$$

式中，v 是灰度函数；$v(j)$ 表示像素 j 的灰度；$w(i,j)$ 是在计算像素 i 时，赋予 $v(j)$ 的权值，反映了像素 i 和 j 的相似度，该值被归一化到 $w(i,j) \in [0,1]$ 范围，且 $\sum_{j \in I} w(i,j) = 1$。

权值 $w(i,j)$ 依赖于像素 i 与 j 的各自 $(2d+1) \times (2d+1)$ 大小的局部邻域（即相似窗）N_i 与 N_j，其计算公式为

$$w(i,j) = \frac{1}{Z(i)} \mathrm{e}^{-\frac{\| v(N_i) - v(N_j) \|_{2,\alpha}^2}{h^2}}$$

式中，$Z(i)$ 是归一化常数，$Z(i) = \sum_j w(i,j)$，h 为控制滤波强度的参数，其值越大去噪效果越好，但细节破坏也更多。高斯加权欧氏距离 $\| \cdot \|_{2,\alpha}^2$ 为欧氏距离与标准偏差为 α 的高斯核的卷积，α 越小细节保留越多，噪声去除越少。此外，相似窗大小参数 d 也会影响滤波程度，较大的 d 能保留更多细节，但去噪效果也会减弱，通常取 2 或 3。

原始非局部平均算法计算每一个像素的新灰度需要将图像中所有像素灰度进行加权平均，实际应用中为减少计算量，参与加权平均的像素被限制在一定范围内（即搜索窗），通常采用以待处理像素 i 为中心、大小为 $(2M+1) \times (2M+1)$ 的矩形窗。一般来说搜索窗越大，去噪效果越好，但处理时间也越长，文献[26]中采用 $M=10$ 的搜索窗。

Buades 等在文献[26]中将非局部平均去噪算法与目前流行的去噪算法进行了比较，其中包括全变分、各向异性扩散和小波变换滤波等算法，并从方法噪声图像、均方误差和主观判断等方面验证了非局部平均算法的优势。同时也指出了该算法计算复杂度高，计算量大的问题。对图像中每一个像素 i，都需要对搜索窗中的每一个像素 j，计算相似窗灰度 $v(N_i)$ 与 $v(N_j)$ 的距离，对 $N \times N$ 大小的图像，其计算复杂度为 $O(N^2 (2M+1)^2 (2d+1)^2)$。若取 $d=3$，$M=10$，则处理 512×512 大小的图像，普通 PC 机上需要约 30s 的时间。

2. 去噪实例

实验针对实际叶片蜡模 CT 图像序列，分别采用高斯平滑（Gaussian）、中值滤波（Median）、各向异性扩散滤波（AnisoDiff）[32]、双边滤波器（Bilateral）[19]、原始非局部平均算法（NLmeans）进行处理并比较结果，去噪效果通过均方误差和方法噪声图像衡量。对该组数据第 slicez404 层图像，处理结果的局部放大图和方法噪声图如图 6.1 所示。从局部放大图可见：Gaussian 算法对边缘模糊严重；Median 算法和 AnisoDiff 算法均会产生伪像；Bilateral 算法处理效果较好，但结构边缘不光顺；只有 NLmeans 算法能很好地保持边缘和细小结构，且能有效去除噪声。从 NLmeans 算法的方法噪声图像中（见图 6.1(l)），基本看不出叶片的结构信息，反而有明显的环状噪声，说明 NLmeans 算法不但能够保持结构边缘、有效去除噪声，还能消除 CT 图像的环状伪影。

6.2.3 非局部平均去噪算法加速

虽然非局部平均算法能取得很好的去噪效果，但由于对每个像素都采取邻域比较的方法，

明显增加了计算量，时间复杂度高，使得该方法的应用受到限制。文献[33－35]通过预分类来减少加权平均的像素数目，能有效地减少计算量。

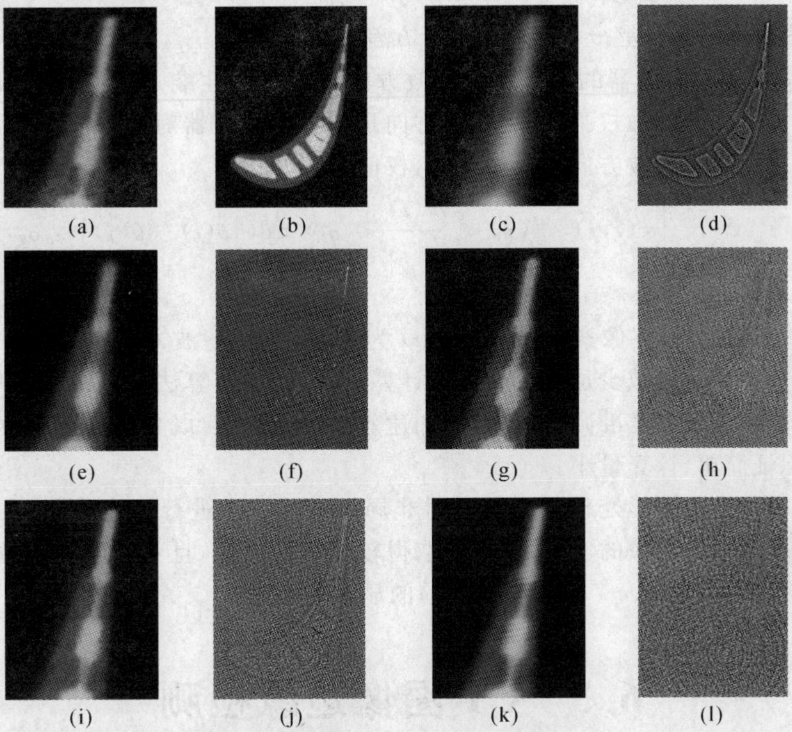

图 6.1　各算法对实际 CT 图像处理结果的局部放大图及方法噪声图像

(a) slicez404 局部放大；(b) slicez404 原始图像；(c) Gaussian 结果放大；(d) Gaussian 方法噪声；(e) Median 结果放大；(f) Median 方法噪声；(g) AnisoDiff 结果放大；(h) AnisoDiff 方法噪声；(i) Bilateral 结果放大；(j) Bilateral 方法噪声；(k) NLmeans 结果放大；(l) NLmeans 方法噪声

Mahmoudi[33]于 2005 年首先提出通过预分类来减少加权平均的像素数目的加速方法，算法采用灰度均值和梯度方向作为预分类的相似性准则，将图像像素分为与当前处理点相似的像素和不相似的像素，然后再对相似的像素计算权值，那些不相似的像素的权值取为零，即

$$\widetilde{w}(i,j)=\begin{cases} w(i,j), & \left(\eta_1<\dfrac{m(i)}{m(j)}<\eta_2\right)\text{and} \\ & [(|\theta(i,j)|<\sigma_\theta)\text{or}(\|\nabla v(i)\|<\sigma_\nabla)\text{or}(\|\nabla v(j)\|<\sigma_\nabla)] \\ 0, & \text{otherwise} \end{cases}$$

式中，$\nabla v(i)$，$\theta(i,j)$ 和 $m(i)$ 分别表示像素 i 邻域的平均梯度、像素 i 和 j 的平均梯度方向的夹角，以及像素 i 邻域的平均灰度。σ_∇，σ_θ 为梯度模值阈值和梯度方向夹角阈值，可通过稳健统计获得，具体参见文献[33]；η_1 和 η_2 设定了平均灰度比值范围，由用户设定。该式表明当两像素平均灰度很接近且平均梯度方向夹角很小时权值非零，但由于梯度模值较小时，梯度方向不可靠，因此梯度模值较小时也取非零权值。

Coupe[34] 采用图像前二阶矩（即灰度均值和方差）进行预分类，加速 3D 非局部平均算法，权值计算公式为

$$\widetilde{w}(i,j)=\begin{cases}w(i,j), & (\eta_1<\dfrac{m(i)}{m(j)}<\eta_2),(\sigma_1^2<\dfrac{\mathrm{var}(i)}{\mathrm{var}(j)}<\sigma_2^2)\\ 0, & \text{otherwise}\end{cases}$$

式中，$\mathrm{var}(i)$ 为像素 i 的方差；σ_1^2 和 σ_2^2 设定了方差比值范围。

Bilcu[35] 采用方向滤波器的输出和主滤波方向作为相似性准则，方向滤波器的输出是不同方向上的灰度平均值的加权平均，主滤波方向是各方向滤波器对应方向角的加权平均。当方向滤波器的输出和主滤波方向均很接近时，权值非零，即

$$\widetilde{w}(i,j)=\begin{cases}w(i,j), & (\eta_1<\dfrac{\widetilde{m}(i)}{\widetilde{m}(j)}<\eta_2)\text{and}(|\tilde{\theta}(i)-\tilde{\theta}(j)|\leqslant\sigma_\theta)\\ 0, & \text{otherwise}\end{cases}$$

式中，$\widetilde{m}(i)$ 为方向滤波器在像素 i 的输出；$\tilde{\theta}(i)$ 为像素 i 的主滤波方向。

预分类加速算法通过减少加权点数降低计算量，因此加速算法处理结果与原始算法处理结果会有一些差异。相似度准则的选取，对加速效果影响很大，既要保证相似度准确性高，不能误判，还要保证简单、计算量小。

NVIDIA 公司采用图形处理器(GPU)对非局部平均算法进行加速[36-37]，在其 GeForce 8 系列显卡上实现了视频图像的实时去噪，能取得较大的加速比，且不影响处理精度，但由于动态指令限制，难以在 GeForce 7 系列及其之前的显卡上使用。

6.3 CT图像边缘检测

边缘检测是基于物体与背景之间在灰度(或纹理)特性上存在着某种不连续性(或突变性)进行的一种检测技术。边缘是指它的两侧分属于两个区域，每个区域特性相对比较均匀一致，而两个区域之间在特性上则存在一定差异。常见的边缘类型有阶梯状、屋顶状、斜坡状和脉冲状边缘，本节主要讨论阶梯边缘的检测。

6.3.1 常用的边缘检测算法

边缘检测常借助空域微分算子进行，通常将其模板与图像卷积完成。两个具有不同灰度值的相邻区域之间总存在灰度值不连续(或突变)，这种不连续常可利用求导数方便地检测到，一般常用一阶导数极值点或二阶导数过零点来检测边缘[2]。

1. 梯度算子

梯度算子是一阶导数算子，在边缘灰度过渡比较尖锐且图像中噪声比较小时，能取得较好的效果。

定义连续图像 $f(x,y)$ 在 (x,y) 位置的梯度为

$$\nabla f(x,y)=[G_x \quad G_y]^{\mathrm{T}}=\left[\frac{\partial f}{\partial x} \quad \frac{\partial f}{\partial y}\right]^{\mathrm{T}}$$

其幅度可用下式计算：

$$\nabla f_{(2)}=\sqrt{\left(\frac{\partial f}{\partial x}\right)^2+\left(\frac{\partial f}{\partial y}\right)^2},\quad \nabla f_{(1)}=\left|\frac{\partial f}{\partial x}\right|+\left|\frac{\partial f}{\partial y}\right|,\quad \nabla f_{(\infty)}=\max\left\{\left|\frac{\partial f}{\partial x}\right|,\left|\frac{\partial f}{\partial y}\right|\right\}$$

以上各式中的偏导数须对每个像素位置计算，在实际中常用小区域模板进行卷积来近似计算。对 G_x 和 G_y 须各用一个模板，因此需要两个模板组合起来构成一个梯度算子。

根据模板大小和元素（系数）值的不同，有 Roberts 交叉算子、Prewitt 算子和 Sobel 算子，如图 6.2 所示。

(a)

1	
	−1

	1
−1	

(b)

−1		1
−1		1
−1		1

1	1	1
−1	−1	−1

(c)

−1		1
−2		2
−1		1

1	2	1
−1	−2	−1

图 6.2　几种常用梯度算子模板

(a) Roberts；(b) Prewitt；(c) Sobel

2. 方向算子

方向算子利用一组模板分别计算在不同方向上的差分值，取其中最大的作为边缘强度，而将与之对应的方向作为边缘方向。常用的有 Kirsch 算子，各方向夹角为 45°，如图 6.3 所示。

−5	3	3
−5		3
−5	3	3

3	3	3
−5		3
−5	−5	3

3	3	3
3		3
−5	−5	−5

3	3	3
3		−5
3	−5	−5

3	3	−5
3		−5
3	3	−5

3	−5	−5
3		−5
3	3	3

−5	−5	−5
3		3
3	3	3

−5	−5	3
−5		3
3	3	3

图 6.3　Kirsch 算子的八方向 3×3 模板

3. 拉普拉斯算子

拉普拉斯（Laplacian）算子是一种二阶导数算子，定义连续图像 $f(x,y)$ 在 (x,y) 位置的拉普拉斯值为

$$\nabla^2 f=\frac{\partial^2 f}{\partial x^2}+\frac{\partial^2 f}{\partial y^2}$$

拉普拉斯算子是无方向性的算子，且只需一个模板，如图 6.4 所示是实现拉普拉斯运算的几种模板。

4. 马尔算子

马尔（Marr－Hildreth）算子是在拉普拉斯算子的基础上实现的。拉普拉斯算子对噪声敏

感，为减少噪声的影响，可以对图像先进行平滑然后再运用拉普拉斯算子。常用的滤波器主要是高斯(Gaussian)函数的一阶和二阶导数，Marr 首先提出采用拉普拉斯算子求高斯函数的二阶导数得到 LOG(Laplacian of Gaussian)滤波算子[38]，通过 LOG 算子的零交叉点得到边缘位置。

	−1	
−1	4	−1
	−1	

−1		−1
	4	
−1		−1

−1	−1	−1
−1	8	−1
−1	−1	−1

图 6.4 几种实现拉普拉斯运算的模板

5. 坎尼算子

坎尼给出了评价边缘检测性能优劣的 3 个指标：信噪比准则、定位精度准则和单边缘准则，并首次将上述判据用数学的形式表示出来，然后采用最优化数值方法，得到了对应给定边缘类型的最佳边缘检测模板。对于二维图像，需要使用若干方向的模板分别对图像进行卷积处理，再取最可能的边缘方向。坎尼的分析针对的是一维边缘，对于阶梯形的边缘，坎尼推导出的最优边缘检测器的形状与高斯函数的一阶导数类似，利用二维高斯函数的圆对称性和可分解性，可以很容易计算高斯函数在任一方向上的方向导数与图像的卷积。因此，在实际应用中常选取高斯函数的一阶导数作为阶梯形边缘的次最优边缘检测算子。

6.3.2 亚像素边缘检测算法

亚像素边缘定位算法基于边缘的局部信息，利用连续函数或几何模型逼近边缘模型从而获得连续域中的精确边缘定位。亚像素边缘定位技术在近 30 年间发展起来，在国内外核心期刊上有不少论述，但亚像素定位的影响因素很多，对其精度的评估尚无统一的标准，实际应用效果也不理想。目前已有的算法可以分为基于矩、基于插值和基于拟合的方法。

1. 基于图像矩的算法

基于矩的方法通过建立理想边缘的参数化模型，并根据矩不变量架设理想边缘灰度分布和离散图像灰度分布之间的关系，由不变关系建立方程即可确定理想边缘的参数。根据所使用的矩的不同，有灰度矩算法[39]、空间矩算法[40]、Zernike 正交矩算法[41]。

灰度矩算法是由 Tabatabai 等于 1984 年提出的一种利用前三阶灰度矩来对边缘进行亚像素定位的算法。空间矩算法是 Lyvers 和 Mitchell 等人于 1989 年提出的一种利用边缘灰度空间矩来进行边缘亚像素定位的算法。这一算子与 Tabatabai 的算子不同，因为它对矩引入了空间信息，因此精度更高。该方法在像素的每个邻域检测边缘时都需要对准检测中心，计算 6 个模板卷积，且要对计算结果进行补偿，才能获得最终精确数据。Zernike 正交矩算法是 Ghosal 于 1993 年提出的一种利用 Zernike 正交矩检测亚像素边缘的方法。Zernike 方法用 3 个复数模板(两个实数模板和一个复数模板，实际相当于 4 个模板)即可计算出理想阶跃边缘模型的各个参数，计算效率比空间矩亚像素边缘定位法略高。

当以上算法采用简单的阶跃边缘模型时，由于与实际边缘渐变过程不相适应，需要对计算结果进行修正，增加了计算量。若采用较为复杂的边缘模型，参数较多时，无法从待解的非线性方程组得到边缘参数的显式表达，需要迭代求解。

2. 边缘参数模型最小二乘拟合方法

边缘模型最小二乘拟合方法通过在最小平方意义下拟合边缘参数模型，直接求得模型中的边缘参数，从而获得亚像素级的边缘位置。Nalwa[42]提出一种采用双曲正切函数作为边缘模型的最小二乘拟合法，通过在垂直于边缘方向上拟合双曲正切函数表面，获得边缘位置、背景灰度和对比度。Kisworo[43]提出了另外一种基于边缘参数模型最小二乘拟合方法，首先根据信号对一对正交滤波器的响应确定边缘类型，并初始化该类型的边缘参数模型。而后在能量域中通过最小二乘拟合该边缘模型，误差函数被定义为模型局部能量与实际数据之间的差异，是模型参数的函数，依次迭代直到平方误差最小，最终获得边缘参数。一般来说，边缘参数模型最小二乘拟合方法能够有效地处理含噪图像，但计算量较大。

3. 基于灰度或其导数拟合(插值)的方法

基于灰度及导数拟合(插值)的方法无论是通过对离散数据插值获得更高密度的离散数据，还是通过对离散数据拟合获得连续曲面表示，最终都需要应用一阶导数最大、二阶导数为零获得亚像素边缘位置。

(1)基于灰度或其导数插值

在基于灰度或其导数插值的这类方法中，亚像素精度通过对图像数据或其导数进行插值获得。基本的插值技术包括双线性、双三次插值等。

Steger[44]提出了一种基于插值的方法来抽取边缘和线。首先原始图像与 Gaussian 核函数的一阶导数进行卷积获得一幅梯度图像，在梯度图像中，原始图像中的边缘变为一条线。而后，采用二阶多项式确定垂直于该线的梯度最大值，线的方向由多项式的 Hessian 矩阵获得。此外，还有文献[45-46]。

基于灰度或其导数插值的方法计算效率高，但它们对含噪图像的处理不好，并且由于在离散域中进行，不能很好地消除边缘锯齿效应。

(2)基于灰度或其导数的拟合

基于灰度或其导数的拟合用给定形式的解析曲面来重建连续图像灰度分布(或灰度导数值分布)，而后通过一阶导数最大、二阶导数为零获得亚像素边缘位置。基于灰度或其导数拟合的方法虽然可以很好地消除锯齿效应，但对尖角保持得不好。

①边缘灰度拟合。采用不同的函数形式来拟合边缘的灰度值，而后通过取其一阶导数最大或二阶导数为零获得边缘精确位置。Haralick[47]提出采用二元三次多项式模型来对边缘附近区域进行拟合。由于需要对图像的每一个像素进行拟合，计算量大，因此，Ji[48]提出一种 facet 模型的加速算法，通过使用正交多项式基从而将原始的二维模板转换为两个一维模板，将计算复杂度降低，同时采用递归算法，实现了计算量与模板大小无关。Hueckel[49]将边缘区域灰度值在 Hilbert 空间拟合得到若干个参数，然后将这些参数与理想边缘的参数作比较，从而得到边缘的亚像素位置。由于是直接对边缘灰度值进行拟合，因此这种方法具有较好的抗噪声能力。

②边缘灰度导数值拟合[50]。如果能够获得边缘的一阶导数，就可以对边缘的导数值进行

拟合,从而得到边缘的亚像素位置。但是,由于噪声的存在,很难获得准确的灰度导数值。因此这种方法的抗噪能力比较差,边缘定位精度较大地依赖图像的信噪比。

③拟合插值法。常用的许多边缘定位算法都可以达到整像素的定位精度,如果将这些算法应用于插值放大的图像上,在实际图像灰度分布规律与插值规律相一致的前提下,就可以得到亚像素的定位精度。由于图像中噪声对插值有较大影响,因此一般插值前要先滤除噪声。这种算法主要有:Huertas[51]使用 LOG 算法定位整像素级边缘,然后采用 Haralick 曲面拟合方法得到边缘局部的曲面插值函数,对图像进行插值放大,再用 LOG 算法定位,从而实现边缘的亚像素定位。MacVicar - Whelan[52]提出一种对梯度图像作平滑处理后,再对边缘区域梯度值作双线性插值来确定亚像素边缘位置的方法。

6.3.3 亚体素表面检测算法

锥束 CT 系统可以获得被扫描物体的 3D 密度分布图像,该 3D 图像一般被保存为一个三维图像文件,或以 2D 切片图像序列的形式存储。运用 2D 或 3D 边缘检测算法可从这些切片序列图像中提取出物体表面点云数据,供后续测量和重建使用。

2D 边缘检测器对每一幅 2D 图像进行处理,处理过程中仅用到当前层图像信息;3D 表面检测器则对 CT 图像序列进行处理,处理过程中用到多幅图像数据。将 2D 技术应用到 3D 图像是可以的,但一般来说,需要采用 3D 算法来抽取 2D 图像上不可见的表面。譬如,通过用 2D 边缘检测抽取各层图像的轮廓点所形成的点云会缺失法向平行于 Z 轴的表面,而采用 3D 算法就不会出现这样的问题。此外,扫描过程不可避免地会给图像引入噪声,通常采用低通滤波器抑制噪声。CT 图像噪声实际上是三维分布的。2D 滤波器只能平滑 XY 平面上的噪声,当噪声均值在 XY 平面上不为零时就不能被去除。因此,3D 表面检测器具有更好的辅助去噪效果,能获得更高的表面点定位精度。

在 2D 情况下,数字图像可看做由行列索引的矩阵,矩阵元素的值为该点的灰度,像素就是该数字阵列的一个元素;在 3D 情况下,这样一个元素被称为体素。像素可被认为是一个单位正方形,体素则被视为一个单位立方体。亚像素级精度的边缘检测算法可将边缘点定位在像素正方形内部,3D 情况下的亚体素级精度的表面检测可定位在体素立方体内部。

现有的 3D 亚体素表面检测算法大多数是将 2D 边缘检测方法直接扩展到 3D。例如,Wu X G 等[53]将 Haralick 的 2D 方向导数边缘检测器扩展到了 3D,通过三次多项式拟合 facet 模型,再根据梯度方向的二阶方向导数过零点,确定亚体素表面点位置。罗立民[54-55]提出了利用一、二阶空间矩拟合理想表面模型确定表面点位置、方向的方法,其学生谢筱华和张惠分别在文献[56]和[57]中对该算法进行了改进。Shen[58]提出其基于 Hermit 积分的方法也可以应用到 3D 和 4D。MagnussonM[59]等人还对一些表面检测方法(灰度阈值、梯度阈值和二阶导零交叉法)进行了评价,这些表面检测方法的亚体素精度一般通过线性插值获得。

对于 CT 断层图像,由于其自身的序列连续性,因此可以采用 3D 亚体素表面检测算法,充分利用相邻层的信息,获得比 2D 亚像素边缘检测更高的精度和更好的抗噪性。

1. 基于空间矩的算法

基于矩的亚体素表面检测算通过建立理想边缘的参数化模型,并根据矩不变量假设理想边缘灰度分布和离散图像灰度分布之间的关系，这些矩不变量是理想边缘参数的函数，由不变关系建立方程即可确定理想边缘的参数。

(1)理想表面模型

理想三维表面模型如图 6.5(a) 所示。球半径为 R，表面参数为(a,b,h,α,β)，其中 a 为背景灰度值，b 为对比度，h 为原点到平面的距离，α 为平面法矢在 XY 面上的投影相对于 X 轴的角度，β 为平面法矢相对于 Z 轴的角度。

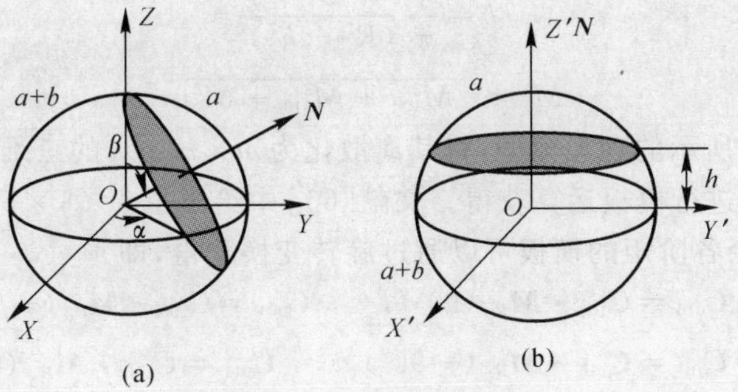

图 6.5　理想表面模型

(a) 旋转前；(b) 旋转后

(2) 表面点检测

对于图 6.5 所示的理想表面模型，在实际计算模型几何矩的过程中，为了简化问题求解，将模型旋转至平面法矢与 Z 轴重合，得到旋转后的新模型(见图 6.5(b))。根据旋转前后几何矩的关系，可得

$$M'_{000}=M_{000} \tag{6-1}$$

$$M'_{100}=M_{100}\cos\alpha\cos\beta+M_{010}\sin\alpha\cos\beta-M_{001}\sin\beta \tag{6-2}$$

$$M'_{010}=-M_{100}\sin\alpha+M_{010}\cos\alpha \tag{6-3}$$

$$M'_{001}=M_{100}\cos\alpha\sin\beta+M_{010}\sin\alpha\sin\beta+M_{001}\cos\beta \tag{6-4}$$

$$\begin{aligned}M'_{002}=&M_{200}\cos^2\alpha\sin^2\beta+2M_{110}\cos\alpha\sin\alpha\sin^2\beta+2M_{101}\cos\alpha\cos\beta\sin\beta+\\&M_{020}\sin^2\alpha\sin^2\beta+2M_{011}\sin\alpha\cos\beta\sin\beta+M_{002}\cos^2\beta\end{aligned} \tag{6-5}$$

由于模型关于 Z 轴对称，因此有 $M'_{100}=0$ 和 $M'_{010}=0$，代入式(6-2)、式(6-3)，可得

$$\tan\alpha=\frac{M_{010}}{M_{100}}$$

$$\tan\beta=\frac{\sqrt{M_{100}^2+M_{010}^2}}{M_{001}}$$

现在考虑旋转后的几何矩与表面参数的关系。根据几何矩的定义，计算灰度函数在相应区域的积分，可得到以下各阶矩：

$$M'_{000}=\frac{4}{3}\pi R^3a+\frac{2}{3}\pi R^3b-\pi R^2hb+\frac{1}{3}\pi h^2b$$

$$M'_{001}=\frac{1}{4}\pi R^4b-\frac{1}{2}\pi R^2h^2b+\frac{1}{4}\pi h^4b$$

$$M'_{002}=\frac{4}{15}\pi R^5a+\frac{2}{15}\pi R^5b-\frac{1}{3}\pi R^2h^3b+\frac{1}{5}\pi h^5b$$

由上述 M'_{000}，M'_{001}，M'_{002} 3个方程和式(6-1)～式(6-5)就可以将 h，b 用旋转前的各阶矩表示为

$$h=\frac{1}{4M_b^3}[(5M_{200}-R^2M_{000})M_{100}^2+(5M_{020}-R^2M_{000})M_{010}^2+(5M_{002}-R^2M_{000})M_{001}^2+10(M_{001}M_{010}M_{011}+M_{001}M_{100}M_{101}+M_{010}M_{100}M_{110})] \tag{6-6}$$

$$b=\frac{4}{\pi}\frac{M_b}{(R^2-h^2)^2} \tag{6-7}$$

$$M_b=\sqrt{M_{100}^2+M_{010}^2+M_{001}^2} \tag{6-8}$$

对于如图6.5(a)所示的理想模型，将其离散化为 $m\times m\times m$ 的三维图像，则该区域图像的矩 M_{pqr} 可通过对图像进行模板运算获得。文献[66]中给出了 $5\times5\times5$ 窗口 M_{000}，M_{100}，M_{110}，M_{200} 的计算模板，其余各阶矩的模板可以通过旋转变换获得，即

$$C_{010}=C_{100}\cdot\boldsymbol{M}_{R_Z}(90^\circ),\quad C_{001}=C_{100}\cdot\boldsymbol{M}_{R_Y}(-90^\circ)$$

$$C_{101}=C_{110}\cdot\boldsymbol{M}_{R_Y}(-90^\circ),\quad C_{011}=C_{110}\cdot\boldsymbol{M}_{R_X}(90^\circ)$$

$$C_{020}=C_{200}\cdot\boldsymbol{M}_{R_Z}(90^\circ),\quad C_{002}=C_{200}\cdot\boldsymbol{M}_{R_Y}(-90^\circ)$$

这里绕 X，Y，Z 轴的旋转可表示为

$$\boldsymbol{M}_{R_X}(\theta)=\begin{bmatrix}1 & 0 & 0\\ 0 & \cos\theta & \sin\theta\\ 0 & -\sin\theta & \cos\theta\end{bmatrix}$$

$$\boldsymbol{M}_{R_Y}(\theta)=\begin{bmatrix}\cos\theta & 0 & \sin\theta\\ 0 & 1 & 0\\ -\sin\theta & 0 & \cos\theta\end{bmatrix}$$

$$\boldsymbol{M}_{R_Z}(\theta)=\begin{bmatrix}\cos\theta & \sin\theta & 0\\ -\sin\theta & \cos\theta & 0\\ & 0 & 0\end{bmatrix}$$

若由式(6-6)至式(6-8)计算出的表面参数满足：

① 对比度 b 必须大于阈值 T，当小于等于 T 时即认为是噪声，T 由实验确定；

② 距离 h 应满足 $\frac{m}{2}h\leqslant 0.5$，即半个体素。

则认为待处理体素是表面体素，其亚体素位置可通过下式计算得到：

$$\left.\begin{aligned}\hat{x}&=x_i+h\cos\alpha\sin\beta=x_i+\frac{m}{2}h\frac{M_{100}}{M_b}\\ \hat{y}&=y_i+h\sin\alpha\sin\beta=y_i+\frac{m}{2}h\frac{M_{010}}{M_b}\\ \hat{z}&=z_i+h\cos\beta=z_i+\frac{m}{2}h\frac{M_{001}}{M_b}\end{aligned}\right\} \tag{6-9}$$

式中，$\hat{x}$，$\hat{y}$，$\hat{z}$ 为表面点亚体素坐标，x_i，y_i，z_i 为体素中心整数坐标。

(3) 算法分析

基于矩算法所采用的模型是理想表面模型(见图6.5)，即认为边缘为理想阶梯边缘，但实际成像系统往往会造成图像的模糊，若仍采用该理想表面模型会产生误差，对模糊图像的处理

效果较差。对于基于空间矩的 2D 亚像素边缘检测，已出现了很多对理想边缘模型的修正算法，如文献[60]，但 3D 校正算法推导过于复杂，尚无较好的修正算法。

2. 基于 facet 模型的算法

facet 模型是 Haralick[61] 于 1981 年提出的一种图像表示方法，通过被称为 facet 的分段连续函数来近似表示每个图像像素的一个邻域。基于 2D facet 模型，Haralick[47] 实现了亚像素边缘检测，Wu X G 等[53] 将该方法推广，采用 3D facet 模型进行亚体素表面检测。

(1)3D facet 模型

设 S 为某一体素的 3D 邻域体素集合，$f(x,y,z)$ 为 $(x,y,z)\in S$ 处的灰度值。图像函数 f 可通过一组基 $\varphi_i, i=1,\cdots,K$ 的线性组合逼近，逼近函数 $\hat{f}$ 表示为

$$\hat{f}(x,y,z)=a_1\varphi_1(x,y,z)+\cdots+a_K\varphi_K(x,y,z) \tag{6-10}$$

即：$\hat{f}(x,y,z)=\boldsymbol{\Phi a}$，这里 $\boldsymbol{a}=(a_1,a_2,\cdots,a_K)^{\mathrm{T}}$，$\boldsymbol{\Phi}=[\varphi_1(x,y,z),\varphi_2(x,y,z),\cdots,\varphi_K(x,y,z)]$。

系数 $\boldsymbol{a}$ 通过最小二乘拟合使目标函数 ε 最小获得，即

$$\varepsilon=\sum_{(x,y,z)\in S}[f(x,y,z)-\hat{f}(x,y,z)]^2 \tag{6-11}$$

Wu X G 等在文献[53] 中采用的是多项式基：

$$\boldsymbol{\Phi}=(1,x,y,z,x^2,y^2,z^2,xy,xz,yz,xyz,xy^2,xz^2,x^2y,yz^2,x^2z,y^2z,x^3,y^3,z^3) \tag{6-12}$$

在该组基下，逼近函数 $\hat{f}$ 可表示为

$$\begin{aligned}\hat{f}(x,y,z)=&a_1+a_2x+a_3y+a_4z+a_5x^2+a_6y^2+a_7z^2+a_8xy+\\&a_9xz+a_{10}yz+a_{11}xyz+a_{12}xy^2+a_{13}xz^2+a_{14}x^2y+\\&a_{15}yz^2+a_{16}x^2z+a_{17}y^2z+a_{18}x^3+a_{19}y^3+a_{20}z^3\end{aligned} \tag{6-13}$$

系数 $\boldsymbol{a}$ 通过在 $5\times5\times5$ 的邻域拟合获得。

(2) 表面点检测

由于表面点为梯度方向上二阶方向导数过零点，因此只须确定梯度方向及在该方向上表面点到体素中心的距离。为方便推导，将 $\hat{f}$ 改写为球坐标系下的形式，两坐标系关系为

$$\begin{cases}x=\rho\sin\beta\cos\alpha\\y=\rho\sin\beta\sin\alpha\\z=\rho\cos\beta\end{cases}$$

其中，参数 α,β 如图 6.6 所示。

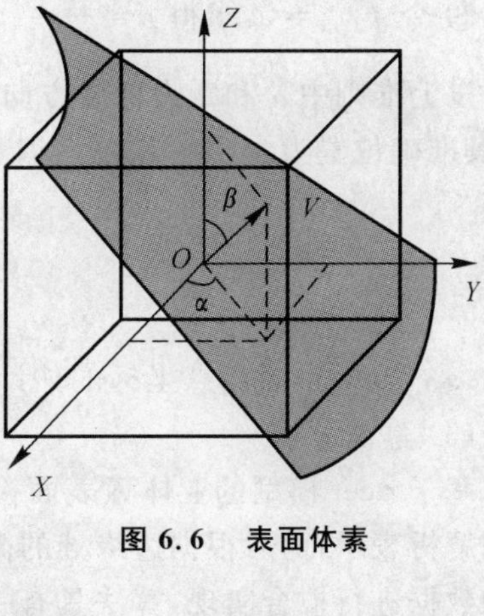

图 6.6　表面体素

设体素中心的坐标值为(0,0,0)，那么 $\hat{f},\hat{f}',\hat{f}''$ 和 $\hat{f}'''$ 可表示为

$$\hat{f}_{\alpha,\beta}(\rho)=a_1+A\rho+B\rho^2+C\rho^3 \tag{6-14}$$

$$\hat{f}'_{\alpha,\beta}(\rho)\,|_{\rho=0}=A \tag{6-15}$$

$$\hat{f}''_{\alpha,\beta}(\rho)=2B+6C\rho \tag{6-16}$$

$$\hat{f}'''_{\alpha,\beta}(\rho)=6C \tag{6-17}$$

式中 $A=a_2\sin\beta\cos\alpha+a_3\sin\beta\sin\alpha+a_4\cos\beta$

$B=a_5\sin^2\beta\cos^2\alpha+a_6\sin^2\beta\sin^2\alpha+a_7\cos^2\beta+a_8\sin^2\beta\cos\alpha\sin\alpha+a_9\sin\beta\cos\alpha\cos\beta+a_{10}\sin\beta\sin\alpha\cos\beta$

$C=a_{11}\sin^2\beta\cos\alpha\sin\alpha\cos\beta+a_{12}\sin^3\beta\cos\alpha\sin^2\alpha+a_{13}\sin\beta\cos\alpha\cos^2\beta+a_{14}\sin^3\beta\cos^2\alpha\sin\alpha+a_{15}\sin\beta\sin\alpha\cos^2\beta+a_{16}\sin^2\beta\cos^2\alpha\cos\beta+a_{17}\sin^2\beta\sin^2\alpha\cos\beta+a_{18}\cos^3\alpha\sin^3\beta+a_{19}\sin^3\beta\sin^3\alpha+a_{20}\cos^3\beta$

根据式(6-14),可得体素中心的梯度为

$$\boldsymbol{G}=\left(\frac{\partial\hat{f}}{\partial x},\frac{\partial\hat{f}}{\partial y},\frac{\partial\hat{f}}{\partial z}\right)_{(x,y,z)=(0,0,0)}=(a_2,a_3,a_4)$$

梯度模值和方向分别为

$$\|G\|_2=\sqrt{a_2^2+a_3^2+a_4^2}$$

$$\sin\alpha=\frac{a_3}{\sqrt{a_2^2+a_3^2}},\quad \cos\alpha=\frac{a_2}{\sqrt{a_2^2+a_3^2}}$$

$$\sin\beta=\frac{\sqrt{a_2^2+a_3^2}}{\sqrt{a_2^2+a_3^2+a_4^2}},\quad \cos\beta=\frac{a_4}{\sqrt{a_2^2+a_3^2+a_4^2}}$$

表面点在 XY 平面上的曲率为

$$K=\frac{x^2\hat{f}_{yy}-2\hat{f}_x\hat{f}_y\hat{f}_{xy}+y^2\hat{f}_{xx}}{(x^2+y^2)^{3/2}} \tag{6-18}$$

根据公式(6-15)至式(6-17)计算出前三阶导数,可由以下准则判断是否为表面体素。

① 计算$\boldsymbol{G}$,$\|\boldsymbol{G}\|_2\neq 0$且$\|\boldsymbol{G}\|_2>T$,$T$为梯度阈值,由实验确定,当小于等于$T$时即认为是噪声。

② 计算$\hat{f}'''_{\alpha,\beta}$,该值应小于零,即定义表面点沿梯度方向二阶方向导数零交叉处是负斜坡。

③ 令$\hat{f}''_{\alpha,\beta}=0$,求得$\hat{\rho}=-\frac{B}{3C}$,$|\hat{\rho}|$应小于0.5,即半个体素。

以上准则中α和β为梯度方向。如果满足以上3个条件,即可认为待处理体素是表面体素,其准确位置为

$$\begin{cases}\hat{x}=x_i+\hat{\rho}\sin\beta\cos\alpha\\ \hat{y}=y_i+\hat{\rho}\sin\beta\sin\alpha\\ \hat{z}=z_i+\hat{\rho}\cos\beta\end{cases}$$

式中,$\hat{x}$,$\hat{y}$,$\hat{z}$是表面点坐标的估计值;x_i,y_i,z_i是体素整数坐标。

(3) 算法分析

基于facet模型的亚体素表面检测算法,通过三元三次多项式基拟合图像灰度获得图像函数的解析表示,而后根据边缘处的微分特性求得精确边缘位置。facet模型的建立通过对原始图像数据进行拟合实现,算法具有一定的抗噪性,但对于噪声较大的图像,二阶导数运算会将噪声放大,因此需要在处理前先进行图像去噪。

3. 基于高斯加权facet模型的算法

经典Haralick facet模型认为图像在局部邻域的灰度分布满足给定的参数多项式函数,并

采用最小二乘拟合方法获得参数值,从而得到局部区域灰度的解析表示。与 Haralick 模型不同的是,Gaussian facet 模型采用加权最小二乘拟合方法获得模型参数值,权重选用 Gaussian 函数,权因子的引入反映了不同采样点对最终模型参数确定的贡献不同,离区域中心越近权重越大,反之越小。文献[62] 推导了三维经典 Haralick facet 和 Gaussian facet 模型参数计算公式,并利用该模型检测亚体素表面点。

对图像中任意一个体素的邻域,图像函数 f 可通过一组基 $\varphi_i, i=1,\cdots,K$ 的线性组合逼近,逼近函数 $\hat{f}$ 表示为

$$\hat{f}(x,y,z)=a_1\varphi_1(x,y,z)+\cdots+a_K\varphi_K(x,y,z)$$

即:$\hat{f}(x,y,z)=\boldsymbol{\Phi a}$,这里 $\boldsymbol{a}=(a_1,a_2,\cdots,a_K)^{\mathrm{T}}$,$\boldsymbol{\Phi}=[\varphi_1(x,y,z),\varphi_2(x,y,z),\cdots,\varphi_K(x,y,z)]$。为引入空间权因子,采用加权最小二乘代替最小二乘拟合计算系数 a,为便于推导,采用连续形式的目标函数 ε,则

$$\varepsilon=\int_{-\infty}^{+\infty}\int_{-\infty}^{+\infty}\int_{-\infty}^{+\infty}[f(x,y,z)-\hat{f}(x,y,z)]^2W(x,y,z)\mathrm{d}x\mathrm{d}y\mathrm{d}z \tag{6-19}$$

式中,$W(x,y,z)$ 为窗口函数。Haralick facet 模型采用立方体窗口,即

$$W_{\mathrm{c}}(x,y,z)=\begin{cases}1, & |x|\leqslant s,|y|\leqslant s,|z|\leqslant s\\ 0, & \text{其他}\end{cases} \tag{6-20}$$

Gaussian facet 模型采用 Gaussian 窗口函数,即

$$W_{\mathrm{G}}(x,y,z)=\frac{1}{2\pi s^2}\exp\left(-\frac{x^2+y^2+z^2}{2s^2}\right) \tag{6-21}$$

式中,参数 s 描述了窗口尺寸。

若将基函数 $\boldsymbol{\Phi}$ 张成的函数空间的内积定义为

$$f^*g\equiv\langle f,g\rangle_W=\int_{-\infty}^{+\infty}\int_{-\infty}^{+\infty}\int_{-\infty}^{+\infty}f(x,y,z)g(x,y,z)W(x,y,z)\mathrm{d}x\mathrm{d}y\mathrm{d}z \tag{6-22}$$

则式(6-19) 中误差函数 ε 可改写为

$$\varepsilon=\langle f-\boldsymbol{\Phi a},f-\boldsymbol{\Phi a}\rangle_W=\langle f,f\rangle_W-2\langle f,\boldsymbol{\Phi a}\rangle_W+\langle \boldsymbol{\Phi a},\boldsymbol{\Phi a}\rangle_W=$$

$$f^*f-2\boldsymbol{a}^{\mathrm{T}}\begin{bmatrix}\varphi_1^*f\\ \varphi_2^*f\\ \vdots\\ \varphi_K^*f\end{bmatrix}+\boldsymbol{a}^{\mathrm{T}}\begin{bmatrix}\varphi_1^*\varphi_1 & \varphi_1^*\varphi_2 & \cdots & \varphi_1^*\varphi_K\\ \varphi_2^*\varphi_1 & \varphi_2^*\varphi_2 & \cdots & \varphi_2^*\varphi_K\\ \vdots & \vdots & & \vdots\\ \varphi_K^*\varphi_1 & \varphi_K^*\varphi_2 & \cdots & \varphi_K^*\varphi_K\end{bmatrix}a=$$

$$f^*f-2\boldsymbol{a}^{\mathrm{T}}\boldsymbol{\Phi}^*f+\boldsymbol{a}^{\mathrm{T}}\boldsymbol{\Phi}^*\boldsymbol{\Phi a} \tag{6-23}$$

对式(6-23) 求导,令 $\dfrac{\mathrm{d}\varepsilon}{\mathrm{d}\boldsymbol{a}}=0$,可使得误差函数 ε 最小的 $\boldsymbol{a}$,则

$$\boldsymbol{a}=[\boldsymbol{\Phi}(\boldsymbol{\Phi}^*\boldsymbol{\Phi})^{-1}]^*f=\widetilde{\boldsymbol{\Phi}}^*f \tag{6-24}$$

(1) Haralick facet 模型

经典 Haralick facet 模型采用等权最小二乘拟合,窗口函数见式(6-20),即一个大小为 $2s\times2s\times2s$ 的立方体区域,该区域内各点函数值相同。采用该窗口函数,式(6-22) 加权内积运算可化简为

$$f^*g=\int_{-s}^{+s}\int_{-s}^{+s}\int_{-s}^{+s}f(x,y,z)g(x,y,z)\mathrm{d}x\mathrm{d}y\mathrm{d}z \tag{6-25}$$

采用三次多项式基推导 Haralick facet 模型参数计算公式,基函数 $\boldsymbol{\Phi}$ 为式(6-12) 的一般多

项式基。将其代入式(6-24),并采用式(6-25)定义的加权内积计算可得 $\widetilde{\boldsymbol{\Phi}}$,则

$$\widetilde{\boldsymbol{\Phi}}=\Big[\frac{19s^2-15(x^2+y^2+z^2)}{32s^5},-\frac{15x(-7s^2+7x^2+3y^2+3z^2)}{32s^7},-\frac{15y(-7s^2+3x^2+7y^2+3z^2)}{32s^7},-\frac{15z(-7s^2+3x^2+3y^2+7z^2)}{32s^7},-\frac{15(s^2-3x^2)}{32s^7},-\frac{15(s^2-3y^2)}{32s^7},-\frac{15(s^2-3z^2)}{32s^7},\frac{9xy}{8s^7},\frac{9xz}{8s^7},\frac{9yz}{8s^7},\frac{27xyz}{8s^9},-\frac{45x(s^2-3y^2)}{32s^9},-\frac{45x(s^2-3z^2)}{32s^9},-\frac{45y(s^2-3x^2)}{32s^9},-\frac{45y(s^2-3z^2)}{32s^9},-\frac{45z(s^2-3x^2)}{32s^9},-\frac{45z(s^2-3y^2)}{32s^9},-\frac{35x(3s^2-5x^2)}{32s^9},-\frac{35y(3s^2-5y^2)}{32s^9},-\frac{35z(3s^2-5z^2)}{32s^9}\Big]$$

由式(6-24)易见,$\widetilde{\boldsymbol{\Phi}}$ 与 f 作加权内积即可得facet模型系数 $\boldsymbol{a}$,因此,将 $\widetilde{\boldsymbol{\Phi}}$ 乘以窗口函数 $W_{\mathrm{C}}(x,y,z)$ 就可得到计算系数 a 的模板,将模板作用在图像上就能得到模型参数 $\boldsymbol{a}$。这里得到的 $\boldsymbol{a}$,与Wu X G等[53] 推导的3D Haralick facet模型结果稍有不同。因为这里采用的是内积的连续形式(见式(6-22)),而Wu X G等的结果可采用内积的离散形式推导出,即

$$f^{\mathrm{T}}g\equiv\langle f,g\rangle_{\mathrm{W}}=\sum_{-\infty}^{+\infty}\sum_{-\infty}^{+\infty}\sum_{-\infty}^{+\infty}f(x,y,z)g(x,y,z)W(x,y,z)$$

可以验证,上文推导过程若采用内积离散形式,得到的系数模板与Wu X G等得到的结果是相同的。采用内积的连续形式不仅精度更高,而且窗口尺度 s 包含在最终结果 $\boldsymbol{a}$ 中,便于日后的多尺度分析,而离散形式很难推导出包含参数 s 的 $\boldsymbol{a}$ 的简单表达式,一般须将 s 取为定值,进行推导。

(2)Gaussian facet模型

Gaussian facet模型采用加权最小二乘拟合,窗口函数见式(6-21),即在 $\mathbf{R}^3$ 上定义的尺度为 s 的Gaussian函数,区域内各点权值为该点的Gaussian函数值。

采用式(6-12)所表示的一般多项式基推导Gaussian facet模型参数计算公式。根据式(6-24)及式(6-22)可得 $\widetilde{\boldsymbol{\Phi}}$,则

$$\widetilde{\boldsymbol{\Phi}}=\Big[\frac{5s^2-(x^2+y^2+z^2)}{2\sqrt{2\pi}\,s^3},\frac{x(7s^2-x^2-y^2-z^2)}{2\sqrt{2\pi}\,s^5},\frac{y(7s^2-x^2-y^2-z^2)}{2\sqrt{2\pi}\,s^5},\frac{z(7s^2-x^2-y^2-z^2)}{2\sqrt{2\pi}\,s^5},-\frac{s^2-x^2}{2\sqrt{2\pi}\,s^5},-\frac{s^2-y^2}{2\sqrt{2\pi}\,s^5},-\frac{s^2-z^2}{2\sqrt{2\pi}\,s^5},\frac{xy}{\sqrt{2\pi}\,s^5},\frac{xz}{\sqrt{2\pi}\,s^5},\frac{yz}{\sqrt{2\pi}\,s^5},\frac{xyz}{\sqrt{2\pi}\,s^7},-\frac{x(s^2-y^2)}{2\sqrt{2\pi}\,s^7},-\frac{x(s^2-z^2)}{2\sqrt{2\pi}\,s^7},-\frac{y(s^2-x^2)}{2\sqrt{2\pi}\,s^7},-\frac{y(s^2-z^2)}{2\sqrt{2\pi}\,s^7},-\frac{z(s^2-x^2)}{2\sqrt{2\pi}\,s^7},-\frac{z(s^2-y^2)}{2\sqrt{2\pi}\,s^7},-\frac{x(3s^2-x^2)}{6\sqrt{2\pi}\,s^7},-\frac{y(3s^2-y^2)}{6\sqrt{2\pi}\,s^7},-\frac{z(3s^2-z^2)}{6\sqrt{2\pi}\,s^7}\Big]$$

同样,将 $\widetilde{\boldsymbol{\Phi}}$ 乘以窗口函数 $W_{\mathrm{G}}(x,y,z)$ 就可得到计算系数 a 的模板,将模板作用在图像上就能得到 $\boldsymbol{a}$。由于Gaussian权函数会由中心向周边逐渐衰减趋近于零,因此可以忽略远离模板中心对结果影响较小的元素,考虑Gaussian函数在 $[-4s,4s]$ 占总体的99.993 7%,因此,模板大小可取

为⌈8s⌉×⌈8s⌉×⌈8s⌉,“⌈ ⌉”为向上取整,若取整后为偶数,则加 1 保证模板大小为奇数。

以上推导过程用于建立 3D Gaussian facet 模型,即获得模型系数 a 的计算公式,得到局部区域灰度的连续表达式。由于采用的多项式基相同(式(6-12)),后续的方向导数和表面点位置的计算过程及相关计算公式与第 6.3.3((2) 表面点检测) 相一致。

(3)亚体素表面检测实例

实验一:空心涡轮叶片仿真图像。分别采用 4 种算法:3D Gaussian facet 算法(3-GF)、3D Haralick facet 算法[53](3-HF)、3D Moment 算法[55](3-Moment)和 2D Canny 算法(2-Canny)对该组图像进行处理。图 6.7 为第 slicez0300 层图像及各算法检测到的边缘点图像,从排气边位置的局部放大图可见,3-Moment 算法受图像模糊度影响,无法检测到尾部的分叉,2-Canny 算子由于固有的像素级精度,也不能检测出分叉,3-GF 和 3-HF 算法均能检测出正确的结果,且 3-GF 算法对尖角位置边缘的检测效果要更好一些,这主要是由于空间权因子保证了邻域外围像素对结果的影响小,减少了检测中相邻边缘的干涉。

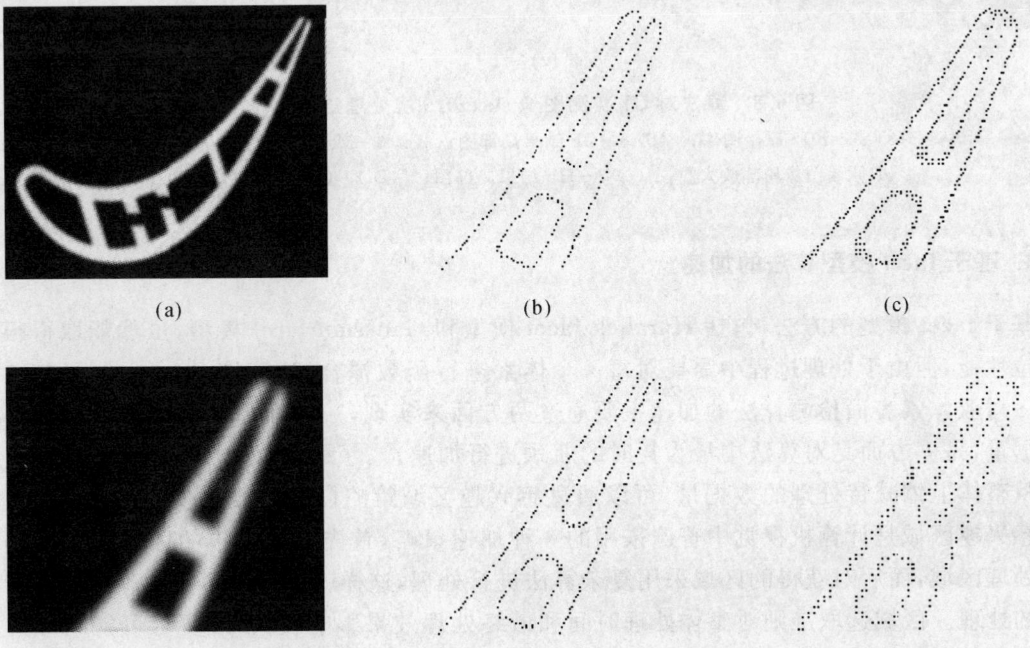

(a)　(b)　(c)

(d)　(e)　(f)

图 6.7　算法对叶片仿真图像 slicez0300 层处理结果比较

(a) slicez0300 原始图像;(b) 3-GF 结果局部图;(c) 3-Moment 结果局部图;
(d)原始图像局部放大图;(e) 3-HF 结果局部图;(f) 2-Canny 结果局部图

实验二:实测 CT 切片图像。对实际扫描重建获得的 30 幅 512×512 大小的 bmp 格式 CT 切片图像,分别采用 4 种算法进行处理。图 6.8 为 slicez015 层及各算法检测到的边缘点图像,从零件右上部分局部放大图可见,3-HF,3-Moment 与 2-Canny 算子受相邻边干涉的影响,对最右侧的圆孔的提取较差,而 3-GF 则能较好地提取其轮廓,且检测到的其他孔的边缘也更接近圆。

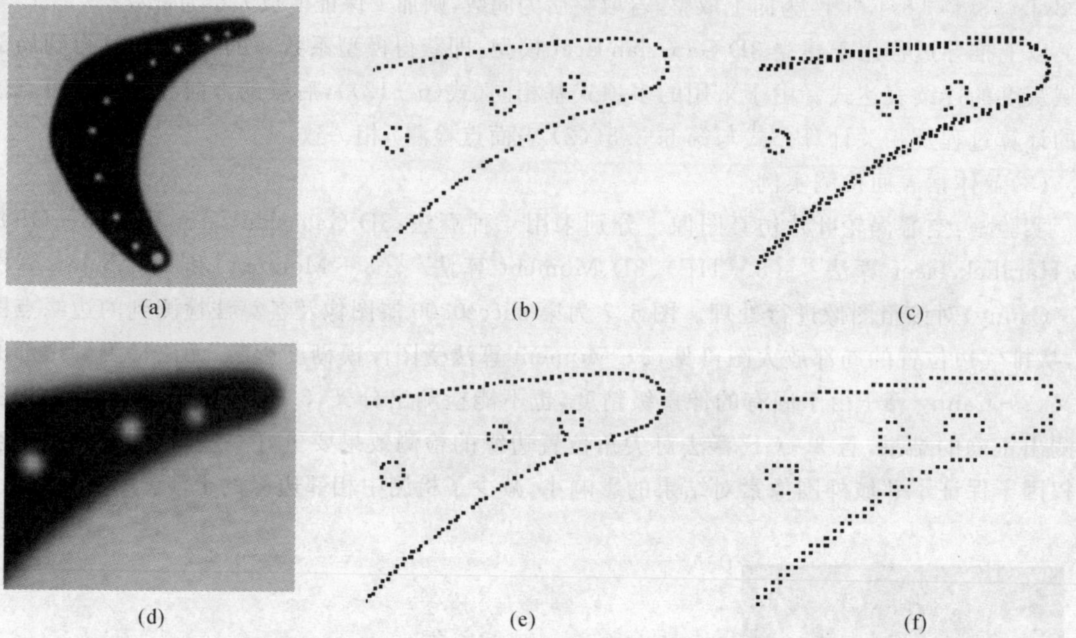

图 6.8　算法对 CT 实测图像 slicez015 层处理结果比较

(a) slicez015 原始图像；(b) 3-GF 结果局部图；(c) 3-Moment 结果局部图；
(d)原始图像局部放大图；(e) 3-HF 结果局部图；(f) 2-Canny 结果局部图

4. 基于 facet 模型算法的加速

基于 facet 模型的方法，包括 Haralick facet 模型和 Gaussian facet 模型，虽然能取得很好的定位性能，但由于处理过程中需要对每一个体素进行函数拟合，计算量很大，限制了其工程应用。对亚体素表面检测算法的加速主要通过两方面来实现，一方面是从整体上缩减待处理的数据量，另一方面是对算法中最为耗时的瓶颈进行加速。

从整体上缩减待处理的数据量，可以通过感兴趣区域策略(Regions of Interest，ROI)实现。感兴趣区域是计算机视觉中普遍采用的一种加速策略，首先通过简单的区域选取准则确定待处理区域，而后对获得的区域采用复杂算法进行处理，这样就把整幅图像处理缩减为指定区域的处理。区域选取准则对整体处理时间和最终处理效果影响较大，既要尽可能缩减区域面积，同时还要使区域特征统一，保证与整幅图像的处理效果相同。

在基于 facet 模型的亚体素表面检测算法中，主要是 facet 模型系数计算耗时。对于式(6-13)表示的 facet 模型，处理过程中对每一个体素，都须对其局部邻域进行拟合，通过求解线性方程组得到模型的 20 个系数。在文献[53]中，通过采用预先求得系数模板缩减算法处理时间，系数模板采用 Rewo 逆矩阵方法[63] 获得。这样对于每一个体素，待计算的 20 个模型系数中每个系数都需要进行一次三维模板运算。若假设图像大小为 $N\times N$，模板尺寸为$(2M+1)\times(2M+1)\times(2M+1)$，则完成一幅图像处理，至少需要进行 $20\times N^2\times(2M+1)^3$ 次乘法运算，算法复杂度为 $O(N^2(2M+1)^3)$，计算量还是很大。由于 facet 模型的建立是一个函数拟合问题，因此，可以考虑采用正交基简化运算过程。Ji Q 在文献[64] 采用 Chebyshev 离散正交多项式作为基函数建立二维 Haralick facet 模型，将二维卷积转化为两个一维卷积，并通过使一维卷积递归执行，使计算量与卷积核大小无关，实现了不同窗口大小下建立 facet 模型所需时间基本不变，即算法复杂度为 $O(N^2)$。文献[65]在正交基下推导了 3D Haralick facet 模型系数计算公式，简化 facet 模型系数计算，下面对该算法加以介绍。

(1) 正交基下 Haralick facet 模型建立

采用正交基建立 facet 模型可以简化系数 a 的计算过程。由文献[64]可知，3D 离散正交多项式基可通过 3 个 1D 离散正交多项式集合的张量积构造，因此从 1D 离散 Chebyshev 正交基函数出发，构造 3D 正交多项式基。

在对称域 S_R 上定义的前 3 次离散 Chebyshev 正交基函数为

$$P_{R,0}(r)=1 \tag{6-26}$$

$$P_{R,1}(r)=r \tag{6-27}$$

$$P_{R,2}(r)=r^2-\frac{\mu_2}{\mu_0}=r^2-a_R \tag{6-28}$$

$$P_{R,3}(r)=r^3-\frac{\mu_4}{\mu_2}r=r^3-b_Rr \tag{6-29}$$

其中，$\mu_k=\sum_{r\in S_R}r^k$。该组正交基函数满足

$$\sum_{r\in S_R}P_{R,j}(r)P_{R,i}(r)=0,\quad i=0,\cdots,3,\quad j=0,\cdots,3,\text{且 } i\neq j$$

由式(6-26)至式(6-29)通过张量积在域 $S=S_X\times S_Y\times S_Z$ 上构造出的三元三次离散正交多项式基为

$$\begin{aligned}
\boldsymbol{\Phi}=&[\varphi_1,\varphi_2,\ldots,\varphi_{20}]=\\
&[P_{X,0}P_{Y,0}P_{Z,0},P_{X,1}P_{Y,0}P_{Z,0},P_{X,0}P_{Y,1}P_{Z,0},P_{X,0}P_{Y,0}P_{Z,1},P_{X,2}P_{Y,0}P_{Z,0},\\
&P_{X,0}P_{Y,2}P_{Z,0},P_{X,0}P_{Y,0}P_{Z,2},P_{X,1}P_{Y,1}P_{Z,0},P_{X,1}P_{Y,0}P_{Z,1},P_{X,0}P_{Y,1}P_{Z,1},\\
&P_{X,1}P_{Y,1}P_{Z,1},P_{X,1}P_{Y,2}P_{Z,0},P_{X,1}P_{Y,0}P_{Z,2},P_{X,2}P_{Y,1}P_{Z,0},P_{X,0}P_{Y,1}P_{Z,2},\\
&P_{X,2}P_{Y,0}P_{Z,1},P_{X,0}P_{Y,2}P_{Z,1},P_{X,3}P_{Y,0}P_{Z,0},P_{X,0}P_{Y,3}P_{Z,0},P_{X,0}P_{Y,0}P_{Z,3}]=\\
&[1,x,y,z,x^2-a_X,y^2-a_Y,z^2-a_Z,xy,xz,yz,xyz,\\
&x(y^2-a_Y),x(z^2-a_Z),(x^2-a_X)y,y(z^2-a_Z),(x^2-a_X)z,\\
&(y^2-a_Y)z,x^3-b_Xx,y^3-b_Yy,z^3-b_Zz]
\end{aligned} \tag{6-30}$$

令 $\frac{\mathrm{d}\varepsilon}{\mathrm{d}\boldsymbol{a}}=0$（$\varepsilon$ 见式(6-11)），并利用基函数的正交性，

$$\sum_{(x,y,z)\in S}\varphi_j(x,y,z)\varphi_i(x,y,z)=0,\ i=1,\cdots,20,\ j=1,\cdots,20,\ \text{且 } i\neq j$$

无须求解线性方程组，直接化简即可得到使目标函数 ε 最小的 a：

$$a_i=\frac{\sum_{(x,y,z)\in S}\varphi_i(x,y,z)f(x,y,z)}{\sum_{(x,y,z)\in S}\varphi_i^2(x,y,z)},\ i=1,\cdots,20 \tag{6-31}$$

根据式(6-31)可求得 20 个 3D 系数模板，将这些模板与图像卷积获得 facet 模型系数，建立局部区域灰度的连续表达式。

(2) 基于可分滤波器的加速算法

前面已经指出，若 $\boldsymbol{\Phi}$ 采用正交多项式，3D 系数模板可以转换为 1D 模板。设式(6-31)中的 $\varphi_i(x,y,z)=P_{X,u}(x)P_{Y,v}(y)P_{Z,w}(z),i=1,\cdots,20$ 是定义在 $\boldsymbol{S}=\boldsymbol{S}_X\times\boldsymbol{S}_Y\times\boldsymbol{S}_Z$ 上的 3D 正交多项

式基，其中 $\boldsymbol{S}_X=(-m_X,-m_X+1,\cdots,0,\cdots,m_X)$，$\boldsymbol{S}_Y=(-m_Y,-m_Y+1,\cdots,0,\cdots,m_Y)$，$\boldsymbol{S}_Z=(-m_Z,-m_Z+1,\cdots,0,\cdots,m_Z)$，$m_X$，$m_Y$ 和 m_Z 为正整数，则式(6-31)可表示为

$$a_i=\frac{\sum_{z=-m_Z}^{m_Z}\sum_{y=-m_Y}^{m_Y}\sum_{x=-m_X}^{m_X}\varphi_i(x,y,z)f(x,y,z)}{\sum_{z=-m_Z}^{m_Z}\sum_{y=-m_Y}^{m_Y}\sum_{x=-m_X}^{m_X}\varphi_i^2(x,y,z)}=\frac{\sum_{z=-m_Z}^{m_Z}P_{Z,w}(z)}{\sum_{z=-m_Z}^{m_Z}P_{Z,w}^2(z)}\frac{\sum_{y=-m_Y}^{m_Y}P_{Y,v}(y)}{\sum_{y=-m_Y}^{m_Y}P_{Y,v}^2(y)}\frac{\sum_{x=-m_X}^{m_X}P_{X,u}(x)f(x,y,z)}{\sum_{x=-m_X}^{m_X}P_{X,u}^2(x)}\tag{6-32}$$

由式(6-32)易见，计算系数 a_i 的20个3D模板可转换为20个 X 方向1D模板，20个 Y 方向1D模板和20个 Z 方向1D模板。每个方向上的20个1D模板只有4个是互不相同的，对应4个1D Chebyshev正交基函数。这样就将20个3D卷积模板减少到12个1D模板。时间复杂度由原始的 $O(N^2(2M+1)^3)$ 降低到 $O(N^2(2M+1))$，N 为图像长宽，M 为3D邻域半宽。

(3)1D卷积递归实现

采用可分滤波器可将时间复杂度降低到 $O(N^2(2M+1))$，但计算量仍会随卷积模板的增大而增加。文献[64]推导了1D模板卷积的递归实现，使计算量与模板尺寸无关，复杂度为 $O(N^2)$。这里对文献[64]中未进行归一化处理的递归公式加以修正，具体推导过程不再赘述。

设沿某一轴向上的1D卷积模板大小为 $2m+1$，$f_1,\cdots,f_N$ 为输入数据，A_n，B_n，C_n，D_n 分别表示该轴向上的4个1D卷积模板对第 n 个输入数据的模板运算后结果。根据式(6-32)，A_n，B_n，C_n，D_n 可表示为

$$A_n=\frac{\sum_{r=-m}^{m}1\cdot f_{n+r}}{\sum_{r=-m}^{m}1^2},\quad B_n=\frac{\sum_{r=-m}^{m}rf_{n+r}}{\sum_{r=-m}^{m}r^2},$$

$$C_n=\frac{\sum_{r=-m}^{m}(r^2-a_R)f_{n+r}}{\sum_{r=-m}^{m}(r^2-a_R)^2},\quad D_n=\frac{\sum_{r=-m}^{m}(r^3-b_Rr)f_{n+r}}{\sum_{r=-m}^{m}(r^3-b_Rr)^2}$$

式中，a_R，b_R 取值见式(6-28)和式(6-29)。

1D卷积运算的递归公式为

$$A_{n+1}=A_n+\frac{1}{Q_0}[f_{n+m+1}-f_{n-m}]\tag{6-33}$$

$$B_{n+1}=B_n-\frac{Q_0}{Q_1}A_{n+1}+\frac{1}{Q_1}[(m+1)f_{n+m+1}+mf_{n-m}]\tag{6-34}$$

$$C_{n+1}=C_n-\frac{Q_0}{Q_2}A_{n+1}-2\frac{Q_1}{Q_2}B_{n+1}+\frac{(m+1)^2-a_R}{Q_2}f_{n+m+1}-\frac{m^2-a_R}{Q_2}f_{n-m}\tag{6-35}$$

$$D_{n+1}=D_n-(3a_R-b_R+1)\frac{Q_0}{Q_3}A_{n+1}-3\frac{Q_1}{Q_3}B_{n+1}-3\frac{Q_2}{Q_3}C_{n+1}+$$

$$\frac{(m+1)^3-b_R(m+1)}{Q_3}f_{n+m+1}+\frac{m^3-b_Rm}{Q_3}f_{n-m} \tag{6-36}$$

式中

$$Q_0=\sum_{r=-m}^{m}1^2$$

$$Q_1=\sum_{r=-m}^{m}r^2,\quad Q_2=\sum_{r=-m}^{m}(r^2-a_R)^2,\quad Q_3=\sum_{r=-m}^{m}(r^3-b_Rr)^2$$

(4) Haralick facet 模型系数变换

建立了 Haralick facet 模型后，仿照本节前面各项即可求得亚体素表面点位置。由于本节前面各项给出的计算公式是在式(6-12)的一般多项式基下推导的，因此在正交基下获得的系数 $\tilde{\boldsymbol{a}}$ 不能直接代入相应公式进行计算，需要首先将系数 $\tilde{\boldsymbol{a}}$ 等价转换为一般多项式基下的 $\boldsymbol{a}$。

在式(6-30) 给出的正交基下，逼近函数 $\hat{f}$ 可表示为

$$\begin{aligned}\hat{f}(x,y,z)=&\tilde{a}_1+\tilde{a}_2x+\tilde{a}_3y+\tilde{a}_4z+\tilde{a}_5(x^2-a_X)+\tilde{a}_6(y^2-a_Y)+\tilde{a}_7(z^2-a_Z)+\\&\tilde{a}_8xy+\tilde{a}_9xz+\tilde{a}_{10}yz+\tilde{a}_{11}xyz+\tilde{a}_{12}x(y^2-a_Y)+\tilde{a}_{13}x(z^2-a_Z)+\\&\tilde{a}_{14}(x^2-a_X)y+\tilde{a}_{15}y(z^2-a_Z)+\tilde{a}_{16}(x^2-a_X)z+\tilde{a}_{17}(y^2-a_Y)z+\\&\tilde{a}_{18}(x^3-b_Xx)+\tilde{a}_{19}(y^3-b_Yy)+\tilde{a}_{20}(z^3-b_Zz)\end{aligned} \tag{6-37}$$

将式(6-37) 与一般多项式基下的 $\hat{f}$(式(6-13)) 比对，可得以下系数转换关系：

$$\left.\begin{aligned}a_1&=\tilde{a}_1-a_X\tilde{a}_5-a_Y\tilde{a}_6-a_Z\tilde{a}_7\\a_2&=\tilde{a}_2-a_Y\tilde{a}_{12}-a_Z\tilde{a}_{13}-b_X\tilde{a}_{18}\\a_3&=\tilde{a}_3-a_X\tilde{a}_{14}-a_Z\tilde{a}_{15}-a_Y\tilde{a}_{19}\\a_4&=\tilde{a}_4-a_X\tilde{a}_{16}-a_Y\tilde{a}_{17}-b_Z\tilde{a}_{20}\\a_i&=\tilde{a}_i\quad\text{for}\quad i=5,6,\cdots,20\end{aligned}\right\} \tag{6-38}$$

利用式(6-38) 即可将系数 $\tilde{\boldsymbol{a}}$ 转换为一般多项式基下的 $\boldsymbol{a}$，直接代入本节前面各项相应公式即可求得亚体素表面点位置。

5. 基于高斯加权 facet 模型算法的加速

文献[66] 在高斯加权正交基下推到了 3D Gaussian Haralick facet 模型系数计算公式，并将其应用于亚体素表面检测，下文予以介绍。

(1) 正交基下 Gaussian facet 模型建立

在本节前面各项中，采用 1D 离散 Chebyshev 正交多项式构造出 3D 离散正交多项式基，并建立了 Haralick facet 模型。之所以采用 1D 离散 Chebyshev 正交多项式是因为目标函数 ε(见式(6-11)) 为离散求和形式，即

$$\varepsilon=\sum_{(x,y,z)\in S}[f(x,y,z)-\hat{f}(x,y,z)]^2$$

对于 Gaussian facet 模型，由于采用的目标函数 ε(见式(6-19)，式(6-21)) 是加权积分形式，即

$$\begin{cases}\varepsilon=\int_{-\infty}^{+\infty}\int_{-\infty}^{+\infty}\int_{-\infty}^{+\infty}(f(x,y,z)-\hat{f}(x,y,z))^2W_G(x,y,z)\,dx\,dy\,dz\\W_G(x,y,z)=\dfrac{1}{2\pi s^2}\exp\left(-\dfrac{x^2+y^2+z^2}{2s^2}\right)\end{cases}$$

因此，考虑在 Gaussian 加权连续内积运算下，有

$$<f,g>_\rho=\int_{-\infty}^{+\infty}\int_{-\infty}^{+\infty}\int_{-\infty}^{+\infty}f(r)g(r)\rho(r)\mathrm{d}r=\int_{-\infty}^{+\infty}\int_{-\infty}^{+\infty}\int_{-\infty}^{+\infty}f(r)g(r)\exp\left(-\frac{r^2}{2s^2}\right)\mathrm{d}r$$

构造一维正交多项式基。采用文献[67]的正交基构造方法，可得在区间$(-\infty,+\infty)$上关于权函数$\rho(r)=\exp\left(-\frac{r^2}{2s^2}\right)$的正交多项式，为

$$P_{R,0}(r)=1 \tag{6-39}$$

$$P_{R,1}(r)=r \tag{6-40}$$

$$P_{R,2}(r)=r^2-s^2 \tag{6-41}$$

$$P_{R,3}(r)=r^3-3s^2r \tag{6-42}$$

该组正交基函数满足：

$$\int_{-\infty}^{+\infty}\int_{-\infty}^{+\infty}\int_{-\infty}^{+\infty}P_{R,j}(r)P_{R,i}(r)\exp\left(-\frac{r^2}{2s^2}\right)\mathrm{d}r=0,\ i=0,\cdots,3,\ j=0,\cdots,3,\text{且 } i\neq j$$

由式(6-39)至式(6-42)通过张量积构造出的三元三次加权正交多项式基为

$$\begin{aligned}\boldsymbol{\Phi}=&[\varphi_1,\varphi_2,\cdots,\varphi_{20}]=\\&[P_{X,0}P_{Y,0}P_{Z,0},P_{X,1}P_{Y,0}P_{Z,0},P_{X,0}P_{Y,1}P_{Z,0},P_{X,0}P_{Y,0}P_{Z,1},P_{X,2}P_{Y,0}P_{Z,0},\\&P_{X,0}P_{Y,2}P_{Z,0},P_{X,0}P_{Y,0}P_{Z,2},P_{X,1}P_{Y,1}P_{Z,0},P_{X,1}P_{Y,0}P_{Z,1},P_{X,0}P_{Y,1}P_{Z,1},\\&P_{X,1}P_{Y,1}P_{Z,1},P_{X,1}P_{Y,2}P_{Z,0},P_{X,1}P_{Y,0}P_{Z,2},P_{X,2}P_{Y,1}P_{Z,0},P_{X,0}P_{Y,1}P_{Z,2},\\&P_{X,2}P_{Y,0}P_{Z,1},P_{X,0}P_{Y,2}P_{Z,1},P_{X,3}P_{Y,0}P_{Z,0},P_{X,0}P_{Y,3}P_{Z,0},P_{X,0}P_{Y,0}P_{Z,3}]=\\&[1,x,y,z,x^2-s^2,y^2-s^2,z^2-s^2,xy,xz,yz,xyz,\\&x(y^2-s^2),x(z^2-s^2),(x^2-s^2)y,y(z^2-s^2),(x^2-s^2)z,\\&(y^2-s^2)z,x^3-3s^2x,y^3-3s^2y,z^3-3s^2z]\end{aligned} \tag{6-43}$$

将$\boldsymbol{\Phi}$代入式(6-24)，并利用基函数的正交性，则

$$\int_{-\infty}^{+\infty}\int_{-\infty}^{+\infty}\int_{-\infty}^{+\infty}\varphi_j(x,y,z)\varphi_i(x,y,z)\rho(x,y,z)\mathrm{d}x\mathrm{d}y\mathrm{d}z=0,\ i=1,\cdots,20,\ j=1,\cdots,20,\text{且 } i\neq j$$

式中，

$$\rho(x,y,z)=\exp\left(-\frac{x^2+y^2+z^2}{2s^2}\right)$$

可得到使目标函数ε最小的$\boldsymbol{a}$，则

$$a_i=\frac{<\varphi_i,f>_{\rho(x,y,z)}}{<\varphi_i,\varphi_i>_{\rho(x,y,z)}}=\frac{\int_{-\infty}^{+\infty}\int_{-\infty}^{+\infty}\int_{-\infty}^{+\infty}\varphi_i(x,y,z)f(x,y,z)\exp\left(-\frac{x^2+y^2+z^2}{2s^2}\right)\mathrm{d}x\mathrm{d}y\mathrm{d}z}{\int_{-\infty}^{+\infty}\int_{-\infty}^{+\infty}\int_{-\infty}^{+\infty}\varphi_i(x,y,z)\varphi_i(x,y,z)\exp\left(-\frac{x^2+y^2+z^2}{2s^2}\right)\mathrm{d}x\mathrm{d}y\mathrm{d}z}$$

由于$f(x,y,z)$为离散图像函数，故a可近似化简为

$$a_i=\frac{\sum_{z=-\infty}^{+\infty}\sum_{y=-\infty}^{+\infty}\sum_{x=-\infty}^{+\infty}\varphi_i(x,y,z)\exp\left(-\frac{x^2+y^2+z^2}{2s^2}\right)f(x,y,z)}{\int_{-\infty}^{+\infty}\int_{-\infty}^{+\infty}\int_{-\infty}^{+\infty}\varphi_i(x,y,z)\varphi_i(x,y,z)\exp\left(-\frac{x^2+y^2+z^2}{2s^2}\right)\mathrm{d}x\mathrm{d}y\mathrm{d}z},\quad i=1,\cdots,20 \tag{6-44}$$

模板大小取为$\lceil 8s\rceil\times\lceil 8s\rceil\times\lceil 8s\rceil$，“$\lceil\ \rceil$”为向上取整，若取整后为偶数，则加1保证模板大小为奇数。根据式(6-44)可求得20个3D系数模板，将这些模板与图像卷积获得Gaussian facet模型系数，建立局部区域灰度的连续表达式。

(2) 基于可分滤波器的加速算法

设式(6-44)中的 $\varphi_i(x,y,z)=P_{X,u}(x)P_{Y,v}(y)P_{Z,w}(z), i=1,\cdots,20$ 是定义在 $(-\infty,+\infty)\times(-\infty,+\infty)\times(-\infty,+\infty)$ 上的 $3D$ 加权正交多项式基,则式(6-44)可表示为

$$a_i=\frac{\sum_{z=-\infty}^{+\infty}\sum_{y=-\infty}^{+\infty}\sum_{x=-\infty}^{+\infty}\varphi_i(x,y,z)\exp\left(-\frac{x^2+y^2+z^2}{2s^2}\right)f(x,y,z)}{\int_{-\infty}^{+\infty}\int_{-\infty}^{+\infty}\int_{-\infty}^{+\infty}\varphi_i(x,y,z)\varphi_i(x,y,z)\exp\left(-\frac{x^2+y^2+z^2}{2s^2}\right)\mathrm{d}x\mathrm{d}y\mathrm{d}z}=$$

$$\frac{\sum_{z=-\infty}^{+\infty}P_{Z,w}(z)\exp(\frac{-z^2}{2s^2})}{\int_{-\infty}^{+\infty}P_{Z,w}^2(z)\exp\left(\frac{-z^2}{2s^2}\right)\mathrm{d}z}\cdot\frac{\sum_{y=-\infty}^{+\infty}P_{Y,v}(y)\exp(\frac{-y^2}{2s^2})}{\int_{-\infty}^{+\infty}P_{Y,v}^2(y)\exp\left(\frac{-y^2}{2s^2}\right)\mathrm{d}y}\cdot$$

$$\frac{\sum_{x=-\infty}^{+\infty}P_{X,u}(x)\exp\left(\frac{-x^2}{2s^2}\right)f(x,y,z)}{\int_{-\infty}^{+\infty}P_{X,u}^2(x)\exp\left(\frac{-x^2}{2s^2}\right)\mathrm{d}x}\tag{6-45}$$

由式(6-45)易见,计算系数 a_i 的 20 个 3D 模板可转换为 20 个 X 方向 1D 模板,20 个 Y 方向 1D 模板和 20 个 Z 方向 1D 模板。每个方向上的 20 个 1D 模板只有 4 个是互不相同的,对应 4 个 1D 加权正交基函数。由于 3 个方向上均采用尺度 s,这样就将 20 个 3D 卷积模板减少到 4 个 1D 模板。这 4 个 1D 模板分别为

$$M_{G,1}=\frac{P_{R,0}(r)\exp\left(\frac{-r^2}{2s^2}\right)}{\int_{-\infty}^{+\infty}P_{R,0}^2(r)\exp\left(\frac{-r^2}{2s^2}\right)\mathrm{d}r}=\frac{1}{\sqrt{2\pi}\,s}\exp\left(\frac{-r^2}{2s^2}\right)\tag{6-46}$$

$$M_{G,2}=\frac{P_{R,1}(r)\exp\left(\frac{-r^2}{2s^2}\right)}{\int_{-\infty}^{+\infty}P_{R,1}^2(r)\exp\left(\frac{-r^2}{2s^2}\right)\mathrm{d}r}=\frac{r}{\sqrt{2\pi}\,s^3}\exp\left(\frac{-r^2}{2s^2}\right)\tag{6-47}$$

$$M_{G,3}=\frac{P_{R,2}(r)\exp\left(\frac{-r^2}{2s^2}\right)}{\int_{-\infty}^{+\infty}P_{R,2}^2(r)\exp\left(\frac{-r^2}{2s^2}\right)\mathrm{d}r}=\frac{r^2-s^2}{2\sqrt{2\pi}\,s^5}\exp\left(\frac{-r^2}{2s^2}\right)\tag{6-48}$$

$$M_{G,4}=\frac{P_{R,3}(r)\exp\left(\frac{-r^2}{2s^2}\right)}{\int_{-\infty}^{+\infty}P_{R,3}^2(r)\exp\left(\frac{-r^2}{2s^2}\right)\mathrm{d}r}=\frac{r^3-3s^2r}{6\sqrt{2\pi}\,s^7}\exp\left(\frac{-r^2}{2s^2}\right)\tag{6-49}$$

对式(6-46)至式(6-49),令 $\boldsymbol{r}$ 取一组对称离散值,如 $s=0.8$,取 $\boldsymbol{r}=(-3,-2,-1,0,1,2,3)$,可得尺度 s 下的 4 个 1D 卷积模板,分别对应 $P_{R,0}$,$P_{R,1}$,$P_{R,2}$ 和 $P_{R,3}$ 4 个正交基函数。对系数 a_i,根据其对应三维基的组成方式,分别在 X,Y 和 Z 向进行模板运算,所得结果即为 a_i。譬如:a_{12} 由 $P_{X,1}$,$P_{Y,2}$ 和 $P_{Z,0}$ 构成,依次在 X 方向采用 $M_{G,2}$ 滤波,在 Y 方向上进行 $M_{G,3}$ 滤波,在 Z 方向上完成 $M_{G,1}$ 滤波,最后得到的结果即为 a_{12}。

(3) Gaussian facet 模型系数变换

在正交基下建立了 Gaussian facet 模型后,需要将其模型系数 $\tilde{\boldsymbol{a}}$ 转换为式(6-12)的一般多项式基下的系数 $\boldsymbol{a}$,才能套用 6.3.3 给出的公式计算亚体素表面点位置。

在式(6-43)给出的正交基下,逼近函数 $\hat{f}$ 可表示为

$$\begin{aligned}\hat{f}(x,y,z)=&\tilde{a}_1+\tilde{a}_2x+\tilde{a}_3y+\tilde{a}_4z+\tilde{a}_5(x^2-s^2)+\tilde{a}_6(y^2-s^2)+\tilde{a}_7(z^2-s^2)+\\&\tilde{a}_8xy+\tilde{a}_9xz+\tilde{a}_{10}yz+\tilde{a}_{11}xyz+\tilde{a}_{12}x(y^2-s^2)+\tilde{a}_{13}x(z^2-s^2)+\\&\tilde{a}_{14}(x^2-s^2)y+\tilde{a}_{15}y(z^2-s^2)+\tilde{a}_{16}(x^2-s^2)z+\tilde{a}_{17}(y^2-s^2)z+\\&\tilde{a}_{18}(x^3-3s^2x)+\tilde{a}_{19}(y^3-3s^2y)+\tilde{a}_{20}(z^3-3s^2z)\end{aligned}\tag{6-50}$$

将式(6-50)与一般多项式基下的 $\hat{f}$(式(6-13))比对,可得以下系数转换关系:

$$\left.\begin{aligned}a_1&=\tilde{a}_1-s^2\tilde{a}_5-s^2\tilde{a}_6-s^2\tilde{a}_7\\a_2&=\tilde{a}_2-s^2\tilde{a}_{12}-s^2\tilde{a}_{13}-3s^2\tilde{a}_{18}\\a_3&=\tilde{a}_3-s^2\tilde{a}_{14}-s^2\tilde{a}_{15}-3s^2\tilde{a}_{19}\\a_4&=\tilde{a}_4-s^2\tilde{a}_{16}-s^2\tilde{a}_{17}-3s^2\tilde{a}_{20}\\a_i&=\tilde{a}_i,\quad i=5,6,\cdots,20\end{aligned}\right\}\tag{6-51}$$

利用式(6-51)即可将系数 $\tilde{\boldsymbol{a}}$ 转换为一般多项式基下的 $\boldsymbol{a}$,直接代入6.3.3第2小节相应公式即可求得亚体素表面点位置。

6.4 边缘检测后处理

在实际图像处理中,用各种边缘算子检测得到的边缘像素常常是孤立的或仅分小段连续的。也就是在检测得到的边缘图中,有些是真正的边缘像素,有些则实际上是噪声点。另外还常有真正的边缘像素未能检测出来的情况。换句话说,在检测得到的边缘图中,有些是真正的边界像素,有些则实际上是噪声点,因而并不能组成封闭的边界而将目标从背景中分离出来。为了获得闭合、连通、正确的单像素实体轮廓,还需要对边缘检测结果进行一系列后处理。

6.4.1 常用的后处理方法

通常后处理主要考虑以下几个方面:断边连接、伪边去除、边缘细化,某些应用还要对边缘点进行排序,单独针对其中一个方面国内外学者已经提出了很多算法,但由于后处理受图像本身和边缘检测结果影响较大,将这些算法级联起来往往得不到很好的处理效果。例如,在断边连接过程中,可能有伪边缘点干扰,而在伪边去除时,可能将断口扩展得更大。目前还没有普遍适用的能取得较好处理效果的后处理算法。

边缘连接就是一个将邻近的边缘点连接起来从而产生一条闭合的连通边界的过程[68]。这个过程填补了因为噪声和阴影的影响所产生的间隙。一般的连接方法有[69]:

① 阈值跟踪法。通过搜索一个以某个端点为中心的邻域,在邻域中找出其他端点,若满足两点边缘强度相近(小于一个阈值)且走向相近(小于一个阈值),则将它们连接。若有多个满足上述条件,则选择强度差和角度差最小的邻点相连。

② 启发式搜索法。如果边界图像中遇到的断裂边界的缺口太长,这有可能不是同一条边界的缺口,因此不能用一条直线填充两端点,而是用启发式搜索的方法连接缺口的两端点。所谓启发式搜索就是建立一个边界质量函数作为评价函数,用于评价怎样连接任意两端点 A 和 B 才更优。这个边界质量函数可以是各点的边界强度的平均值,也可以是边界的方向信息。

这种技术在相对简单的图像中效果很好，但不一定能找出两端点间连接的全局最佳路径。

③ 曲线拟合法。如果一段断裂边界线之间分布一些很稀疏的边界点，那么就可以通过分段直线或高阶样条曲线来拟合这些点，从而形成一条为抽取物体所适用的边界。

此外，数学形态学运算（如腐蚀、膨胀、开、闭等）也常用来实现断边连接和伪边去除。腐蚀运算可以把小于结构元素的物体去除。膨胀运算的作用是把距离比较近的两个物体连通在一起，它对填补图像分割后物体中的空洞很有用。闭运算是先进行膨胀再用相同的结构元素进行腐蚀，可以将两个邻近的目标连接起来。开运算则是在经过腐蚀的图像上用同样的结构元素再进行一次膨胀运算，可以消除图像中噪声产生的散点和毛刺，而保持原图像的尺寸不变。对于边缘连接可以采用闭运算，或者采用膨胀后细化的方法[70]，但若断边较长，在膨胀连接断边的同时，也可能造成小结构的边缘被连接在一起，如图 6.9 所示。

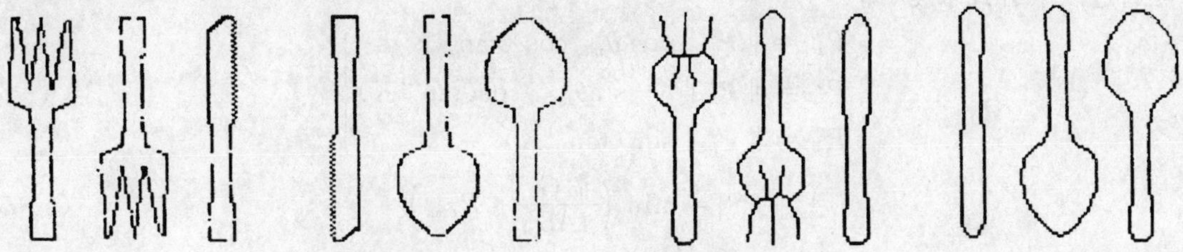

(a)　(b)

图 6.9　形态学边缘连接处理效果[70]

(a) 原始边缘(原图经反色处理)；(b) 边缘连接(膨胀细化) 结果

边缘细化是指在保持原图像拓扑结构的情况下尽可能快地抽出一个单像素宽的骨架的过程。通常边缘检测后的结果是非单像素宽的，在实际工程应用中为了获得单像素宽的轮廓，需要进行边缘细化。该类算法原理比较简单，在一般的图像处理书籍都有介绍[71-72]。

6.4.2　基于松弛标记法的边缘增强

边缘增强是将边缘检测结果中的伪边去除、弱边加强的过程。文献[73] 首先提出用松弛标记法增强直线和曲线，文献[74] 提出用该方法增强边缘。在前人的工作基础上，Duncan[75] 提出采用参数松弛法增强边缘，通过一个连续可变的 2D 向量参数化每一个像素的方向概率分布。Matalas[76] 将 Duncan 算法中的 2D 向量扩展到 3D，并取得了很好的处理效果。这些松弛标记算法从边缘增强的方向出发，首先使用某种基于邻域的边缘检测方法，对图像作初始的边缘检测，然后再利用边缘的整体信息来协调和增强初始检测结果，以达到进一步加强真实边缘、抑制噪声、避免边缘丢失和残缺的目的。松弛标记是一个迭代过程，它根据图像中由噪声引起的虚假边缘在方位上是杂乱无章的或随机的，而真实边缘在局部某一方向却占优势的事实，利用可能是边缘点的像素的周围信息，如边缘点的位置、梯度和曲率等，来修正该像素的标记，通过迭代决定该像素是否为边缘像素，在增强真实边缘的同时抑制由噪声引起的虚假边缘。

下文在基于 facet 模型的亚体素表面检测算法的基础上，应用文献[76] 中的松弛标记法对检测到的边缘进行增强。通过松弛标记网络增强有意义的边缘结构并抑制噪声边缘，该过程起到了弱边加强、伪边去除和边缘连接的作用，进一步提高了边缘检测质量。

1. 算法原理

(1) 松弛网的初始化

由基于facet模型的亚体素表面检测结果，可以获得表面点位置、法矢和曲率，根据这些边缘信息，可以为每一个表面体素建立一个向量 $\boldsymbol{P}_i$ 作为标记，该标记的值是连续变化的，并且以参数的形式给出该点是否为边缘点的状态以及边缘方向和曲率。$\boldsymbol{P}_i$ 定义为：

①$\boldsymbol{P}_i$ 在 XY 平面上的投影表示在该点的边缘方向；

②$\boldsymbol{P}_i$ 和 XY 平面的夹角的正切给出在该点的边缘优选曲率；

③$\boldsymbol{P}_i$ 的大小描述边缘具有优选的方向和曲率值的概率。

对边缘图像中梯度 $\|G\| > T$ 的像素，计算初始标记向量 $\boldsymbol{P}_i^0 = (P_{ix}^0, P_{iy}^0, P_{iz}^0)$，该标记向量可通过以下各式求得，即

$$\left.\begin{aligned} P_{ix}^0 &= \|\boldsymbol{P}_i^0\| \cos\theta_{\max} \cos(\tan^{-1} K) \\ P_{iy}^0 &= \|\boldsymbol{P}_i^0\| (-\sin\theta_{\max}) \cos(\tan^{-1} K) \\ P_{iz}^0 &= \|\boldsymbol{P}_i^0\| \sin(\tan^{-1} K) \end{aligned}\right\} \tag{6-52}$$

$$|\boldsymbol{P}_i^0| = \min\left(\frac{\|G_i\|}{AE_G}, P_{\max}\right) \tag{6-53}$$

式中，$\boldsymbol{G}_i$ 为像素 i 的梯度；$\theta_{\max}$ 为梯度向量在 XY 平面投影与 X 轴的夹角；K 为边缘曲率，见式(6-18)；$P_{\max}=0.9\gamma$（γ 在式(6-55)用到，决定标记向量的最大可能模值）；E_G 表示边缘点的平均灰度，其值为 $E_G = (\sum_i \|\boldsymbol{G}_i\|^2)/(\sum_i \|\boldsymbol{G}_i\|)$，为使 E_G 的值受噪声和边缘检测器的阈值 T 影响更小，可对所有 $\|\boldsymbol{G}_i\| > T$，计算 $E_G^{(1)}$，再对 $\|\boldsymbol{G}_i\| > E_G^{(1)}/\varepsilon$，($\varepsilon=3$)，计算 $E_G^{(2)}$，最终式(6-53)的 E_G 取值就是 $E_G^{(2)}$；A 是常量，控制系统对弱边缘检测的敏感度，当 A 较小时，会检测到低对比度的边缘，但也会保留更多伪边缘，A 的取值依赖于噪声大小和弱边缘的相对对比度。

(2) 标记向量的更新

当前边缘像素的标记向量是通过计算其邻域点对当前像素的支持程度进行更新。该支持程度用支持向量 $\boldsymbol{S}_i$ 表示，该向量反映了为使当前像素的标记与周围的边缘点相一致，当前像素应该具有的标记。这样每次迭代都用 $\boldsymbol{S}_i$ 来修改标记向量 $\boldsymbol{P}_i$，最终达到 $\boldsymbol{S}_i$ 和 $\boldsymbol{P}_i$ 整体一致。

对具有标记 $\boldsymbol{P}_i$ 的当前像素 i，其邻域像素 j（标记为 $\boldsymbol{P}_j$）对当前像素的支持向量 $\boldsymbol{S}_{ij}$ 为

$$\boldsymbol{S}_{ij} = w_{ij}\boldsymbol{P}'_j = \min\left(\frac{C}{D},1\right) \cdot \min\left(\frac{1}{d},1\right) \cdot \frac{\boldsymbol{P}_i \cdot \boldsymbol{P}'_j}{\|\boldsymbol{P}_i\| \cdot \|\boldsymbol{P}'_j\|} \cdot \boldsymbol{P}'_j \tag{6-54}$$

式中，各参数的定义如图6.10所示。i 与 j 的位置由它们的亚像素坐标确定。O_j 为 XY 平面内，以 j 为垂足垂直于 i 与 j 的连线且到 j 的距离等于 j 的曲率半径 $1/K$ 的点。$\boldsymbol{a}_i$ 和 $\boldsymbol{a}_j$ 分别为从 $\boldsymbol{O}_j$ 指向 i，j 的单位向量，同步旋转 $\boldsymbol{a}_j$ 和 $\boldsymbol{P}_j$，当 $\boldsymbol{a}_j$ 与 $\boldsymbol{a}_i$ 重合时得到旋转后的 $\boldsymbol{P}_j$ 定义为 $\boldsymbol{P}'_j$。

根据式(6-54)可获得邻域任一像素 j 对当前像素 i 的支持向量，因此邻域内所有像素对当前像素的总的支持向量可通过计算每个邻域像素对当前像素的支持向量的矢量和获得。为保证 $\boldsymbol{P}_i$ 收敛于正确的结果，还需对该矢量和的模值作进一步修正，修正方法为（推导过程参阅文献[76]）

$$\boldsymbol{S}_i = h(\|\tilde{\boldsymbol{S}}_i\|)\frac{\tilde{\boldsymbol{S}}_i}{\|\tilde{\boldsymbol{S}}_i\|} = \frac{\gamma\|\tilde{\boldsymbol{S}}_i\|}{\|\tilde{\boldsymbol{S}}_i\| + \mathrm{e}^{-\lambda(\|\tilde{\boldsymbol{S}}_i\|-\theta)}}\frac{\tilde{\boldsymbol{S}}_i}{\|\tilde{\boldsymbol{S}}_i\|} =$$

$$\frac{2.55\|\tilde{\boldsymbol{S}}_i\|}{\|\tilde{\boldsymbol{S}}_i\|+\mathrm{e}^{-2.8(\|\tilde{\boldsymbol{S}}_i\|-1.8)}}\frac{\tilde{\boldsymbol{S}}_i}{\|\tilde{\boldsymbol{S}}_i\|} \tag{6-55}$$

式中

$$\tilde{\boldsymbol{S}}_i=\sum_j \boldsymbol{S}_{ij}$$

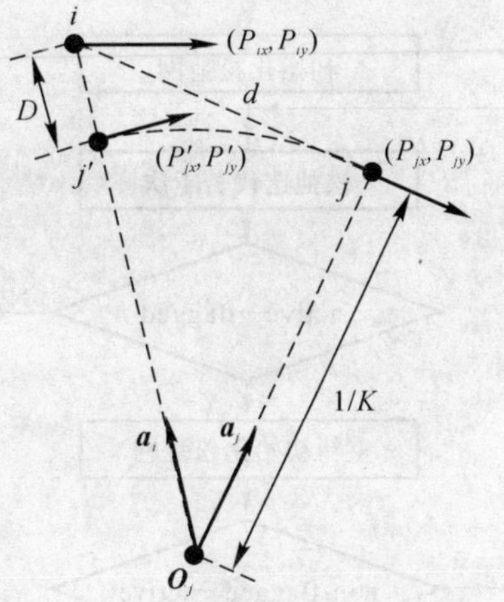

图 6.10　S_{ij} 计算中参数几何关系

标记向量更新的过程是用 $\boldsymbol{S}_i$ 来反复迭代修改 $\boldsymbol{P}_i$ 以达到 $\boldsymbol{S}_i$ 和 $\boldsymbol{P}_i$ 整体一致的过程，即令目标函数最小，即

$$F=\frac{1}{N}\sum_i(\|\boldsymbol{S}_i-\boldsymbol{P}_i\|_2)^2$$

式中，N 为总像素数。

为便于计算，保证结果的稳定和收敛，使用式(6-56)进行迭代

$$\boldsymbol{P}_i^{(t+1)}=\boldsymbol{P}_i^{(t)}+\mu(\boldsymbol{S}_i^{(t)}-\boldsymbol{P}_i^{(t)}),\quad \mu\leqslant 0.1 \tag{6-56}$$

式中，μ 为松弛因子；t 为迭代次数。

(3) 迭代松弛过程

若直接采用公式(6-56)迭代若干次的收敛结果作为最终的输出，则由于松弛过程在抑制噪声的同时，也抑制了弱边缘信号，可能会引起边缘的丢失或断缺。因此迭代过程采用类似于Canny算法中的Hysteresis步骤，若检测到的边缘像素的邻域像素满足一定的一致关系，则将这些像素重新赋值，并重新初始化一个松弛网进行迭代，新松弛网只会更新那些邻域像素的标记向量，不会更改第一次产生的边缘像素的标记向量，这样就根据边缘的连续性扩展了第一次迭代产生的边缘像素附近的弱边缘，从而起到一定边缘连接作用。松弛迭代流程如图6.11所示，具体迭代过程如下：

① 初始化松弛网。对亚像素边缘检测算法检测到的边缘像素，依照本节第一部分计算其初始标记向量 $\boldsymbol{P}_i^0$，并将它们设为“active”。故生成的初始标记图由所有 $T<\|\boldsymbol{P}_i\|<P_{\max}$ 的像素构成。

② 松弛迭代。根据式(6-56)迭代若干次，对所有“active”像素：

$$\begin{cases}\text{if} & \|\boldsymbol{P}_i\|>0.9\gamma\\ \text{then} & \text{标志设为“flagged”，其标记方向为最后迭代时的值，模为 }\gamma\\ \text{else} & \\ \text{then} & \text{标志设为“non-flagged”}\end{cases}$$

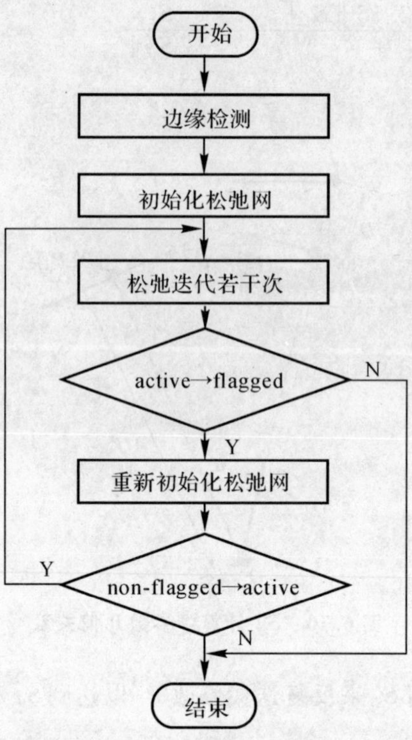

图 6.11　松弛迭代流程

③ 若没有"active"变为"flagged",则结束;否则,继续。

④ 重新初始化松弛网。对所有"non-flagged"像素 i 周围 11×11 邻域像素:

$$\begin{cases}\text{if} & \text{存在“flagged”像素 } j \text{ 且 } m_{ij} > 0.85 \text{ 且 } D < 0.5 \\ \text{then} & \text{标志设为“active”，其标记方向为最初初始化的方向，} \\ & \text{模为 } \|\boldsymbol{P}_{\text{new}}\| = P_{\max} - \alpha\cdot(P_{\max} - \|\boldsymbol{P}\|) \\ \text{else} & \\ \text{then} & \text{不处理}\end{cases}$$

⑤ 若没有"non-flagged"变为"active",则结束;否则,转②。

2. 边缘增强实例

实验一:对仿真图像进行处理。图6.12为方格仿真图像及其处理结果。原始图像为8位 128×128 的bmp图像,对其加入均值为0,方差为0.02的噪声,生成图6.12(a)的含噪图像。对该含噪图像采用基于facet模型的亚体素表面检测算法在不同阈值参数 $T=0$ 和 $T=16$ 下进行处理,结果如图6.12(b)(c)所示。从图6.11(c)可见,即使采用的阈值很大以致出现断边,也不能完全消除噪声产生的伪边缘点。对图6.12(b)的小阈值处理结果,采用松弛标记算法进行边缘增强,结果如图6.12(d)所示,从该结果易见,采用松弛标记算法能在有效滤除噪声产生的伪边缘点的同时,保留弱边缘,从而保证边缘有较好的连续性。图6.12(e)~(h)为松弛标记算法从强边缘点生长连接到弱边缘点的迭代过程。

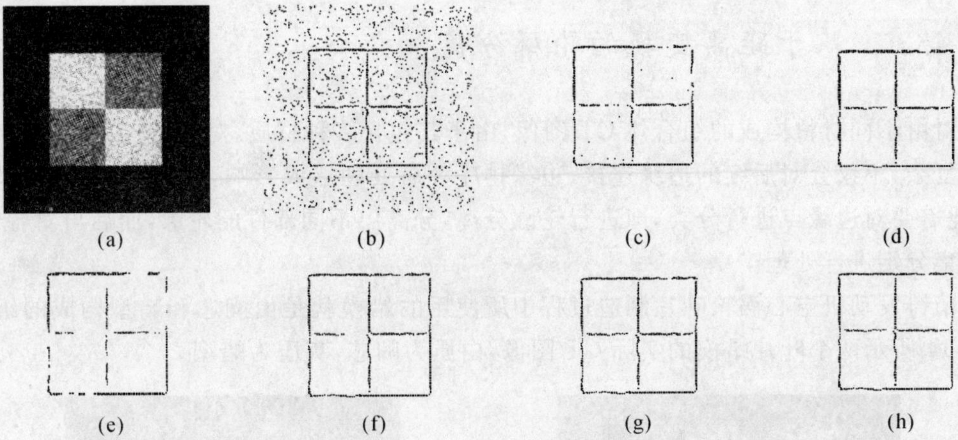

图 6.12　蜡模轮廓提取

(a) 含噪图像；(b) 边缘检测 $T=0$；(c) 边缘检测 $T=16$；
(d) 松弛标记对(b) 处理结果；(e) 松弛标记:第 1 次迭代；(f) 松弛标记:第 2 次迭代；
(g) 松弛标记:第 3 次迭代；(h) 松弛标记:第 4 次迭代

实验二:叶片蜡模实际CT图像及其处理结果。图 6.13(a) 为原始图像中第 slicez420 层图像,以 32 位 float 格式存储,大小为 1 024×1 024。对该图像采用基于 facet 模型的亚体素表面检测算法在不同阈值参数 $T=0.001$ 和 $T=0.002$ 下处理,结果如图 6.13(b)(c) 所示。从图 6.13(c) 可见,无法通过提高阈值消除伪边缘同时保证不出现断边。对图 6.13(b) 的小阈值处理结果,采用松弛标记算法进行边缘增强,结果如 6.13(d) 所示,从该结果易见,采用松弛标记算法能很好地消除大阈值下蜡模外轮廓的断边情况,同时去除了所有伪边缘点。

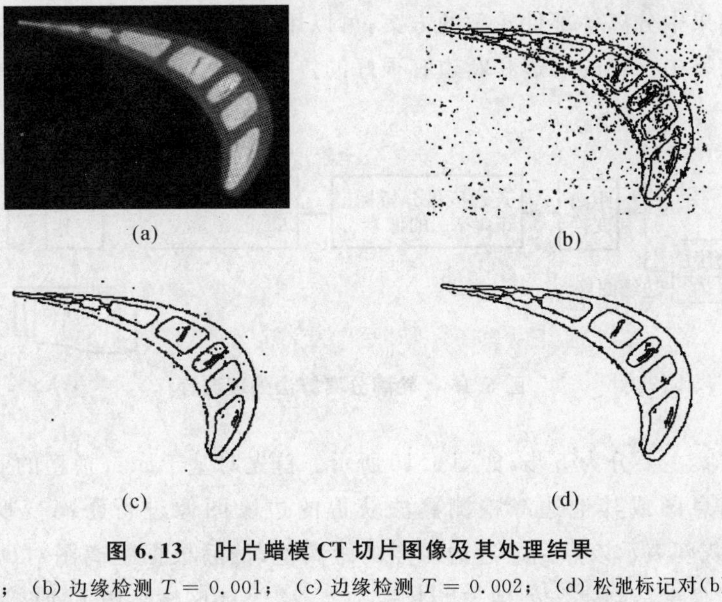

图 6.13　叶片蜡模 CT 切片图像及其处理结果

(a) 原始图像；(b) 边缘检测 $T=0.001$；(c) 边缘检测 $T=0.002$；(d) 松弛标记对(b) 处理结果

6.4.3 基于距离变换的轮廓分离

针对由不同材料构成的组合体CT图像，由于其包含多种材质，对其进行边缘检测得到轮廓较为复杂，不仅会对后续的边缘连接、边缘排序等后处理造成影响，也会给三维重建增加难度，因此需要对边缘点进行分类，即进行轮廓分离，分离出不同部件的轮廓，而后再对各部件的轮廓点集分别进行处理。

在精铸发动机空心涡轮叶片制造过程中所使用的蜡模就是由陶芯和蜡型构成的组合体，如图6.14所示两个叶片蜡模的实际CT图像，白质为陶芯，灰质为蜡型。

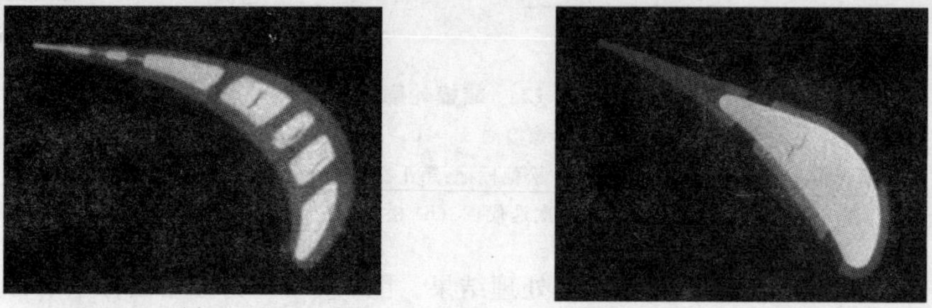

(a) (b)

图6.14 实际蜡模CT图像

1. 实现方案

文献[66]是在Snyder等人[70-77]的研究的基础上，针对组合体的CT切片图像，提出了一套从边缘检测结果中分离各部件轮廓的方案，可以用于叶片蜡模各部分边缘点的分离。该方案对边缘检测结果中存在的伪边和断边有很好的鲁棒性。

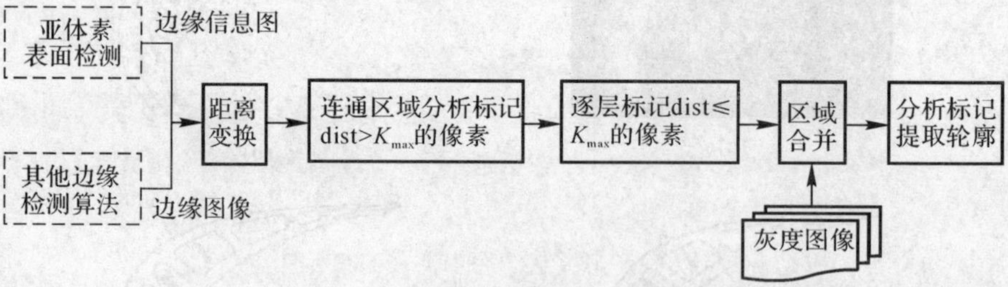

图6.15 轮廓分离算法处理流程

轮廓分离方案主要分为五步，如图6.15所示。首先对基于facet模型的亚体素表面检测算法获得的边缘信息图或其他边缘检测算法获得的边缘图像进行距离变换，得到的距离图$D(x,y)$上各点灰度表示该点到最近边缘点的距离值；然后根据距离图对$D(x,y)>K_{max}$和$D(x,y)\leqslant K_{max}$像素分别进行处理，对$D(x,y)>K_{max}$的区域采用连通区域分析进行区域标记，而后再逐层对距离值等于K_{max}，$K_{max}-1$，…，0的像素进行处理，根据其邻域的标记分布，将该像素分配到最可能的区域，若难以判断，则留待下次处理，最终图像中各像素都会被赋予一区域标记值；由于伪边缘点存在，标记图可能存在区域数目大于实际数目的问题，因此需要计算各区域的灰度均值，并将均值接近的区域合并，直到归并后的区域数目等于实际区域数为止，这时就完成了由边缘点分割图像的任务；最后，遍历原始的边缘信息图或边缘图像，对每一个边缘点分析其邻域标记，输出所有满足待提取部件边缘点特征的边缘点，即分离出该部件的边缘。

2. 算法原理

(1) 距离变换

距离变换(Distance Transform，DT)是对图像的一种表示法，距离变换结果图中的每个像素的灰度值都表示了从某个特征到输入图像中相应像素之间的距离。最常见的情况下，采用某个边缘作为特征。若以区域 R 的边界作为特征，并用点集 ∂R 表示，则距离变换可描述为

$$D(\boldsymbol{P}_1) = \min_{P_2 \in \partial R} \| \boldsymbol{P}_1 - \boldsymbol{P}_2 \|$$

式中，$\boldsymbol{P}_1$ 和 $\boldsymbol{P}_2$ 是二维坐标向量。

可以采用传统形态学运算来计算距离变换。假设期望获得与目标外部边缘之间的距离，可采用某种“适合的”结构元素重复腐蚀图像来实现。每消失一个像素，记录下像素消失时的迭代步数，将该迭代步数储存到相应像素中作为距离变换结果。这种定义并不能完全给出欧氏距离。Huang 和 Mitchell[78] 给出了如何采用灰度形态学获得欧氏距离的变换，Breu 等[79] 给出了如何在线性时间内计算欧氏距离的变换。

此外，计算距离变换可以通过迭代应用一个如图 6.16 所示的掩模(mask)来实现。在第 m 步迭代中，采用如下方程来更新距离变换：

$$D^m(x,y) = \min_{k,l \in T}[D^{m-1}(x+k, y+l) + T(k,l)] \tag{6-57}$$

① 距离变换 $D(x,y)$ 在每个非边缘点上都初始化为一个特殊符号“无穷大”，而对于任意边缘点，则取零。即

$$D^0(x,y) = \begin{cases} \infty, & \forall (x,y) \notin \partial R \\ 0, & \forall (x,y) \in \partial R \end{cases}$$

② 从图像的左上角开始应用掩模，将掩模的原点置于图像中的像素(1,1)上，并应用式(6-57)来计算(1,1)上新的距离变换的值。在图 6.17 的示例中，用空白方块表示无限大，而边缘用零来代表。将如图 6.16 所示掩模应用于阴影区域，则由式(6-57)可得箭头所指示像素的距离变换值为 min $(1+0, 1+\infty)$。

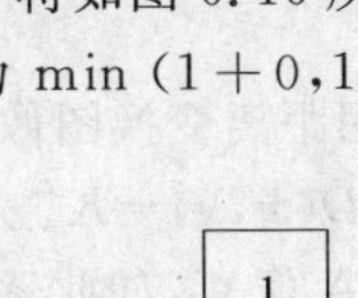

图 6.16　计算 4 连通域距离变换的掩模(原点用加号标记)

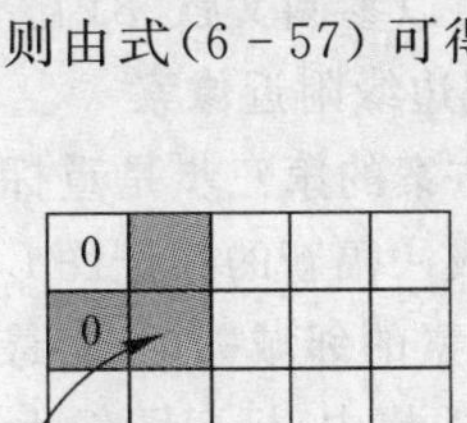

图 6.17　计算某特定点的距离变换

③ 经由自顶向下，自左向右的一次遍历后，翻转掩模(在两个方向上)，再次自底向上，自右向左地应用掩模。

④ 在每一个像素上重复这一过程，这样遍历图像中的所有像素，然后再重复迭代，直至距离变换 $D(x,y)$ 中的所有像素都标记为一个有限值。

采用不同于如图 6.16 所示的掩模，可生成距离变换的其他形式。采用图 6.18 的掩模实现距离变换，(a) 和(b) 处理结果对后续处理影响不大，均可，其中掩模(b) 可生成切削映射(Chamfer Map)，将其结果除以 3 即可很好地近似欧氏距离。

1	1	1
1	+0	

(a)

4	3	4
3	+0	

(b)

图 6.18　计算 8 连通域距离变换的掩模

采用掩模实现距离变换的过程如下：

(2) 连通区域分析标记远离边缘像素

本节的轮廓分离方案对断边有一定的鲁棒性，能够弥合小于指定长度的缝隙，但超出指定长度的缝隙会造成最终错误结果。因此需要首先设定某种关于最大缝隙长度的先验知识，可以定义 K_{max} 来反映这项知识。K_{max} 代表一个足够大的距离，以至于使得距离如此远的像素绝不可能是边缘的一部分。一般情况下取 $K_{max} \leqslant 4$，此时能够弥合 6 个像素大小的缝隙。

对前面获得的距离图像进行标记。到某一条边缘的距离低于 K_{max} 的像素被标注为“TBA(To Be Assigned)”，表示它们可能属于某一条边缘。余下的像素分割为互不交叉的区域。实现这种分割的一种简单直接的方式是对未标注为 TBA 的像素进行连通分量分析，也可采用其他更复杂的图像分割方法。无论采用何种方法，都能生成一幅标记图像 L，则

$$L(x,y)=\begin{cases} j, & D(x,y) \geqslant K_{max} \\ \text{TBA}, & D(x,y) < K_{max} \end{cases}$$

式中，标记值 $L(x,y)=j$ 表示像素 (x,y) 属于区域 j；L 中靠近边缘的像素是可能的边缘像素，被标记为 TBA。

图像处理中有很多不同的连通区域标记算法。像素标记法和游程连通性分析是两种常用的方法[80-81]，能够标记出符合连通性质的所有连通区域，这里采用易于理解的像素标记法，游程连通性分析可以参阅文献[81]。

(3) 重标记边缘附近像素

轮廓分离方案的第三步是重标记待赋值(TBA)点。采用距离变换图像 $D(x,y)$ 和标记图像 $L(x,y)$，生成一幅新的标记图 $L'(x,y)$。从最外层 TBA$[D(x,y)=K_{max}-1]$ 开始，分析该层每个 TBA 像素的邻域标记，将最适当的像素标记赋给 TBA 像素，如此逐层向内迭代式“腐蚀”。在第 i 次迭代中，标记图像 $L(x,y)$ 中只有与 $D(x,y)=K_{max}-i$ 的像素对应的 TBA 像素才会被重新标记。

TBA 像素仅在有较强的论据(下面将给出) 证明该像素应赋值为某个区域时，才进行重标记。如果无法确定是否再赋值，则该像素仍表示为 TBA 并推迟到下一次遍历时再做决定。当 $L(x,y)$ 中所有与距离为 k 的像素相对应的 TBA 像素都被重新赋值，或者在迭代过程中不再发生变化时，$k-1$，并考虑对下一个 TBA 集合进行重标记。当所有边缘像素($k=0$) 都被赋值为合理的图像区域时，重标记过程结束。

重标记的关键在于，采用什么策略选择最合理的区域标记，为当前像素 $L(x,y)$ 重新赋值。在二维空间内，为了达到这一点，应检验该像素周围的 8 个邻域，称该过程为搜索像素的“最佳邻域”。像素四周的邻近像素属于以下三类中的一类。

① 对应于标记图像 $L(x,y)$ 中的某个目标或某个目标的某个区域的标记。

② 对应于图像背景的标记。

③TBA 标记。

若要将当前像素重标记为前两类之一，可以首先计算有多少邻近像素属于这些类，然后选择计算结果最大的类作为“最优”类，从而确定当前像素的新标记。但这种策略在以下特殊情况下失效，即

① 所有邻域都是 TBA 时，不赋值。

② 若要选择背景区域作为最佳邻域的，则要以更加严格的方式来考虑属于背景的邻域像素。除了计数结果最大外，还要背景像素必须与当前处理像素直接相连(Face-connected)。这一点可以避免出现在一个封闭边界内找到孤立背景像素的情况。

③ 对 $k=0$ 的 TBA 像素，要么是实际边缘要么是噪声像素。根据定义，图像中的一条边缘代表一个目标区域与图像中另外某个区域之间的分界。这另外一个区域可能是一个目标区域，也可能是背景。将边缘像素标记为目标区域时，不必考虑计数结果；只在边缘像素的周围全部是背景的情况下，才选择背景为最佳邻域。

(4) 区域合并

对含有复杂结构的图像，上述过程可能造成过分割的结果，因此需要对过分割图像进行区域合并。对不同部件在不同灰度级占优的图像，如蜡模图像中陶芯的灰度级较高，蜡型灰度级较低，可以利用各区域的平均灰度将区域逐步合并。首先，由用户给出图像中的材质数目(例如对图 6.14 的蜡模图像，包含背景、灰质和白质，其材质数目为 ③，该值即为区域合并终止条件；而后计算标记图像中每个区域的平均灰度，将平均灰度相差最小的两个区域进行合并并修改标记；然后再对新的标记图重新计算各区域平均灰度并进行合并和标记修改，如此迭代直到合并到指定的材质数目为止，此时就实现了由边缘点分割图像的目的。

(5) 抽取部件轮廓

该环节用于输出组合体图像中某个指定部件或多个指定部件的轮廓点集。输出的部件集由用户设定。遍历原始边缘检测获得的边缘图像中的每一个边缘点，分析其邻域像素在标记图 $L'(x,y)$ 中的标记值，若满足：至少有一个标记属于所指定部件集，邻域标记不全相同(保证是边缘点)，则该边缘点属于所求的部件集边缘，将其输出。

3. 轮廓分离实例

实验一：对方格仿真图像进行处理。原始图像为 8 位 128×128 的 bmp 图像，对其加入均值为 0，方差为 0.02 的噪声，获得如图 6.19(a)所示的含噪图像。对该含噪图像采用基于 Haralick facet 模型的亚体素表面检测算法提取边缘(5×5×5 处理窗口，梯度阈值等于 15)，

并采用基于距离的轮廓分离方案分离各部件轮廓。图6.19(b)～(f)分别为表面检测、距离变换、连通区域标记、重标记、区域合并结果，最终获得的白质、灰质和背景区域的边缘如图6.19(g)～(i)所示，轮廓分离算法很好地去除了噪声产生的伪边缘点，并且能较好地处理断边存在的情况，分离出的真实边缘为原始边缘点的子集，保持了原始边缘检测的精度。

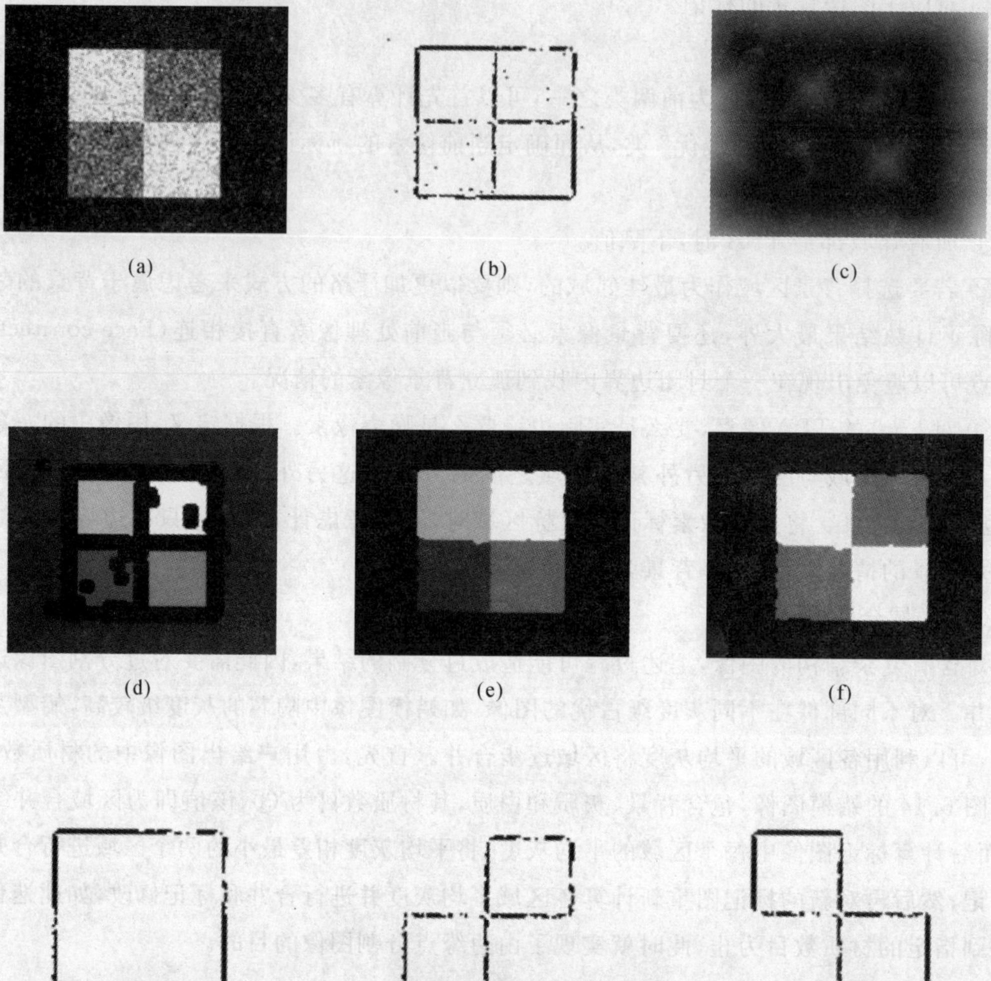

图6.19　方格仿真图像轮廓分离

(a)含噪图像；(b)亚体素表面检测结果；(c)距离变换结果；
(d)连通区域标记结果；(e)重标记结果；(f)区域合并结果；
(g)提取背景区域轮廓；(h)提取灰质区域轮廓；(i)提取白质区域轮廓

实验二：对简单蜡模的实测CT图像第slicez200层进行处理。原始图像为float格式存储的1 024×1 024大小的图像，对其进行非局部平均算法去噪(比较窗半宽3，搜索窗半宽15，滤波强度为0.04)，获得的去噪图像如图6.20(a)所示，对该图像采用基于Haralick facet模型的亚体素表面检测算法提取边缘(5×5×5处理窗口，梯度阈值等于0.001)，并分离各部件轮廓。

图 6.20(b)～(f)分别为表面检测、距离变换、连通区域标记、重标记、区域合并结果，最终获得的白质、灰质和背景区域的边缘如图 6.20(g)～(i)所示。

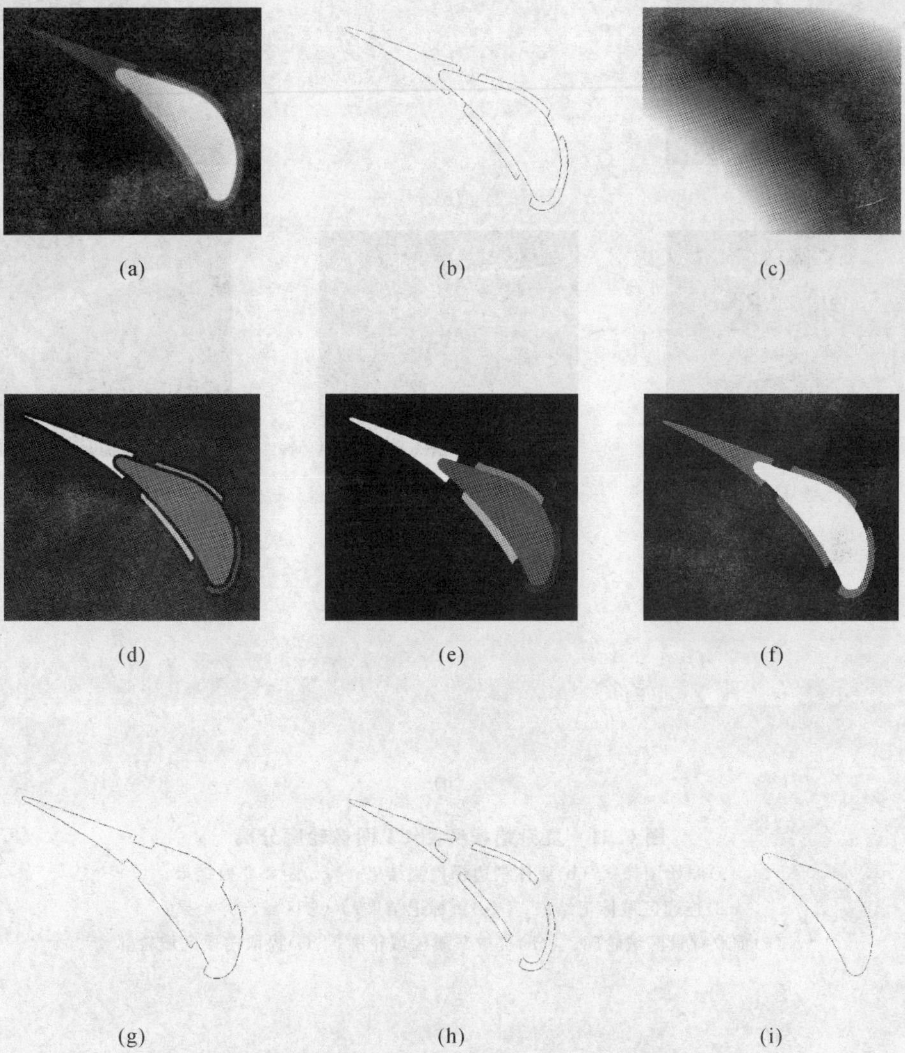

图 6.20　简单蜡模实测 CT 图像轮廓分离

(a)去噪图像；(b)亚体素表面检测结果；(c)距离变换结果；
(d)连通区域标记结果；(e)重标记结果；(f)区域合并结果；
(g)提取背景区域轮廓；(h)提取灰质区域轮廓；(i)提取白质区域轮廓

实验三：对复杂蜡模的实测 CT 图像第 slicez439 层进行处理。原始图像为 512×512 的 bmp 图像，如图 6.21(a)所示，对该图像采用基于 Haralick facet 模型的亚体素表面检测算法提取边缘(5×5×5 处理窗口，梯度阈值等于 5)，并分离各部件轮廓。图 6.21(b)～(f)分别为表面检测、距离变换、连通区域标记、重标记、区域合并结果，最终获得的白质、灰质和背景区域的边缘如图 6.21(g)～(i)所示。

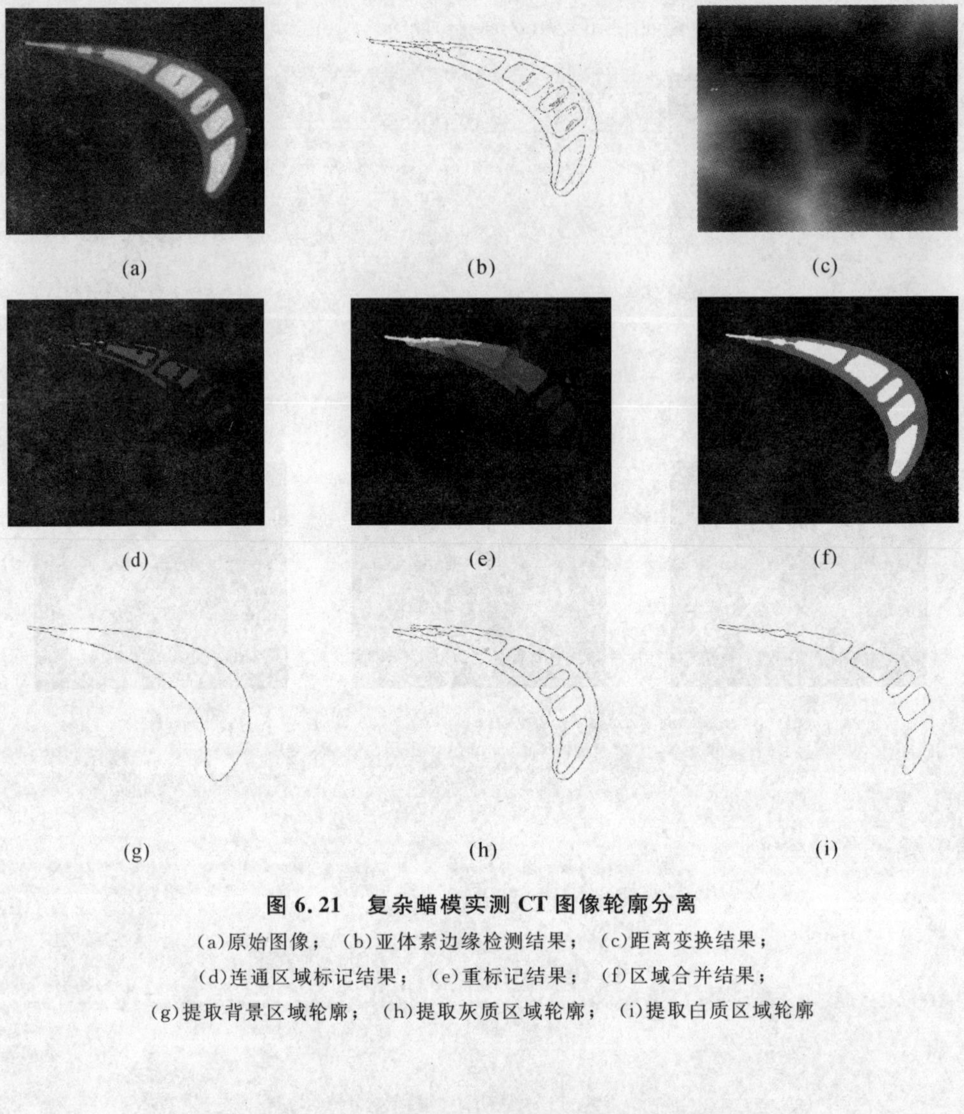

图 6.21 复杂蜡模实测CT图像轮廓分离

(a)原始图像；(b)亚体素边缘检测结果；(c)距离变换结果；
(d)连通区域标记结果；(e)重标记结果；(f)区域合并结果；
(g)提取背景区域轮廓；(h)提取灰质区域轮廓；(i)提取白质区域轮廓

6.5 三维表面模型重建

一般来讲，基于CT图像的表面重建方法主要有三大类：体素级重建（从体素重建物体表面）、基于切片轮廓重建（从轮廓重建物体表面）和散乱点重建（从表面散乱点云重建物体表面）。下文分别对这三类加以介绍，并分析它们的优缺点。

6.5.1 体素级重建

基于体素的方法主要指移动立方体法（Marching Cubes，MC）[82]，还有在MC算法的基础上改进而来的移动四面体法（Marching Tetrahedra，MT）[83]和剖分立方体法（Dividing Cubes）[84]。在这些方法中边界元素间的连接关系是直接从体素得到的，不需要提取二维边缘轮廓，其构造的三角面片是待求等值面的近似表示。当离散数据场的密度很高时(如锥束 CT 图像)，由 Marching Cube 方法产生的三角面片很小且数量非常惊人，不便于模型的进一步编辑与操作。此外，标准 Marching Cube 方法是一种近似算法[85]，它实质上是通过阈值分割来提取等值面，由于实际 CT 图像存在着伪影和噪声，使得物体局部边缘特征模糊，用阈值分割难以得到较好的效果，并且其抽取的等值面常常包含着非流形结构，难以满足工业产品重构的高精度要求。

6.5.2　基于切片轮廓的表面重建

基于切片轮廓的表面重建主要采用封闭轮廓拼接的方法[86-89]，算法根据体数据由很多张平行切片组成的特点，先求出每张切片中物体的闭合轮廓，然后将相邻切片之间的轮廓连接生成物体表面，拼接过程主要包括轮廓对应、分支、拼接 3 个相互联系的子问题。切片级重建方法以轮廓线为基础进行三维重建，二维轮廓线序列可以辅助识别样件的三维特征，因此具有较规则形体的工业产品反求及结构分析多采用切片级重建方法。采用这种方法得到的三角面片数量较基于体素的方法得到的三角面片明显减少，但是算法确定多分支等值线在相邻切片间的拓扑关系以及分支顶点的连接关系比较困难，至今尚未彻底解决[90]。

对于锥束 CT 图像，由于其具有切片连续、空间分辨率各向同性、精度高等特点，并且现有的锥束 CT 硬件系统已具备几十个 μ 空间分辨率的成像能力，因此锥束 CT 图像在切片方向的采样密度可以认为足够高，即相邻层间距很小，文献[91－92]即利用两个轮廓间的相互覆盖程度来决定其对应关系，从而较好地解决了分支问题，其处理过程主要包括以下步骤。

①切片轮廓提取。采用图像分割算法提取轮廓点，并采用多边形不定长近似法对轮廓数据点进行保形逼近，压缩其数据点列。

②切片轮廓拓扑重构。确定轮廓的方向、嵌套关系和内外性质等拓扑信息。

③轮廓集分割。找出相邻层各个轮廓间正确的对应连接关系，建立同一特征各层轮廓组成的轮廓集。

④轮廓集三角剖分。轮廓集三角剖分是指用三角面片连接分割轮廓组中已匹配的相邻层轮廓，得到多个局部特征表面。

⑤轮廓集叠加与拼合。轮廓集叠加与拼合即将轮廓集三角剖分得到的多个特征表面在空间叠加、拼合成一个完整的零件表面。

为了实现以上各步操作，原始输入的各层轮廓点必须是单像素宽封闭的有序轮廓链。对 2D 边缘检测，这相当于求一个水平面上的轮廓线，得到的边缘点是在同一 Z 坐标水平上，其轮廓理论上应为单像素宽(见图 6.22(a)(b))，可以通过对边缘检测结果进行细化、边缘连接、排序等后处理获得满足要求的轮廓链。但对于 3D 亚体素表面检测，得到的是一个体素厚度层中的所有表面点，即 Z 坐标变化范围为$[z-0.5,\ z+0.5]$，若这个表面为近水平表面，则理论上会获得一片点(见图 6.22(c)(d))，若强行进行细化，可能造成有用数据损失，甚至改变拓扑关系。

对这种从 3D 亚体素表面检测结果重建表面模型的问题可以考虑采用以下两种思路。

①首先对表面点云进行截取，获得一个水平面上的截面线[93]，再应用基于切片轮廓的表面重建技术。这种方法较为繁杂，需要对轮廓点进行排序，且对点云进行截取的过程中会损失

部分有用数据。

②直接采用3D散乱点表面重建技术进行模型重建。这种方法从一堆散乱点出发，无须进行排序等切片轮廓拓扑重构，且能充分保留原始表面检测到的有用数据点，尤其是近水平表面点。

基于以上分析，本书考虑采用第二种方案，直接对3D散乱点进行表面重建。

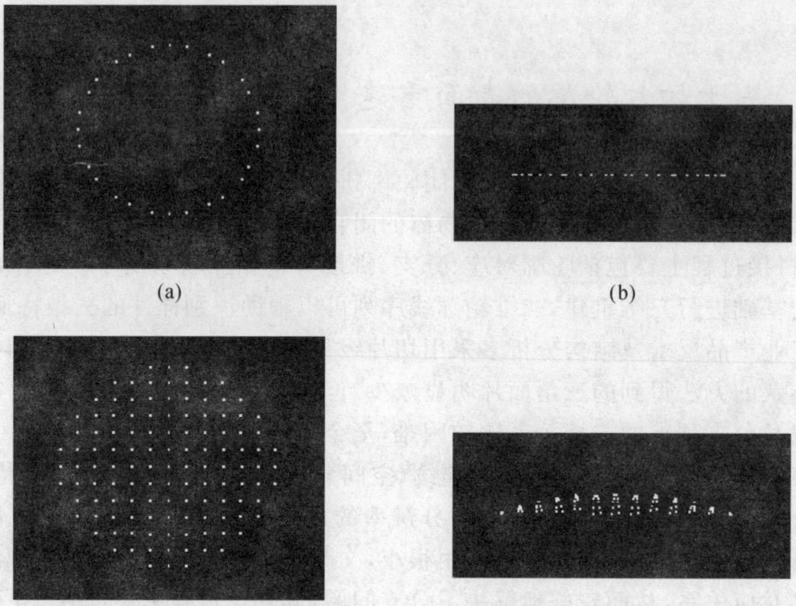

图6.22 3D球仿真图像的顶层图像不同算法检测结果

(a) 2D Haralick facet 结果顶视图； (b) 2D Haralick facet 结果侧视图；
(c) 3D Haralick facet 结果顶视图； (d) 3D Haralick facet 结果侧视图

6.5.3 基于散乱点的表面重建

基于散乱点集的表面重建问题，无论在理论上还是在实践中都更具普遍性。三维散乱点是仅有采样点的三维坐标，而无其他任何相关信息的点集，这样重建原曲面的三角网格，保证其正确性和精确性的难度非常大。下文介绍散乱点重建的几种主流算法[94]。

(1)零集法

这是生成一种近似曲面的方法，最先由美国华盛顿大学计算机系 Hoppe H 等人[95]提出。通过定义每个取样点的近似切平面，然后把到最近点的切平面的有符号距离，作为在 $\mathbf{R}^3$ 中的距离函数和对这个距离函数进行插值，用步进立方体的算法生成多边形网格，然后再生成曲面。

零集法是一种生成近似曲面的方法；它所生成的曲面网格不过原采样点，所以它允许采样点有一定的噪声。它所期望的网格曲面是简单和精确的折中；最终生成的网格既要表示简单，不用太多的节点和边，光滑性好，又要表达精确，尽可能真实地反映原物体表面。这种方法没有严格的理论证明，但是实践的效果很好。该算法适用于采样点均匀并且密集的情况，但在

Hoppe H的论文中也指出对于某些采样点密度变化的情况，也能取得较好的处理效果。零集法必须已知采样点的密度，作为确定邻域大小的参数。但如果点的采样不是均匀的，零集法就无法确定采样点的合适的邻域大小，进而无法准确计算近似切平面以及最终结果。对于传统CT 扫描数据，由于在同一个切片上点的密度较大，点之间的距离比较近，不同的切片上，点之间的密度比较远，不适合用零集法来处理。但对于锥束 CT 扫描数据，由于具有各向同性，各个方向上的采样密度相同，适合采用零集法处理。

(2)α - shape 法

这是一种参数构造的方法，加拿大多伦多大学 Guo B 等人[96] 对该算法进行了深入研究。理论上认为，在连续曲面 F 上进行足够密度的采样，对采样点集进行 Delaunay 三角划分后，所包含的分段线性曲面与 F 同形。所以 α - shape 的方法就是先对点集进行 Delaunay 三角划分，然后对所有单纯形(边、三角形、四面体) 进行检测；当它的外接球内部不包含其他的取样点，并且外接球的半径小于或等于 α 时，那么这个单纯形属于 α - shape。在一个 α - shape 中，细节的水平由参数 α 控制。由小到大对 α 取值，形成一个 α 一族，程序动态地生成 α 检测后的形状(见图 6.23)，用户可以从小到大逐渐增加 α 值，直到网格表面不产生"洞" 为止。

α - shape 的方法有一定的理论保证，能够生成与原始曲面同形的网格曲面。对于均匀一致的数据点集，该方法很有效。但若采样点集不均匀则很难选取一个合适的 α 值，既保证在密度低的位置不出现空洞，也能重建出细小的结构表面。若已知采样密度，α 的取值就是取近似密度的值；若不知道取样点的密度，只须把所有的 α 族都计算出来，然后选择一个合适的 α 值。

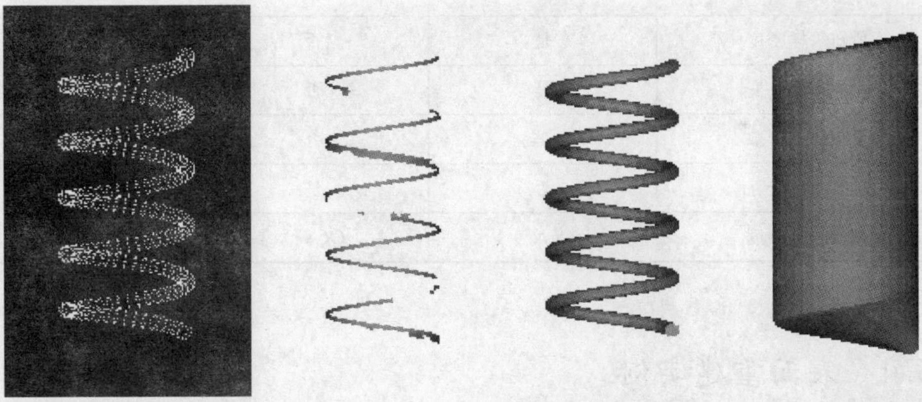

(a)　　(b)　　(c)　　(d)

图 6.23　α 取值从小到大的重建结果示意图

(a)原始点云；　(b)α=0.08；　(c)α=0.3；　(d)α=1

(3)Voronoi 法

这是一种基于 Delaunay 三角化的方法，首先由美国犹他州 Amenta N 等学者[97] 提出，而后她又在此基础上提出了 Power Crust 算法[98]。此类算法通过对取样点找出中介轴，找到Voronoi 点，形成 V 点集，与原取样点合并，进行 Delaunay 三角划分，取原取样点生成的三角形，作为得到的三角网格；再用 Voronoi 点进行过滤，除去不符合标准的网格，最后得到要求的网格。此算法是第一个给出证明的方法[97]。如果有"好的取样"，就能保证所生成的网格正确地反映原曲面的拓扑;当取样点密度增加时,就能保证生成原曲面。“好的取样”,从直观上来讲,就是在曲率大的地方取样密集,曲率小的地方取样稀疏。

Voronoi方法有很强的理论保证,只要采样点的密度符合一定条件,Voronoi方法就一定能够生成与原始曲面拓扑一致的网格曲面。该算法适用于采样点密度不一致的情况,在采样密集的情况下,也可通过精简采样点数,在曲率大的地方取样密集,在曲率小的地方取样稀疏,来达到一定的加速目的。算法重建的曲面是封闭曲面,无法重建带边曲面。

以上讨论的3种方法都是应用于重建二维流形的曲面,其特性比较见表6.3。其中零集法生成的是一种近似的网格曲面,不过采样点难免会有一些误差;α-shape方法和Voronoi方法生成的是插值网格曲面,但网格密度较大,存储量较大。在实际应用中,需要根据数据集的特点和具体要求选取合适的重建算法。

表6.3 散乱点重建的相关算法比较[99]

特性＼算法	Hoppe's	Guo's	Amenta's
插值给定点集	否	是	是
重建结果优化	否	是	是
可建多张曲面	否	是	是
可建带边曲面	是	是	否
可建单侧曲面	否	否	否
须知采样密度	是	否	否
采样密度许变	是	否	是
须知邻点个数	是	否	否
需要用户交互	否	是	否
算法的复杂度	$O(N^2)$	$O(N^2)$	$O(N^2)$

6.5.4 表面重建实例

实验针对3组图像数据:球的3D合成图像、空心涡轮叶片仿真图像、某零件的实测CT切片图像,采用5种算法:MC算法、基于切片轮廓的算法[92]、Hoppe算法、α-shape算法、Power Crust算法,进行重建并比较重建效果。其中,除MC算法是直接从图像数据进行重建,其余均须提取表面点云。表面点云提取采用第3章介绍的基于3D facet模型的亚体素表面检测算法。

实例一:球3D合成图像的重建结果比较。生成球心为$C(31, 31, 31)$,半径为$R=20.5$,目标灰度为220,背景灰度为20,格式为.bmp,大小为64幅64×64的理想图像。对该组图像采用基于3D facet模型的亚体素表面检测算法提取点云(窗口大小5×5×5,$L=0$,$T=40$),如图6.24(a)所示,而后分别采用五种算法进行重建,结果如图6.24(b)~(f)所示。从图中易见,基于散乱点的重建算法(Hoppe,α - shape,Power Crust)由于基于亚体素表面点云重建,点云精度较高,能取得较为光顺的表面。由于基于切片轮廓的重建算法需要进行层内轮廓排序,因此要对 3D facet 检测结果进行细化以保证各层轮廓的单像素宽,这样会在近水平表面损失大量有用点信息,因此在球顶部三角面片较粗糙,如图 6.24(c)所示。采用 MC 算法从图像中直接抽取的等值面的结果见图 6.24 (b),其实质是通过阈值分割来提取等值面,精度较差,表面不光顺。

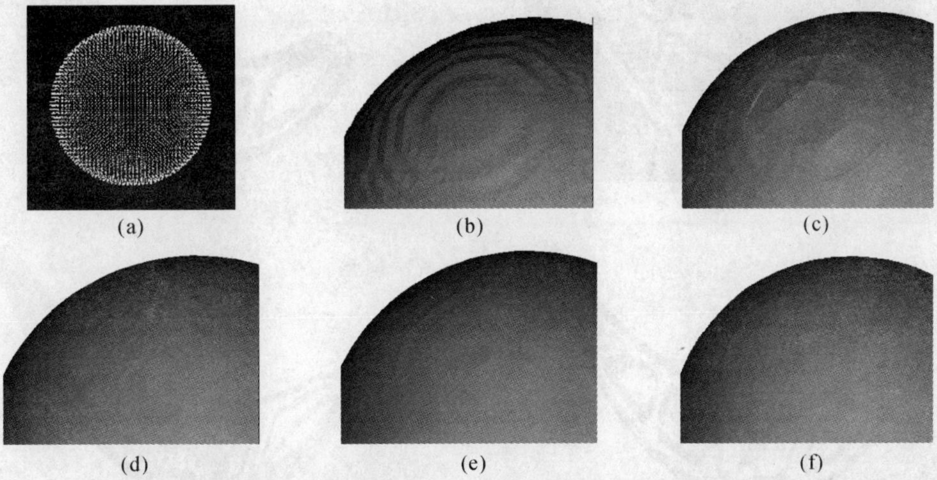

图 6.24　各算法对球 3D 合成图像的重建结果比较

(a) 3D facet 算法获得的点云;　(b) MC 算法结果;　(c)基于切片轮廓算法结果;
(d) Hoppe 算法结果;　(e)α - shape 算法结果;　(f) Power Crust 算法结果

实例二:空心涡轮叶片仿真图像的重建效果比较。采用西北工业大学现代设计与集成制造技术教育部重点实验室自主研发的锥束 CT 仿真重建系统,从空心涡轮叶片的 CAD 模型出发,生成投影图像,并重建出 409 层大小为 512×512 的 bmp 格式的切片图像。对该组数据中叶身段第 slicez0215 层到第 slicez0234 层图像采用基于 3D facet 模型的亚体素表面检测算法提取点云(窗口大小 5×5×5,$L=0$,$T=40$),如图 6.25(a)所示,而后分别用五种重建算法进行处理,结果如图 6.25(b)~(f)所示。从结果易见,MC 算法能生成正确的拓扑结构;基于切片轮廓的算法由于利用的表面点信息较少,无法正确重建出叶片尾部扰流柱;Hoppe 算法无法同时重建多张曲面,因此重建的拓扑结构有误;α - shape 算法能重建正确的结果;Power Crust 算法能重建正确的拓扑结构,但算法不能重建带边曲面,因此重建的表面是封闭的。

实例三:某零件实测 CT 切片图像的重建效果比较。采用本实验室开发的锥束 CT 系统对某零件进行扫描并重建出 900 幅以 float 格式存储的 1 024×1 024 大小的 CT 切片图像。对其中第 slicez250 层到第 slicez334 层图像进行非局部平均去噪(比较窗半宽为 3,搜索窗半宽为 10,滤波强度为 0.02),去噪前后图像如图 6.26(a)~(b)所示,而后采用基于 3D facet 模型的亚体素表面检测算法提取点云(窗口大小 11×11×11,$L=2.1$,均值自适应阈值窗口为 25×25, $C=0.000\ 5$),如图 6.26(c)所示,最后分别用 5 种重建算法进行处理,结果如图 6.26(d)~(h)所示。从结果易见,MC 算法实质是通过阈值分割获得等值面,对 CT 图像中伪影造成的对比度不一致,不能获得准确的表面位置,重建结果发生变形;基于切片轮廓的重建算法要求轮廓为单像素宽,因此平台位置大量有用数据被删除,从而无法重建出平台表面;Hoppe

算法在尖角位置不能获得正确的拓扑结构；α - shape 算法要求点云采样密度一致，由于在平台位置提取的表面点部分缺失，因此重建的模型存在空洞；Power Crust 算法能获得正确拓扑，且表面位置准确。

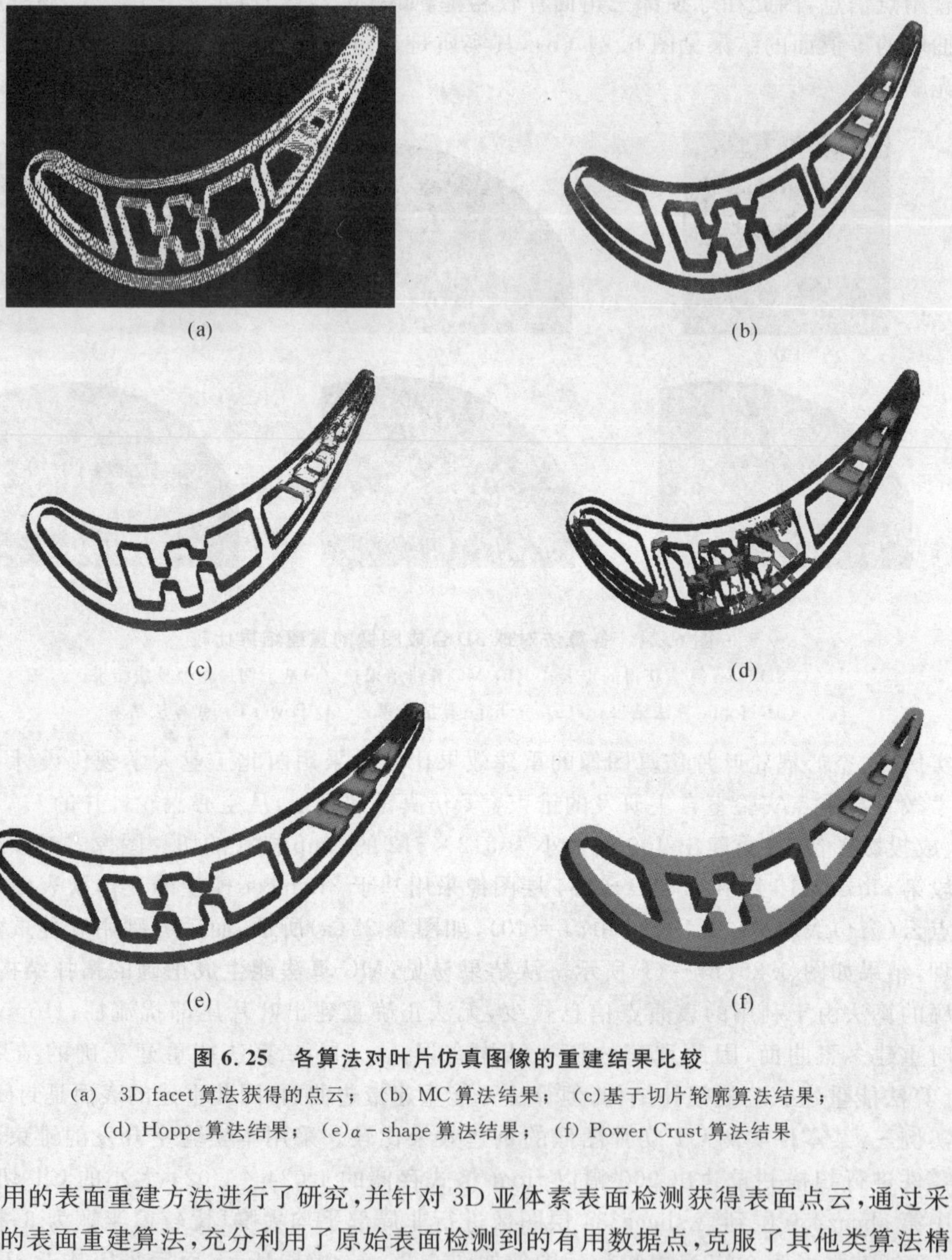

(a) (b) (c) (d) (e) (f)

图 6.25 各算法对叶片仿真图像的重建结果比较

(a) 3D facet 算法获得的点云； (b) MC 算法结果； (c)基于切片轮廓算法结果；
(d) Hoppe 算法结果； (e)α - shape 算法结果； (f) Power Crust 算法结果

对常用的表面重建方法进行了研究，并针对 3D 亚体素表面检测获得表面点云，通过采用基于散乱点的表面重建算法，充分利用了原始表面检测到的有用数据点，克服了其他类算法精度不高和需要预先进行辅助处理的问题。最后通过实验对各类重建算法进行了比较，实验表明：

①基于体素的表面重建算法不能从存在伪影的实际 CT 图像中准确重建表面位置。

②基于切片轮廓的重建算法，从各层单像素宽轮廓重建表面，损失大量有用表面点云数据，对近水平表面重建结果不光顺，甚至会造成无法重建正确的拓扑结构；基于散乱点的重建算法能充分利用亚体素表面检测得到的点云数据，进行表面重建。

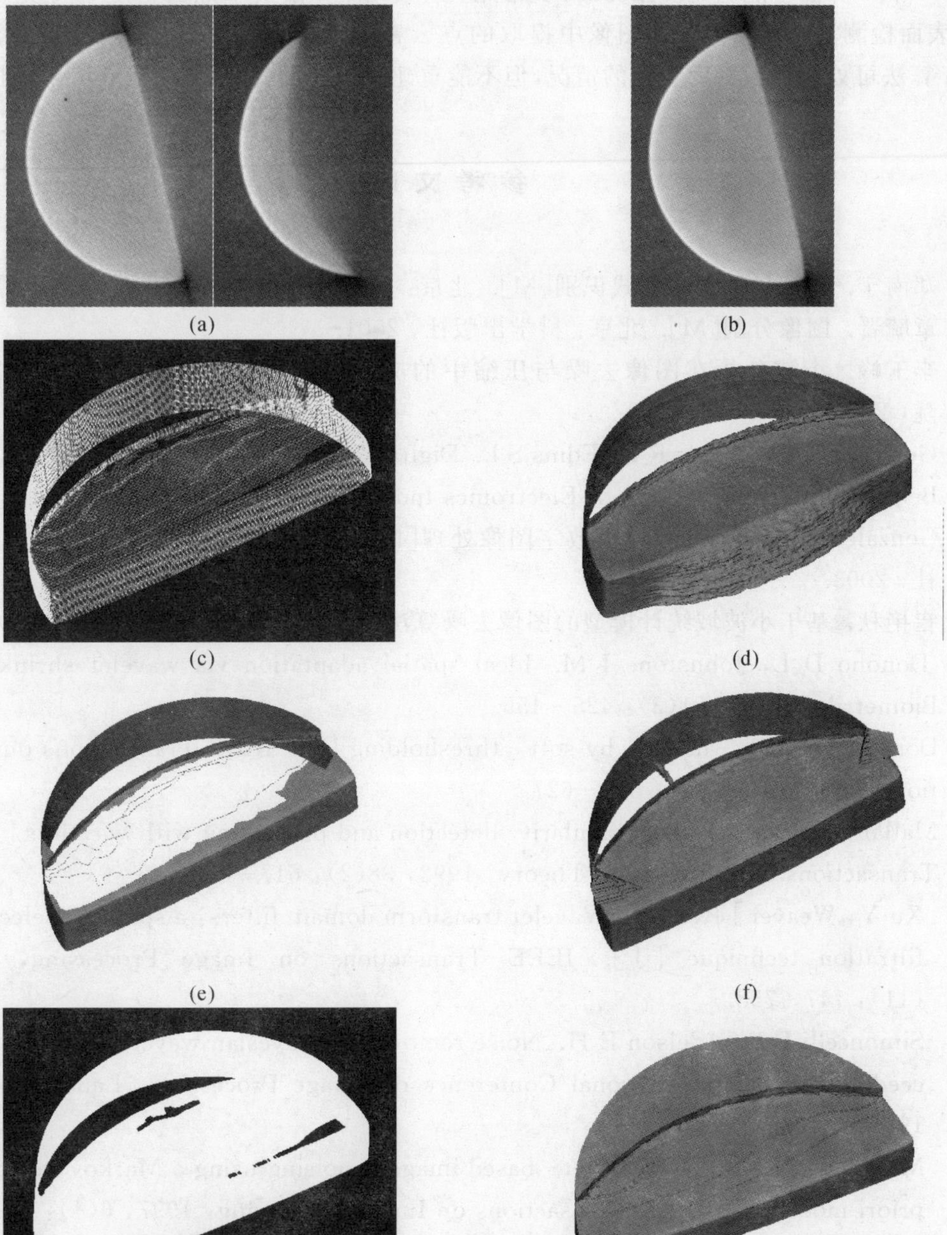

图 6.26　各算法对某零件实测 CT 图像的重建结果比较

(a) 原始第 slicez290, slicez320 层图像；(b) slicez290, slicez320 去噪后图像；

(c) 3D facet 算法获得的点云；(d) MC 算法结果；(e) 基于切片轮廓算法结果；

(f) Hoppe 算法结果；(g) α－shape 算法结果；(h) Power Crust 算法结果

③3 种主流散乱点重建算法各有优势，应根据实际应用选择合适算法进行重建。对实际

应用，Hoppe算法不能重建多张曲面，不常用；α - shape算法要求点云密度不可变，若采用亚体素表面检测算法从CT序列图像中提取的点云密集无空洞，可考虑采用这种算法；Power Crust算法可处理点云密度变化的情况，但不能重建带边曲面，重建结果是一个封闭曲面。

参考文献

[1] 郑南宁. 计算机视觉与模式识别[M]. 北京：国防工业出版社，1998.

[2] 章毓晋. 图像分割[M]. 北京：科学出版社，2001.

[3] 李玉峰. 小波分析在图像去噪与压缩中的应用研究[D]. 北京：中国科学院研究生院，2005.

[4] Gonzalez R C, Woods R E, Edins S L. Digital image processing using MATLAB [M]. Beijing: Publishing House of Electronics Industry, 2004.

[5] Gonzalez R C, Woods R E. 数字图像处理[M]. 阮秋琦，等，译. 北京：电子工业出版社，2003.

[6] 崔艳秋. 基于小波域统计模型的图像去噪算法研究[D]. 长春：吉林大学，2006.

[7] Donoho D L, Johnstone I M. Ideal spatial adaptation via wavelet shrinkage [J]. Biometrika, 1994, 81(3): 425 - 455.

[8] Donoho D L. De - noising by soft - thresholding [J]. IEEE Transactions on Information Theory, 1995, 41: 613 - 627.

[9] Mallat S, Hwang W L. Singularity detection and processing with wavelets [J]. IEEE Transactions on Information Theory, 1992, 38(2): 617 - 643.

[10] Xu Y, Weaver J B, Lu J. Wavelet transform domain filters: a spatially selective noise filtration technique [J]. IEEE Transactions on Image Processing, 1994, 3(11): 747 - 758.

[11] Simoncelli E P, Adelson E H. Noise removal via Bayesian wavelet coring [C]//Proceedings of 3rd International Conference on Image Processing. Lausanne: [s. n.], 1996, 1: 379 - 382.

[12] Malfait M, Roose D. Wavelet - based image denoising using a Markov random field a priori model [J]. IEEE Transactions on Image Processing, 1997, 6(4): 549 - 565.

[13] 许冠军. 数字图像去噪算法研究[D]. 杭州：浙江大学，2006.

[14] Rosenfeld A, Thurston M. Edge and curve detection for visual scene analysis [J]. IEEE Transactions on Computers, 1971, 20(5): 562 - 569.

[15] Babaud J, Witkin A, Baudin M, et al. Uniqueness of the Gaussian kernel for scalespace filtering [J]. IEEE Transaction on Pattern Analysis and Machine Intelligence, 1986, 8(1): 26 - 33.

[16] Perona P, Malik J. Scale space and edge detection using anisotropic diffusion [J]. IEEE Transaction on Pattern Analysis and Machine Intelligence, 1990, 12(7): 629 - 639.

[17] Catte F, Lions P L, Morel J M, et al. Image selective smoothing and edge detection by nonlinear diffusion [J]. SlAM Journal of Numerical Analysis, 1992, 29 (1): 182 - 193.

[18] Alvares L, Lions P L, Morel J M. Image selective smoothing and edge detection by nonlinear diffusion II [J]. SlAM Journal of Numerical Analysis, 1992, 29 (3): 845 - 866.

[19] Tomasi C, Manduchi R. Bilateral filtering for gray and color images [C]//Proceedings of 6th International Conference on Computer Vision. Bombay: [s. n.], 1998: 839 - 846.

[20] Smith S M, Brady J M. Susan - a new approach to low level image processing [J]. International Journal of Computer Vision, 1997, 23(1): 45 - 78.

[21] Elad M. On the origin of the bilateral filter and ways to improve it [J]. IEEE Transactions on Image Processing, 2002, 11(10): 1141 - 1151.

[22] Rudin L I, Osher S, Fatemi E. Nonlinear total variation based noise removal algorithms [J]. Physica D: Nonlinear Phenomena, 1992, 60(1 - 4): 259 - 268.

[23] Coifman R, Donoho D. Wavelets and Statistics [M]. Berlin: Springer Verlag, 1995.

[24] Donoho D L. De-noising by soft-thresholding [J]. IEEE Transaction on Information Theory, 1995, 41(3): 613 - 627.

[25] 费佩燕，郭宝龙. 基于多小波的图像去噪技术研究[J]. 中国图形图像学报，2005，10 (1): 107 - 112.

[26] Buades A, Coll B, Morel J M. A review of image denoising algorithms with a new one [J]. Multiscale Modeling and Simulation, 2005, 4(2): 490 - 530.

[27] Buades A, Coll B, Morel J M. A non-local algorithm for image denoising [C]// Proceedings of 2005 IEEE International Conference on Computer Vision and Pattern Recognition. Washington DC: IEEE Computer Society Press, 2005, 2: 60 - 65.

[28] Kindermann S, Osher S, Jones P W. Deblurring and denoising of images by nonlocal functionals [J]. Multiscale Modeling and Simulation, 2005, 4(4): 1091 - 1115.

[29] Buades A. Image and film denoising by non-local means [D]. Illes Balears(Spain): Universitat de les Illes Balears, 2006.

[30] Bilcu R C, Vehvilainen M. Image de-noising using a fast non-local averaging algorithm [C]//Proceedings of 10th WSEAS International Conference on Systems. Vouliagmeni, Athens(Greece): [s. n.], 2006: 585 - 590.

[31] Tu S J, Shaw C C, Chen L. Noise simulation in cone beam CT imaging with parallel computing [J]. Physics in Medicine and Biology, 2006, 51(5): 1283 - 1297.

[32] Perona P, Malik J. Scale-space and edge detection using anisotropic diffusion [J]. IEEE Transactions on Pattern Analysis and Machine Intelligence, 1990, 12 (7): 629 - 639.

[33] Mahmoudi M, Sapiro G. Fast image and video denoising via nonlocal means of similar neighborhoods [J]. IEEE Signal Processing Letters, 2005, 12(12): 839 - 842.

[34] Coupe P, Yger P, Barillot C. Fast non local means denoising for 3D MR images [C]//Proceedings of 9th International Conference on Medical Image Computing and Computer-Assisted Intervention. Copenhagen:[s. n.],2006: 33-40.
[35] Bilcu R C, Vehvilainen M. Fast nonlocal means for image denoising [C]//Proceedings of SPIE Digital Photography III. Bellingham:SPIE Press,2007, 6502: 65020R.
[36] 吴恩华,柳有权. 基于图形处理器(GPU)的通用计算[J]. 计算机辅助设计与图形学学报,2004, 16(5): 601-612.
[37] NVIDIA Corporation. NVIDIA Direct3D SDK 10 Code Samples [OL]. (2009-07-19) [2009-10-05] http://developer. download. nvidia. com/SDK/10/direct3d/samples. html.
[38] Marr D. 视觉计算理论[M]. 姚国正,等,译. 北京:科学出版社,1988.
[39] Tabatabai A J, Mitchell O R. Edge location to subpixel values in digital imagery [J]. IEEE Transactions on Pattern Analysis and Machine Intelligence, 1984, 6(2): 188-201.
[40] Lyvers E P, Mitchell O R, Akey M L, et al. Subpixel measurements using a moment-based edge operator [J]. IEEE Transactions on Pattern Analysis and Machine Intelligence, 1989, 11(12): 1293-1309.
[41] Ghosal S, Mehrotra R. Orthogonal moment operator for subpixel edge detection [J]. Pattern Recognition, 1993, 26(2): 295-306.
[42] Nalwa V S, Binford T O. On detecting edges [J]. IEEE Transaction on Pattern Analysis and Machine Intelligence, 1986, 8(6): 699-714.
[43] Kisworo M, Venkatesh S, West G. Modeling edges at subpixel accuracy using the local energy approach [J]. IEEE Transaction on Pattern Analysis and Machine Intelligence, 1994, 16(4): 405-410.
[44] Steger C. Subpixel-precise extraction of lines and edges [J]. International Archives of Photogrammetry and Remote Sensing, 2000, 18: 141-156.
[45] Overington I, Greenway P. Practical first-difference edge detection with subpixel accuracy[J]. Image and Vision Computing, 1987, 5(3): 217-224.
[46] Tabbone S, Ziou D. Subpixel positioning of edges for first and second order operators [C]//Proceedings of 11th International Conference on Pattern Recognition. Hague: [s. n.], 1992, 3: 655-658.
[47] Haralick R M. Digital step edges from zero crossing of second directional derivatives [J]. IEEE Transaction on Pattern Analysis and Machine Intelligence, 1984, 6(1): 58-68.
[48] Ji Q, Haralick R M. Efficient facet edge detection and quantitative performance evaluation [J]. Pattern Recognition, 2002, 35(3): 689-700.
[49] Hueckel M H. A local visual operator which recognizes edges and lines [J]. Journal of Association for Computing Machinery, 1973, 20(4): 634-647.
[50] Seitz P. Optical superresolution using solid-state cameras and digital signal processing

[J]. Optical Engineering, 1988, 27(7): 535 - 540.

[51] Huertas A, Medioni G. Detection of intensity changes with subpixel accuracy using Laplacian-Gaussian mask. IEEE Transaction on Pattern Analysis and Machine Intelligence, 1986, 8(5): 651 - 664.

[52] MacVicar-Whelan P J, Binford T O. Line finding with subpixel precision [C]//Proceedings of SPIE Techniques and Applications of Image Understanding. Bellingham: SPIE Press, 1981, 281: 26 - 31.

[53] Wu X G, Wee W G. Surface detection with subvoxel accuracy using 3D directional derivatives [C]//Proceedings of SPIE Nondestructive Evaluation of Aging Aircraft, Airports, and Aerospace Hardware III. Bellingham: SPIE Press, 1999: 319 - 329.

[54] 罗立民. 一个基于矩的三维边缘检测算子[J]. 模式识别与人工智能, 1991, 4(1): 36 - 42.

[55] Luo Limin, Hamitouche C, Dillenseger J L, et al. A moment-based three-dimensional edge operator [J]. IEEE Transactions on Biomedical Engineering, 1993, 40(7): 693 - 703.

[56] 谢筱华, 罗立民, 韦钰. 基于矩的三维图像边界检测[J]. 计算机学报, 1994, 17(1): 1 - 8.

[57] 张惠, 舒华忠, Dillenseger J L, 等. 基于 Legendre 正交矩的三维边界检测算子[J]. 中国科学(G 辑), 2003, 33(2): 148 - 157.

[58] Shen J, Shen W. Image smoothing and edge detection by Hermite integration [J]. Pattern Recognition, 1995, 28(9): 1159 - 1166.

[59] Magnusson M, Lenz R, Danielsson P E. Evaluation of methods for shaded surface display of CT-Volumes [C]//Proceedings of 9th International Conference on Pattern Recognition. Rome(Italy): [s. n.], 1988, 2: 1287 - 1294.

[60] 刘亚威. 空间矩亚像素图像测量算法的研究[D]. 重庆: 重庆大学, 2003.

[61] Haralick R M, Watson L. A facet model for image data [J]. Computer Graphics and Image Processing, 1981, 15(3): 113 - 12.

[62] 王凯, 张定华, 刘晶, 等. 采用三维 Gaussian facet 模型的亚体素表面检测[J]. 计算机辅助设计与图形学学报, 2007, 19(9): 1100 - 1106.

[63] Rewo L. Enhancement and detection of convex objects using regression models [J]. Computer Vision, Graphics, and Image Processing, 1984, 25(2): 257 - 269.

[64] Ji Q, Haralick R M. Efficient facet edge detection and quantitative performance evaluation [J]. Pattern Recognition, 2002, 35 (3): 689 - 700.

[65] 王凯, 张定华, 张顺利, 等. 对基于 facet 模型的表面检测的加速技术研究[J]. 中国图像图形学报, 2009, 14(2): 328 - 333.

[66] 王凯. 基于锥束 CT 图像的快速高精度表面重建技术研究[D]. 西安: 西北工业大学, 2008.

[67] 封建湖, 车刚明, 聂玉峰. 数值分析原理[M]. 北京: 科学出版社, 2001.

[68] Castleman K R. 数字图像处理[M]. 朱志刚, 等, 译. 北京: 电子工业出版社, 1998.

[69] 陈书海，傅录祥. 实用数字图像处理[M]. 北京：科学出版社，2005.
[70] Snyder W E，Qi H R. 机器视觉教程[M]. 北京：机械工业出版社，2005.
[71] 孙即祥. 图像分析[M]. 北京：科学出版社，2005.
[72] 何斌. Visual C++数字图像处理[M]. 北京：人民邮电出版社，2001.
[73] Zucker S W，Hummel R A，Rosenfeld A. An application of relaxation labeling to line and curve enhancement [J]. IEEE Transaction on Computers，1977，26(4)：394-403.
[74] Schacter B，Lev A，Zucker S，et al. An application of relaxation methods to edge reinforcement[J]. IEEE Transaction on System，Man and Cybernetics，1977，7(11)：813-816.
[75] Duncan J S，Birkholzer T. Reinforcement of linear structure using parameterized relaxation labeling [J]. IEEE Transaction on Pattern Analysis and Machine Intelligence，1992，14(5)：502-515.
[76] Matalas I，Benjamin R，Kitney R. An edge detection techinique using the facet model and parameterized relaxation labeling [J]. IEEE Transaction on Pattern Analysis and Machine Intelligence，1997，19(4)：328-341.
[77] Groshong B R，Snyder W E. Using chamfer maps to segment images [R]. Technical Report CCSP-WP-86/11，Center for Communications and Signal Processing，North Carolina State University，Raleigh，NC，USA，1986.
[78] Huang C T，Mitchell O R. A Euclidian distance transform using grayscale morphology decomposition [J]. IEEE Transactions on Pattern Analysis and Machine Intelligence，1994，16(4)：443-448.
[79] Breu H，Gil J，Kirkpatrick D，et al. Linear time Euclidian distance transform algorithms [J]. IEEE Transactions on Pattern Analysis and Machine Intelligence，1995，17(5)：529-533.
[80] 王安静，陈玲，宋建永，等. 用VC++实现图像连通区域标记[J]. 电脑编程技巧与维护，2003，(1)：74-77.
[81] 章毓晋. 图像工程(上册)：图像处理和分析[M]. 北京：清华大学出版社，1993.
[82] Lorensen W E，Cline H E. Marching cubes：a high resolution 3D surface construction algorithm [J]. Computer Graphics，1987，21(4)：163-169.
[83] Doi A，Koide A. An efficient method of triangulating equi-valued surfaces by using tetrahedral cells [J]. IEICE Transactions，1991，74(1)：214-224.
[84] Cline H E，Lorensen W E. Two algorithms for the 3D reconstruction of tomograms [J]. Medical Physics，1988，15(3)：225-233.
[85] 唐泽圣. 三维数据场可视化[M]. 北京：清华大学出版社，1999.
[86] Keppel E. Approximating complex surfaces by triangulation of contour lines [J]. IBM Journal of Research and Development，1975，19(1)：2-11.
[87] Kehtarnavaz N，De Figueiredo R J P. A framework for surface reconstruction from 3D contours [J]. Computers Vision Graphics Image Processing，1998，42

(1)：32－47.

[88]　Chang L W, Chen H W, Ho J R. Reconstruction of 3D medical images：A nonlinear interpolation technique for reconstruction of 3D medical images [J]. CVGIP：Graphical Models and Image Processing, 1991, 53(4)：298－309.

[89]　Meyers D, Skinner S, Sloan K. Surfaces from contours [J]. ACM Transactions on Graphics, 1992, 11(3)：228－258.

[90]　Haig T D, Attikiouzel Y, Alder M. Border marriage：matching of contours of serial sections [C]//IEE Proceedings I：Communications Speech and Vision. Stevenage：IEEE Press, 1991：371－376.

[91]　黄魁东，张定华，王凯，等. 一种三维表面重构中的轮廓集拼合新方法[J]. 计算机科学，2006，33(6)：221－224.

[92]　黄魁东，张定华，王凯，等. 基于锥束 CT 切片图像的复杂零件三维表面重构[J]. 中国机械工程，2006，17(21)：2287－2292.

[93]　任朴林. 基于散乱数据的截面线生成及模型重构技术研究[D]. 南京：南京航空航天大学，2003.

[94]　蒋春燕，王国良，尹宝才，等. 由三维散乱点重建三角网格曲面方法的分类与评价[J]. 北京工业大学学报，2002，28(1)：91－96.

[95]　Hoppe H, DeRose T, Duchamp T, et al. Surface reconstruction from unorganized points [J]. Computer Graphics, 1992, 26(2)：71－78.

[96]　Guo B, Menon J, Willette B. Surface reconstruction using alpha shapes [J]. Computer Graphics Forum, 1997, 16(4)：177－190.

[97]　Amenta N, Bern M, Kamvysselis M. A new Voronoi-based surface reconstruction algorithm [C]// Proceedings of 25th ACM conference on Computer Graphics. Orlando：[s. n.], 1998：415－421.

[98]　Amenta N, Choi S, Kolluri R. The power crust, unions of balls, and the medial axis transform [J]. Computational Geometry：Theory and Applications, 2001, 19(2－3)：127－153.

[99]　谭建荣，李立新. 基于曲面局平特性的散乱数据拓扑重建算法[J]. 软件学报，2002，13(11)：2121－2126.

第7章 模型配准方法

7.1 引 言

通过工业CT设备获取的工件CT图像序列与三维表面模型的坐标系在测量空间定义，通常与工件设计模型所在的坐标系不一致。为便于工件测量模型与设计模型的几何形状比对，进行工件几何尺寸的检测分析，需要使用模型配准技术实现工件测量模型与工件CAD设计模型的准确匹配，使两者所在坐标系统一起来。

模型配准问题可以由4个基本要素来描述：待配准模型之间的变换形式，待配准模型的几何表示，待配准模型之间的相似性测度，模型配准变换参数的求解。模型之间的变换，本质上可以分为刚性变换与非刚性变换两类。刚性变换一般都用一个包含六自由度(3个平移与3个旋转)的变换表示。非刚性变换有仿射变换、投影变换和非线性变换等。其中的仿射变换具有12个自由度，允许比例变换和剪切变换。对于工业领域的产品形状检测而言，大多数情况下都把产品当做刚体考虑，在模型配准定位过程中使用刚性变换。

在产品几何形状检测中，常用的配准定位方法可以总结为以下三类：基于标记的配准方法，基于表面点集的配准方法，基于特征的配准方法。基于标记的配准方法是一种简单有效的配准定位方法，一般用于产品几何形状检测中多视测量数据的拼合定位。通常包括3个步骤：首先提取出测量数据中的标记点，然后建立两个测量数据中标记点之间的对应关系，最后根据对应的标记点确定配准变换。这种方法需要较多的人工干预，如果标签贴在工件上，会造成测量数据的不完整。基于表面点集的配准方法使用产品的表面测量数据点进行模型配准运算，确定待配准模型之间空间变换。迭代最近点算法(Iterative Closest Point，ICP)是最典型的基于表面点集的配准方法。ICP算法由Besl和Mckay于1992年提出[1]，这种算法提出后，在机器视觉、模式识别等诸多领域受到重视。ICP算法从形状的相似性来进行配准，是解决配准问题的一种常用方法。ICP算法的实质就是通过求取最小平方和来减小每一次迭代过程中对应点集的平均误差，以及通过查找最近邻点来减小对应点对之间的距离。ICP算法的收敛效率与参与配准的数据点相关。

本章先对模型配准问题的基本数学模型及其求解方法进行了介绍。针对工件密集测量数据与其CAD模型的配准问题，给出了模型配准控制点集的选取方法。针对模型配准的加速问题，介绍了基于改进迭代方向的模型配准加速方法和基于线性八叉树的模型配准加速方法，两种加速方法可以显著提高模型配准的效率。最后给出了用于模型配准结果评估的精度和可靠性指标。

7.2　模型配准的数学模型

7.2.1　模型配准的目标函数

对于待配准模型和 CAD 模型的空间匹配问题，就是要找到合适的空间变换，使得目标函数最小。基于表面点集的模型配准的基本目标函数可表示为

$$\min E = \sum_{i=1}^{N} \| p'_i - (\boldsymbol{R} \cdot \boldsymbol{p}_i + \boldsymbol{T}) \|^2 \tag{7-1}$$

式中，$p_i(i=1,\cdots,N)$ 为待配准的测量模型表面上的点；$p'_i(i=1,\cdots,N)$ 为 p_i 在 CAD 模型表面上的对应点；$\boldsymbol{R},\boldsymbol{T}$ 为待求的旋转矩阵与平移矩阵。通过令目标函数最小，得到 6 个最优配准参数 $(\alpha,\beta,\gamma,T_x,T_y,T_z)$，前 3 个变量是绕 3 个坐标轴的角度参数，后 3 个变量是沿 3 个坐标轴的平移参数。

7.2.2　模型配准变换表示

1. 旋转矩阵的表示

旋转矩阵 $\boldsymbol{R}$ 有多种表示方法，常用的有 Euler 角、四元数、轴角表示法以及正交矩阵表示法等[2]。

旋转矩阵可以用 3 个旋转角度 α,β,γ 来表示，其中 α,β,γ 分别表示围绕 X,Y,Z 三个坐标轴的旋转角度，也就是所谓的 Euler 角。从原点沿着坐标轴的正方向看，逆时针旋转时角度取正，顺时针旋转时角度取负，则依次绕 X,Y,Z 轴旋转 α,β,γ 形成的旋转矩阵为

$$\boldsymbol{R} = \begin{bmatrix} \cos\beta\cos\gamma & \sin\alpha\sin\beta\cos\gamma - \cos\alpha\sin\gamma & \sin\alpha\sin\gamma + \cos\alpha\sin\beta\cos\gamma \\ \cos\beta\sin\gamma & \cos\alpha\cos\gamma + \sin\alpha\sin\beta\sin\gamma & \cos\alpha\sin\beta\sin\gamma - \sin\alpha\cos\gamma \\ \sin\beta & \sin\alpha\cos\beta & \cos\alpha\cos\beta \end{bmatrix} \tag{7-2}$$

四元数表示法的参数与轴和角有密切的关系。四元数是包含 4 个元素 q_0，q_1，q_2，q_3 的向量 $\boldsymbol{q}$，并且遵从特定的增长规律。一个单位长度的四元数可被用来表示旋转，4 个元素分别为 $\cos(\theta/2)$，$w_x\sin(\theta/2)$，$w_y\sin(\theta/2)$，$w_z\sin(\theta/2)$，并且在恒等式 $2\sin(\theta/2)\cos(\theta/2)=\sin\theta$ 及 $2\sin^2(\theta/2)=1-\cos\theta$ 下，旋转矩阵表述为

$$\boldsymbol{R} = \begin{bmatrix} q_0^2+q_1^2-q_2^2-q_3^2 & 2q_1q_2-2q_0q_3 & 2q_1q_3+2q_0q_2 \\ 2q_1q_2+2q_0q_3 & q_0^2-q_1^2+q_2^2-q_3^2 & 2q_2q_3-2q_0q_1 \\ 2q_1q_3-2q_0q_2 & 2q_2q_3+2q_0q_1 & q_0^2-q_1^2-q_2^2+q_3^2 \end{bmatrix} \tag{7-3}$$

轴角表示法中，$\boldsymbol{R}$ 的参数由旋转轴 w 的单位向量及绕该轴旋转的角度 θ 组成。旋转轴 $\hat{\boldsymbol{w}}$ 是 $\boldsymbol{R}$ 的特征向量，旋转角度 θ 可由公式 $\cos\theta=(\mathrm{trace}\boldsymbol{R}-1)/2$ 计算。旋转矩阵表述为

$$R=\begin{bmatrix} w_x^2V+C & w_xw_yV-w_zS & w_xw_zV+w_yS \\ w_xw_yV+w_zS & w_y^2V+C & w_yw_zV-w_xS \\ w_xw_zV-w_yS & w_yw_zV+w_xS & w_z^2V+C \end{bmatrix} \tag{7-4}$$

式中，w_x，w_y，w_z 是 $\hat{w}$ 的元素，$V=1-\cos\theta$，$C=\cos\theta$，$S=\sin\theta$。

正交矩阵表示法中，$\boldsymbol{R}$ 是 3×3 的正交矩阵，满足 $\boldsymbol{R}^{\mathrm{T}}\boldsymbol{R}=\boldsymbol{R}\boldsymbol{R}^{\mathrm{T}}=\boldsymbol{I}$，即 $\boldsymbol{R}^{-1}=\boldsymbol{R}^{\mathrm{T}}$，其中 $\boldsymbol{I}$ 是单位矩阵。加上条件 $\det(\boldsymbol{R})=1$ 以限定为严格意义上的旋转。

2. 平移矩阵的表示方式

平移矩阵可以用式(7-5)表示为

$$\boldsymbol{T}=\begin{bmatrix} T_x \\ T_y \\ T_z \end{bmatrix} \tag{7-5}$$

式中，$\boldsymbol{T}$ 为待配准模型相对CAD模型的位移矩阵，T_x，T_y，T_z 分别为沿 X，Y，Z 方向的位移量。

7.3 配准变换的求解方法

求解模型配准问题，获取待配准模型之间的空间变换，本质上是多参数优化问题，其实质就是通过找到数据之间的对应关系，得到两个模型之间的变换关系。针对配准问题，优化算法很多，目前使用的方法有复形法、椭圆匹配法、L-BFGS-B优化算法、Leven berg-Marquardt最优化算法、Gauss-Newton法、Newton-Raphson迭代算法、Powell方法、DownhillSimplex方法、Brent方法、stochastic搜索算法、梯度下降法(Gradient descent Methods)、遗传算法(Genetic Methods)、模拟退火法(Simulatedannealing)、几何散列法(Geometric Hashing)以及Quasi-exhaustive搜索算法[3]。为了快速有效地求解旋转矩阵和平移矩阵，四元数法和SVD法是比较常用的两种方法。

7.3.1 四元数法

单位旋转四元数[4]表示式为

$$\boldsymbol{q}_{\boldsymbol{R}}=[q_0 \quad q_1 \quad q_2 \quad q_3]^{\mathrm{T}} \tag{7-6}$$

这里 $q_0\geqslant0$，$q_0^2+q_1^2+q_2^2+q_3^2=1$。

由一个旋转的四元数产生的 3×3 旋转矩阵为

$$\boldsymbol{R}=\begin{bmatrix} q_0^2+q_1^2-q_2^2-q_3^2 & 2q_1q_2-2q_0q_3 & 2q_1q_3+2q_0q_2 \\ 2q_1q_2+2q_0q_3 & q_0^2-q_1^2+q_2^2-q_3^2 & 2q_2q_3-2q_0q_1 \\ 2q_1q_3-2q_0q_2 & 2q_2q_3+2q_0q_1 & q_0^2-q_1^2-q_2^2+q_3^2 \end{bmatrix} \tag{7-7}$$

设 $\boldsymbol{q}_T=[q_4 \quad q_5 \quad q_6]^{\mathrm{T}}$ 为一个平移矢量，矢量 $\boldsymbol{q}$ 表示为 $\boldsymbol{q}=[\boldsymbol{q}_R \mid \boldsymbol{q}_T]^{\mathrm{T}}$。设目标函数表示为

$$F=\frac{1}{N}\sum_{i=1}^{N}\| x_i-\boldsymbol{R}(\boldsymbol{q}_R)p_i-\boldsymbol{q}_T\|^2 \tag{7-8}$$

测量点和目标点集的质心分别定义为

$$\mu_p = \frac{1}{N}\sum_{i=1}^{N} p_i, \quad \mu_x = \frac{1}{N}\sum_{i=1}^{N} x_i \tag{7-9}$$

点集的正交协方差(Cross Covariance) 矩阵为

$$\boldsymbol{\Sigma}_{px} = \frac{1}{N}\sum_{i=1}^{N}[(p_i - \mu_p)(x_i - \mu_x)^{\mathrm{T}}] = \frac{1}{N}\sum_{i=1}^{N}[p_i x_i^{\mathrm{T}}] - \mu_p \mu_x^{\mathrm{T}} \tag{7-10}$$

反对称矩阵的循环单元(Cyclic Components)$A_{ij} = (\boldsymbol{\Sigma}_{px} - \boldsymbol{\Sigma}_{px}^{\mathrm{T}})_{ij}$ 可构成一列矢量 $\boldsymbol{\Delta} = [A_{23}\quad A_{31}\quad A_{12}]^{\mathrm{T}}$,由这个列向量可构建一个对称的 4×4 矩阵 $Q(\boldsymbol{\Sigma}_{px})$

$$Q(\boldsymbol{\Sigma}_{px}) = \begin{bmatrix} \mathrm{tr}(\boldsymbol{\Sigma}_{px}) & \boldsymbol{\Delta}^{\mathrm{T}} \\ \boldsymbol{\Delta} & \boldsymbol{\Sigma}_{px} + \boldsymbol{\Sigma}_{px}^{\mathrm{T}} - \mathrm{tr}(\boldsymbol{\Sigma}_{px})\boldsymbol{I}_3 \end{bmatrix} \tag{7-11}$$

这里 I_3 是一个 3×3 单位矩阵,这样与矩阵 $Q(\boldsymbol{\Sigma}_{px})$ 的最大特征值对应的单位特征向量 $\boldsymbol{q}_R = [q_0\quad q_1\quad q_2\quad q_3]^{\mathrm{T}}$ 将被选为优化的旋转矩阵,平移矩阵由下式给出:

$$\boldsymbol{q}_T = \boldsymbol{\mu}_x - \boldsymbol{R}(\boldsymbol{q}_R)\mu_p \tag{7-12}$$

7.3.2　奇异值分解法

1987 年 K. S. Arun 提出了奇异值分解法 ——SVD 法[5]。设目标函数表示为式(7-1)式中 $\boldsymbol{R}$ 采用一个 3×3 矩阵表示,$\boldsymbol{T}$ 采用一个 3×1 矩阵表示。p_i 和 p'_i 分别表示两个待配准数据集合中的数据点,这两个数据集合的质心可由下式计算,即

$$\begin{aligned} p' &= \frac{1}{N}\sum_{i=1}^{N} p'_i \\ p &= \frac{1}{N}\sum_{i=1}^{N} p_i \end{aligned} \tag{7-13}$$

利用式(7-14),计算这两个数据集合中每一个数据点相对于质心的位移,即

$$\begin{aligned} q_i &= p_i - p \\ q'_i &= p'_i - p' \end{aligned} \tag{7-14}$$

则式(7-1) 可以写成以下形式:

$$\sum{}^2 = \sum_{i=1}^{N} \| q'_i - Rq_i \|^2 \tag{7-15}$$

将式(7-15) 的右边展开,得到

$$\begin{aligned} \sum{}^2 &= \sum_{i=1}^{N}(q'_i - \boldsymbol{R}q_i)^{\mathrm{T}}(q'_i - \boldsymbol{R}q_i) = \sum_{i=1}^{N}(q_i'^{\mathrm{T}}q'_i + q_i^{\mathrm{T}}\boldsymbol{R}^{\mathrm{T}}\boldsymbol{R}q_i - q_i'^{\mathrm{T}}\boldsymbol{R}q_i - q_i^{\mathrm{T}}\boldsymbol{R}^{\mathrm{T}}q'_i) = \\ &\sum_{i=1}^{N}(q_i'^{\mathrm{T}}q'_i + q_i^{\mathrm{T}}q_i - 2q_i'^{\mathrm{T}}\boldsymbol{R}q_i) \end{aligned} \tag{7-16}$$

这样,使 $\sum{}^2$ 最小等价于使 $\boldsymbol{F}$ 最大,即

$$\boldsymbol{F} = \sum_{i=1}^{N} q_i'^{\mathrm{T}}\boldsymbol{R}q_i = \mathrm{Trace}\left(\sum_{i=1}^{N}\boldsymbol{R}q_i q_i'^{\mathrm{T}}\right) = \mathrm{Trace}(\boldsymbol{RH}) \tag{7-17}$$

式中

$$\boldsymbol{H} = \sum_{i=1}^{N} q_i q_i^{\mathrm{T}}$$

根据Lemma定理：对任何正定矩阵 $\boldsymbol{AA}^{\mathrm{T}}$ 和正交矩阵 $\boldsymbol{B}$，有

$$\mathrm{Trace}(\boldsymbol{AA}^{\mathrm{T}}) \geqslant \mathrm{Trace}(\boldsymbol{BAA}^{\mathrm{T}}) \tag{7-18}$$

Lemma定理的证明：让 $\boldsymbol{a}_i$ 表示 $\boldsymbol{A}$ 的第 i 列，则

$$\mathrm{Trace}(\boldsymbol{BAA}^{\mathrm{T}}) = \mathrm{Trace}(\boldsymbol{A}^{\mathrm{T}}\boldsymbol{BA}) = \sum_i \boldsymbol{a}_i^{\mathrm{T}}(\boldsymbol{Ba}_i) \tag{7-19}$$

由Schwarz不等式

$$\boldsymbol{a}_i^{\mathrm{T}}(\boldsymbol{Ba}_i) \leqslant \sqrt{(\boldsymbol{a}_i^{\mathrm{T}}\boldsymbol{a}_i)(\boldsymbol{a}_i^{\mathrm{T}}\boldsymbol{B}^{\mathrm{T}}\boldsymbol{Ba}_i)} = \boldsymbol{a}_i^{\mathrm{T}}\boldsymbol{a}_i \tag{7-20}$$

因此 $\mathrm{Trace}(\boldsymbol{BAA}^{\mathrm{T}}) \leqslant \sum_i \boldsymbol{a}_i^{\mathrm{T}}\boldsymbol{a}_i = \mathrm{Trace}(\boldsymbol{AA}^{\mathrm{T}})$ (7-21)

$\boldsymbol{H}$ 的奇异值分解为

$$\boldsymbol{H} = \boldsymbol{U} \wedge \boldsymbol{V}^{\mathrm{T}} \tag{7-22}$$

这里 $\boldsymbol{U}$ 和 $\boldsymbol{V}$ 是 3×3 正交矩阵，$\boldsymbol{\Lambda}$ 是 3×3 具有非负元素的对角矩阵，令

$$\boldsymbol{X} = \boldsymbol{VU}^{\mathrm{T}}\text{（它是正交的）} \tag{7-23}$$

于是，有

$$\boldsymbol{XH} = \boldsymbol{VU}^{\mathrm{T}}\boldsymbol{U\Lambda V}^{\mathrm{T}} = \boldsymbol{V\Lambda V}^{\mathrm{T}} \tag{7-24}$$

它是对称和正定的。因此根据Lemma定理，对任何 3×3 正交矩阵 $\boldsymbol{B}$，则

$$\mathrm{Trace}(\boldsymbol{XH}) \geqslant \mathrm{Trace}(\boldsymbol{BXH}) \tag{7-25}$$

这样，在所有 3×3 正交矩阵中，$\boldsymbol{X}$ 使 $\boldsymbol{F}$ 最大，也就是使 $\sum^2$ 最小。

SVD法的实现步骤如下：

① 从 $\{p_i\}$，$\{p'_i\}$ 计算 p，p'，$\{q_i\}$，$\{q'_i\}$

② 计算 3×3 矩阵

$$\boldsymbol{H} = \sum_{i=1}^{N} q_i q_i'^{\mathrm{T}} \tag{7-26}$$

③ 对 $\boldsymbol{H}$ 进行奇异值分解：

$$\boldsymbol{H} = \boldsymbol{U\Lambda V}^{\mathrm{T}} \tag{7-27}$$

④ 计算旋转矩阵 $\boldsymbol{R}$ 公式如下：

$$\boldsymbol{R} = \boldsymbol{VU}^{\mathrm{T}} \tag{7-28}$$

⑤ 计算平移矩阵 $\boldsymbol{T}$ 公式如下：

$$\boldsymbol{T} = \boldsymbol{p}' - \boldsymbol{Rp} \tag{7-29}$$

7.4 配准控制点集选取方法

本书中把参与模型配准运算的空间数据点称为模型配准控制点。模型配准控制点集的选取将决定模型配准运算的速度与配准结果的可靠性。由式(7-1)所示的模型配准目标函数可知，若配准控制点的数目为 N，则配准计算复杂度为 $O(N^2)$。可见，如果直接使用过多的配准控制点进行配准运算，存在运算量很大的问题。基于锥束CT设备对工件进行数字化测量，得到的测量数据包含的数据点可达数十万个，不太可能也没有必要把测量数据中的所有数据点都作为配准控制点，参与到模型配准运算中。使用哪些数据点作为配准控制点，是模型配准定

位问题首先需要解决的问题。本节给出一种基于工件 CAD 模型的模型配准控制点集选取方法。

7.4.1　模型配准的稳定性

模型配准的稳定性指标用于评估分析所选配准控制点集的稳定性。避免由于配准控制点选取的问题，使得模型配准定位缺乏足够的约束，而造成配准运算的不收敛。实际上，模型配准定位的稳定性分析与夹具装夹以及机器人抓持的稳定性分析的目标是一致的。对模型配准定位进行稳定性分析的主要目的，在于验证基于特定的配准控制点集所进行的模型配准运算是否会收敛，是否有足够的约束保证模型配准的稳定进行。为满足配准精度与可靠性的同时，选用尽量少的配准控制点参与配准定位提供依据。这在使用三坐标测量机进行工件测量检测时，显得尤为重要。在夹具装夹与机器人抓持设计分析中，则需要在工件上选择合适的装夹或者抓持点的数量与位置，增强抗外力干扰的能力，保证装夹或抓持的稳定。

在文献[6]中，Sahoo 与 Menq 分析了模型配准目标函数相对于模型配准变换的 6 个分量的微小变化的灵敏度。给出了一种与所选择的配准点的局部属性相关的灵敏度测度。所给出的配准控制点本身的几何位置误差与模型配准定位的变换参数误差之间的关系见下式：

$$\begin{bmatrix} \varepsilon_1 \\ \varepsilon_2 \\ \vdots \\ \varepsilon_m \end{bmatrix} = \begin{bmatrix} n_x^1 & n_y^1 & n_z^1 & -(n_1 \times r_1)^{\mathrm{T}} \\ n_x^2 & n_y^2 & n_z^2 & -(m_2 \times r_2)^{\mathrm{T}} \\ \vdots & \vdots & \vdots & \vdots \\ n_x^m & n_y^m & n_z^m & -(n_m \times r_m)^{\mathrm{T}} \end{bmatrix} \begin{bmatrix} \delta t_1 \\ \delta t_2 \\ \delta t_3 \\ \delta t_4 \\ \delta t_5 \\ \delta t_6 \end{bmatrix} \tag{7-30}$$

式中，r_1 是第 i 个模型配准控制点；$\hat{n}_i$ 是第 i 个模型配准控制点处的法矢；ε_i 是其几何位置误差。把式(7-30)表示为更紧凑的形式，即

$$\hat{\boldsymbol{\varepsilon}} = \boldsymbol{A}\delta\hat{t} \tag{7-31}$$

式中，矩阵 $\mathbf{A}$ 为灵敏度矩阵。可以看出，模型配准定位变换参数误差与配准控制点位置误差之间的传递，主要取决于灵敏度矩阵 $\mathbf{A}$ 的性质。

矩阵 $\mathbf{A}$ 的特征值 $\lambda_1, \cdots, \lambda_6$ 被用于研究尺寸误差 $\hat{\boldsymbol{\varepsilon}}$ 与模型配准定位变换参数误差 $\delta\hat{t}$ 之间的关系。当所有的特征值均大于零时，可以决定一个唯一的变换，有一些特征值等于零时，就会有多个解，即存在奇异性。

设 $\lambda_1 \geqslant \lambda_2 \geqslant \lambda_3 \geqslant \lambda_4 \geqslant \lambda_5 \geqslant \lambda_6$，模型配准控制点的数目为 n 个，Sahoo 等人所定义的灵敏度测度为

$$\bar{\lambda} = \lambda_6 / \sqrt{n} \tag{7-32}$$

$\bar{\lambda}$ 反映了配准控制点的数目与配准控制点处的几何属性对于模型配准变换参数的误差的联合效应。随着 $\bar{\lambda}$ 的增大，模型配准变换参数的误差 $\delta\hat{t}$ 就会变小。可见，具有相对更大的 $\bar{\lambda}$ 值的测量点集应该被作为模型配准控制点集。

在文献[7]中，Simon进行了类似的分析，在式(7-33)的基础上进行模型配准定位的约束

分析。

$$E_p(\tilde{\boldsymbol{\varepsilon}}) = |\tilde{\boldsymbol{\varepsilon}}|^2 = \delta\tilde{\boldsymbol{t}}^{\mathrm{T}}\boldsymbol{A}^{\mathrm{T}}\boldsymbol{A}\delta\tilde{\boldsymbol{t}} \tag{7-33}$$

式中，$E_p(\tilde{\boldsymbol{\varepsilon}})$ 是配准控制点的尺寸误差平方和。在 $\boldsymbol{A}^{\mathrm{T}}\boldsymbol{A}$ 上进行主元分析，得到

$$\boldsymbol{A}^{\mathrm{T}}\boldsymbol{A} = \boldsymbol{Q}\boldsymbol{\Lambda}\boldsymbol{Q}^{\mathrm{T}} = \begin{bmatrix} q_1 \\ q_2 \\ q_3 \\ q_4 \\ q_5 \\ q_6 \end{bmatrix}^{\mathrm{T}} \begin{bmatrix} \lambda_1 & & & & & \\ & \lambda_2 & & & & \\ & & \lambda_3 & & & \\ & & & \lambda_4 & & \\ & & & & \lambda_5 & \\ & & & & & \lambda_6 \end{bmatrix} \begin{bmatrix} q_1 \\ q_2 \\ q_3 \\ q_4 \\ q_5 \\ q_6 \end{bmatrix} \tag{7-34}$$

在式(7-34)中，$\lambda_1 \geqslant \lambda_2 \geqslant \lambda_3 \geqslant \lambda_4 \geqslant \lambda_5 \geqslant \lambda_6$ 是 $\boldsymbol{A}^{\mathrm{T}}\boldsymbol{A}$ 的特征值，$\boldsymbol{q}_i\ (i=1,\cdots,6)$ 是对应的单位特征矢量。式(7-34)又可以写为

$$E_p(\tilde{\boldsymbol{\varepsilon}}) = \sum_{i=1}^{6} \lambda_i (\delta\tilde{\boldsymbol{t}}^{\mathrm{T}}\boldsymbol{q}_i)^2 \tag{7-35}$$

可见，如果有部分特征值接近或等于0，则沿对应的特征矢量方向对配准控制点施加扰动不会造成 $E_p(\tilde{\boldsymbol{\varepsilon}})$ 的变化。在这种情况下，就不能在奇异方向对物体进行准确定位。一般而言，所有的特征值都应该尽可能的大，使得 $E_p(\tilde{\boldsymbol{\varepsilon}})$ 对于所有的变换均有最大的敏感度。使用式(7-36)作为灵敏度测度，即

$$S = \frac{\lambda_6^2}{\lambda_1} \tag{7-36}$$

从式(7-36)可以直观地看出，当它取最大值时，意味着最小特征值 λ_6 的值比较大，而所有6个特征值之间的变化比较小。灵敏度测度的值越大，位置变换的误差就越小，Simon 使用它作为模型配准控制点优化选取的一个指标。

在文献[8]中，Natasha Gelfand 等人对基于点-面误差测度的ICP算法的模型配准控制点选取问题进行了研究，以约束所有潜在的不稳定变换为目标，进行模型配准控制点的选取。定义协方差矩阵(Covariance Matrix) $\boldsymbol{C}$ 为

$$\boldsymbol{C} = \boldsymbol{F}\boldsymbol{F}^{\mathrm{T}} = \begin{bmatrix} p_1 \times n_1 & \cdots & p_k \times n_k \\ n_1 & \cdots & n_k \end{bmatrix} \begin{bmatrix} (p_1 \times n_1)^{\mathrm{T}} & n_1^{\mathrm{T}} \\ \vdots & \vdots \\ (p_k \times n_k)^{\mathrm{T}} & n_k^{\mathrm{T}} \end{bmatrix} \tag{7-37}$$

通过分析协方差矩阵 $\boldsymbol{C}$ 的特征值，来检测基于所选取的模型配准控制点集的模型配准，是否存在无约束的变换。设 $\lambda_1 \geqslant \lambda_2 \geqslant \lambda_3 \geqslant \lambda_4 \geqslant \lambda_5 \geqslant \lambda_6$ 是矩阵 $\boldsymbol{C}$ 的6个特征值，$X_1,\cdots,X_6$ 是对应的特征向量。每一个特征向量对应一个通常的螺旋运动(Screw Motion)，用绕一个轴的旋转与沿该轴向的平移来描述。如果任意特征值 λ_k 与 λ_1 比较小，则对应的特征矢量对应了一个滑动方向。使用矩阵 $\boldsymbol{C}$ 的条件数 c 作为模型配准的稳定性测度即

$$c = \frac{\lambda_1}{\lambda_2} \tag{7-38}$$

模型配准控制点选取的目标是使 c 的值尽可能等于1。

7.4.2　基于CAD模型的配准控制点集选取

针对使用锥束CT设备获取，具有高密度、大数据量特点的工件测量数据与其CAD模型的配准定位问题，研究模型配准控制点选取方法。由于测量数据包含了数目很多的测量数据点，以及配准控制点饱和现象的存在[9]（即在配准控制点数目足够多的情况下，增加更多的配准控制点或对配准控制点的布局进行优化，模型配准定位的精度不会有明显改善），不能也没有必要直接使用所有的测量数据点作为模型配准控制点，参与模型配准定位运算。模型配准控制点选取的目标应该是：从测量数据或CAD模型上，选取能够使配准稳定，在满足配准可靠性要求的情况下，尽可能使配准定位的精度与效率更高。

可以有两种策略用于模型配准控制点选取：第一种是CAD模型驱动的配准控制点预规划方案；第二种是基于测量数据的压缩处理方案。第一种策略可以充分利用CAD模型与计算机仿真分析手段，更有可能选出使模型配准稳定并满足可靠性要求的配准控制点集。

CAD模型驱动的配准控制点选取方案包括两个步骤：首先，在工件CAD模型上预先规划出模型配准基准点集；然后，把模型配准基准点集映射到工件测量模型，获取测量模型上对应的模型配准控制点集，并以此作为工件配准定位所依据的配准控制点集。

在工件CAD模型的边界曲面上预先规划配准基准点集，有以下两种方法。

① 优化选点。满足配准可靠性要求的情况下，使配准基准点的数目尽可能少，从而减少模型配准运算量；或者使配准基准点的分布更优化，使模型配准具有更高的定位精度，使配准运算更快收敛。

② 均匀选点。满足配准可靠性要求的情况下，在CAD模型边界曲面上均匀采样选点，这是一种简洁的方法。

在工件CAD模型的边界曲面上优化选取配准基准点集，属于组合优化的问题。把工件CAD模型的边界连续曲面离散为点云曲面，然后使用组合优化方法，从中筛选出一个优化的子集，是可行的计算策略。但是，通常的组合优化方法存在计算量太大的问题。设点云曲面中数据点数为 m，而需要选取的配准基准点数为 $n(n \geqslant 6)$，若使用穷举搜索算法，计算复杂度约为 $O(m^n)$。可见，即使对于小规模的问题，穷举算法的计算量一般也是无法承受的。

以文献[10]中的顺序优化算法为基础，在工件CAD模型的边界曲面上优化选取模型配准基准点集。现在对顺序优化选点的基本原理做简要介绍。

式(7-33)进一步表示为

$$E_p(\tilde{\boldsymbol{\varepsilon}}) = |\tilde{\boldsymbol{\varepsilon}}|^2 = \delta\tilde{\boldsymbol{t}}^{\mathrm{T}}\boldsymbol{A}^{\mathrm{T}}\boldsymbol{A}\delta\tilde{\boldsymbol{t}}^{\mathrm{T}} = \delta\tilde{\boldsymbol{t}}^{\mathrm{T}}\boldsymbol{M}\delta\tilde{\boldsymbol{t}}^{\mathrm{T}} \tag{7-39}$$

式中，矩阵 $\boldsymbol{M}$ 为信息矩阵，其行列式 $\det\boldsymbol{M}$ 可以作为优化选点的指标，使 $\det\boldsymbol{M}$ 越大，则模型配准定位的误差就越小[11]。设由 n 个配准基准点及其法矢生成的信息矩阵为 $\boldsymbol{M}$，增加（或删除）一个配准基准点 X_j 后生成的信息矩阵为 $\boldsymbol{M}_j$，通过矩阵运算，可以得到以下递推公式：

$$\det\boldsymbol{M}_j = (1 \pm \boldsymbol{p}_{ij})\det\boldsymbol{M} \tag{7-40}$$

式中

$$\boldsymbol{p}_{jj} = \boldsymbol{h}_j^{\mathrm{T}}\boldsymbol{M}^{-1}\boldsymbol{h}_j, \boldsymbol{h}_j^{\mathrm{T}} = -[\boldsymbol{n}_j^{\mathrm{T}}\ (\boldsymbol{n}_j \times \boldsymbol{X})^{\mathrm{T}}]$$

基于上述递推公式，就可以使用“自顶向下”后者“自底向上”的策略，设计配准基准点选取的顺序优化算法。前种策略从 N 个候选离散点开始，从中选择使 $\boldsymbol{p}_{jj}$ 最小的第 j 个点，并从点集中去除该点。重复此过程，直至剩余的点数达到预先设定的点数。后种策略先选择 6 个点，使得矩阵 $\boldsymbol{A}$ 满秩。然后，从剩余的 $N-6$ 个点中选择使 $\boldsymbol{p}_{jj}$ 最大的点，并添加到初始的配准基准点规划中，直至点数达到预先设定的数目。

由于测量数据中噪声的存在，以及测量数据的不完整性，把规划好的模型配准基准点映射到测量数据，从测量数据提取对应的数据点作为最终的模型配准控制点，可以使模型配准定位的结果更可靠。

把预规划的配准控基准点集映射到测量数据的过程，分为以下两个步骤。

① 实现测量数据与预规划配准基准点集$\{CP_i \mid i=1,\cdots,n\}$的配准；对其中的每一个点，从叶片测量数据中提取最近点作为对应点，得到配准控制点集$\{MP_i \mid i=1,\cdots,n\}$。

② 对$\{MP_i \mid i=1,\cdots,n\}$进行后置处理，滤除其中对模型配准精度有不利影响的坏点。

认为坏点的产生主要源于测量数据中的噪声以及孔洞的存在，使用配准控制点集的过滤算法滤除坏点：

输入：配准控制点对$\{(CP_i,MP_i) \mid i=1,\cdots,n\}$，坏点滤除阈值控制系数$k$；

输出：去除坏点以后的配准控制点集$\{MP'_j \mid j=1,\cdots,m\}$，其中$m \leqslant n$；

① 计算每一配准控制点对的距离：

$$d_i = \| CP_i - MP'_i \|, \quad i=1,\cdots,n \tag{7-41}$$

② 计算配准控制点对之间的距离平均值：

$$\bar{d} = \frac{1}{n}\sum_{i=1}^{n} d_i \tag{7-42}$$

③ 计算配准控制点对之间的距离标准差：

$$\sigma = \left\{ \left[\frac{1}{n}\sum_{i=1}^{n} (d_i - \bar{d}) \right]^2 \right\}^{1/2} \tag{7-43}$$

④ 判断每一个配准控制点对之间的距离d_i是否位于区间$[\bar{d}+k\sigma, \bar{d}-k\sigma]$内，若不在此区间内，则从$\{MP_i \mid i=1,\cdots,n\}$中去除对应的数据点。

7.4.3 配准控制点选取实例

以某涡轮叶片为例，基于叶片CAD模型，从叶身型面与榫板表面以较高的密度均匀离散出数据点作为候选点（总点数$N=3\ 600$），如图7.1所示。分别使用顺序优化选点方法与均匀采样选点方法，从候选点集中选取400个数据点，结果如图7.2、图7.3所示。

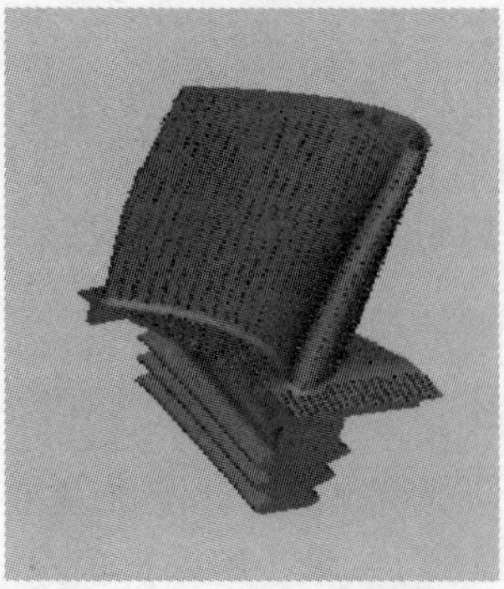

图7.1 叶片表面离散点

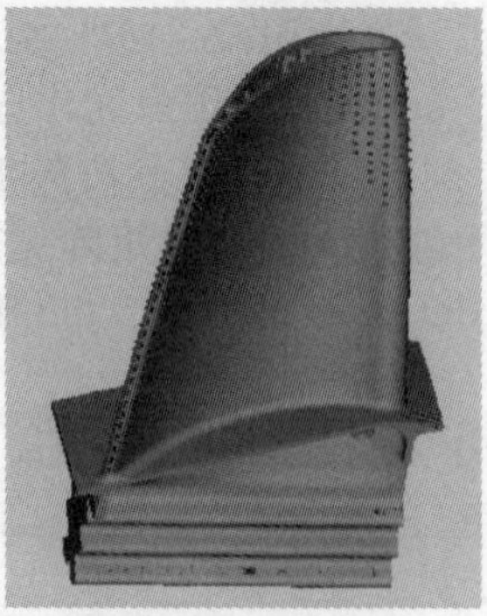

图7.2 顺序优化选点

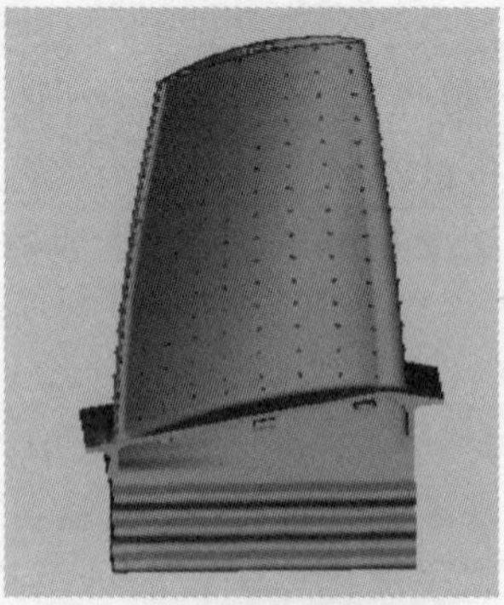

图7.3 均匀采样选点

7.5　模型配准过程加速算法

7.5.1　配准加速算法概述

已有的配准方法的计算量都比较大,在实际应用中有必要对配准方法进行改进,在保证精度的同时提高配准速度。对于配准算法的加速,一方面可以对配准算法自身进行加速,另一方面确定出算法中最为耗时的瓶颈进行加速。模型配准运算中,求取待配准模型的数据点到理论模型的距离是非常耗时的过程。目前求取空间点到模型的距离主要有两类方法:第一类是基于 Gilber[12] 算法的多面体分解算法,但是这种方法不能保证正确处理任意复杂的情况,因此这种方法的应用受到一定的限制;另外一类是利用空间八叉树剖分技术来搜索最近三角面片。但是在利用空间八叉树剖分物体模型后,在空间点周围的近邻三角面片数目可能会很多,就需要计算从空间点到每一个近邻三角面片的距离,这样会使效率有所下降。因此该方法可与其他方法相结合,来缩小空间点的近计三角面片数目。将配准算法自身的特点与配准过程中最为耗时的过程结合起来考虑,将会对配准算法的加速起到很好的效果。

Besl 采用方向加速方法对配准进行加速[1];Zhang[13] 采用 K 维树对一个 K 维空间进行二等分,反复进行,从而实现对整个空间的划分来实现加速;Lavallée 和 Szeliski[14] 对距离计算采用了预处理,首先他们利用八叉树对模型所在空间进行子分割,从而得到一系列的终端节点,然后对每一个终端节点的 8 个角点求取到指定模型的距离$\{d_1, d_2, d_3, d_4, d_5, d_6, d_7, d_8\}$,为后续的距离计算作准备。如果要求取某一个数据点 P 到指定模型的距离,可以把点 P 所在的终端节点找到,然后利用该终端节点的$\{d_1, d_2, d_3, d_4, d_5, d_6, d_7, d_8\}$ 通过三线性插值得到点 P 到指定模型的距离。但是这种方法需要计算每一个终端节点的 8 个角点到指定模型的距离$\{d_1, d_2, d_3, d_4, d_5, d_6, d_7, d_8\}$,因此计算量很大并且要求较大的存储空间;Chen 和 Medioni[15] 提出数据点到模型的距离可以通过从数据点到该点在模型表面对应点处的近似平面的距离获得,当数据点与模型的位置比较接近时,这种方法可以得到比较准确的距离近似值,但是这种方法不太适用于数据点与模型位置相距较远的情况。

7.5.2　改进的迭代方向加速算法

在执行模型配准运算时,开始阶段迭代收敛较快,在接近最优解的时候,迭代收敛要比开始阶段慢。为了加速迭代过程,需要选择合适的加速方式来改善这种情况。根据配准算法的特点,给出一种改进的迭代方向加速算法。在迭代过程中,每一次迭代都会获得一系列配准向量,表示为$\boldsymbol{q}_1, \boldsymbol{q}_2$ $\boldsymbol{q}_3, \cdots, \boldsymbol{q}_k, \cdots$,这些配准向量表示了配准过程的收敛趋势。为了加速收敛过程,需要选取合适的搜索因子来改善配准向量$\boldsymbol{q}_k$(见图 7.4),使迭代向收敛更快的方向进行。该算法与迭代方向加速算法的主要区别在于以下两点,一是利用均方误差平均值代替均方误差,减少了沿错误方向搜索的概率;二是在加速条件方面作改进,以快速找到正确的搜索方向。

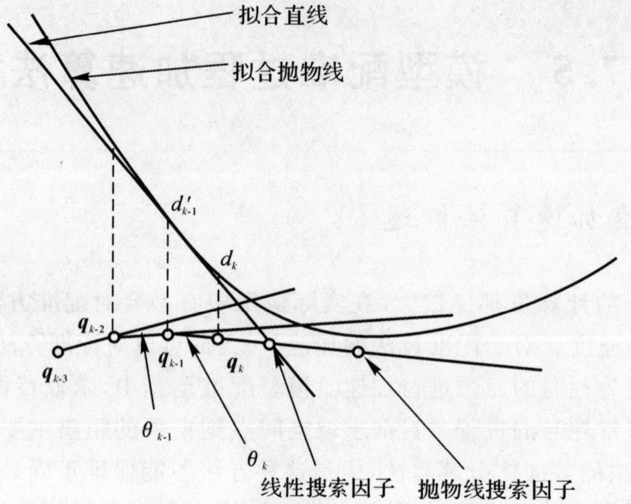

图 7.4　配准算法的加速方向图

令配准参数($\alpha, \beta, \gamma, T_x, T_y, T_z$)表示向量 $\boldsymbol{q}$,其中前 3 个参数是角度,后 3 个参数是平移参数。方向角为

$$\theta_k = \cos^{-1}\left(\frac{\Delta \boldsymbol{q}_k{}^t \Delta \boldsymbol{q}_{k-1}}{\| \Delta \boldsymbol{q}_k \| \| \Delta \boldsymbol{q}_{k-1} \|}\right) \tag{7-44}$$

式中,$\Delta \boldsymbol{q}_k = \boldsymbol{q}_k - \boldsymbol{q}_{k-1}$。图 7.4 中,$\boldsymbol{q}_{k-3}$,$\boldsymbol{q}_{k-2}$,$\boldsymbol{q}_{k-1}$,$\boldsymbol{q}_k$ 表示配准过程中最近 4 次的配准向量。d_{k-3},d_{k-2},d_{k-1},d_k 表示对应的均方误差。d'_k 表示与第 k 次迭代相邻的两次迭代过程均方误差的平均值。因此有

$$\begin{aligned} d'_{k-2} &= \frac{d_{k-3} + d_{k-1}}{2} \\ d'_{k-1} &= \frac{d_{k-2} + d_k}{2} \end{aligned} \tag{7-45}$$

当 $\theta_k < \Delta\theta$ 而且 $\theta_{k-1} < \Delta\theta$ 时,表示可以得到好的配准加速方向。令 s_k,s_{k-1},s_{k-2} 分别表示图 7.4 曲线上的近似圆弧长度,则有

$$\left.\begin{aligned} s_k &= 0 \\ s_{k-1} &= - \| \boldsymbol{q}_k - \boldsymbol{q}_{k-1} \| \\ s_{k-2} &= - \| \boldsymbol{q}_{k-1} - \boldsymbol{q}_{k-2} \| + s_{k-1} \end{aligned}\right\} \tag{7-46}$$

现在求取线性搜索因子 v_1 和抛物线搜索因子 v_2。在加速过程中,尽管 3 次插值法比抛物线法的收敛速度快,但是正确性不好,因此选择抛物线法。抛物线法是超线性收敛的。通过最近 3 次的迭代数据,可以确定直线方程和抛物线方程为

$$\left.\begin{aligned} d_1(v) &= a_1 v + b_1 \\ d_2(v) &= a_2 v^2 + b_2 v + c \end{aligned}\right\} \tag{7-47}$$

然后得到线性搜索因子 v_1,即

$$v_1 = s_{k-2} - \frac{s_{k-2} d'_{k-2}}{d'_{k-2} - d_k} \tag{7-48}$$

令
$$\begin{cases}\dfrac{d'_{k-1}-d'_{k-2}}{s_{k-1}-s_{k-2}}=p_1\\[2ex]\dfrac{d_k-d'_{k-1}}{s_k-s_{k-1}}=p_2\end{cases}$$

则有
$$\begin{cases}a_2=\dfrac{p_2-p_1}{s_k-s_{k-2}}\\[2ex]b_2=p_1-a_2(s_{k-1}+s_{k-2})\end{cases}$$

从而得到抛物线搜索因子 v_2 为

$$v_2=-\frac{p_2}{2a_2}+\frac{1}{2}(s_k+s_{k-1}) \tag{7-49}$$

改进的迭代方向加速算法对加速条件进行改进，可通过以下条件估计加速向量。

① 如果 $0<v_2<v_1<v_{\max}$，或者 $0<v_2<v_{\max}<v_1$，或者 $-\|\Delta\boldsymbol{q}_{k-1}\|-\|\Delta\boldsymbol{q}_k\|<v_2<0$，加速向量可以利用下式计算：

$$\boldsymbol{q}_k{}'=\boldsymbol{q}_k+v_2\Delta\boldsymbol{q}_k/\|\Delta\boldsymbol{q}_k\| \tag{7-50}$$

② 如果 $0<v_1<v_2<v_{\max}$，或者 $0<v_1<v_{\max}<v_2$，或者 $v_2<-\|\Delta\boldsymbol{q}_{k-1}\|-\|\Delta\boldsymbol{q}_k\|$ 而且 $0<v_1<v_{\max}$，加速向量可以利用下式计算：

$$\boldsymbol{q}_k{}'=\boldsymbol{q}_k+v_1\Delta\boldsymbol{q}_k/\|\Delta\boldsymbol{q}_k\| \tag{7-51}$$

③ 如果 $v_1>v_{\max}$ 而且 $v_2>v_{\max}$，或者 $v_2<-\|\Delta\boldsymbol{q}_{k-1}\|-\|\Delta\boldsymbol{q}_k\|$ 而且 $v_{\max}<v_1$，加速向量可以利用下式计算：

$$\boldsymbol{q}_k{}'=\boldsymbol{q}_k+v_{\max}\Delta\boldsymbol{q}_k/\|\Delta\boldsymbol{q}_k\| \tag{7-52}$$

7.5.3　线性八叉树加速算法

待配准模型以 STL 文件格式表示时，配准控制点集与待配准模型间的距离问题就转化为空间点集与STL模型间的距离问题。由于求取空间点到STL模型的距离和投影点非常耗时，必然要对这个过程进行加速。空间任意一点到 STL 模型的距离就是指该点到 STL 模型的三角面片集的最小距离。由于 STL 模型的三角面片集包含许多三角面片，如果计算空间点到 STL 模型所有三角面片的距离，然后再取最小值，那么这个过程的计算量非常大，同时也会耗费相当多的时间，可以通过线性八叉树来加速求取距离。

八叉树是一种空间分割的层次数据结构，可以看成是四叉树在三维空间的一种扩展。而线性八叉树是一种比较好的八叉树表示方法，每一个节点被赋以一个代码，表示从根到该节点的一条路径。在目标复杂度一定的前提下，线性八叉树存储数据占用空间小，是一种较为理想的描述复杂空间数据的压缩结构。线性八叉树是用一个可变长度的一维数组来存储一棵八叉树的，它有效地减少了普通八叉树表示所需的存储空间，因此采用线性八叉树来表示 STL 模型的三角面片集。线性八叉树仅存储和处理那些包含三角面片的节点，并在编码中记录这些节点的位置。利用线性八叉树的不同层次细节来表示 STL 模型，不仅能够保持STL模型的整体完整性，而且同时突出了重要部位。

STL 模型是由一系列三角面片组成的，通过链表结构来表示；每个三角面片由 3 个顶点坐标和此面片的法矢描述，法矢为单位矢量且从实体的内部向外指出；3 个顶点的排列顺序与法矢满足“右手准则”。空间点是由一系列点组成，也通过链表结构来表示。线性八叉树经过分割后，终端节点的编码由链表结构来表示。首先通过数据点坐标确定出它所在的线性八叉树节点编码，然后找到位于该节点内的三角面片集，从而建立了三者之间的联系(见图7.5)。

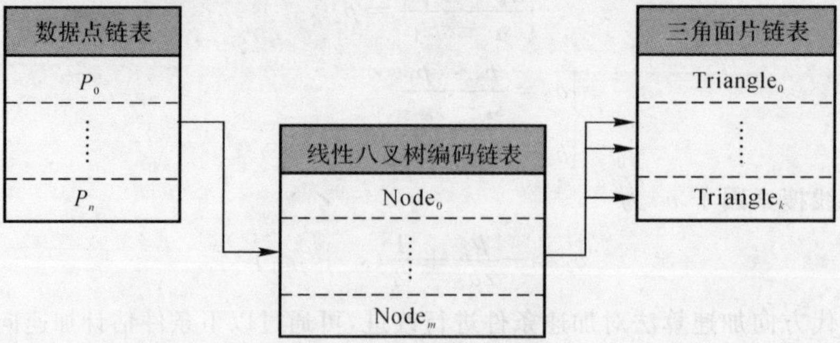

图7.5　数据结构示意图

针对空间任意一点到STL模型三角面片集的最小距离以及投影点问题，首先将这个空间点划分到线性八叉树的一个节点内，而线性八叉树的这个节点以及它的邻域节点内对应着一些三角面片(见表7.1)。因此这个点到STL模型的距离就转化成该点到它所在的线性八叉树节点以及邻域节点内的那些三角面片的距离值中的最小值，从而减少了大量的计算并且节约了时间。

表7.1　某模型的线性八叉树节点与三角面片关系表

节点编码	节点内的三角面片数目	节点内的三角面片序号
032	72	37305 37306 37307 37308 37309 37310 37312 37313 37314 37315 37316 37317 37318 37319 37320 37321 37322 37323 42537 42538 42539 42540 42541 42542 42543 42544 42545 42546 42547 42548 42549 42550 42551 42552 42553 42554 42555 42556 42571 42572 43533 43535 43539 43540 43543 43544 43545 43548 43551 43553 43558 43675 43676 43681 43682 43683 43688 43694 43696 43703 43709 43711 43712 43716 43719 43721 43724 43727 43731 43732 43734 43735
033	60	18578 18614 18615 37305 37306 37307 37308 37309 37310 37312 37313 37314 37315 37316 37317 37318 37319 37320 37321 37322 37323 42553 42555 42556 42557 42558 42559 42560 42561 42564 42565 42566 42567 42569 42570 42649 42650 43415 43417 43428 43429 43430 43431 43432 43433 43434 43440 43499 43500 43501 43506 43533 43535 43539 43542 43546 43551 43554 43555 43558
0363	74	37282 37283 37284 37285 37286 37287 37288 37289 37290 37291 37292 37293 37294 37295 37296 37297 37298 37299 37300 37301 37302 37303 37304 37305 37311 42537 42538 42539 42540 42541 42542 42543 42544 42545 42546 42547 42548 42549 42550 42551 42552 42553 42554 42555 42556 42557 42570 42571 42572 43675 43676 43679 43681 43682 43683 43685 43686 43688 43690 43691 43692 43694 43697 43698 43704 43709 43711 43713 43719 43722 43728 43732 43734 43735
…	…	…

为了进一步提高计算空间点到STL模型表面距离及投影点，给出参考球法。首先把STL模型的三角面片集划分到线性八叉树中，然后找到空间点与线性八叉树的对应关系，从而建立起空间点与近邻三角面片间的联系，再通过参考球进一步缩小空间点的近邻三角面片数目，从而有效地减少计算量，较快地求取出空间点到STL模型表面的距离。

令空间点表示为 P，STL模型表示为 S。利用图7.5所示的数据结构关系，可以确定空间点 P 在线性八叉树中所在节点Node的编码，再查找点 P 所在节点Node的线性八叉树邻域，从而可以确定Node及其邻域中的三角面片集，表示为 X。但是由于 X 中可能会包含很多个三角面片，而有些三角面片与空间点 P 的距离非常远，因此这些三角面片到空间点 P 的距离是无须计算的。利用以空间点 P 为球心的参考球来去除那些距离空间点 P 比较远的三角面片（见图7.6）。

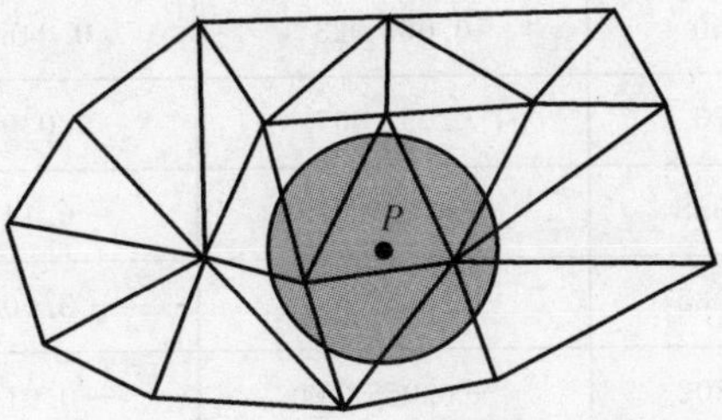

图 7.6　参考球与三角面片关系图

令 $B(P,r)$ 表示以点 P 为球心，以 r 为半径的参考球。参考球的初始半径 r 一般取为节点Node的边长。X 与 $B(P,r)$ 的交集记为 Y，Y 为位于参考球内的三角面片集，则有

$$Y = X \cap B(P,r) \tag{7-53}$$

如果 $Y \neq \phi$，点 P 到 STL 模型的距离就转换为点 P 到 Y 的距离，即为 $d(P,S)=d(P,Y)$。如果 $Y=\phi$，表示参考球内没有三角面片，这说明三角面片位于参考球外，就需要将参考球半径变大一倍，依此类推。通过将参考球外的三角面片舍弃掉，可以避免大量的距离运算，有利于节省时间。

求取空间点到STL模型表面距离及投影点是一个非常耗时的操作，在不采用加速的情况下，其计算量正比于 $N_p \times N_x$，其中 N_p 为空间点的总数，N_x 为三角面片的总数；在利用线性八叉树剖分进行加速的情况下，其计算量正比于 $N_p \times N_c$，其中 N_p 为空间点的总数，N_c 为在线性八叉树中，某个数据点所在节点及其邻近节点内三角面片的总数；当利用参考球法进行加速时，其计算量正比于 $N_p \times N_b$，其中 N_p 为空间点的总数，N_b 为在线性八叉树中，某个数据点的参考球内三角面片的总数。N_x，N_c，N_b 的关系为 $N_x > N_c > N_b$。从而可以看出参考球法有效地减少了计算量。模型越复杂，N_x 与 N_c 和 N_b 相差就越大，采用参考球法更能体现出速度上的优越性。

7.5.4　加速算法结果对比

1. 改进的迭代方向加速算法配准结果对比

改进的迭代方向加速算法与迭代方向加速算法相比，更加稳定。分别将两种方法应用到

配准过程中进行加速，实验结果表明两种方法所耗费时间比较接近，但是改进的迭代方向加速算法的稳定性更好。待配准模型取一组 512×512 的叶片 CT 数据模型，在初始状态时引进了斜角 α,γ，其中 $\alpha=-3°,\gamma=-2°$。所以模型初始模拟参数为：$(\Delta x,\Delta y,\Delta z,\Delta\alpha,\Delta\beta,\Delta\gamma)=(0,0,0,-3°,0°,-2°)$

对基本 ICP 算法分别采用方向加速算法和改进的迭代方向加速算法进行加速，在取不同 $\Delta\theta$ 时，结果见表 7.2。

表 7.2 ICP 算法的加速结果对比

采用方法	采用迭代方向加速算法 $(\Delta\theta=3°)$	采用改进的迭代方向加速算法 $(\Delta\theta=3°)$	采用迭代方向加速算法 $(\Delta\theta=10°)$	采用改进的迭代方向加速算法 $(\Delta\theta=10°)$
Δx/mm	0.047 540	0.063 023	0.045 737	0.063 467
Δy/mm	0.044 873	0.053 807	0.030 225	0.054 073
Δz/mm	−0.177 588	−0.089 629	−0.147 189	−0.091 429
$\Delta\alpha$/(°)	−2.967 035	−2.957 091	−3.008 687	−2.956 989
$\Delta\beta$/(°)	−0.037 302	−0.055 044	−0.014 503	−0.055 343
$\Delta\gamma$/(°)	−2.059 782	−2.031 765	−1.797 674	−2.031 682

从表 7.2 中可以看出，采用迭代方向加速算法对 ICP 算法进行加速，当取不同的 $\Delta\theta$ 时，有些配准参数与理论值偏差较大；而采用改进的迭代方向加速算法进行加速，当取不同的 $\Delta\theta$ 时，各个配准参数与理论值都非常接近，没有出现偏差较大的情况。因此可以验证改进的迭代方向加速算法比方向加速算法更加稳定。

2. 基于线性八叉树加速的配准算法配准结果对比

仍然选取叶片模型进行测试。从叶片模型周围任意选取 993 个数据点，对该数据点集分别利用线性八叉树剖分方法以及参考球方法求取距离，并将两种方法的对比结果列出(见表 7.3)。表 7.3 为分别采用两种方法对不同精度下的复杂 STL 模型求取距离和所用时间对比。

表 7.3 叶片模型的测试结果

STL 模型中三角面片数	线性八叉树剖分求取距离所用时间 /s	参考球法所用时间 /s
7 313	12.704	4.484
22 782	13.063	7.421
66 613	69.25	24.688

从表 7.3 中的数据可以看出，对于不同精度下的叶片 STL 模型，参考球方法与基于线性八叉树求距离的方法相比，速度提高约 1.7～2.8 倍。

对一个包含 22 782 个三角面片的叶片模型选取不同数目的数据点，分别用线性八叉树剖分方法以及参考球方法求取距离。所用时间对比如图 7.7 所示，从图中数据可以看出，参考球法能够较快地求取点到 STL 模型表面的距离，从而可以较快地实现配准；此外该方法在大量计算距离时，更能显示它的优越性。但是求取距离的精度与时间是同 STL 模型的三角面片数目有关。STL 模型的三角面片数目越多，求取距离的精度也越高，时间也会变长，可按实际需要选择合适的 STL 模型。

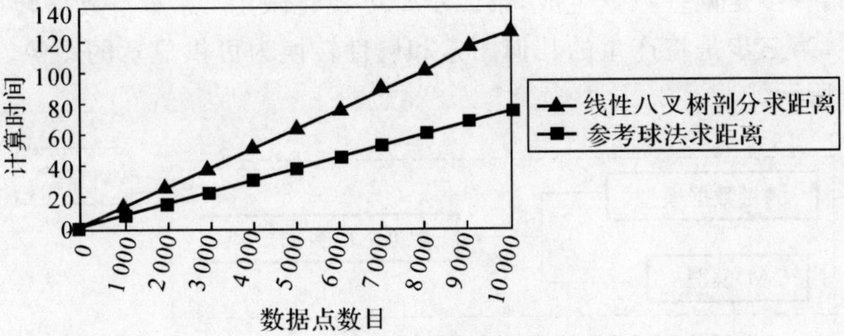

图 7.7　两种方法的时间对比图

7.6　模型配准结果评估方法

在配准完成后，进行分析评估是必不可少的。通过分析评估，能够进一步验证配准算法的有效性并且更好地表现配准算法的精度。为了精确地表示配准精度，需要选用合适的衡量标准来体现配准精度。由于在配准过程中，每一次迭代都需要计算待配准模型上的数据点集与 CAD 模型间的距离，因此所选的衡量标准也与距离相关。

7.6.1　配准偏差模型

在一些对精度有较高要求的应用中，偏差分析常常是非常重要的。因此建立匹配偏差模型(Registration Error Model，REM) 以便进行精度评价和偏差分析，并把它定义为：由三角面片集以及匹配偏差信息组成的模型。它完整地记录了产品的几何信息和匹配偏差信息(见表 7.4)。

表 7.4　匹配偏差模型内涵

匹配偏差模型	
表面几何信息	偏差信息
◇　三角面片顶点 ◇　三角面片法矢 ◇　三角面片连接关系	◇　三角面片模型的偏差分布 ◇　三角面片模型的颜色分布

利用 REM 进行分析评估是指，对零件进行测量后，由测量数据进一步得到重构模型，将重构模型与 CAD 模型进行配准，获取模型间的匹配偏差信息，从而建立起 REM，以便进行分析评估。REM 是以配准后模型与 CAD 模型间的偏差为基础建立起来的，其思想同样可以应

用于逆向工程中的制造精度分析、重构精度分析以及仿制精度分析。制造精度分析是指基于CAD模型进行制造件加工精度的检测，重构精度分析是指以原型件为参考检测重构模型的过程，仿制精度分析是指原型件和复制件之间的定量比较。

REM结合数据可视化技术，建立了误差与颜色之间的映射关系，从而利用彩色云图来表示重构模型的误差分布，为分析人员提供了一种可视化的分析手段。REM的可视化包括以下几个主要步骤：第一步是偏差数据生成，第二步是可视化映射，将偏差数据转换为可供绘制的几何图素和属性，第三步是将产生的几何图素和属性转换为可供显示的图像。REM的体视化功能图如图7.8所示。

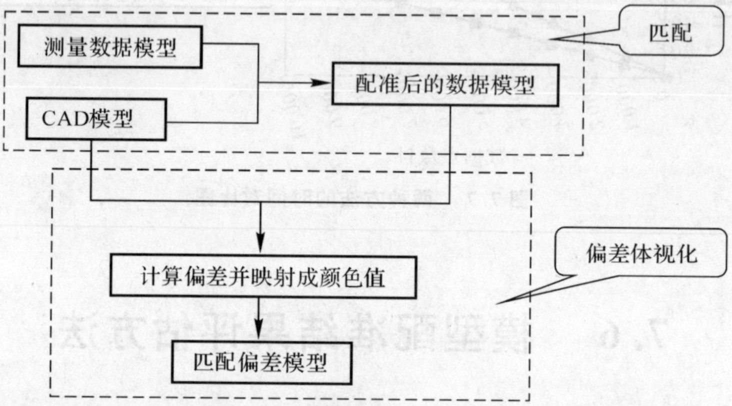

图7.8 偏差体视化功能图

REM文件的基本格式为：

nNumberOfPoints; // REM点的总数

x坐标值，y坐标值，z坐标值； // REM点坐标

……

ncells, size; // REM三角面片数目，连接数组个数

nPts, pts1, pts2, pts3; // 三角面片中点的数目，三角面片中第一个顶点的序号，

// 三角面片中第二个顶点的序号，三角面片中第三个顶点的序号

……

fDistance; // REM中对应点处偏差

7.6.2 配准精度指标

衡量一种配准方法的好坏有很多标准，其中配准精度是很重要的一项指标。配准精度是指该配准方法所得到的配准变换参数与实际变换参数之间的误差大小，误差越小，配准精度就越高。

为了更好地衡量配准精度，主要采用均方误差MSE、平均误差AVE、最大误差MAXE，旋转变量模 M_R、平移变量模 M_T 以及旋转平移变量模 M_{RT} 作为配准精度指标。

$$\mathrm{MSE}=\frac{1}{N}\sum_{i}^{N}\| Q_i-(RP_i+T)\|^2 \tag{7-54}$$

$$\mathrm{AVE} = \frac{1}{N}\sum_{i}^{N} \| Q_i - (RP_i + T) \| \tag{7-55}$$

$$\mathrm{MAXE} = \max_{i}(\| Q_i - (RP_i + T) \|) \tag{7-56}$$

$$M_R = \sqrt{\alpha^2 + \beta^2 + \gamma^2} \tag{7-57}$$

$$M_T = \sqrt{T_0^2 + T_1^2 + T_2^2} \tag{7-58}$$

$$M_{RT} = \sqrt{\alpha^2 + \beta^2 + \gamma^2 + T_0^2 + T_1^2 + T_2^2} \tag{7-59}$$

7.6.3　配准可靠性指标

由于测量数据中测量误差的存在，可能会造成模型配准定位结果的不可靠。可靠的模型配准定位结果主要取决于模型配准控制点的位置与数目。文献[16]中，Y. X Chu 等人使用统计分析中的 F 检验，给出了模型配准变换的平移参数与旋转角度的误差上限，用于验证模型配准定位的可靠性。

选用特定的模型配准算法进行模型配准运算，计算得到的最优模型配准变换为 $T^* = (R^*, t^*)$；在设计模型上参与配准运算的数据点为 X_i^* $(i=1,\cdots,n)$；ε_* 是对应于 T^* 的模型配准目标函数的值。则置信度为 $(1-\varepsilon)$ 时，平移变换的误差上限为

$$d = \sqrt{\delta p_x^2 + \delta p_y^2 + \delta p_z^2} \leqslant [(F_{\varepsilon(l,l)} - 1)\varepsilon_* / \lambda_p]^{1/2} \tag{7-60}$$

其中，λ_p 是矩阵 $\boldsymbol{J}_p$ 的最小特征值，即

$$\boldsymbol{J}_p = \boldsymbol{N}_p^{\mathrm{T}} \boldsymbol{N}_p, \quad \boldsymbol{N}_p = \begin{bmatrix} \boldsymbol{n}_1^{\mathrm{T}} \\ \boldsymbol{n}_2^{\mathrm{T}} \\ \cdots \\ \boldsymbol{n}_n^{\mathrm{T}} \end{bmatrix}$$

式中，$\boldsymbol{n}_i$ 是 X_i^* 处的曲面法向矢量，自由度 $l = n - 6$。

旋转角度误差的上限为

$$\theta < [(F_{\varepsilon(l,l)} - 1)\varepsilon_* / \lambda_r]^{1/2} \tag{7-61}$$

其中，

$$\boldsymbol{J}_r = \boldsymbol{N}_r^{\mathrm{T}} \boldsymbol{N}_r, \quad \boldsymbol{N}_r = -\begin{bmatrix} (\boldsymbol{n}_1 \times q_1)^{\mathrm{T}} \\ (\boldsymbol{n}_2 \times q_2)^{\mathrm{T}} \\ \cdots \\ (\boldsymbol{n}_n \times q_n)^{\mathrm{T}} \end{bmatrix}$$

式中，λ_r 是矩阵 $\boldsymbol{J}_r$ 的最小特征值。

7.7　模型配准实例

使用某叶片的测量数据与其 CAD 模型进行配准试验，如图 7.9(a) 所示。在进行配准之前，先对使用基于特征对应点的模型预配准方法对测量数据与 CAD 模型进行预配准[3]，使二者的方向与位置足够接近，如图 7.9(b) 所示。然后，进行精确配准，结果如图 7.9(c) 所示。配

准控制点集选取如图7.3所示。配准变换参数以及配准控制点对的距离平方和、平移误差与旋转角度误差上限估计(置信度为95%)见表7.5。

表7.5 加权配准与非加权配准的变换参数

配准变换参数	配准结果
Δx/mm	−2.440 692
Δy/mm	7.953 100
Δz/mm	−1.729 346
$\Delta\alpha$/(°)	3.031 435
$\Delta\beta$/(°)	−7.399 933
$\Delta\gamma$/(°)	0.013 854
距离平方和 E	0.028 625
平移误差限 d/mm	0.065 581
角度误差限 θ/(°)	0.000 48

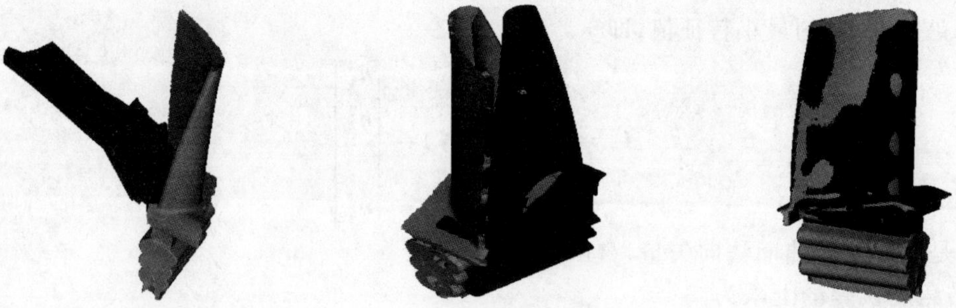

(a) (b) (c)

图7.9 模型配准实例

(a)初始状态； (b)预配准状态； (c)精确配准状态

参考文献

[1] Besl P J, Mckay N D. A method for registration of 3 - D shapes [J]. IEEE Transactions on pattern analysis and machine intelligence, 1992, 14(2): 239 - 256.

[2] 田捷. 医学影像处理与分析[M]. 北京：电子工业出版社，2003.

[3] 刘晶. 叶片数字化检测中的模型配准技术及应用研究[D]. 西安：西北工业大学，2006.

[4] 金涛. 逆向工程测量技术[M]. 北京：机械工业出版社，2003.

[5] Arun K S, Huang T S, Blostein S D. Least-Squares Fitting of Two 3-D Point Sets [J]. IEEE Transactions on Pattern Analysis and Machine Intelligence, 1987, 9(5):

698 - 700.

[6] Menq C H, Yau H T, Lai G Y. Automated precision measurement of surface profile in CAD-directed inspection [J]. IEEE Trans Robotics Automation, 1992, 8 (2): 268 - 278.

[7] Simon D A. Fast and accurate shape－based registration [D]. Pittsburgh: Carnegie Mellon University, 1996.

[8] Gelfand N, Rusinkiewicz S, Ikemoto L, et al. Geometrically stable sampling for the ICP algorithm [C]// 4th International Conference on 3D Digital Imaging and Modeling. Banff: IEEE Computer Society, 2003: 260 - 267.

[9] 朱利民，罗红根，丁汉. 测量定位误差度量与测点布局规划[J]. 中国科学 E 辑，2004，34(11)：1271 - 1282.

[10] Xiong Z, Wang M Y, Li Z. A near-optimal probing strategy for workpiece localization [J]. IEEE Transactions on Robotics, 2004, 20(4): 668 - 676.

[11] Wang M Y. An optimum design for 3-D fixture synthesis in a point set domain [J]. IEEE Transactions on Robotics and Automation, 2000, 16(6): 839 - 846.

[12] Gilbert E G, Johnson D W, Keerthi S S. A fast procedure for computing the distance between complex objects in three-dimensional space [J]. IEEE Journal of Robotics and Automation, 1988, 4(2): 193 - 203.

[13] Zhang Z Y. Iterative Point Matching for Registration of Free-Form Curves and Surfaces [J]. Int'l J. Computer Vision, 1994, 13(2): 119 - 152.

[14] Lavallée S, Szeliski R. Recovering the Position and Orientation of Free-Form Objects from Image Contours Using 3D Distance Maps [J]. IEEE Trans. PAMI, 1995, 17 (4): 378 - 390.

[15] Chen Y, Medioni G. Object modeling by registration of multiple range images [J]. Image and Vision Computing, 1992, 10(3): 145 - 155.

[16] Chu Y X, Gou J B, Wu H, et al. Loalization algorithms: Performance evaluation and reliability analysis [C]//Proceedings of the 1998 IEEE International Conference on Robotics and Automation. New York: IEEE Press, 1998: 3652 - 3657.

第 8 章　几何尺寸测量分析

8.1　引　言

随着工业 CT 测量精度的提高，工业 CT 已经成为测量工件几何尺寸的重要手段，特别是对于复杂空心结构工件的内部几何特征与壁厚尺寸的全面测量，工业 CT 具有其他测量方式不可替代的优势。本章主要介绍基于工件 CT 图像序列与表面模型的几何尺寸测量分析方法，包括基于图像的几何尺寸测量方法、工件表面偏差的快速计算方法以及薄壁件的三维壁厚与二维截面壁厚分析方法。

8.2　基于图像的尺寸测量

8.2.1　任意剖切图像生成

为了分析 CT 图像切片序列的任意截面形状，并且观察该截面的内部结构，需要对 CT 图像切片序列进行剖切。获取剖面图像主要包括两个过程：剖面图像的重采样和重赋值。重采样就是在三维图像序列中得到剖面上各点坐标值的过程，重赋值是通过插值方法得到剖面图像灰度值的过程。

按照重采样过程，生成剖面图像主要分为两种方法：三维坐标转换方法和基于体元的直接生成剖面方法。针对数字样品剖切问题，将这两种方法结合起来，给出一种简捷的方法。该方法利用剖切平面对 CT 图像切片序列所在的立方体图像空间进行剖切，生成交点集合，然后将空间剖切平面映射到二维图像平面上，最后计算出空间剖切平面图像的灰度值，从而得到剖面图像。通过剖面图像，可以直观地看到内部结构形状，进而得到感兴趣的结构信息。

1. 剖切平面与 CT 切片序列求交

设剖切平面方程表示为 $ax+by+cz+d=0$，则平面的法向量为 $\boldsymbol{n}=(a,b,c)$。CT 图像切片序列所在的立方体图像空间为 $N\times N\times M$。剖切平面与立方体图像空间之间的相互关系共有 5 种情况，如图 8.1 所示。当剖切平面与立方体图像空间相交时，得到剖切平面与立方体图像空间的交点，并把这些交点按逆时针排序，得到交点集合 P_i，剖切图像上的像素点就是与剖切平面距离为零的那些点。

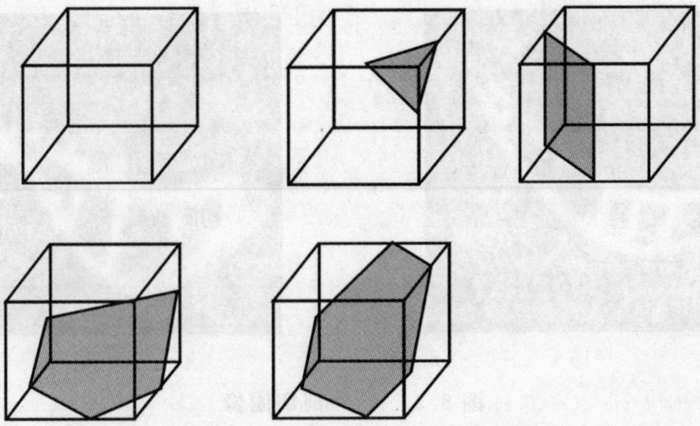

图 8.1　剖切平面与立方体图像空间的相互关系

2. 空间剖切平面映射到二维图像平面

由于空间剖切平面与 CT 图像切片序列相交得到的图像是位于三维空间的，为了将该图像在二维区域显示出来，需要将该图像映射到二维平面上。具体实现步骤如下：

① 求取剖切平面与立方体图像空间之间交点集合 P_i，并将交点按逆时针排序。

② 将 P_0 平移到立方体图像空间的原点，交点集合中的其他点也进行相应的平移。

③ 以 P_0P_1 为边向 $z=0$ 的平面作垂足 P'_1，求出边 $P_0P'_1$ 与 x 轴夹角 α，让平面 $P_0P_1P'_1$ 绕 Z 轴转 $-\alpha$ 角，交点集合中的其他点也绕 Z 轴转 $-\alpha$ 角。

④ 求出 P_0P_1 与 x 轴的夹角 β，让 P_0P_1 绕 Y 轴转 β 角与 X 轴重合，交点集合中的其他点也绕 y 轴转 β 角。

⑤ 求出 $P_0P_1P_2$ 与 $z=0$ 平面的夹角 θ，将交点集合中的所有点绕 X 轴转 $-\theta$ 角。

按照上述步骤，空间剖切平面就变换到 $z=0$ 的二维平面上。

3. 空间剖切平面图像的灰度值计算

在空间剖切平面变换到 $z=0$ 的二维平面上以后，需要确定出交点集合 P_i 变换到 $z=0$ 的二维平面后的新交点集合 Q_i。求出新交点集合 Q_i 中 X 方向和 Y 方向的最大值及最小值 $(X_{\max}, X_{\min}, Y_{\max}, Y_{\min})$。由 $A(X_{\min}, Y_{\min})$，$B(X_{\max}, Y_{\min})$，$C(X_{\max}, Y_{\max})$，$D(X_{\min}, Y_{\max})$ 构成长方形区域，然后将此长方形区域变换到立方体图像空间，利用三线性插值可以求出剖切平面图像的灰度值。采用三线性插值方法计算灰度值主要有以下两点原因。

① 体素空间采样点属性的计算与插值顺序无关。

② 体素空间内沿任一直线上采样点的体素空间坐标可由该直线两个端点的体素空间坐标进行线性插值计算得到。

4. 剖切图像实例

如图 8.2 所示为在叶片的立方体图像空间内进行剖切得到的截面图像。如图 8.3 所示是一个带有多孔特征的零件，过图(a) 中箭头所指的两个孔的那个截面进行剖切，得到图(b) 的剖切图像。

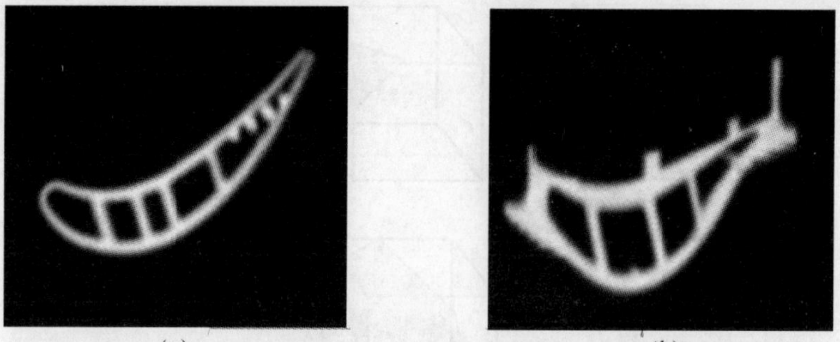

(a) (b)

图 8.2　叶片剖切图像

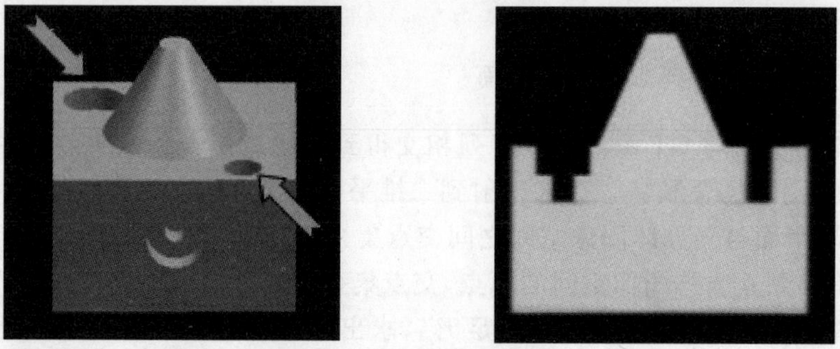

(a) (b)

图 8.3　带孔零件剖切图像

8.2.2　基于图像灰度分布的尺寸计算

利用剖切平面对立方体图像空间进行剖切以后，可以清楚地看到剖切面的内部形状。但是要获取内部结构尺寸，需要进行尺寸测量。在剖切面图像上任意画一条直线 AB 穿过零件，由于零件本身的灰度值范围与背景的灰度值范围是有差异的，通过灰度值范围的差异可以确定出零件本身与背景的交界处，从而求出内部结构尺寸。这可以用来实现任意方向的尺寸检测。

通过计算机图形学中的 Bresenham 算法[1] 以及数字图像处理学中的插值运算来确定出测量直线 AB 与剖面图像轮廓的交点。Bresenham 算法实际上是使用非常广泛的直线扫描转换算法。该算法最初是为数字绘图仪设计的。由于它也适用于光栅图形显示器，所以后来被广泛用于直线的扫描转换与其他一些应用。

Bresenham 算法的基本原理是：通过各行、各列像素中心构造一组虚拟网格线，按直线从起点到终点的顺序计算出直线与各垂直网格线的交点，然后选择该列像素点中一个与此交点最近的像素点逼近之。该方法的巧妙之处在于进行增量计算后，对每一列只要检查一个误差值的符号，就可以确定该列所求的像素点，此方法计算量小，因而得到广泛应用。

如图 8.4 所示，设所画直线的起点为$(x_s,\ y_s)$，终点为$(x_e,\ y_e)$，则

$$\Delta x = x_e - x_s,\ \Delta y = y_e - y_s,\ k = \Delta y / \Delta x$$

那么

$$k = \begin{cases} \geqslant 0 \begin{cases} \Delta y \geqslant 0, \Delta x > 0 \\ \Delta y < 0, \Delta x < 0 (\text{起点与终点对调,变为 } \Delta y \geqslant 0, \Delta x > 0) \end{cases} \\ < 0 \begin{cases} \Delta y > 0, \Delta x < 0 \\ \Delta y < 0, \Delta x > 0 (\text{起点与终点对调,变为 } \Delta y \geqslant 0, \Delta x < 0) \end{cases} \end{cases}$$

控制 x 坐标每次增 1,对应的 y 是增 1 还是不变,由直线与虚拟网格垂直线的交点是否超过像素距中点来决定。若不超过中点,则对应的 y 不变;若超过中点,则对应的 y 增 1。也就是取决于图 8.4 中 $d-0.5$ 的符号,如果 $d-0.5<0$,y 不变,取靠近直线的点 P_1;如果 $d-0.5 \geqslant 0$,y 增 1,取另一个靠近直线的点 P_2。对于斜率 k 取其他值的情况,与 $0 \leqslant k \leqslant 1$ 类似。

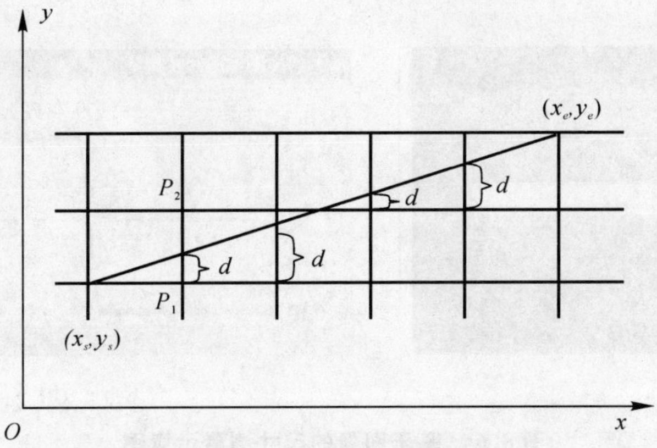

图 8.4　Bresenham 算法的几何图形($0 \leqslant k \leqslant 1$)

现在简要叙述交点坐标的确定。以图 8.5(a) 中求取直线与图像轮廓的交点 C 的坐标为例,首先在直线上根据 Bresenham 算法和灰度信息确定出背景与图像之间的交界区域(靠近交点 C 的 EF 部分),采用线性插值方法确定出交点 C 的坐标。通过确定出直线与图像轮廓的交点,从而进行尺寸测量。本章所述的尺寸测量包括单根直线与图像的相交尺寸以及直线族与图像的相交尺寸,此外还可测量直线与坐标轴间的角度。通过直线族与图像之间的尺寸测量,可以明确地获得图像在某一个方向的尺寸变化情况。直线族与图像之间的交点信息、尺寸信息、方向信息可以存放到文件中便于使用。图 8.6 给出了基于图像的尺寸测量实例。

工业 CT 切片图像的成像质量与切片厚度、切片位置、曝光时间、重建算法等以及许多随机因素的有关,基于切片图像的尺寸测量结果准确度必然受到这些因素的影响。为了提高尺寸测量结果的准确度,引入了阈值修正系数,先修正使用迭代法得到的阈值,再求解灰度折线与修正阈值线的交点,得到尺寸测量结果。例如,在图 8.6 中标准件的标准厚度为 6.00 mm,取修正系数为 1.0 时,尺寸测量结果为 5.882 04 mm,而取修正系数为 0.78 进行阈值修正后,尺寸测量结果为 6.002 58 mm。

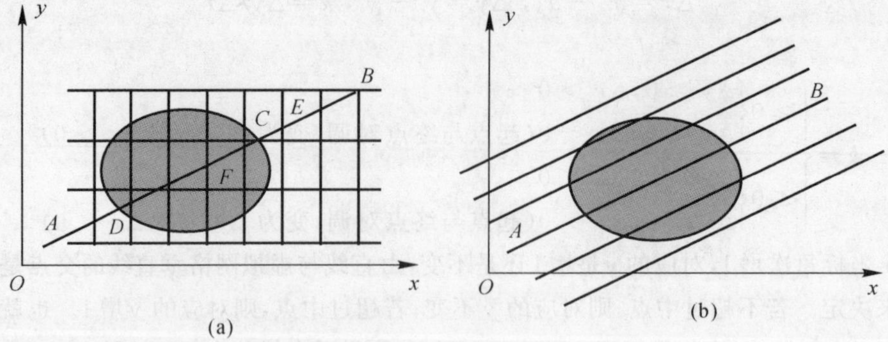

图 8.5　直线与图像轮廓相交示意图

(a) 单根直线与图像相交；(b) 直线族与图像相交

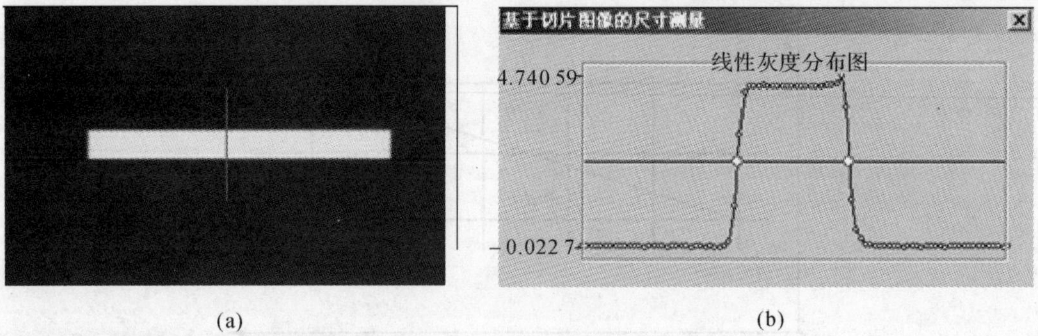

图 8.6　基于图像的尺寸测量示意图

(a) 作尺寸测量线；(b) 尺寸求解

8.3　工件外形偏差分析

通过模型配准技术实现工件测量模型与其CAD模型的坐标系统后，可直接进行工件表面网格模型(或表面点云)与CAD模型的比对，计算工件表面偏差，并使用彩色云图可视化，以直观反映工件表面偏差分布情况。

8.3.1　空间点到CAD模型距离的快速计算

计算工件测量数据点到其CAD模型边界曲面的距离，这是计算机图形学的经典问题。其中，测量点到二次曲面的距离计算，可以根据二次曲面的解析表达式给出距离计算公式。对于测量点到自由曲面的投影计算，通常基于曲面的参数表达式，使用迭代法求投影点。投影点的迭代计算方法通常可分为一阶迭代[2]与二阶迭代[3]，其中一阶迭代的方法计算的时间更短，效率更高。如果初值点的精度很高，使用一阶迭代的方法即可以稳定、快速地获得高精度的投影点。

1. 点到曲面最近距离的迭代计算方法

给定一个点 $p_i(p_i \in P)$ 和一个由 n 张曲面片组成的曲面模型 $M=\{S_k\}_{k=0}^{n-1}$（当 $n=1$ 时 M 退化为单张曲面），设距离函数 $f(k,u,v)=\|S_k(u,v)-P\|$，则点 p_i 和曲面模型间的距离 $d(P,M)=\inf\limits_{S_k(u,v)\in M} f(k,u,v)$。计算点到曲面的最近距离也就是在 M 上找到点 p_i 在曲面上的垂足 q_0（见图 8.7）。用迭代法求垂足的步骤如下[4]：

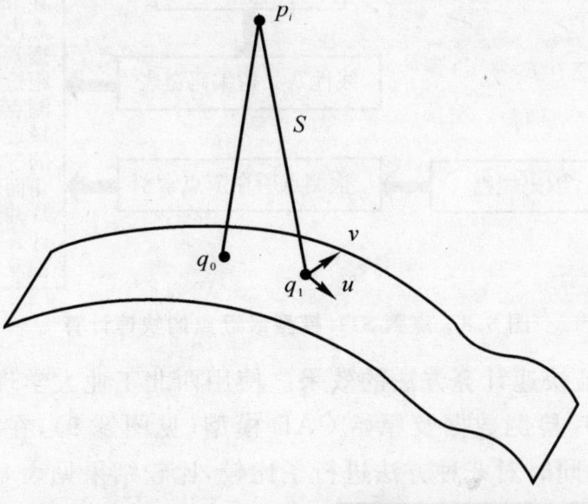

图 8.7　迭代法计算点到曲面最近距离示意图

① 在曲面上任选一点 $q_1(u,v)$，求出该点在曲面 M_i 上的两个方向的偏导数 $\boldsymbol{r}_u$ 和 $\boldsymbol{r}_v$，及该点到检测点 p_i 的方向矢量 $\boldsymbol{S}$。

② 将矢量 $\boldsymbol{S}$ 分解到 $\boldsymbol{U},\boldsymbol{r}_u,\boldsymbol{r}_v$ 三个方向，$\boldsymbol{S}=\mathrm{d}\boldsymbol{U}+A\boldsymbol{r}_u+B\boldsymbol{r}_v$，分别点积 $\boldsymbol{r}_u$ 和 $\boldsymbol{r}_v$，可以得到

$$\left.\begin{aligned}\boldsymbol{S}\cdot\boldsymbol{r}_u&=A r_u^2+B\boldsymbol{r}_v\cdot\boldsymbol{r}_u\\ \boldsymbol{S}\cdot\boldsymbol{r}_v&=A\boldsymbol{r}_u\cdot r_v+B\boldsymbol{r}_v^2\end{aligned}\right\}\tag{8-1}$$

求解该方程组可以得到

$$A=BK+C,B=\frac{\boldsymbol{S}\cdot\boldsymbol{r}_u+Cr_u^2}{(Kr_u^2+\boldsymbol{r}_u\cdot\boldsymbol{r}_v)}\tag{8-2}$$

式中
$$K=\frac{(\boldsymbol{r}_u\cdot\boldsymbol{r}_v+r_v^2)}{(\boldsymbol{r}_u\cdot\boldsymbol{r}_v+r_u^2)},\quad C=\frac{(-\boldsymbol{S}\cdot\boldsymbol{r}_u-\boldsymbol{S}\cdot\boldsymbol{r}_v)}{(\boldsymbol{r}_u\cdot\boldsymbol{r}_v+r_u^2)}$$

$$u-A\rightarrow u,v-B\rightarrow v$$

③ 给定计算误差 ε，如果 $|\boldsymbol{S}\cdot\boldsymbol{r}_u|\leqslant\varepsilon$ 及 $|\boldsymbol{S}\cdot\boldsymbol{r}_v|\leqslant\varepsilon$ 成立，则点 $p_1(u,v)$ 就是所求的垂点，终止迭代，否则返回步骤)，增加一个步长继续搜索，直到满足终止条件。

2. 点到曲面最近距离计算加速方法

通常情况下，精确计算 $d(P,M)$ 要耗费大量的时间，效率极低。为了提高计算效率，近似估算 $d(P,M)$[5]。可以通过连续曲面离散化，并结合均匀栅格或八叉树等高效搜索数据结构的策略，快速获取高精度的最近点初值，从而对点到曲面最近距离计算进行加速。例如，可以对 M 中的每个面片 $S_k(u,v)$ 按其参数方向均匀采样生成点集 Q_k。组合点集 Q_k 生成 $Q=\{Q_k\}$，并使用空间栅格结构进行划分。给定点 p_i，首先搜索距离 p_i 最近的采样点 $\hat{q}=S_{\hat{k}}(\hat{u},\hat{v})$，而后

以 $\hat{q}$ 为初值计算 $f(\hat{k},u,v)$ 的一个局部极小值 $\hat{d}(p,\hat{q})=\inf\limits_{S_k(u,v)\in E}(f(\hat{k},u,v))$(局部曲面模型 $E\in M$ 且 $S_k(\hat{u},\hat{v})\in E$),$\hat{d}(p,\hat{q})$ 即为 $d(P,M)$ 的估计值。也可以把 CAD 模型转换成较高精度的三角网格模型,然后使用八叉树分割来加速点到 STL 模型的最近点计算[6],如图 8.8 所示。

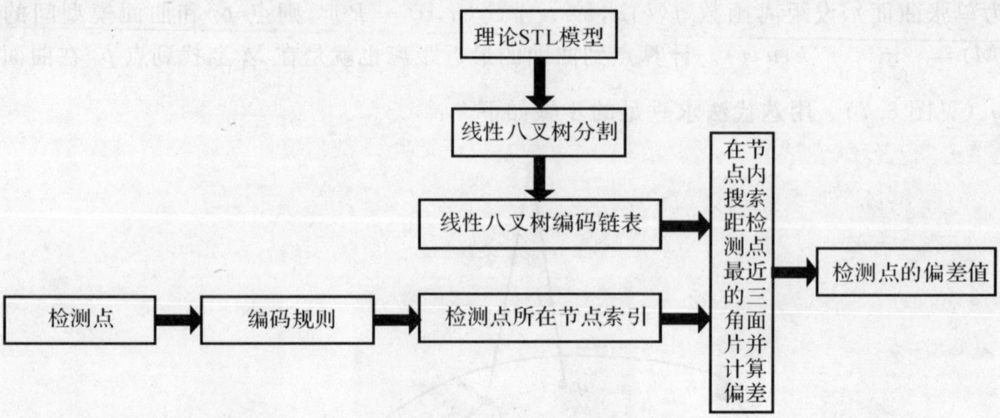

图 8.8 点到 STL 模型最近点的快速计算

可以通过实验来验证快速计算方法的效果。使用西北工业大学现代设计与集成制造教育部重点实验室提供的叶片检测数据及原始 CAD 模型(见图 8.9),在 Pentium 4,2.80G 双核 CPU 的 PC 机上完成,并同时对 3 种方法进行了比较,比较结果见表 8.1。

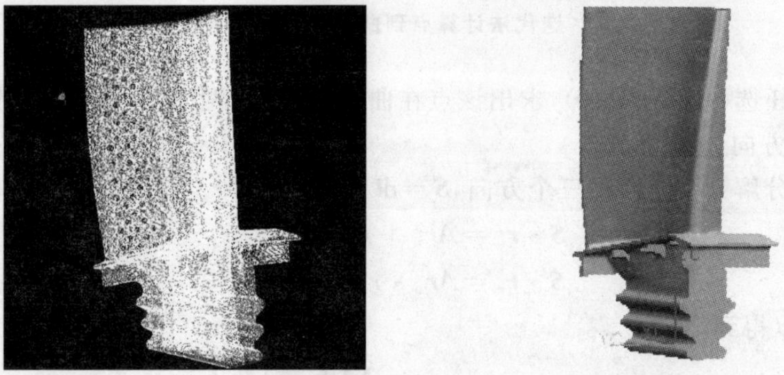

(a) (b)

图 8.9 叶片检测点云与该叶片的 CAD 模型

表 8.1 不同方法计算检测点云到 CAD 模型偏差时间的对比研究(叶片)

叶片数据不同密度采样	点云到 CAD 实体模型偏差计算方法(迭代法)	点云到 CAD 面片的偏差计算方法(设置规划点初值方法)	点云到 CAD 三角面片(STL)模型偏差计算方法
	所用时间/s	所用时间/s	所用时间/s
87 690 个点	2 133.602	430.993	10.308
109 613 个点	2 343.296	610.333	12.632
146 150 个点	3 397.143	849.222	16.736
219 226 个点	4 972.769	1 135.650	25.134
438 449 个点	11 198.990	2 335.931	50.091

8.3.2　外形偏差可视化

在外形偏差计算的基础上，使用彩色云图、偏差梳等可视化手段对外形偏差分析结果进行可视化，让检测人员能够直观地了解工件外形偏差分布情况。对分析结果的可视化实现方法简要说明如下：首先利用偏差分析结果，建立颜色查找表，并通过颜色查找表，把外形偏差分析结果映射成颜色值；然后，或者直接以工件 CAD 模型导出的三角面片模型为载体进行网格插值显示；或者生成二维彩色纹理后，通过纹理映射的方式映射到工件的三角面片模型上显示。图 8.10 给出了使用彩色云图对叶片外形偏差进行可视化的实例。

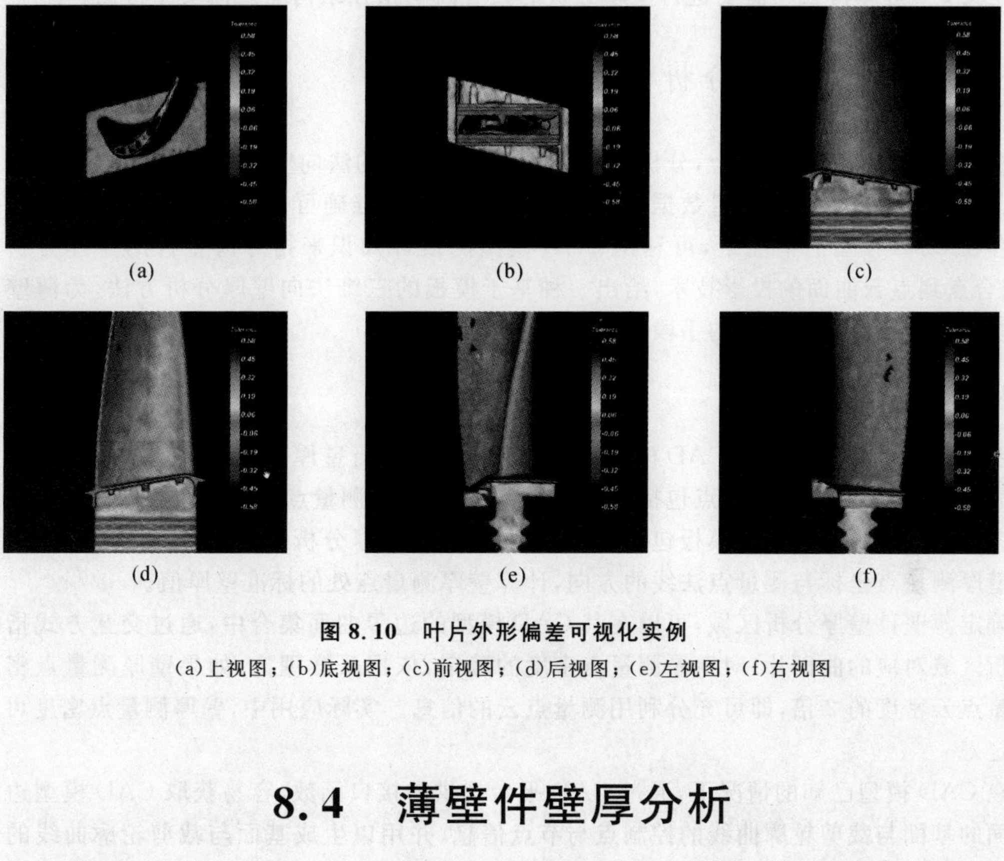

图 8.10　叶片外形偏差可视化实例

(a)上视图；(b)底视图；(c)前视图；(d)后视图；(e)左视图；(f)右视图

8.4　薄壁件壁厚分析

对于使用铸造工艺生产的带薄壁特征的工件，壁厚的控制是设计与检测人员非常关注的问题。壁厚设计得太薄会产生难以充型的问题，设计得太厚，容易在铸造过程中产生缩孔等铸造缺陷。往往需要在产品设计阶段进行壁厚相关的 DFM(Design For Manufacturing，面向制造的设计）分析，检查壁厚的变化趋势、最大壁厚以及最小壁厚，分析后续的铸造工艺能否生产出合格的满足设计要求的产品。而在检测阶段，主要是检查铸件壁厚与设计壁厚的差别，检测壁厚偏差是否位于所要求的壁厚偏差范围内。基于工业 CT 图像序列建立的薄壁工件数字样品模型，为薄壁件的壁厚检测与分析提供了很好的数据基础。本节主要介绍基于模板的薄壁件三维与截面法向壁厚分析方法。

8.4.1 壁厚分析相关定义

在实际的工件壁厚检测中，使用超声波测厚仪沿工件表面测量点处的法线方向进行测量。为了方便壁厚分析的自动进行，依据实际的壁厚检测工艺，给出薄壁件法向壁厚与壁厚特征的定义。

定义 1　法向壁厚　对于薄壁工件件表面的任意一点 P，设其法线方向为 N。以点 P 为起始点，N 为方向矢量的射线与工件另一相对表面的交点为 P_1，则 P 与 P_1 两点之间的距离 W，称为点 P 处的壁厚。

定义 2　壁厚特征　需要进行壁厚分析的具有简单拓扑结构的几何实体特征。

8.4.2 三维壁厚分析

在工件测量数据的基础上，分析工件表面上任意一点的法向壁厚，需要估计该点处的法线方向。受工件本身形状与测量数据噪声的影响，通常不能准确可靠地得到比较理想的法线方向。存在 CAD 模型的情况下，可利用 CAD 模型的设计知识来指导薄壁件的壁厚分析。为此，结合点到点云曲面的投影技术，给出一种基于模板的三维法向壁厚分析方法，为薄壁件壁厚的快速分析提供一种有效的手段。

1. 壁厚分析模板生成

壁厚分析模板在薄壁件 CAD 模型表面确定了需要进行壁厚分析的区域。将它表示为一个链表，则该链表的每一个节点包括壁厚测量点坐标、壁厚测量点处的法线方向和标准壁厚值等内容。生成叶片壁厚分析模板包括四个方面，即确定壁厚分析区域，确定壁厚测量点密度，计算壁厚测量点坐标与测量点法线的方向，计算壁厚测量点处的标准壁厚值。

确定薄壁件壁厚分析区域，可以在其 CAD 模型的边界曲面集合中，通过交互方式指定壁厚分析区域对应的曲面片；对壁厚测量点密度的确定，依据采样理论，如果壁厚测量点密度大于测量点云密度的 2 倍，即可充分利用测量点云的信息。实际应用中，壁厚测量点密度可由用户确定。

在 CAD 模型已知的情况下，通过 CAD 平台提供的接口函数，容易获取 CAD 模型边界裁剪曲面的基面与裁剪轮廓曲线的控制点与节点信息，并用以生成基面与裁剪轮廓曲线的表达式。基于裁剪曲面的壁厚测量点及其法矢生成步骤如下：

①获取指定的裁剪曲面的基面与裁剪曲线的控制点、节点以及阶次信息，代入 NURBS 曲线/曲面表达式，生成完整的基面与裁剪曲线。

②对基面作参数域映射，得到完整的基面参数区域。将裁剪曲线向参数域投影，在参数域建立由外环与内环围成的有效参数域多边形。

③根据离散密度对整个参数区域进行网格划分，并使用扫描线算法填充有效参数域多边形。

④ 对位于有效参数区域多边形内的网格点，计算其 u,v 参数坐标值(u, v)，根据 u,v 坐标值，由基面表达式计算对应的空间点坐标值以及该点的单位法矢。

得到壁厚测量点与相应的法线方向后，计算壁厚测量点处沿法线方向的标准壁厚值，实质上是计算由壁厚测量点及其法线方向定义的直线(射线)与壁厚特征的另一表面的交点。将壁厚测量点与该交点之间的距离作为壁厚测量点处沿法线方向的标准壁厚值。直线与连续的参数曲面的求交计算是 CAD 领域的经典问题，可使用基于 Newton 迭代的方法求解。

生成指定密度的壁厚测量点集、壁厚测量点处的法线方向以及标准壁厚值以后，可以把这些信息组织成壁厚分析模板，可采用四元组表示为 $\langle p_{\mathrm{m}}, n_{\mathrm{m}}, S_{\mathrm{wt}}, R_{\mathrm{wt}}\rangle$，该四元组各元素的说明见表 8.2。

表 8.2 壁厚分析模板数据结构

数据项	说 明
p_m	壁厚测量点坐标
n_{m}	壁厚测量点处的法矢
S_{wt}	壁厚测量点处的标准壁厚
R_{wt}	从叶片铸件测得的实际壁厚

结合点到点云模型的投影与点云光线跟踪技术[7]，在壁厚测量模板与薄壁件测量点云的基础上，计算其法向壁厚及其与标准壁厚的偏差。

P. Azariadis 等人研究给定投影方向的点到点云曲面的投影问题[8]，给出一种带投影方向的 DP(Directed Projection) 投影算法。该算法的主要思路是，建立一种用于测度投影点到点云曲面距离的误差函数，通过对该误差函数的优化求解空间点沿某个投影方向到点云曲面的投影点位置。

使用 DP 算法求解一个空间点 p_m 沿投影矢量 $\boldsymbol{n}_m=(n_x, n_y, n_z)$ 到点云 $\boldsymbol{Q}=\{\boldsymbol{p}_i \mid i=1,\cdots,k\}$ (设其中每一点 $\boldsymbol{p}_i=(x_i, y_i, z_i)$ 都关联了一个正实数权值) 的投影点 $\boldsymbol{p}^*$，则 DP 算法的误差函数可构造为

$$E(\boldsymbol{p}^*)=\sum_{i=1}^{k}\alpha_i \parallel \boldsymbol{p}^*-\boldsymbol{p}_i \parallel^2 \tag{8-3}$$

式中，α_i 是与 $\boldsymbol{p}_i$ 关联的正实数权值。通过最小化上述加权距离平方和，求得投影点 $\boldsymbol{p}^*$。

将投影点 $\boldsymbol{p}^*=(x^*, y^*, z^*)$ 表示成参数式，即

$$\boldsymbol{p}^*=\boldsymbol{p}_m+t\cdot\boldsymbol{n}_m \tag{8-4}$$

式中，参数 t 为实数。则问题的解为

$$t=\frac{\lambda-\boldsymbol{p}_m\cdot\boldsymbol{n}_m}{\parallel\boldsymbol{n}_m\parallel^2} \tag{8-5}$$

其中

$$\lambda=\frac{c_1 n_x+c_2 n_y+c_3 n_z}{c_0}$$

$$c_0=\sum_{i=1}^{k}\alpha_i, \quad c_1=\sum_{i=1}^{k}\alpha_i x_i$$

$$c_2=\sum_{i=1}^{k}\alpha_i y_i, \quad c_3=\sum_{i=1}^{k}\alpha_i z_i$$

式中的权值 α_i 定义为

$$\alpha_i=\frac{1}{1+\|\boldsymbol{p}_i-\boldsymbol{p}_{\mathrm{m}}\|^2\|(\boldsymbol{p}_i-\boldsymbol{p}_{\mathrm{m}})\times\boldsymbol{n}_{\mathrm{m}}\|^2},\quad \alpha_i\in[0,1] \tag{8-6}$$

其中，$\boldsymbol{p}_i\in Q$。该权值定义充分考虑了点云上的点 $\boldsymbol{p}_i$ 到空间点 $\boldsymbol{p}_m$ 的距离，以及 $\boldsymbol{p}_i$ 到投影方向矢量 $\boldsymbol{n}_m$ 的距离两种影响因素。此种方法计算的投影点位置误差是有界的，误差上界与点云曲面的获取误差相关。

实际上这也可看做是从点 $\boldsymbol{p}_m$ 发出的一根射线与离散曲面求交点的问题。直接使用这种方法只能求得一个交点，本节讨论的基于模板的壁厚计算方法以此算法为基础，计算壁厚测量点处的法线与壁厚特征对应的两个点云曲面的交点，进而得到法向壁厚值。

主要过程为，对壁厚测量模板中的每一壁厚测量节点，以壁厚测量点与该点法矢方向，生成壁厚测量线 L；以壁厚测量线为轴线，生成半径为 R_H 的圆柱面 H。从叶片测量点云 $\boldsymbol{Q}_{tb}$ 中提取位于 H 中的点集 $\boldsymbol{Q}_{tbH}$，对此点集进行归类，进一步区分位于壁厚特征两个对应表面上的点集 $\{\boldsymbol{p}^1\}$，$\{\boldsymbol{p}^2\}$；将壁厚测量线的起点分别向点集 $\{\boldsymbol{p}^1\}$，$\{\boldsymbol{p}^2\}$ 投影，得到投影点 $\boldsymbol{p}^{1*}$，$\boldsymbol{p}^{2*}$，计算两个投影点之间的距离 $\|\boldsymbol{p}^{1*}\boldsymbol{p}^{2*}\|$ 作为对应的叶片壁厚测量值；$\|\boldsymbol{p}^{1*}\boldsymbol{p}^{2*}\|$ 与标准壁厚值的差为壁厚偏差。图 8.11 给出了壁厚计算示意图。

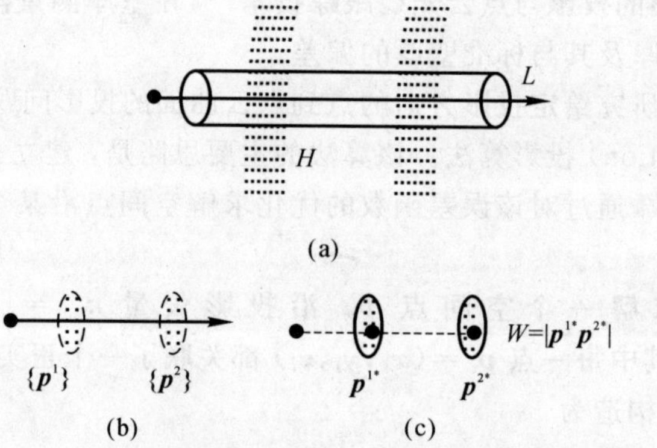

图 8.11　壁厚计算示意图

(a) 测量圆柱生成；(b) 点集归类；(c) 点投影及距离计算

8.4.3　截面壁厚分析

二维壁厚分析也称截面壁厚分析，它使用一个截平面对薄壁件的测量数据进行剖分，得到薄壁件的剖面数据，在二维剖面数据的基础上进行壁厚测量与分析，是一种能够直观薄壁件内部细节的壁厚分析方法。与三维壁厚分析功能相结合，能够为薄壁件的壁厚检测分析提供较完善的检测分析工具。

此处的壁厚检测模板与前面讨论的三维壁厚检测类似，指定待检测的截面位置后，基于工件 CAD 模型自动生成。

具体步骤如下：

① 定义检测截面位置 Z，生成截平面 P。

② 装载并解析工件 CAD 模型，获取工件实体的所有边界曲面，生成边界曲面集 BFS。

③ 截平面 P 与边界曲面集 BFS 中的曲面求交，得到边界轮廓线集 BCS。

④ 边界轮廓线集 BCS 进一步区分为外轮廓线子集 OBCS 和内轮廓线子集 IBCS。

⑤ 对于外轮廓线集合中的所有外轮廓线按可控制的步长离散，得到外轮廓点集 OPS；

⑥ 对外轮廓点集 OPS 中的一点 P_{out}：沿外轮廓曲线在该点的法矢方向生成直线 L，该直线与内轮廓线集 IBCS 的交点，若交点不存在，选取下一点，返回⑥。若交点存在，设与 P_{out} 距离最近的点为 P_{in}，且 P_{in} 处内轮廓线的法矢为 N_{pin}。求 L 与 N_{pin} 的夹角 α，若 α 大于特定的夹角阈值 T_α，选取下一点，返回⑥。若 α 小于夹角阈值 T_α，把 P_{out}，P_{in} 两点之间的距离 $\| P_{out}P_{in} \|$ 作为点 P_{out} 处的标准壁厚值：StdWallthickness。把点 P_{out}，P_{in}，StdWallthickness 组织成检测模板的一个节点并添加到检测模板链表中。

⑦ 输出检测模板。

通过壁厚检测模板与工件的表面模型的切片轮廓求交得到工件叶片指定截面上的壁厚偏差。在进行壁厚偏差求交计算之前，需要对切片轮廓进行跟踪排序，并与截面壁厚测量模板进行配准。

8.4.4　薄壁件壁厚分析实例

使用 ICTFramework 锥束 CT 仿真系统，生成一组像素尺寸为 512×512 的叶片 CT 切片图像序列，从中提取出边界点云数据作为叶片测量数据，进行叶片壁厚分析。在叶片 CAD 模型的内型面上生成法向壁厚分析模板（共包含壁厚测量点数目 25 158 个）。通过壁厚分析模板与叶片仿真测量数据求交，可以测得空心叶片叶身段的法向壁厚与法向壁厚偏差。图 8.12 中给出了偏差梳方式与彩色云图方式表示法向壁厚偏差分析结果。

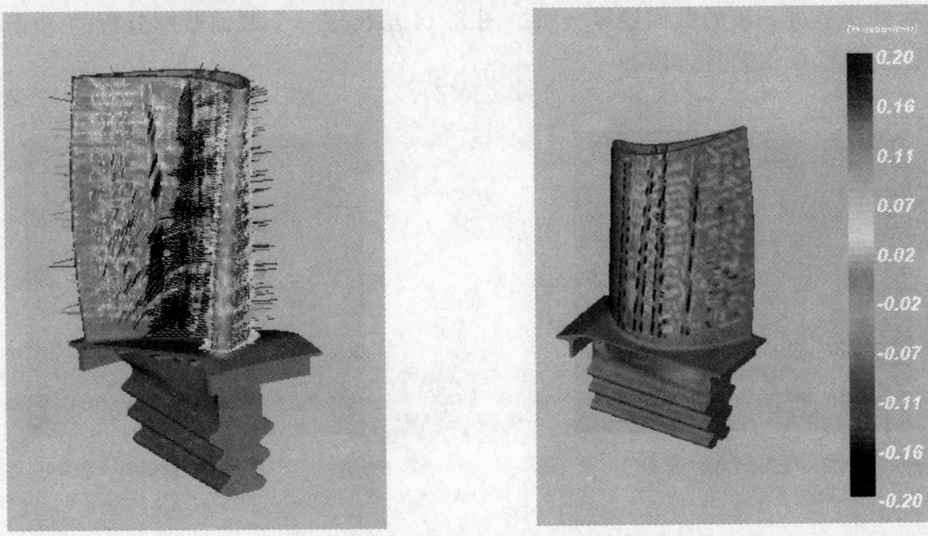

(a)　(b)

图 8.12　空心叶片法向壁厚偏差可视化

(a) 壁厚偏差梳；(b) 壁厚偏差彩色云图

图8.13给出了空心叶片叶身段的法向壁厚偏差直方图。据统计，95％以上的壁厚测量点处的壁厚偏差位于区间[－0.05 mm，0.05 mm]内，说明壁厚分析算法有较高的计算精度。

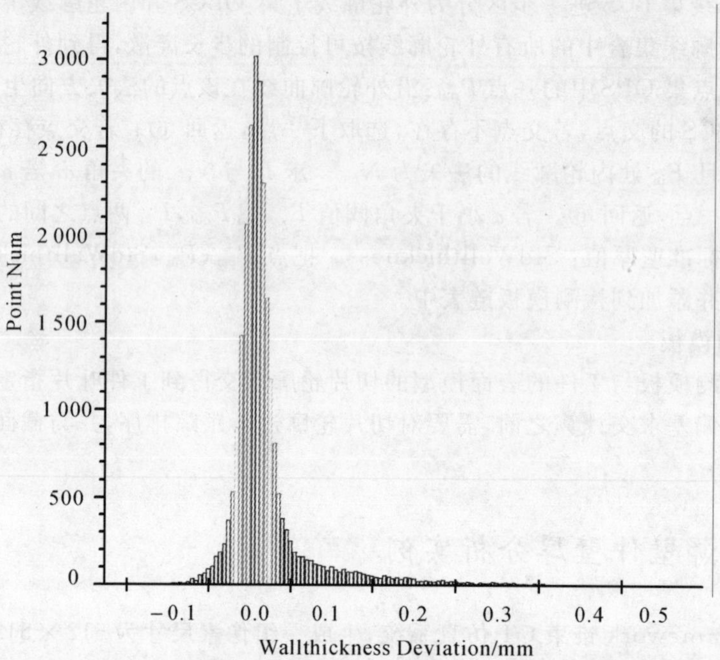

图8.13 空心叶片壁厚偏差直方图

基于壁厚模板分析叶片叶身段的法向壁厚，并使用彩色云图与偏差梳的方式对分析结果进行可视化，能够比较直观地发现壁厚缺陷的位置。使用截面壁厚分析方法，可以对叶片叶身段任意截面处作更进一步的截面壁厚分析。图8.14给出了一个截面壁厚分析的例子，图8.15是该截面上法向壁厚偏差直方图。

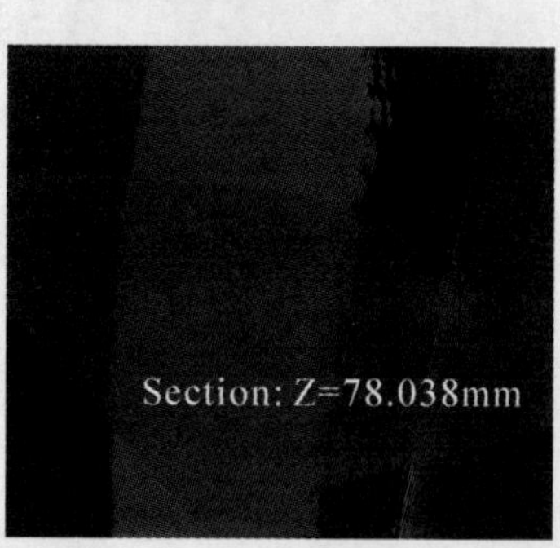

(a)

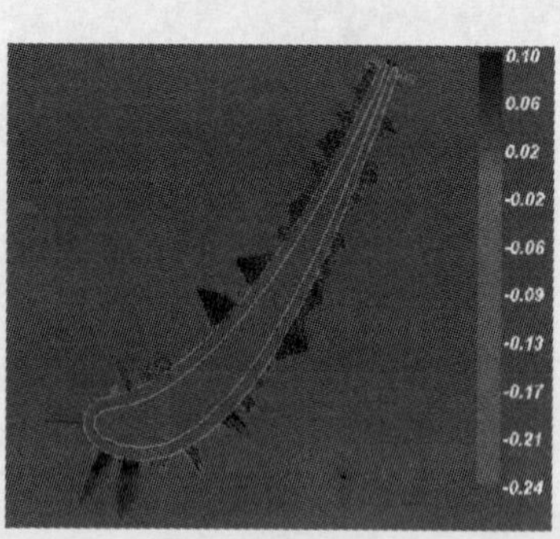

(b)

图8.14 截面壁厚分析实例

(a)确定截面位置；(b)截面壁厚偏差

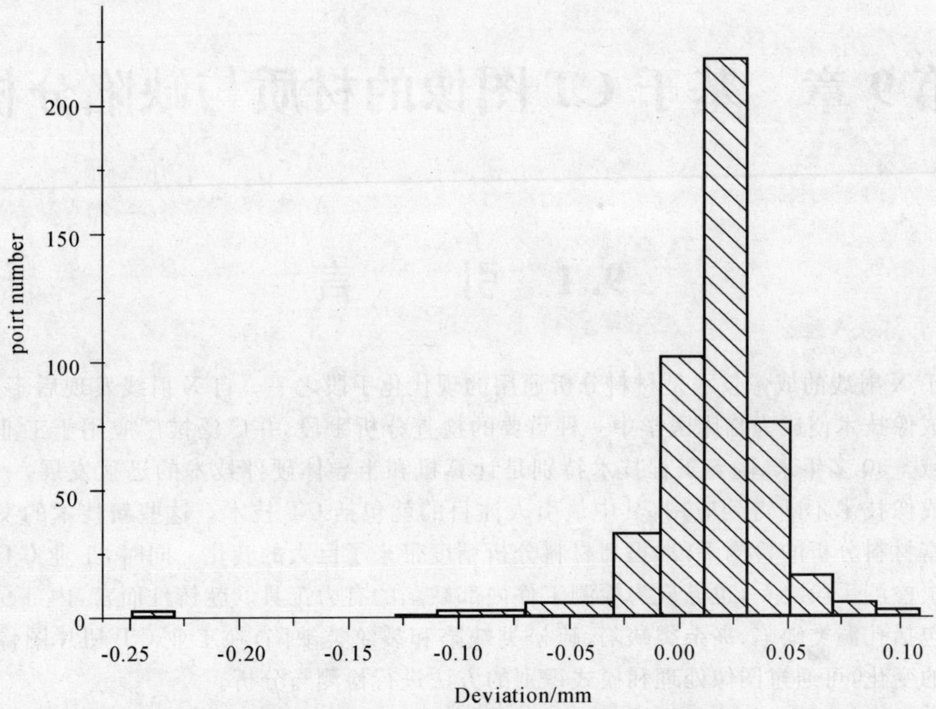

图 8.15　截面壁厚偏差直方图

参 考 文 献

[1] 孙家广. 计算机图形学[M]. 北京：清华大学出版社，1998.

[2] Hoschek J，Lasser D. Fundamentals of Computer Aided Geometric Design [M]. Oakland：A. K. Press，1993.

[3] Hu S M，Wallner J. A second order algorithm for orthogonal projection onto curves and surfaces [J]. Computer Aided Geometric Design，2005，22(3)：251 - 260.

[4] 董明晓，郑康平. 一种快速求取空间点到曲面最短距离的算法[J]. 组合机床与自动化加工技术，2004，9：11 - 12.

[5] 陈曦. 反求工程中基于点云的特征挖掘技术研究[D]. 杭州：浙江大学，2005.

[6] 刘晶，张定华，赵歆波. 一种快速计算空间点到 STL 模型距离的方法[J]. 中国机械工程，2006,17(3)：271 - 274.

[7] Adamson A，Alexa M. Ray tracing point set surfaces [C]//Proceedings of Shape Modeling International 2003. Washington DC：IEEE Computer Society Press，2003：272 - 279.

[8] Azariadis P N，Sapidis N S. Drawing curves onto a cloud of points for point based modeling [J]. Computer-Aided Design，2005，37(1)：109 - 122.

第9章　基于CT图像的材质与缺陷分析

9.1　引　　言

基于X射线的成像技术是材料分析通用的现代化手段之一。自X射线发现后不久,X射线辐射成像技术便成为临床医学中一种重要的检查分析手段,并广泛推广应用于工业及安全检查领域。30多年来,随着工程技术特别是计算机和半导体硬件技术的迅猛发展,一些新的X射线成像技术不断得到应用,其中最引人注目的就包括CT技术。这些新技术的发展和应用为丰富材料分析的检测手段,提高材料分析精度带来了巨大的变化。同时,工业CT作为最佳的无损检测手段之一,也已成为检测工件内部缺陷的有力工具。就铸件而言,内部易于产生的缺陷包括孔洞类缺陷、夹杂类缺陷、疏松类缺陷和裂纹类缺陷,在工业CT切片图像上反映为灰度的变化,可通过图像处理和模式识别的方法进行检测与分析。

本章首先简要介绍面向材质分析的X射线成像方法、基体材料分解原理以及材料分布计算方法。然后,以发动机空心叶片的关键转接件:陶芯/蜡模为对象,介绍基于CT图像的工件内部缺陷分析方法。在分析工件CT切片图像的灰度分布特点的基础上,比较噪声区域和目标区域的性质,给出一种工业CT图像低对比度缺陷检测方法,并对内部缺陷进行尺寸特征计算与可视化。

9.2　基于CT图像的材质信息获取

9.2.1　面向材质分析的X射线成像方法

传统的X射线成像技术包括X射线摄影术、X射线荧光光谱法(X-Ray Fluorescence Spectroscopy)和X射线衍射法(X-Ray Diffraction)等,这些技术利用的是物质对X射线的吸收原理,所得图像的各点的灰度反映了物体中不同材质对X射线衰减吸收作用在射线方向上的信息叠加效果,它们缺乏对各组成材质信息进行有效分离和特征识别的能力。当被检体中有对X射线吸收系数比较大而且厚的材质时,与这一材质重叠的其他材质信息容易被掩盖,从而影响这些材质的分析。

鉴于传统X射线成像技术存在的上述问题,从20世纪50年代开始有研究人员进行了解决上述问题的尝试性研究,Jacobson首先提出了双能量X射线成像技术,此后许多人在不同方面对这一技术进行了研究。双能量X射线成像技术是利用同一物质对不同能量的X射线有着不同的衰减吸收系数,而不同物质对同一能量X射线同样具有不同的衰减吸收系数这一特性,采用两种不同能量的 X 射线对同一物体进行投影测量,并经过能量分离运算后恢复出被检物体中不同材质的成像技术。Jacobson 用双能量 X 射线成像技术从人体投影图像中成功地分离出骨组织和软组织图像,当然也可以用这种双能量分离方法对被检物体中某一物质进行测定其组成的定量分析,如测定骨组织的钙含量[1],即定量数字放射照相。赵富强博士利用物质吸收系数的分解技术,对面粉、食盐、铝和炸药 4 种物质的投影图像进行了 X 射线双能量分离,得到了不同组成物质的消失图像,这一方法可应用于公共安全检测领域[2]。

虽然上述双能量 X 射线成像技术可以分离出被检物体不同材料相形成的投影图像,但是限于 X 射线成像机理本身所固有的一些不足,这种方法缺乏对各材料相在其物理空间属性分布的精确定量描述能力,而这些又是物体材料定量分析、损伤评定和质量评估所必需的。采用常规的 X 射线 CT 成像技术,通过投影图像重建恢复出物体所有材质对 X 射线线性衰减系数的空间分布,可用于分析物体的结构组成、装配情况、材质状况、缺陷的性质和大小等。物体质量密度分布是影响其机械性能的一个重要材料技术指标,Phillips D. H. 等研究了同质材料的 CT 数(与线性衰减系数存在严格的互逆映射关系)到质量密度的转换方法[3],用最小二乘法建立了 CT 数和测量密度的线性映射关系,并将该方法应用于粉末冶金制备工艺过程的材料密度变化研究。国际上普遍认为 X 射线 CT 是唯一最有效的一种能够提供物体空间密度信息变化的光衰减测量技术。随着医学上肿瘤组织学、放射治疗规划和工业领域中复合材料、功能梯度材料等材料新技术的发展,对材质检测分析的广度和精度提出了更高的要求,由于双能量 X 射线技术内在的优良特性,人们将双能量技术引入到 CT 领域。Alvarez 和 Macovski 两人在 1976 年率先开展双能量 CT 技术研究[4],提出了一种基于双能量 X 射线的线性衰减系数分解法,即将吸收系数分解为光电吸收作用系数和康普顿散射吸收作用系数,以此进行材料特征识别和分析。Tsunoo 和 Torikoshi 等人用双能量 CT 技术研究了材质的电子密度分布和有效原子序数计算方法。双能量 X 射线 CT 技术已成为当前一种强有力的材料定量检测分析方法,在材料检测领域发挥着越来越重要的作用[5]。

X 射线吸收边辐射照相技术[6],是利用元素对 X 射线吸收的 K 边缘阶跃现象,对物体中某一需要研究的组成元素进行选择性辐射的一项能量数字减影成像技术。不同的元素具有不同能量的 K 吸收边缘,各元素对 K 边缘以上能量的 X 光子吸收系数相对很大,而对 K 边缘以下能量的 X 光子吸收系数相对较小,这样分别利用 K 边缘上下两个能量的 X 射线对含有该元素的物体进行辐射成像,然后对这两幅图像进行双能量处理。由于选择 X 射线的能量差别很小,因此在这一能量区间不具有 K 边缘特性的元素及其化合物在这两幅图像中的吸收系数差异很小,可近似认为它们是不变的,而具有 K 边缘的元素及化合物的吸收系数差别相对很大,通过对这两幅原始图像的处理可获取单独的由具有 K 边缘特性的元素化合物和不具有 K 边缘特性物质组成的图像。X 射线吸收边辐射照相技术与 CT 技术相结合,可对被检物体中含有特定元素的化合物进行更为准确的定量分析。它实质上也是一种双能量 X 射线 CT 成像技术,法国学者采用这种成像方法研究了铝合金复合材料中增强剂 ZrO_2 的体积空间分布[4]。

除了上述基于双能量 X 射线的 CT 成像技术,近年来又有许多新的 CT 成像方式和算法被研究出来,采用同步辐射源的相位衬度成像原理的 CT 扫描器有可能获得用传统吸收率成像技术无法得到的材料组织细节,甚至能直接深入原子一级来判断不同化合状态下的材料元素构成;Busono 在第四代 CT 扫描系统上通过测量散射 X 射线辐射图像,作为透射 X 射线辐射图像的补充,可通过一次扫描就能重建出检测对象的电子密度和有效原子序数的分布图像[7]。这些 CT 成像技术的发展为材料定量及实时分析提供了多种先进的无损检测手段。

9.2.2 基体材料分解原理与方法

任何一种物质的 X 射线线性衰减系数都可以表示为由一组基函数进行线性组合的能量函数[8-11]，即

$$\mu(E)=a_1 f_1(E)+a_2 f_2(E)+\cdots+a_n f_n(E) \tag{9-1}$$

基函数的选择有很强的实践性和经验性，一般是通过对物理实验测定给出的精确数据，选用合适的数学函数去拟合这些实验数据，很多学者研究了线性衰减系数的函数描述问题。Alvarez 和 Macovski 根据 X 射线与物质的相互物理作用，将线性衰减系数描述为光电吸收和康普顿散射相互作用系数的线性组合[4]（在一般医学和工业用的 X 射线能量范围内，瑞利散射对成像质量影响的作用非常弱，因此它可以忽略不计），即

$$\mu(E)\approx a_p f_p(E)+a_c f_c(E) \tag{9-2}$$

式中，$\alpha_p=k_1\rho Z^4/A$ 表示光电吸收作用对 μ 的贡献；$\alpha_c=k_2\rho Z/A$ 表示康普顿散射吸收作用对 μ 的贡献，而能量基函数则分别为 $f_p(E)=1/E^3$ 和 $f_c(E)=f_{KN}(E)$。a_p 和 a_c 的量纲分别为 $\text{keV}^3\,\text{cm}^{-1}$ 和 cm^{-1}。其中 k_1，k_2 为常数；ρ 为物质的质量密度，Z 为原子序数，A 为原子量。

对每种具体的材料而言，$(a_p,\ a_c)$ 的值对是唯一的，它仅与物质本身组成有关，与 X 射线光子能量无关，而 $f_p(E)$，$f_c(E)$ 仅与 X 射线光子能量有关，与物质本身无关，利用这个特性可有效地进行物质材料的特征识别，这就是基体材料分解（Basis Material Decomposition，BMD）的原理。一旦获取得到 $(a_p,\ a_c)$ 这两个材料表征参数，就能反推出该材料的有效原子序数和质密度等物理属性[9]，选用合适的材料分类识别器，即可识别出材料名称及种类。由于 $f_p(E)$ 与 $f_c(E)$ 线性无关，从式(9-2)可知，通过传统的单能量 X 射线测量是无法求解出 a_p 和 a_c 的值，至少需要两个不同能量的 X 射线进行测量，方可计算出目标参数。下文介绍常用的 BMD 测试实现技术。

1. 双能量 X 射线辐射成像

假设一照射厚度为 S 的单一均质材料，用单能谱 X 射线源分别以两个不同的能量（E_H 和 E_L）进行辐射成像，测量转换后的 X 射线衰减量为 T_H 和 T_L，于是有

$$\left.\begin{aligned}T_H&=[a_p f_p(E_H)+a_c f_c(E_H)]S\\ T_L&=[a_p f_p(E_L)+a_c f_c(E_L)]S\end{aligned}\right\} \tag{9-3}$$

解这个二元一次联立方程组，分离出该材料的表征参数为

$$\left.\begin{aligned}a_p&=\frac{T_H f_c(E_L)-T_L f_c(E_H)}{[f_p(E_H)f_c(E_L)-f_c(E_H)f_p(E_L)]S}\\ a_c&=\frac{T_L f_p(E_H)-T_H f_p(E_L)}{[f_p(E_H)f_c(E_L)-f_c(E_H)f_p(E_L)]S}\end{aligned}\right\} \tag{9-4}$$

如果待检物体包含两种或两种以上的未知材料，那么进行双能量 X 射线辐射成像，仍然只能获取得到两个衰减成像方程，即使在已知各材料相射线衰减路径长度的前提下，尚至少有 4 个未知数待解，这组方程是无法求解的。这说明在此类情形下，用双能量 X 射线辐射成像法是不能进行物质材料的特征识别，使得这种方法的应用范围受到极大的限制。

2. 双能量 X 射线 CT 成像

X 射线 CT 成像是在传统数字辐射成像的基础上，利用不同角度方位测量的投影图像，重建恢复出检测物体内部结构信息的一种成像技术。对每幅投影图像进行预处理，并作对数变换得到 X 射线透射过物体的衰减量分布信息，用 $T=\int\mu(x,y,z,E)\mathrm{d}s$ 来表示。

根据式(9-2)，有

$$T=\int\mu(x,y,z,E)\mathrm{d}s=\int a_p(x,y,z)\mathrm{d}s\cdot f_p(E)+\int a_c(x,y,z)\mathrm{d}s\cdot f_c(E) \tag{9-5}$$

设 $A_p=\int a_p(x,y,z)\mathrm{d}s, A_c=\int a_c(x,y,z)\mathrm{d}s$，用单能谱 X 射线源分别以两个不同的能量($E_H$ 和 E_L) 进行三维 CT 成像，有

$$\begin{aligned} T_H&=\int\mu(x,y,z,E_H)\mathrm{d}s=A_pf_p(E_H)+A_cf_c(E_H) \\ T_L&=\int\mu(x,y,z,E_L)\mathrm{d}s=A_pf_p(E_L)+A_cf_c(E_L) \end{aligned} \tag{9-6}$$

用双能量 X 射线 CT 成像法的目的是重建恢复出 $\{a_p(x,y,z), a_c(x,y,z)\}$ 这两个材料表征参数的分布密度，以便分析确定出待检物体的材料相属性及其空间分布。根据式(9-6)可知，最终目标三维图像的重建过程有两个主要步骤 —— 双能量分离处理和三维图像重建，从理论上来讲，这两个过程是不分先后次序的，由此造成两种不同的双能量 CT 重建方法，如图 9.1 所示，图 9.1(a) 表示“先能量分离，后图像重建”的实施方法，即在投影图像域内，先对两组不同 X 射线能量的投影图像逐像素地进行双能量分离，得到光电吸收系数 a_p 和康普顿散射吸收系数 a_c 沿原衰减路径的投影图像 A_p 和 A_c，再采用三维图像重建算法恢复出(a_p, a_c) 的三维图像；图 9.1(b) 表示“先图像重建，后能量分离”的实施方法，即首先重建出 E_H 和 E_L 两个能量对应的线性衰减系数三维图像模型，然后在重建图像域内，对每个重建体素点进行双能量分离，得出(a_p, a_c) 构成的三维图像。这两种方法在数学本质上是相同的，但在投影图像域内先进行能量分离，分离信号具有更强的信噪比，且分离计算量小于重建图像域内的计算量。因此，“先能量分离，后图像重建” 成为双能量 X 射线 CT 成像的首选方法。

上述成像分析的理论基础都是基于单能谱的 X 射线源，然而实际使用的 X 射线源是一束具有很宽能量分布的广谱射线，它对 X 射线辐射和 CT 结果图像的影响(即 Beam Hardening 问题) 是影响成像质量的重要因素之一。如果直接采用上述成像算法来求取材料射线吸收的表征参数，就会带来较大的分离误差。为了解决广谱 X 射线条件下对双能量分离技术带来的困难，研究者提出了非线性方程组、多项式函数直接拟合法和罚权因子最小二乘拟合法等多种校正算法[12-13]，取得了很好的效果。另一方面，随着 X 射线源及其光谱调制技术的发展，可用晶格光栅从同步加速器所产生的 X 射线进行分光而获得单能谱 X 射线，除此之外还可通过荧光辐射法、平衡滤光片法、K 吸收边滤光法、过滤板法等技术来获得尽可能窄的单谱 X 射线[14]。

与双能量 X 射线辐射成像相比，双能量 CT 成像具有更强的材料特征重建与识别本领，它不受待检物体的材质种类及其空间体积形态等限制条件的影响，并具有很高的检测精度。

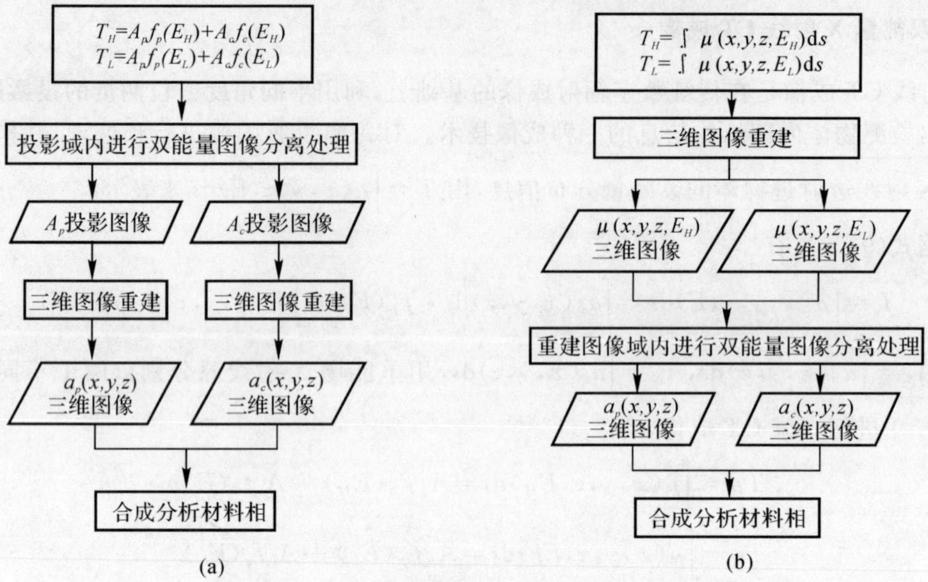

图 9.1 两种双能量 X 射线三维 CT 重建方法

9.2.3 材料分布计算方法

前文讨论了如何用双能量 X 射线 CT 技术来确定分析检测物体的材质组成，虽然检测物体可由多种材质组成，但为了尽可能准确地分解出各基体材料的表征参数，每个重建体素内只能包含其中一种材质，这个限制条件要求检测样本是由异构同质的基体材料组成的。对于复合材料和功能梯度材料等检测对象而言，物体内部各区域中的材料组分相和体分比都是不断变化的，在宏观和细观尺度（此处认为细观尺度相当于重建空间尺度，远远大于分子级微观尺度）上都表现出材料分布的非均匀性。除此之外，几乎所有的结构材料都包括微小的异质成分，如增强剂、夹杂、缩孔和缩松。通常这些异质材料的机械性能与基体材料不一致，往往成为零件损伤产生的易发区域。确定这些材料零件中各材料相的密度分布规律，将对研究零件的材料结构性能有着积极的作用。

假设检测对象在细观尺度上是由两种已知的材料相构成的，使用常规的 X 射线三维 CT 技术，得到的重建图像是检测对象线性衰减系数的三维空间分布，各体素记录的衰减系数由三部分组成，即

$$\mu_{\text{voxel}}=\mu_1V_1+\mu_2V_2+\mu_vV_v \tag{9-7}$$

式中，μ 和 V 分别表示在重建体素空间内各材料相的线性衰减系数和体分比。式(9-7)第三项表示空隙材料相，用于反映材质缩松、缩孔和微裂纹等缺陷，可以认为它对总衰减系数没有贡献。由于重建值是体素内各材料相衰减量的叠加，很显然通过单次扫描重建的信息是无法区分各材料相的属性分布，本节仍然借助双能量 X 射线 CT 测量的重建方法来计算各组成材料的空间分布。为了便于采用“先能量分离，后图像重建”的实施方法，并凸现三维重建过程的物理意义，将式(9-7)作一简单转换，并略去空隙材料相的分项，有

$$\mu(E)=\mu_1^m(E)\rho_1+\mu_2^m(E)\rho_2 \tag{9-8}$$

式中，μ_i^m，ρ_i 分别表示材料的质量衰减吸收系数和在重建体素内的实际局部密度。采用与前节相类似的双能量处理方法，先分离出 ρ_1，ρ_2 的投影图像，再重建其三维图像。设 ρ'_1，ρ'_2 分别表示两种材料的理论密度，则在每个重建体素内两种材料所占的体分比分别为

$$V_1=\frac{\rho_1}{\rho'_1}\times 100\%,\quad V_2=\frac{\rho_2}{\rho'_2}\times 100\% \tag{9-9}$$

该体素的空隙率为 $V_v=1-V_1-V_2$，平均密度为 $\bar{\rho}=\rho_1+\rho_2$

对于由异构同质型材料组成的检测对象，若是已知每个结构的具体材料种类，则只需要常规的单能量 X 射线 CT 成像，采用类似上述双能量 CT 图像的处理方法，即可获得检测对象的材料分布，诸如空隙率和平均密度等材料属性。

9.3　基于 CT 图像的二维缺陷检测

9.3.1　工业 CT 切片图像灰度分析

图像分割一般都具有较强的针对性。为了研究适合基于工业 CT 图像的内部缺陷检测方法，需要分析图像的灰度分布特征。由工业 CT 图像成像特点可知，二维切片图像中每一个像素的灰度值与相应位置处被扫描物体的材料衰减系数的平均值成比例。物体中的某一个结构或者缺陷能够在切片图像中得以体现，取决于该位置所在的小体元材料与其外部材料的衰减系数的差别。若物体结构处的材料衰减系数与背景差别不大，则得到的切片图像的对比度就比较低；而工业 CT 成像过程中存在噪声、伪影等影响，会造成图像的灰度分布不集中，区域灰度存在较大起伏等特点。

图 9.2 为某叶片的带陶芯蜡模 CT 切片图像序列的第 400 层切片图像及相应的灰度分布信息图。将蜡模 CT 切片图像包含的信息分成 4 类，分别为黑质（背景信息）、灰质（灰度中间级、蜡模材质）、白质（灰度最高级、陶芯材质）和缺陷（裂纹、孔洞等）。图左下方为该切片图像的灰度直方图，右侧 3 幅图为在切片图像中从上到下的 3 条直线经过的 3 个不同区域的灰度分布图，分别对应表 9.1 中黑质（背景）、灰质（蜡膜）、白质（陶芯）的参数信息。

由上述分析和数据可见，工业 CT 切片图像存在以下特点。

①通过图像的灰度直方图可以看出，由于缺陷目标区域较小，未能形成独立波峰，缺陷目标区域在直方图中不能直观的体现出来。不能通过简单的检测方法提取缺陷信息。

②表 9.1 对应为图 9.2 右侧灰度分布图的具体参数。由于受到较大的噪声和 CT 图像成像特点的影响，单一材质内灰度分布区间较大，灰度分布不集中，方差较大，图像质量差。

③由于缺陷特征不突出，缺陷目标区域与背景区域的灰度对比度不明显。图像质量差造成缺陷轮廓模糊，缺陷灰度与背景灰度有交叉，简单的分割难以提取其中的缺陷信息。

④切片图像的质量较差，不同材质的区域灰度分布表示有较大的起伏，给缺陷提取工作带来较大的难度。

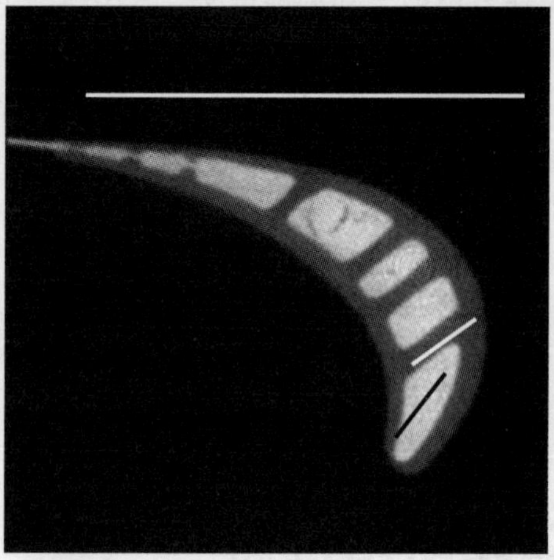

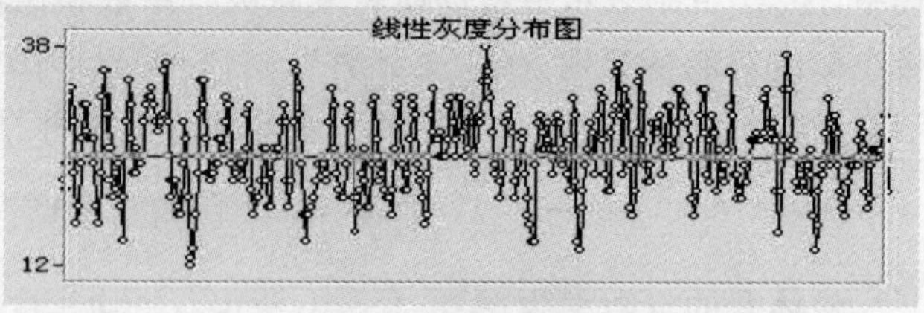

背景灰度分布图

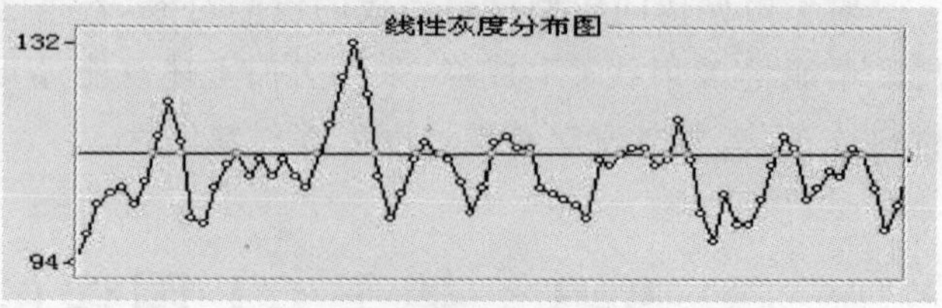

灰质灰度分布图

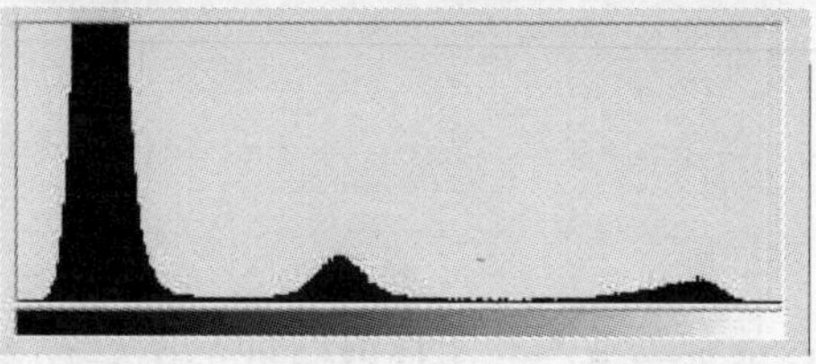

图像灰度直方图

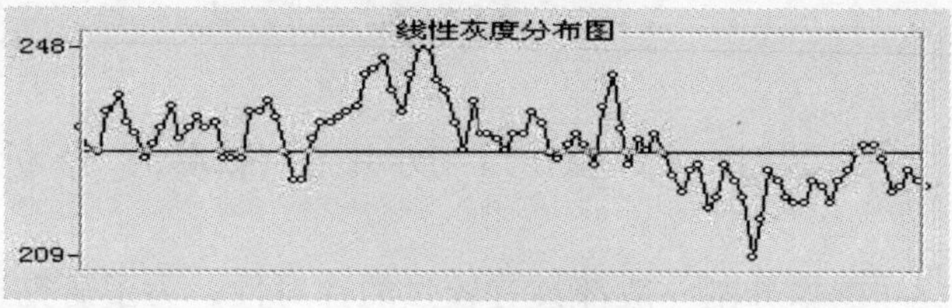

白质灰度分布图

图 9.2　叶片蜡模切片图像的灰度分布特点

表 9.1　各材质灰度分布参数

灰度参数 / 材质	平均值	方　差	中间值	最小值	最大值
黑质(背景)	25.32	21.63	25	12	38
灰质(蜡膜)	109.37	54.61	109	94	132
白质(陶芯)	229.14	70.73	230	209	248

9.3.2　缺陷目标灰度分析

实际上,缺陷区域在叶片中存在的范围比较小,而且缺陷所在位置的材料中包含外部实体材料,造成缺陷处射线衰减系数与周围实体的衰减系数相差不大,使得图像中缺陷区域的灰度对比度低。如图 9.3 所示为带陶芯蜡模第 400 层切片图像(见图 9.2)中含有缺陷部分区域的放大显示图,白质中存在裂纹和孔洞缺陷,而其中的孔洞(Hole)部分灰度与周围实体的灰度差别很小。

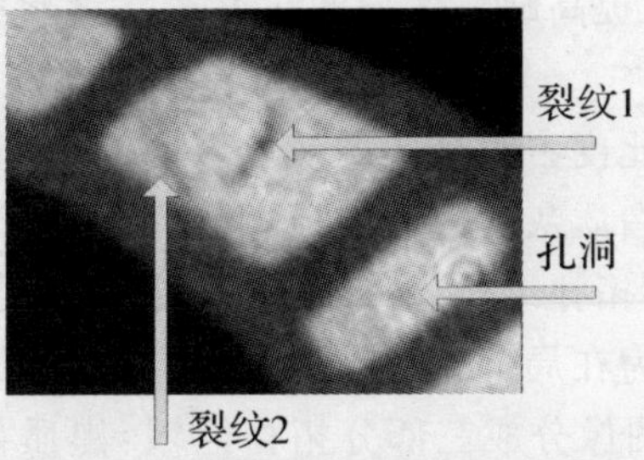

图 9.3　第 400 层切片图像局部灰度图

图 9.4 为图 9.3 局部放大图的不同角度三维立体显示图，从三维立体显示图中可以明显看出在灰质和白质中存在严重的噪声污染，以至于难以区分白质和灰质中的低对比度缺陷目标与噪声信息。

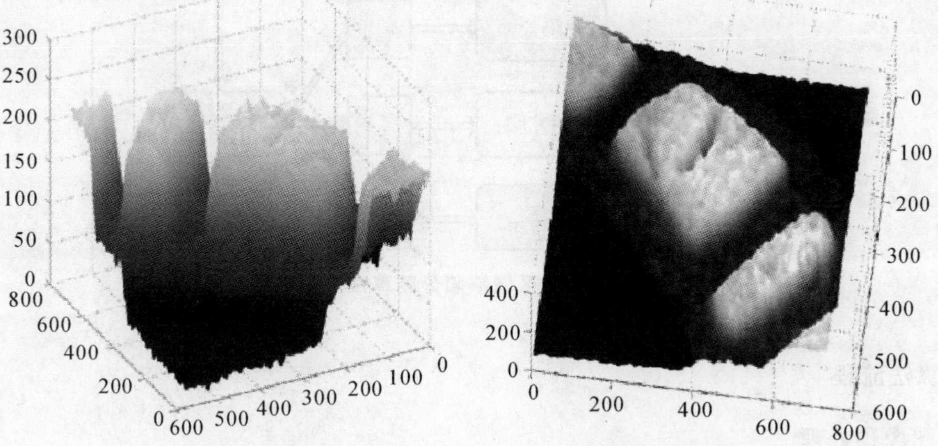

图 9.4　第 400 层切片图像局部三维灰度图(不同角度)

因此，针对图像存在较大噪声和缺陷目标对比度低的特点，需要研究一种适合工业 CT 图像的缺陷检测方法。

9.3.3　拓扑区域缺陷分割算法

根据上述切片图像中缺陷目标的低对比度灰度特征，给出一种适合工业 CT 切片的缺陷检测算法。利用图像处理中阈值分割、区域生长、连通区域提取等方法将低对比度问题转化为较高对比度问题，实现图像中缺陷信息的提取。

1. 分割方法

如上分析，由于图像中缺陷和边缘的对比度低，缺陷目标的灰度值和其他区域灰度存在交叠，而且噪声干扰较严重，利用在整幅图像中的整体阈值分割难以提取缺陷目标。而利用其他的分割方法，如 Markov 随机场的分割，也需要初始的分割定义，而初始分割需要用到整体阈值分割，显然这些方法不合适。提高缺陷区域的灰度对比度将是提取这些低对比度缺陷目标的一种有效方法。

白质中缺陷目标的灰度对比度占整个图像灰度区间的比例很小，而在白质拓扑结构内，缺陷相对于白质的灰度对比度占白质灰度区间的比例较大，即对比度提高。因此，利用灰度连通性特征，将图像分为不同的灰度拓扑结构，然后在每一个拓扑结构中提取缺陷信息，将整幅图像中的低灰度对比度问题转化为在局部拓扑结构中的高灰度对比度分割问题。

通过图像处理将CT切片图像分成三部分拓扑区域：黑质（背景），灰质（蜡模）和白质（陶芯），然后分别在三部分区域中作检测缺陷，检测流程图如图9.5所示。该方案综合利用了迭代多阈值分割、连通区域提取、区域生长、边缘检测、边缘跟踪等算法，适合工业CT叶片图像的低对比度缺陷检测。

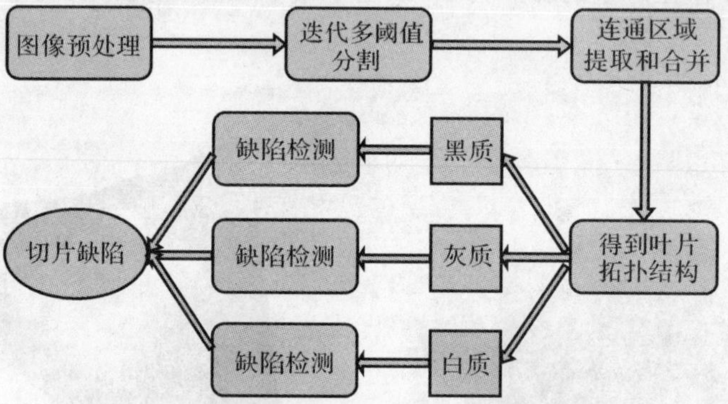

图9.5　拓扑区域缺陷分割算法流程图

2. 算法流程

(1)图像预处理

由于工业CT图像存在较大的噪声影响，需要先对图像作滤波预处理。如图9.6(a)所示为切片411层图像局部图，采用混合图像序列滤波算法，如图(b)所示为第411层切片图像的滤波结果。

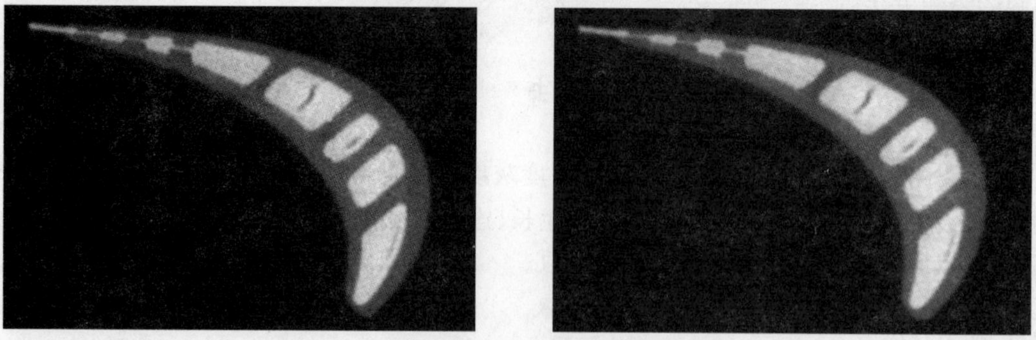

(a)　　　　　(b)

图9.6　图像预处理结果图

(a) 第411层切片图像；(b) 第411层切片图像滤波结果图

(2)迭代多阈值分割

利用迭代多阈值分割方法[15]，将图 9.6(b)分为三部分：黑质、灰质和白质。该算法可根据实际需要确定阈值个数从而有效地实现图像的分割。其最大优点是算法简单，运算量小且分割效果好，并且可以按不同的图像特征和分割需要确定阈值数目，从而弥补了以往算法中只能对固定阈值数目进行阈值分割的缺陷。

根据图像特征以及分割目的，设置所需阈值个数为 n，分别为 $T_1, T_2, \cdots, T_n$，设图像中的最小和最大灰度值为 0 和 $L-1$，这些阈值将整个灰度范围分成 $(0, T_1)$，(T_1+1, T_2)，…，$(T_{(n-1)}+1, T_n)$，$(T_n, L-1)$ 几部分。

① 将 n 个阈值的初始值设为 $T_{0,1}=\dfrac{L-1}{n+1}, T_{0,2}=\dfrac{L-1}{n+1}\times 2, \cdots, T_{0,n}=\dfrac{L-1}{n+1}\times n$。

② 在新的区间 $(0, T_1)$，(T_1+1, T_2)，…，$(T_n, L-1)$ 中分别按以下公式进行迭代，求出新的阈值：

$$T_{i+1,1}=\frac{1}{2}\left[\frac{\sum_{j=0}^{\tau_{i,1}} h(j)\times j}{\sum_{j=0}^{\tau_{i,1}} h(j)}+\frac{\sum_{j=\tau_{i,1}+1}^{\tau_{i,1}} h(j)\times j}{\sum_{j=\tau_{i,1}+1}^{\tau_{i,1}} h(j)}\right] \tag{9-10}$$

$$T_{i+1,n}=\frac{1}{2}\left[\frac{\sum_{j=\tau_{i,n-1}+1}^{\tau_{i,n}} h(j)\times j}{\sum_{j=\tau_{i,n-1}+1}^{\tau_{i,n}} h(j)}+\frac{\sum_{j=\tau_{i,n}+1}^{L-1} h(j)\times j}{\sum_{j=\tau_{i,n}+1}^{L-1} h(j)}\right] \tag{9-11}$$

$$T_{i+1,m}=\frac{1}{2}\left[\frac{\sum_{j=\tau_{i,m-1}+1}^{\tau_{i,m}} h(j)\times j}{\sum_{j=\tau_{i,m-1}+1}^{\tau_{i,m}} h(j)}+\frac{\sum_{j=\tau_{i,m}+1}^{\tau_{i,m+1}} h(j)\times j}{\sum_{j=\tau_{i,m}+1}^{\tau_{i,m+1}} h(j)}\right] \tag{9-12}$$

式中，$h(j)$ 是灰度为 j 的像素个数；$T_{i,m}$ 是第 m 个阈值迭代到第 i 步时的阈值，迭代到 $T_{i+1,m}=T_{i,m}$ 时为止，此时的 $T_{i,m}$ 就是所求得的第 m 个阈值。

③ 根据求得的阈值对图像进行分割，设 $g(x)$ 为分割后像素的灰度值。

$$g(x)=k,\quad T_m < f(x) \leqslant T_{m+1} \tag{9-13}$$

式中，$k, T_i, g(x), f(x)$ 的定义同上所述，这样就将原来的灰度图像分割成所需要的图像，分割结果如图 9.7 所示。

(3) 获得拓扑结构图

上一步将 CT 图像分成了四部分：背景部分、灰质部分、白质部分及缺陷目标。从分割结果中可以看出，在白质中明显存在缺陷区域，即白质不是一个整体的连通区域，且灰质和背景中也可能存在缺陷区域。通过整幅图像的多阈值分割处理，各个材质中的缺陷和真实的缺陷还有较大的差距(在后续图片的对比可以看出，如图 9.12 所示)。由于在拓扑区域中缺陷的灰度对比度比在整幅图像中高，因此首先需要得到不同材质的连续拓扑区域。本章中的连通区域是指 8 邻域连通区域。

表9.2显示了图 9.7 中的灰质连通区域性息。灰质连通区域 1 包含 22 485 个像素，即为切片中的灰质区域(蜡模区域)；灰质连通区域 2 则是在图 9.7 中所示的灰质区域 2(图中标记

出)，即被白质包含的缺陷目标，该区域面积比真实缺陷目标区域小；灰质连通区域3仅由2个像素组成，不能通过肉眼判断，外部被白质包含，因此也是白质中的缺陷。

为了提取连通区域，设置一个门限值，将像素个数小于某个值的连通区域视为缺陷区域，予以删除，而且将这部分连通区域用包含它的外部区域标记代替，即图9.7中的灰质连通区域2和区域3用外部区域(白质)标记值代替。

最终得到的拓扑结构图如图9.8所示，只包含三类材质结构，即外部的黑质(背景)、中间的灰质(蜡模结构)和内部的白质(陶芯结构)。

表9.2 切片411层灰质个数

灰质连通区域	像素个数	外部类别
1	22 485	0(背景)
2	53	2(陶芯)
3	2	2(陶芯)

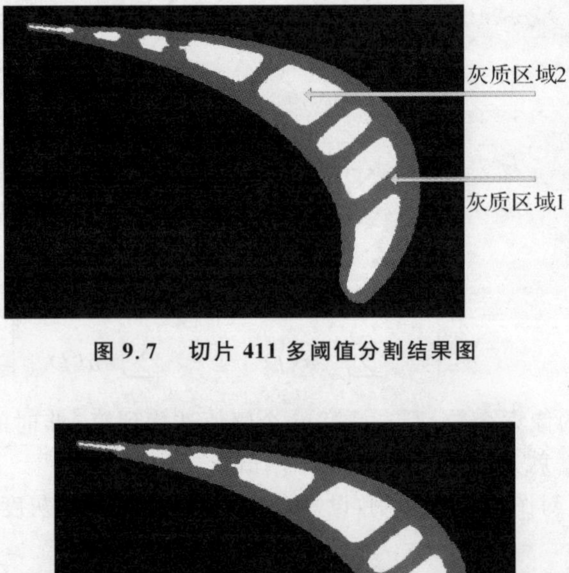

图9.7 切片411多阈值分割结果图

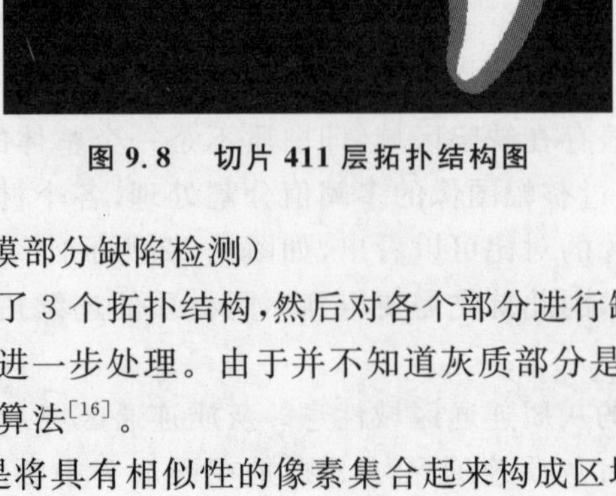

图9.8 切片411层拓扑结构图

(4) 灰质区域分割(蜡模部分缺陷检测)

通过上一步分析，得到了3个拓扑结构，然后对各个部分进行缺陷检测。背景部分不存在缺陷目标，不需要对背景作进一步处理。由于并不知道灰质部分是否存在缺陷，不适用通用的阈值分割，应采用区域生长算法[16]。

区域生长的基本思想是将具有相似性的像素集合起来构成区域。具体实现为对每个分割区域找出种子像素作为生长的起点，再将种子像素邻域中与种子像素有相同或相似性质的像素（根据某种事先确定的生长或相似准则来判定）合并到种子像素所在的区域中，将这些新像素当做新的种子像素继续进行上面的过程，直到再没有满足条件的像素可以被包含进来，这样一个区域就长成了。在实际应用中区域生长算法需要解决 3 个问题：选择或确定一组能正确代表所需区域的种子像素；确定在生长过程中能将相邻点像素包括进来的准则；指定生长停止的条件。

在工业 CT 切片图像缺陷检测过程中，利用得到的灰质拓扑区域，计算灰质区域的灰度平均值，将灰度值等于区域灰度均值的像素点作为区域生长的种子点（若种子点过多，只取其中 5 个种子点）。利用灰度相似性判决准则或均方差判决准则作为生长的准则。

① 灰度相似性判决准则。设已分割区域 R 的灰度均值为 $\bar{x}$，待测像素点灰度为 y，则待测像素点与已分割区域相似性 S 表示为

$$S=\omega(y-\bar{x})^2 \tag{9-14}$$

式中，ω 为非负权值。若 S 足够小，可认为待测像素与已分割的目标区域相似，则将其并入已分割的目标区域；否则不合并。同时用 y 和 $\overline{x_{\text{new}}} \leftarrow (N\times\overline{x_{\text{old}}}+y)/(N+1)$ 更新均值，其中 N 是已生长区域的像素均值。

② 均方差判决准则。设已生长的区域 R 像素的个数为 n（从 1 开始每增长一个点值就加 1），灰度均值为 $\bar{x}$，待测像素灰度为 y，定义 R 的均值和方差为

$$\bar{x}=\frac{1}{n}\sum_{(i,j)\in R}f(i,j) \tag{9-15}$$

$$\sigma^2=\sum_{(i,j)\in R}[f(i,j)-\bar{x}]^2 \tag{9-16}$$

则均方差相似度准则为

$$T=\left[\frac{(n-1)n}{n+1}(y-\bar{x})^2/\sigma^2\right]^{1/2} \tag{9-17}$$

若 T 足够小，可认为待测像素与已分割区域相似，并入已分割区域；同时用 y 和 $\overline{x_{\text{new}}} \leftarrow (N\times\overline{x_{\text{old}}}+y)/(n+1)$ 更新均值，用下式更新方差：

$$\sigma^2_{\text{new}} \leftarrow \sigma^2_{\text{old}}+(y-\overline{x_{\text{new}}})^2+n(\overline{x_{\text{new}}}-\overline{x_{\text{old}}}) \tag{9-18}$$

若是 T 过大，说明 y 不可能属于区域 R。

利用式(9-17)，取阈值为 2.7，得到的灰质缺陷检测结果如图 9.9 所示。其中将背景灰度标记为 0，灰质灰度标记为 50，白质灰度标记为 150，缺陷灰度标记为 255。图 9.9 中，没有明显的缺陷信息，在灰质和白质的交界处（边缘区域）出现一些缺陷信息（灰度值为 255），而这些缺陷信息并不是真正的缺陷。这些缺陷信息是由于边缘处灰度变化较为显著，区域生长算法难以将边缘部分的像素点融入灰质部分造成的。在后文(6)中，利用边缘修补将此部分伪缺陷删除。

(5) 白质区域分割（陶芯部分缺陷检测）

白质区域缺陷检测和灰质区域缺陷检测的思想相似，但灰质区域只有一个连通区域，而白质区域存在多个连通区域。为了提高分割精度，需要对各个白质拓扑区域进行灰度特征统计分析，分析结果见表 9.3。不同白质区域的灰度均值差别较大，第 1 个白质区域和第 8 个白质区域的灰度均值相差 47，而且不同区域所含的像素个数和方差也有较大差别。每一个白质区域存在不同的灰度分布特性，若是对不同白质区域用同一标准分割缺陷，则难以实现有效的缺

陷检测。因此,将针对不同的白质区域进行分割,把低对比度分割问题化解到不同的拓扑结构中,使得缺陷区域对比度低的问题得到更好的解决。

表9.3 不同白质拓扑区域的灰度分布统计

类 别	点 数	均 值	方 差
1	3 404	223.748	16.918 7
2	2 432	224.278	17.838 6
3	1 613	218.302	19.845 4
4	3 754	219.329	20.125 4
5	2 420	208.104	13.568 2
6	436	196.009	12.644 8
7	218	188.587	11.402 3
8	168	176.661	8.982 01

利用上述步骤(4)中区域生长算法,对各个不同的白质区域进行区域生长操作,得到的结果如图9.10所示。比较多阈值分割结果(见图9.7),该方法得到较好的分割效果,但其中也包含边缘处的"伪缺陷"信息。

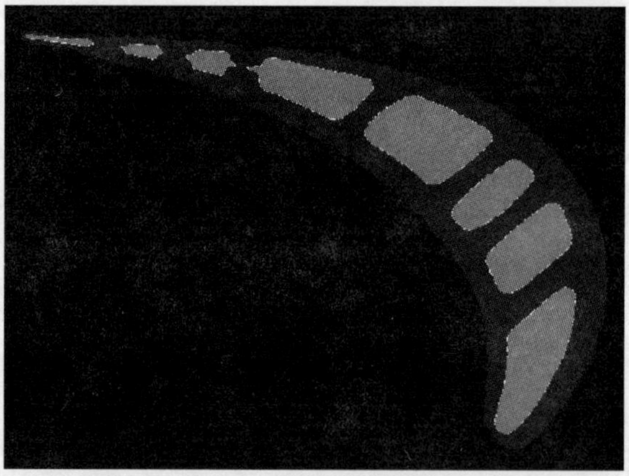

图9.9 切片411层灰质缺陷检测结果

(6) 边缘修补及结果

通过上述步骤,灰质和白质区域内的缺陷信息得到了有效的提取。但对于在拓扑结构边缘处的边缘像素点,比如白质和灰质交界的边缘点,这些像素点的灰度值和区域内部灰度值差别较大,检测结果往往被视为缺陷点(见图9.10)。因此,需要将这些"伪缺陷"予以删除。

在上述步骤中,已经提取了带陶芯蜡模的拓扑结构(见图9.8),进一步提取边缘信息。将得到的边缘信息做一次膨胀处理,如图9.11所示,其中白色部分表示拓扑区域边缘像素点。将图9.11和检测得到的缺陷检测结果图作交集,在边缘膨胀区域内的缺陷目标,视为是边缘信息而非缺陷目标;在边缘区域之外的缺陷信息,则认为是真实缺陷目标。图9.12为拓扑结构缺陷检测分割结果图，该方法比图 9.7 所示的多阈值分割算法有很大的提高。

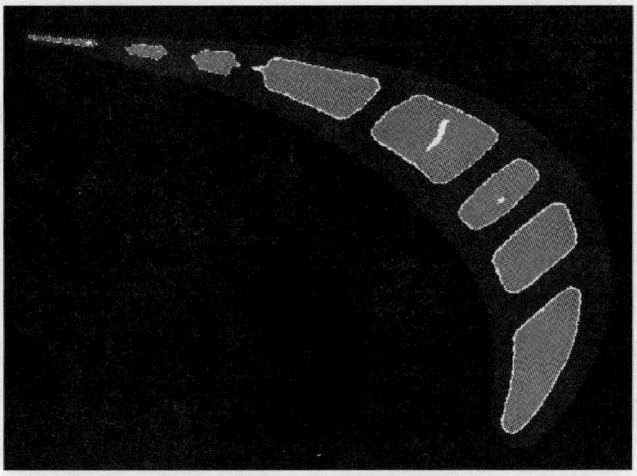

图 9.10　切片 411 层白质缺陷检测结果

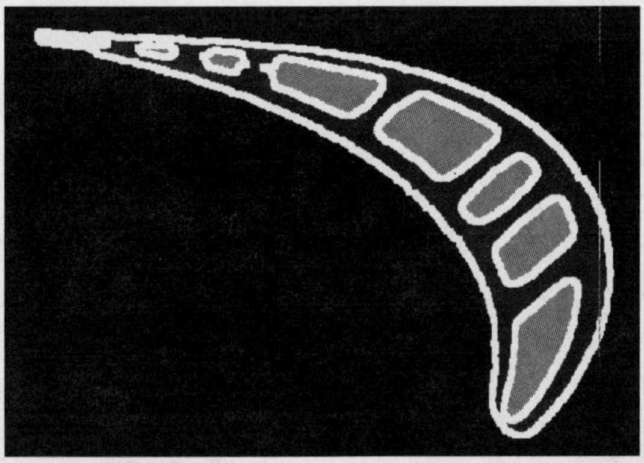

图 9.11　切片 411 层拓扑边缘图

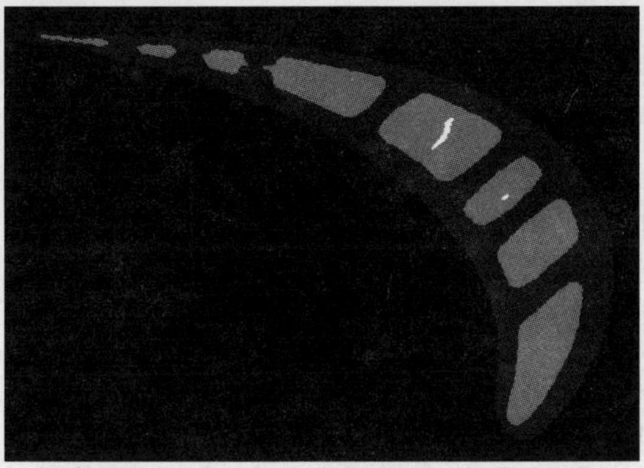

图 9.12　切片 411 层检测最后结果图

9.3.4　低对比度缺陷分割算法

拓扑区域缺陷分割方法主要的思路就是将缺陷区域灰度的对比度提高，在局部拓扑区域内提取缺陷信息。而在工业 CT 图像中，低对比度的目标区域和噪声目标区域往往难以区分，下面将分析噪声和目标区域在灰度分布上的区别，改进拓扑区域分割方法。

1. 算法思想

在工业 CT 重建切片图像中，小目标区域(或缺陷目标区域)在整幅图像中可以视为一个低对比度区域，部分噪声信息在切片图像中也表现为存在斑纹特性的低对比度区域，因此提取小目标的方法不能用对比度特性作为区分的唯一参数[17]。另一方面，噪声可以视为一个具有空间域方差较高的区域；由于目标失真也同样会引起目标区域具有较高方差的特性，以方差作为区分目标和噪声的参数的方法也往往是无效的。小目标区域和噪声区域都是低对比度的区域，而小目标区域区别于噪声区域的是前者的空间方差较低。将方差和对比度两个参数结合起来，就能够有效地检测在大噪声影响图像中的低对比度缺陷目标区域。

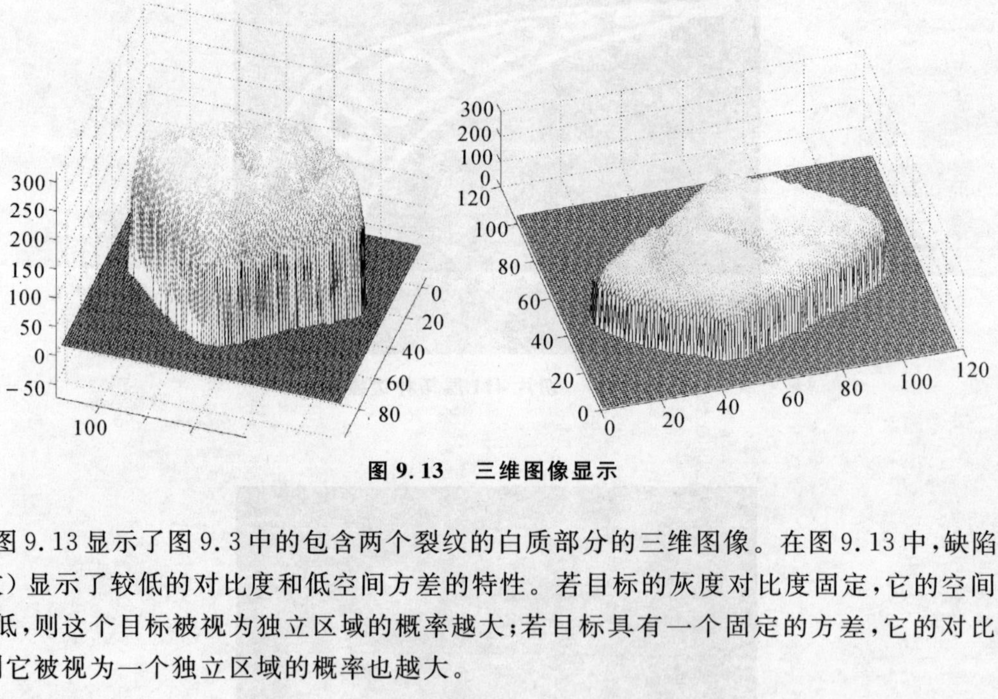

图 9.13　三维图像显示

图 9.13 显示了图 9.3 中的包含两个裂纹的白质部分的三维图像。在图 9.13 中，缺陷目标(裂纹)显示了较低的对比度和低空间方差的特性。若目标的灰度对比度固定，它的空间域方差越低，则这个目标被视为独立区域的概率越大；若目标具有一个固定的方差，它的对比度越高，则它被视为一个独立区域的概率也越大。

2. 分割方法

根据上述算法思想，首先需要计算某个区域的对比度和方差。如图 9.14 所示的目标区域 D，区域 D 的灰度对比度 $C_\theta(i,j)$ 可以通过目标区域 D 和背景区域 E 计算，最简单的方法为两个区域的灰度平均值之差。区域 D 的空间标准差 $V_\theta(i,j)$ 可以通过区域 D 的标准方差来定义。区域 D 的大小由所要求提取的缺陷最小面积决定，则

$$C_\theta(i,j) = GE^k_{\text{aver}} - GD_\theta(i,j) \tag{9-19}$$

$$V_{\theta}(i,j)=\frac{1}{N}\sum_{t=1}^{N}[f_t-GD_{\theta}(i,j)]^2 \tag{9-20}$$

式中，k 表示不同材质（黑质为 1，灰质为 2，白质为 3）；θ 为所选区域的法向方向与水平方向的夹角；N 表示区域的像素个数；GE_{aver}^{k} 表示背景区域的灰度均值；$GD_{\theta}(i,j)$ 表示以点(i,j) 为中心的区域 D 在 θ 角度时的灰度均值。

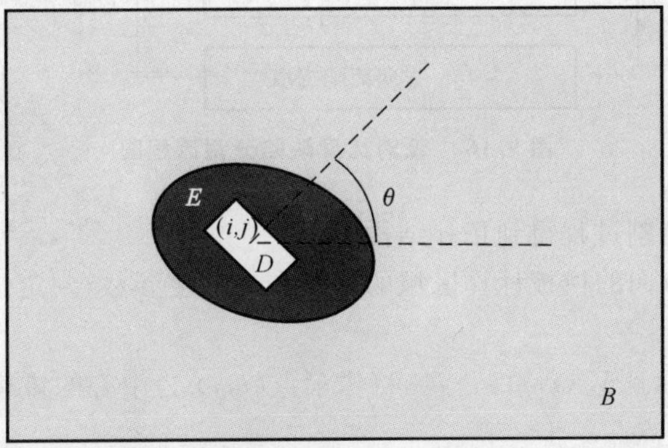

图 9.14　空间对比度和空间标准差的定义

本章所讨论的叶片陶芯 / 蜡模切片图像，是采用西北工业大学自行开发研制的工业锥束 CT 设备扫描得到的 1 024 × 1 024 像素图像，相邻两个像素之间的距离 $d=0.127$ mm。由于需要计算模板区域的方差，所选择的区域过小将不能计算有效的方差参数，而区域过大，则检测精度难以保证。根据文献[18]给出的规定：气孔和缩孔类缺陷，直径 0.508 mm 范围内的单个缺陷可忽略不计；在直径 1.016 mm 范围内含有夹杂的空洞可忽略不计。若是需要检测气孔类缺陷，则检测区域必须小于等于 0.508 mm，即图像的模板必须小于等于 4 个像素（0.508/0.127＝4）。而对于裂纹类缺陷，模板宽度必须小于等于 4 个像素。因此，选择的区域模板可包括 3 × 3，3 × 7 等，其中模板 3 × 7 比较合适于检测裂纹类缺陷。图 9.15 显示了不同方向的 3 × 3 模板图。

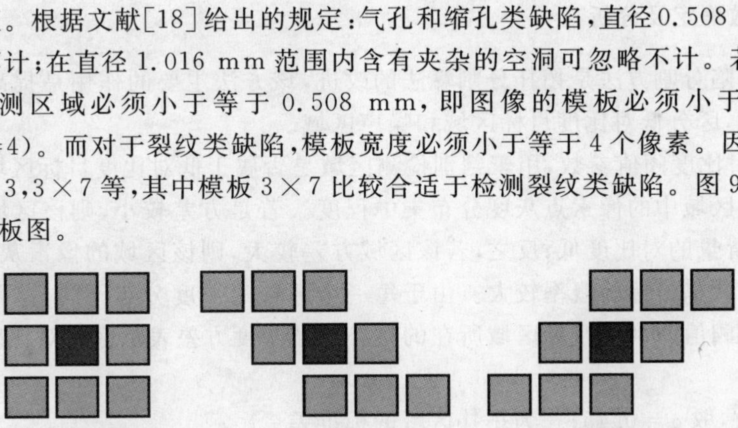

图 9.15　区域 3 × 3 模板图

图 9.14 中显示，区域 D 的法向轴和图像水平轴的夹角为 θ。由于缺陷目标区域的形状不规则，而且目标边缘模糊也会影响目标区域的参数，因此需要计算坐标点(i,j) 为中心的区域 D 的各个方向的参数。主要计算 4 个方向的参数：水平方向、垂直方向，－45° 方向和 45° 方向。图 9.15 显示了 4 个方向的 3 × 3 模板的表示。

在流程图 9.5 中，将每一个拓扑结构中的区域生长分割算法用此方法代替，低对比度缺陷分割流程图如图 9.16 所示。具体过程如下：

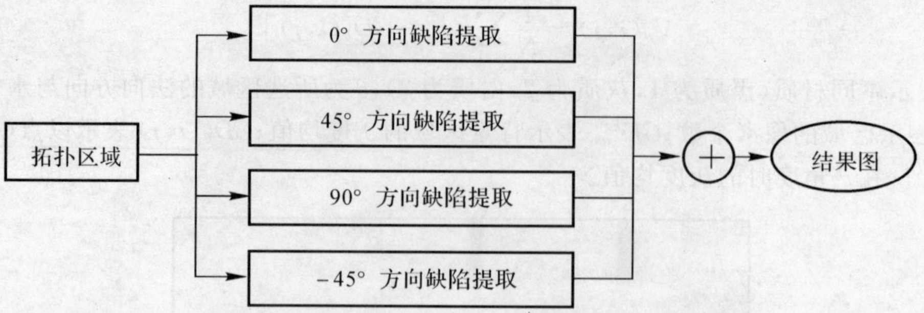

图 9.16　低对比度缺陷分割流程图

① 通过上述拓扑分割过程得到拓扑结构图。

② 利用4个不同方向的模板计算区域的方差和对比度参数，判定缺陷区域的种子点。设置两个阈值，T_1 和 T_2。

若 $C_\theta(i,j) > T_1$ 而且 $V_\theta(i,j) < T_2$，将像素点 (i,j) 为中心的该模板区域判定为缺陷目标，点 (i,j) 像素为缺陷点。

若 $C_\theta(i,j) > T_1$ 且 $V_\theta(i,j) \geqslant T_2$，将点 (i,j) 为中心的该模板区域判断为噪声区域，点 (i,j) 像素视为噪声点。

若 $C_\theta(i,j) \leqslant T_1$，则将点 (i,j) 视为背景材质的一部分。

③ 比较4个方向的结果，将不同方向的检测结果相加，得到检测结果。

3. 关键参数确定及分析

低对比度缺陷分割方法是拓扑分割算法的改进，该方法主要的作用是提高低对比度目标区域的提取精度，区分低对比度目标区域和噪声区域。

T_1 为灰度对比度阈值参数，用于判别检测区域是否属于低对比度目标区域。区域的灰度方差表示了一个区域中的像素点灰度分布集中程度。若是方差较小，则该区域的灰度分布集中，缺陷目标与背景的对比度低；反之，若该区域方差较大，则该区域的像素灰度跨度较大，表明该区域存在的缺陷目标的概率较大。由于每一个区域的灰度分布不同，需要对不同的拓扑区域给出不同的阈值。利用目标区域所在的拓扑区域灰度方差表示区域对比度差别，即

$$T_1 = \alpha \times \sigma' \tag{9-21}$$

式中，α 为权系数，取 $\alpha = 0.45$；σ' 为拓扑区域的标准差。

T_2 为灰度方差阈值参数，用于判断低对比度区域为噪声区域或是缺陷目标。目标区域的灰度方差反映一个区域的像素灰度分布集中程度，一般而言，噪声区域内像素的灰度分布分散，即灰度方差比缺陷区域的灰度方差较大。因此，若是低对比度目标区域方差较大，则可判断为噪声区域；目标区域方差较小，则可判断为缺陷区域。由于切片图像背景区域中不存在较多的变化和突变信息，通过计算背景区域的灰度方差作为判别区域方差的阈值，即

$$T_2 = 2 \times 1.75 \times \sigma'' \tag{9-22}$$

式中，σ'' 背景区域的灰度标准差。试验所得，图像背景区域的标准差一般在3.5～4.5之间。

利用低对比度缺陷分割算法，检测切片411层图像，结果如图9.17所示。由图9.17可见，该方法的分割精度明显高于拓扑区域分割方法。采用3×3的分割模板实现，因此低对比度分

割算法能够达到 3×3 像素的精度，即在实际的工业 CT 系统中，达到 0.381 mm 的精度。

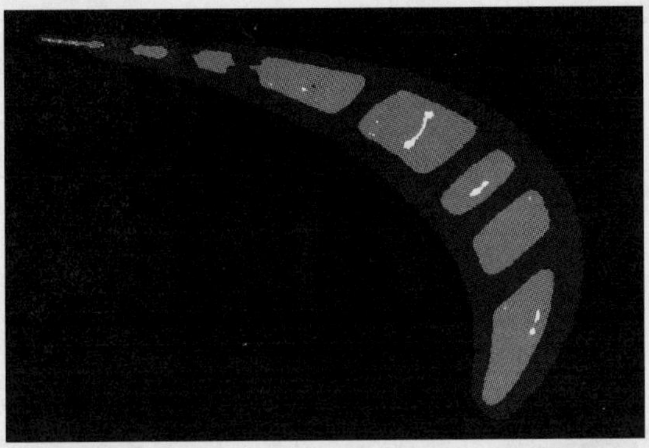

图 9.17　切片 411 层低对比度算法分割结果

9.3.5　算法分析比较

对带陶芯的叶片蜡模，得到 X 射线工业 CT 扫描重建图像，图像大小为 1 024×1 024 像素，灰度级为 256，图 9.18(a)为切片 450 和 550 层图像中实体部分。实验比较混合高斯 MRF 分割算法[19]、模糊 ART 神经网络分割算法[20]、拓扑区域分割算法和低对比度分割算法，分割结果如图 9.18(b)，(c)，(d)，(e)所示（分割结果反相表示）。

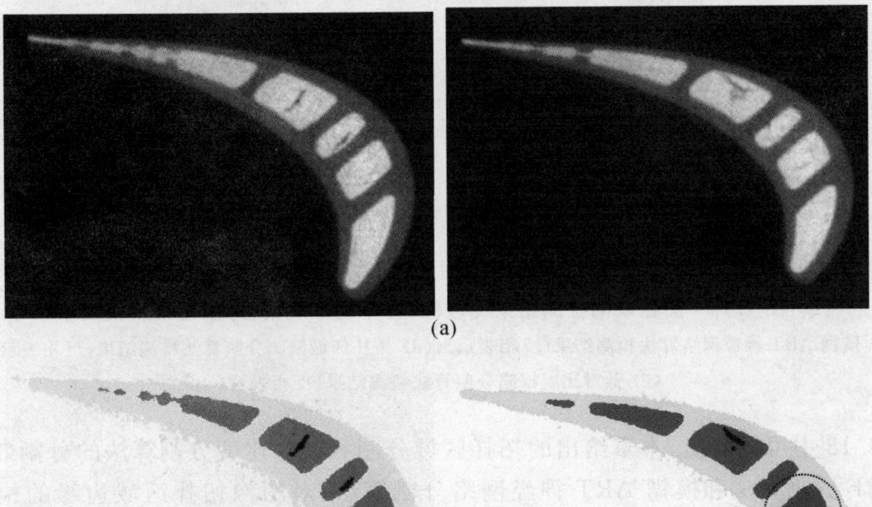

图 9.18　图像缺陷检测结果比较图（为了便于观察，分割结果反相表示）

(a) 切片原始图；(b) 混合高斯 MRF 分割算法检测结果（反相表示）；

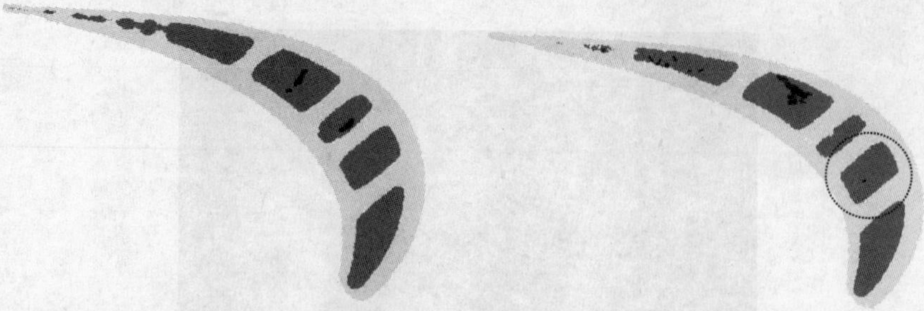

(c)

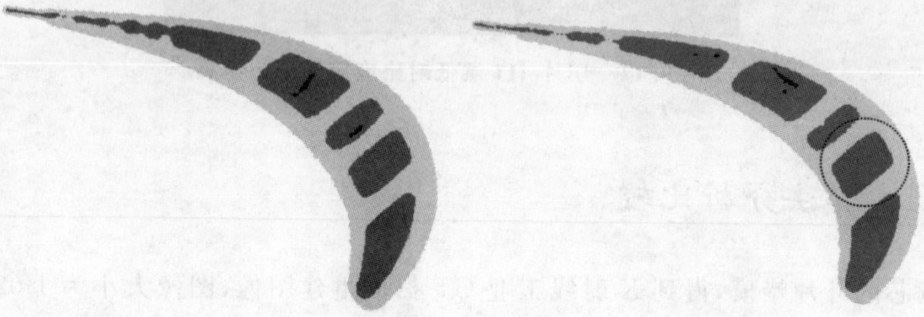

(d)

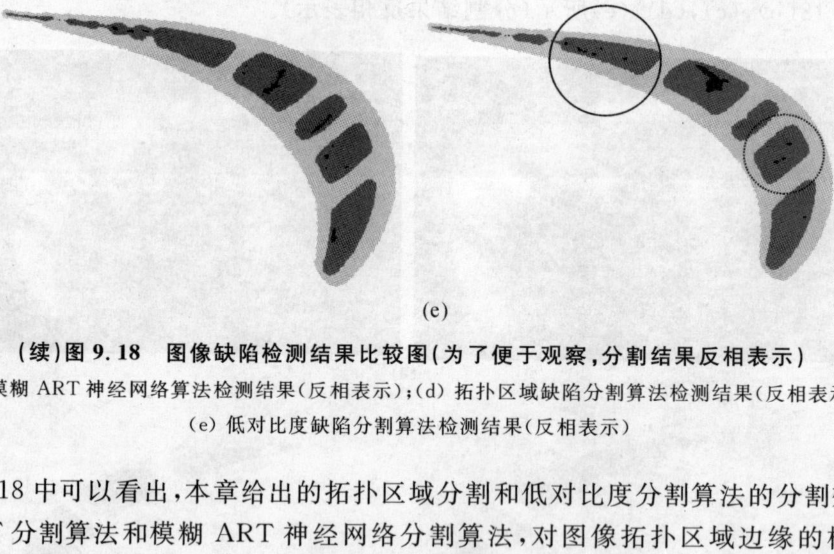

(e)

(续)图 9.18　图像缺陷检测结果比较图(为了便于观察,分割结果反相表示)

(c) 模糊 ART 神经网络算法检测结果(反相表示);(d) 拓扑区域缺陷分割算法检测结果(反相表示);

(e) 低对比度缺陷分割算法检测结果(反相表示)

从图 9.18 中可以看出,本章给出的拓扑区域分割和低对比度分割算法的分割效果优于混合高斯 MRF 分割算法和模糊 ART 神经网络分割算法,对图像拓扑区域边缘的检测结果较好。图 9.18(b)为混合高斯 MRF 分割算法分割结果,该算法受轮廓边缘处的噪声影响较大,叶片蜡模外轮廓边缘和拓扑区域分割效果差,且分割精度不高。图 9.18(c)为模糊 ART 神经网络分割算法检测结果,该方法分割精度较高,但是分割后的叶片蜡模拓扑区域形状有较大的变形。这两种分割算法在提取缺陷的同时,对提取叶片蜡模拓扑区域边缘信息的能力差,使得分割结果不能有效地反映缺陷在叶片蜡模中的位置、大小等信息,缺陷分割结果可靠性较差。

利用本章给出的分割方法,原图中肉眼可见的缺陷信息都能够有较好的提取(图中的黑色缺陷目标),对图中两条较大的裂纹提取都比较成功。如图 9.18(a)所示,黑色虚线圆圈内存在低对比度缺陷信息，在图 9.18(b)(d)中没有得到缺陷目标信息，在图 9.18(c)中只得到一个点缺陷目标，而图 9.18(e)中提取出较多的缺陷目标。可见，低对比度缺陷分割方法提取的缺陷信息明显多于拓扑分割方法，能够将对比度更低的缺陷部分信息提取出来；而且该方法的分割精度也高于混合高斯 MRF 分割算法和模糊 ART 神经网络分割算法。

由实验结果可知，低对比度缺陷分割算法能有效地提取低对比度缺陷信息，而且较为准确地得到叶片拓扑区域边缘。该方法提取精度较高，但也会提取部分噪声信息，产生虚假缺陷。如图 9.18(e)中黑色实线圆中检测得到的缺陷信息，从原图(见图 9.18(a))中对比看出，这部分缺陷目标判断为虚假缺陷的概率较大，使得分割结果的可信度受到影响。对于存在的虚假缺陷，在二维分割处理方法中难以得到进一步地解决，但是可以通过三维方法解决。

由低对比度缺陷分割算法中的分割模板信息可知，该算法的分割精度为 3 个像素，即在实际工业 CT 图像检测过程中，达到的精度为 0.381 mm。

综上所述，低对比度缺陷分割算法能够高精度地提取二维切片图像中的低对比度缺陷信息，而且能够较好地得到叶片拓扑区域的边缘轮廓信息，是一种适合叶片/蜡模/陶芯缺陷提取的实用性方法。

9.4　基于 CT 图像序列的三维缺陷检测

9.4.1　三维图像分割方法概述

1. 三维图像分割的意义

按图像的空间维含义，三维图像可以分为三类。第一类是断层图像序列，这种图像可以表示零件的三维空间结构。一般由二维断层图像在正交的第三方向平行“堆”成，本章讨论的叶片的工业 CT 三维图像就是由二维图像序列堆成的三维图像。第二类是二维时间序列(2＋1 维)，即在同一个位置，随着时间连续得到若干二维图像形成。这类图像适合表达结构的运动或者组织形式随着时间的变化，如心脏的 MR 图像。第三类是三维体图像序列(3＋1 维)，如果设备的成像速度足够快，可以进一步产生三维体图像的连续图像，也称四维图像。

工业锥束体积 CT 扫描得到的是第一类三维图像，即断层图像序列。工业 CT 断层图像序列区别与其他类型的图像序列的特点：各向同性。切片图像内像素之间的距离与相邻两层切片的间隔距离相等，即图像序列中每一层切片的一个像素表示样品中的一个立方体元体素。由于三维缺陷检测方法还不够成熟，利用图像序列各向同性的特点，将二维缺陷检测的算法扩展到三维缺陷检测，在三维空间域中准确地提取目标。

二维 CT 图像检测的理论研究在实际应用中比较多[21]，能够有效地提取出切片图像中的缺陷，得到缺陷位置、大小等信息参数。但是在二维切片图像中，很难有效地给出缺陷的定义和判断，如纵向的线裂纹，在二维切片上映射为只占几个像素大小的缺陷区域，难以在二维图像处理中将该缺陷目标区域联系为三维实体中的纵向线裂纹，即引起判断的歧义性，这严重影响了对真实裂纹的判别。另一方面，工业 CT 图像受低对比度和较大噪声信号的影响，利用二维缺陷检测算法会将部分噪声区域视为缺陷目标，造成在某些切片图像内的检测结果含有虚假缺陷。而且在二维图像处理过程中，对于真实目标缺陷区域和由噪声引起的虚假目标缺陷区域的区分，通常的方法是根据区域中像素的个数来确定是否为真实缺陷，但是这种方法不能真正地表述点区域的属性，不能有效区分这两部分区域目标。三维缺陷分析利用图像序列层间信息的连续性特点解决上述问题，使叶片类零件缺陷检测的准确性和可靠性大大提高。

图9.19为切片411层图像的分割标定结果（为了便于观察，反相表示），在图中的黑色虚线圈中可以看出存在缺陷目标区域，根据二维图像特性不能对这些点缺陷作进一步的分析处理，只能借助于图像序列三维处理，利用图像层间的连续性，来判断这些点的属性。

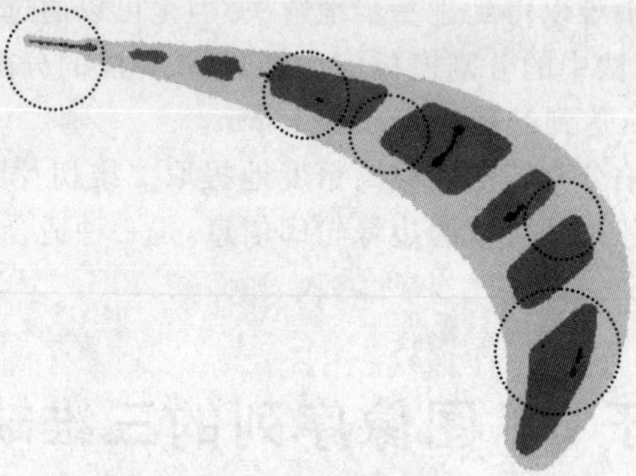

图9.19 切片411层分割标记结果（反相表示图）

因此，为了能够真实反映三维缺陷的信息，有效去除图像中的噪声信息的影响，有必要利用图像序列的各向同性和层间的信息传递性，展开三维缺陷检测方法的研究。

2. 三维图像分割方法及比较

三维分割在近年来成为图像分割领域的热点。三维图像分割在国外已经运用于医学诊断和手术诱导方面[22]，而国内还处于理论研究阶段并没有成形的产品和软件出现。

三维图像的分割是指对由二维断层图像“堆”成的体数据的分割和标注[23]。最初，对三维图像的分割将其分成二维图像（或者说不将图像组合成三维），各层分别处理，然后将各层的分割结果相连成几何模型；接着发展了层间图像的相关性的伪三维（2.5维）处理方式；最后是基于三维体数据的处理技术。下文对3种方法做具体描述。

(1)分层图像分割方法

分层图像分割，就是在二维切片图像内对各层图像单独作图像处理，在图像处理过程中，不需要上下层的信息来指导该层的分割处理过程。图像序列中所有的切片分割完毕后，再利用图像层间信息的连续性，将检测结果通过目标匹配或者三维区域连通方法，组合成三维检测结果的几何模型。

(2)伪三维(2.5维)处理方法

伪三维处理方法是指利用层间的知识传递性来分割图像或者通过某种信息传递性处理图像序列（例如通过分割参数的传递）。典型的方法是活动轮廓方法[24]，将上一层中分割出的边缘作为下一层的轮廓初始边缘，然后逐层使用二维变形轮廓线算法，从而实现了图像序列的分割。另一种方法为MRF序列图像分割方法[25]，也是将上一层的各个参数传入下一层作为初始迭代参数。

(3)三维数据处理方法

利用三维数字图像分割模型,直接对三维图像进行分割,得到三维分割结果。该方法需要将所有的分层切片图像序列作为一个整体数据,将整体数据作统一的分割。主要的方法包括混合高斯模型算法[26]、三维可变模型[27]和人机交互的三维分割算法[28]等。

表9.4对这3种方法的优缺点和计算量进行了分析比较。受成像设备或实用性的影响,切片图像受较大噪声干扰,部分区域灰度对比度低。建立三维分割模型,直接对三维数据直接进行分割,效果并不理想,而且三维数据处理的计算开销远大于二维图像处理。而在内部缺陷检测中往往存在较多小目标缺陷区域,伪三维缺陷检测方法也不适合此类目标的检测。

本章介绍的三维图像分割标注算法建立在分层图像分割算法的基础上,从三维工业CT图像序列(精确地说是二维断层图像堆)中分离出缺陷区域,通过多目标跟踪等算法组成三维几何模型。

表9.4　三维分割方法优缺点比较

类　型	优　点	缺　点	精　度	计算量
分层图像分割	方法简单,而且不需要分层指导	分割过程中没有充分利用图像层间信息的连续性	高	少
2.5维图像分割	上层分割结果用于指导当前图像分割,充分利用了层间信息的连续性	不适合较小目标的检测,对当前切片层中新的目标也不能通过信息传递性来有效地处理	一　般	一　般
三维数据处理	能够完全利用图像数据的三维信息,从整体上分割整个三维数据	模型数据分析复杂,建立三维分割模型数学方法复杂	低	巨　大

根据三维图像的分类,每一类三维图像的处理方法不同。在实际应用中,四维图像基本上很少涉及,主要是针对于断层图像序列和时间序列图像的处理方法。断层图像序列表达了在同一个时间,不同位置的零件不同截面的信息;时间序列图像表示在不同时刻,零件的同一位置截面的信息。若将零件的断层图像序列假设为在不同时间,一个物体经过同一个截面的信息,则可以将断层序列图像等同于时间序列图像。

序列图像的研究已成为计算机视觉的主要研究内容及研究热点之一,处于现代信息科学研究的前沿[29]。将CT切片图像视为图像序列,则图像序列分析完全可以用于对叶片/蜡模内部缺陷的检测。

9.4.2　基于CT图像序列三维缺陷检测方法

分层图像序列缺陷检测方法的优势在于简单实用,分割精度高,且能够处理较小的缺陷目标,对于噪声处理效果较好。虽然该方法在分割过程中没有充分利用层间的连续性信息,但在下一步将各层的分割结果相连成几何模型的过程中,利用噪声信息层间不连续和目标信息在层间连续的特点,区分噪声和缺陷小目标区域,提高分割准确度,是一种实用化的三维分割方法。

1. 算法思想

基于 CT 图像序列的内部缺陷检测方法的基本思想是：以新一代工业锥束 CT 作为测量手段，获得具有各向同性特征的切片图像数据集，将此图像数据集看做序列图像，借鉴近年成熟起来的图像序列分析技术，解决叶片/蜡模内部缺陷检测中存在的问题，实现一种新的检测方法。

该方法是分层图像处理的改进方法，检测的精度主要取决于单层图像处理的精度。本章介绍的工业 CT 二维图像切片的缺陷检测方法，缺陷检测精度可以达到 3 个像素。每一层切片图像进行缺陷检测得到单层的检测结果，利用序列图像中的多目标跟踪算法，将检测结果中的三维缺陷实体作统一标记，计算缺陷实体的参数，判断缺陷的类型。由于噪声的影响较强，预处理过程中不能去除所有的高斯噪声和脉冲噪声，在检测结果中必然会含有部分由噪声信息产生的虚假缺陷。如何区分缺陷目标和噪声虚假缺陷难以在单张切片中实现，而利用三维序列图像层间信息的相关性则能较好地完成。

将图像序列分层分割完成后的结果图像定义为初始标记图像序列(Initial Marked Image Sequence,IMIS)。每一层切片图像分割结果中，对切片中不同缺陷区域给出不同的标记值，利用标记值表示单张切片内的不同目标区域。这些标记值是在提取切片图像中缺陷目标的 8 邻域连通区域得到的，这些区域可能是只含有几个像素面积大小的真实缺陷目标区域，也可能是由噪声引起的虚假缺陷区域。标记值取值为 $0,\cdots,n$，n 表示该切片中缺陷目标区域个数，n 的取值可以为 0，可以为一个大于等于 1 的数，表示在单张图像中，可能不存在缺陷区域，可能存在多个缺陷区域。图 9.20 显示了切片 412 和 413 层图像低对比度缺陷分割结果(为了便于观察，反相显示)，两图中都存在多个缺陷目标区域，且其中部分为噪声信息引起的缺陷。

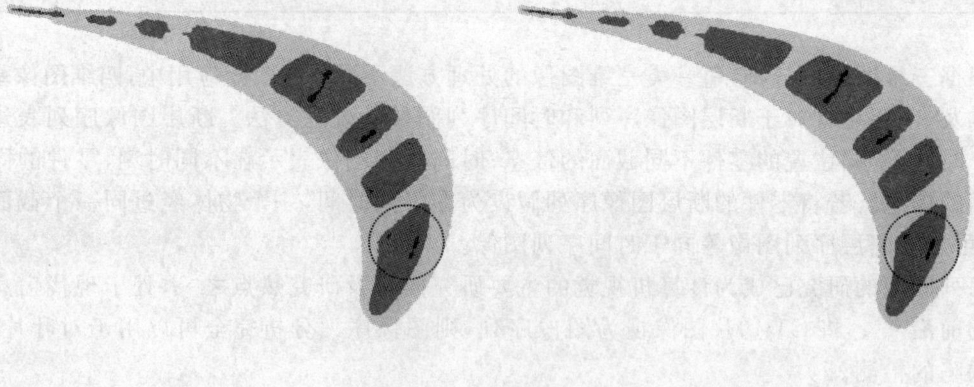

(a)　　　　　　(b)

图 9.20　初始标记图像序列

(a) 412 层分割标记结果图(反相表示图)；(b) 413 层分割标记结果图(反相表示图)

对初始标记图像序列(IMIS)进行三维目标跟踪处理，目的就是对每一层的标记值确定上下层映射关系，最终达到将整个零件内缺陷的三维图像层间映射关系确立的目的。利用在视频分析领域较为成熟的多目标跟踪算法，结合 CT 序列图像特有的性质，给出一种新的简单实用，而且能够较快处理大量切片图像的方法。下文简单介绍多目标跟踪方法[30]。

目标跟踪是计算机视觉研究的一个核心课题，它在医学研究、交通监视、客流量统计、天文观测等领域有着非常重要的实用价值，有着广阔的应用背景。它的目的就是通过对得到的图像序列进行分析，计算出目标在每帧图像上的二维位置坐标，并根据不同的特征值，将图像序列中不同帧中同一运动目标关联起来，得到各个不同目标完整的运动轨迹。

多目标跟踪就是对同一帧图像中的多个目标进行跟踪，同时找出多个目标的运动轨迹。类似的，在切片图像序列中对多个缺陷目标进行跟踪，找出缺陷的变化轨迹，标记同一个缺陷实体在不同切片层中的区域，最后得到缺陷目标的三维完整信息。

多目标跟踪是个复杂的问题，而其中的关键是目标匹配[31]。目标匹配的技术在近年来得到深入的研究，得出许多针对性的方法。缺陷目标在叶片/蜡模切片图像中的特点：目标面积区域小，而且形状不规则，目标轨迹可能出现交叉。因此通用的图像匹配方法难以适用此类缺陷，根据工业 CT 图像序列自身的特点，给出一种简单实用的多目标跟踪方法。

2. 多目标跟踪算法

首先，工业 CT 图像序列的一个重要特点是层间图像数据的各向同性，而视频图像序列没有这个性质。利用图像数据各向同性的特点，建立三维数据处理模型，较为简单地处理工业 CT 图像序列。由于层间间隔很小，工件内部缺陷变化的连续性较强，切片内的缺陷目标区域信息在相邻两层间的变化比较小。实验表明，采用目标匹配中的区域匹配算法[32]或矩匹配算法[33]，不需要搜索匹配窗口，很快就能达到目标匹配，但是对于不规则小目标区域效果不佳。如图 9.10 所示，缺陷目标区域在相邻两层初始标记图像中的位置相差不大，且形状也很接近。因此，简洁的三维连通区域提取方法代替复杂的区域匹配技术，适合工业 CT 图像序列的处理。

其次，工业 CT 图像序列中缺陷目标实体与视频图像目标的一个很大的区别是：缺陷目标存在实体分叉的问题。因为生产过程中的某些因素造成工件内部缺陷信息存在分叉的情况，或由于图像分割过程造成整个目标分成几个部分，如图 9.20 所示，412 层切片图像中黑色虚线圈中包含两个缺陷目标，而 413 层切片图像中相对应的区域中只包含一个目标缺陷。利用多目标跟踪过程中的区域匹配技术难以对存在分叉的目标实体作处理，而利用连通区域提取技术，能够将分叉的连通三维区域提取，并对分叉数据作统一标记。

再次，工业 CT 图像序列存在层间信息连续性的特点，工件实体信息由各层组合成一个完整的几何模型，实体信息存在很强的连续性。在二维初始标记图像存在部分由噪声引起的虚假缺陷信息，利用噪声信息层间随机分布和连续性不强的特点，将只在一层或几层内出现的缺陷信息作为虚假缺陷删除。

综合上述分析，根据工业 CT 图像序列自身的特点和缺陷提取的要求，比较视频时间序列图像处理的特点，给出多目标图像序列三维分割标定方法。流程图如图 9.21 所示。

三维空间的连通结构有 6 连通、18 连通和 26 连通(见图 9.22)。

缺陷提取过程是通过初始标记图像序列(IMIS)，利用层间信息的连续性，分层标记得到切片图像中的缺陷目标区域，因此在标记每一层图像时，需要读入前几层和后几层图像的信息。本节利用 26 连通算法标记连通区域，而在每一层的计算过程中，由于二维切片图像的 8 连通区域已经提取，因此只需要确定当前层切片图像的不同标记区域与上、下两层切片图像对应区域之间的关系，如图 9.23(a)所示，为当前 k 层图像的像素对应 $k-1$ 层(上一层)切片图像的邻域关系图，图 9.23(b)为当前图像像素对应 $k+1$ 层(下一层)切片图像的邻域关系图，可以将 26 连通区域的问题简化为在当前切片内求 8 连通区域和在上下两层切片内两个 9 连通邻域的关系。

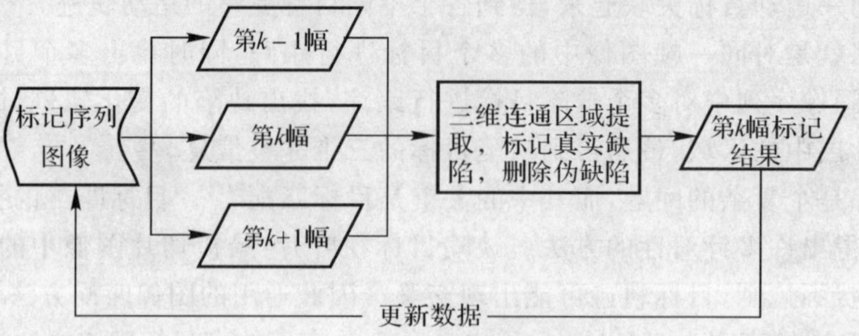

图 9.21 多目标跟踪流程图

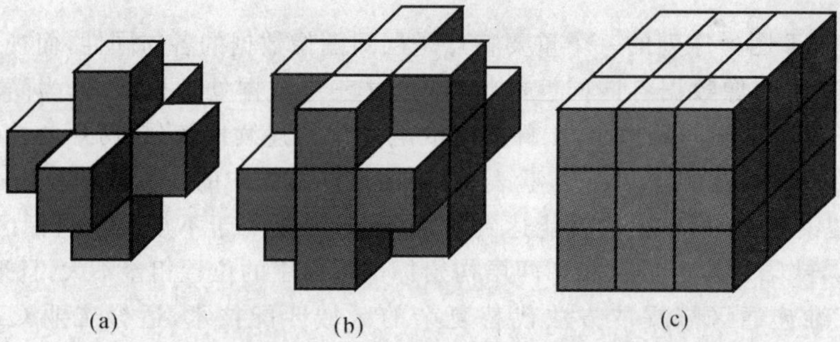

图 9.22 几种常用的连通结构示意图

(a) 6 连通； (b) 8 连通； (c) 26 连通

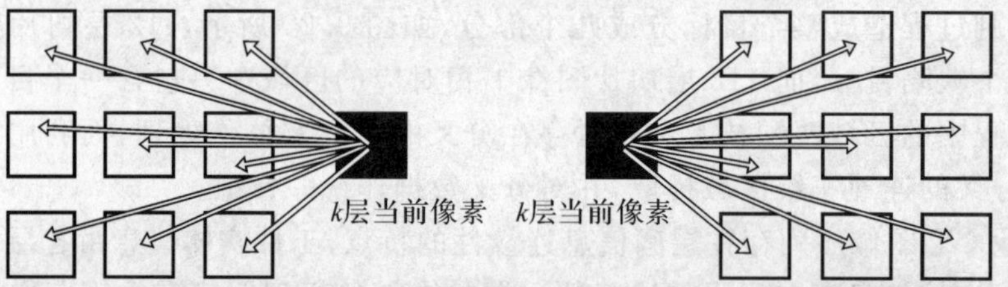

图 9.23 当前像素的三维连通区域

如图 9.24 所示，黑色区域表示缺陷区域，白色区域表示实体。图 9.24(b)为当前切片图像，存在 5 个缺陷区域，其中包括噪声目标区域和真实缺陷目标区域。其中区域 1,2,3 和上一层区域的 A,B,C 存在对应的邻域关系，可以将区域 1,2,3 分别重新标记，将这三个区域内的所有像素的标记值改为相对应的 A,B,C。区域 4 的像素针对上一层和下一层切片图像的相应的连通邻域都不存在，则将只存在于其中某一层的目标区域视为虚假缺陷。图 9.24(a)中的目标区域 D 在当前切片中没有对应的邻域区域，因此，编号为 D 的缺陷目标轨迹就在图 9.24(a)中结束。而图 9.24(b)中的其目标区域 5，虽然相对应的上一层切片图像中没有对应的目标区域，但是在下一层中出现了对应的区域 α，因此区域 5 为一个新的缺陷目标的起始信息，则将 5 重新标记为 E(在 D 的标记号之后)。

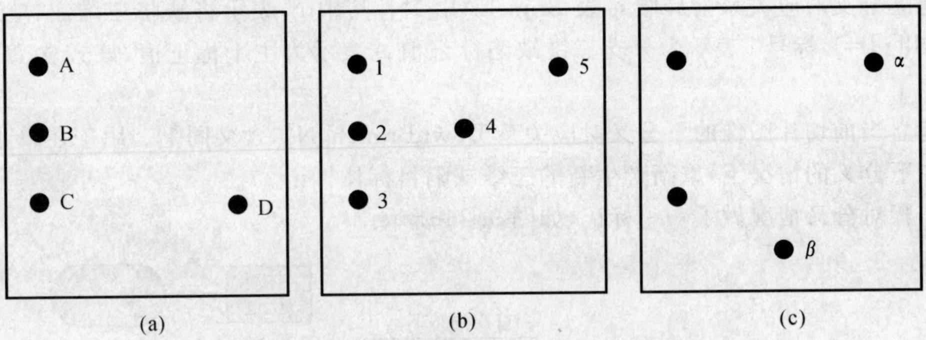

图 9.24　切片图像序列对应关系示例

(a) 上一层切片图像；(b) 当前层切片图像；(c) 下一层切片图像

经过该算法提取三维目标区域之后，当前切片图像中的目标区域 1,2,3,5 将保留，并重新标记为 A,B,C,E；而区域 4 将作为噪声区域删除。

3. 目标轨迹分叉解决方法

在上述的例子中没有涉及缺陷目标轨迹出现分叉的情况。而实际情况中，由于铸造技术或者分割过程中的原因，使得工件中的缺陷信息可能存在上下层之间的多个目标连通，即存在缺陷的分叉或者交叠的情况。

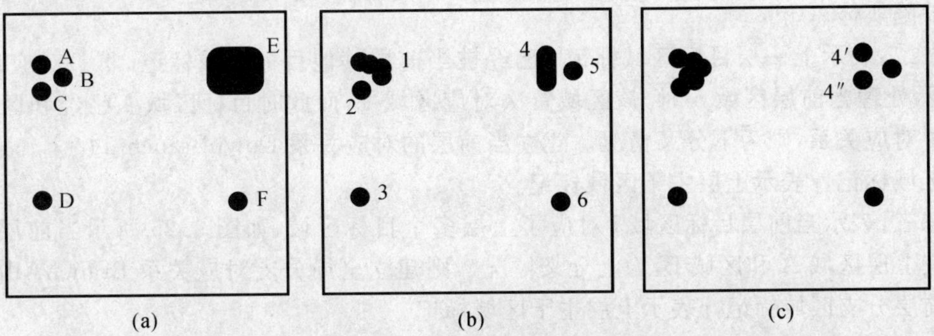

图 9.25　存在分叉切片图像

(a) 上一层切片图像；(b) 当前层切片图像；(c) 下一层切片图像

如图 9.25 所示，图 9.25(a)中目标区域 A,B 对应于图 9.25(b)中的目标区域 1，即上一层切片中的两个不同的目标区域对应当前层切片中的同一个目标区域，表示为上分叉情况。图 9.25(a)中区域 E 对应于图 9.25(b)中区域 4,5，即当前层的两个不同的目标区域对应上一层的同一个目标区域，表示为下分叉情况。同时出现上分叉和下分叉的现象，则为交叠。对于切片序列中缺陷目标存在分叉的情况，连通区域的提取不仅需要考虑删除单层噪声区域，还需要注意能够将上分叉和下分叉情况下的目标实体都标记为同一个标志的实体。

如何解决分叉和交叠的问题，是三维缺陷提取的难点。利用两次遍历初始标记图像序列(IMIS)的方法，结合交叉情况全局哈希表，解决分叉问题。具体步骤如下：

步骤一：遍历初始标记图像序列(IMIS)，建立分支和主干的关系，包括上分叉，下分叉和交叠的情况。

①建立分支对应关系全局哈希表 BranchAll[N],其中 N 表示将缺陷三维实体个数。若 BranchAll[i]=j,标号 i 表示为分支三维缺陷标记值,j 表示为主干标记值,该式含义为分支 i 依附于主干 j。

②建立当前切片图像的下分叉对应关系 DownBranch[N],含义同上。用于在单张切片图像中存在下分叉的情况下,重新产生新的三维缺陷目标体标记。

该步骤对分叉情况做了一一标记,如图 9.26 所示。

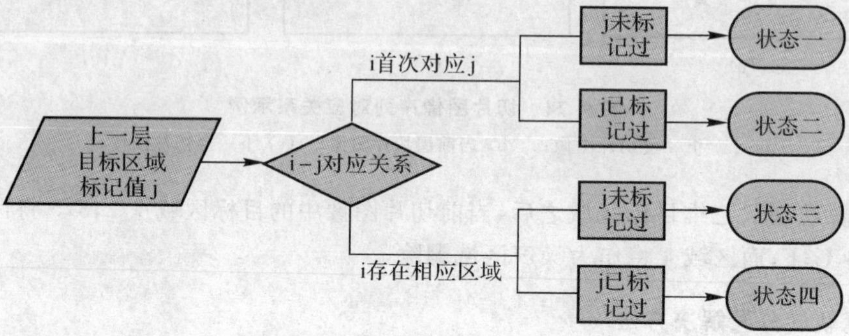

图 9.26 上分叉和下分叉标记图

各个状态叙述如下:

状态一:表示为目标区域 i 和目标区域 j 首次对应,建立对应关系,即两个目标区域标记为同一个缺陷实体。

状态二:表示上一层目标区域标记 j 已经被当前层其他目标区域标记(非 i)对应过,如图 9.25 所示处理当前层区域 5 时,该区域首次对应区域 E,而此时目标区域 4 已经和区域 E 已经建立了对应关系,则为下分叉情况。建立当前层的对应关系 DownBranch[i]=j,i 表示当前层分支区域标记,j 表示上层主干区域标记。

状态三:表示当前层目标区域 i 对应了上层多个目标区域,如图 9.25 所示当前层目标区域 1 对应上层区域 A 和区域 B,为上分叉情况。则建立全局分支对应关系 BranchAll[i]=j,i 表示当前层分支区域标记,j 表示上层主干区域标记。

状态四:同状态二。

步骤二:统计目标区域个数,更新标记对应关系。

该步骤统计当前图像的标记值,为新出现的目标区域作对应的标记。若出现新目标,即下一层存在对应标记区域,则将标记总目标个数 totalRegionNum 加 1,将此区域标记场标记为 totalRegionNum。若是该目标为下分叉出现目标,即对应的上一层标记被使用过,则需要将当前层出现的分叉目标区域对应到相关的主干区域,对应的全局哈希表关系 BranchAll[totalRegionNum]=DownBranch[i]。将当前目标区域标记值 totalRegionNum 依附到主干 DownBranch[i],即步骤一建立的下分叉主干标记值。

步骤三:更新当前图像所有标记值,删除噪声区域。

利用步骤二所得的标记关系,重新标记各个目标区域。而对于上下两层都不存在对应邻域的目标区域,将此区域视为噪声删除。

步骤四:再次遍历初始标记图像序列(IMIS),重新标记。

将 BranchAll[i]取出分支 i 对应的主干。直到主干 BranchAll[j]=0，则表示 j 就是 i 的主干。

若用该算法对图 9.25 的切片序列提取存在交叠的三维目标区域，则结果如图 9.27 所示。将存在交叉的目标区域标记为统一的标记值，表示为同一个三维缺陷实体。

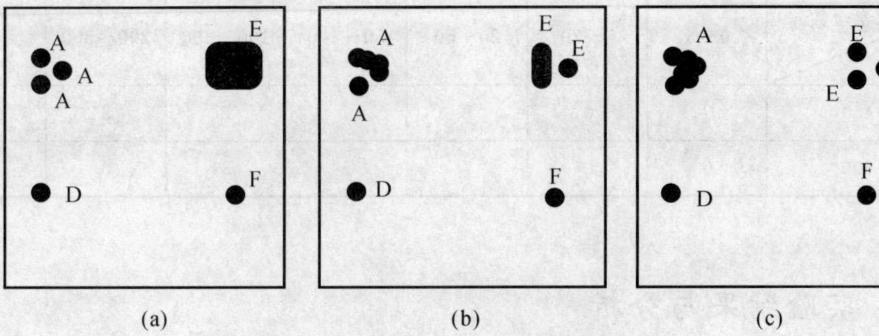

图 9.27　存在分叉和交叠标记结果图

(a) 上一层切片图像；(b) 当前层切片图像；(c) 下一层切片图像

4. 噪声目标删除

利用上述的多目标跟踪算法解决目标轨迹分叉的情况，可以将初始标记图像序列(IMIS)中二维缺陷目标标记为三维缺陷实体。但是工业 CT 图像存在较多的由噪声造成的虚假缺陷目标，若该目标区域是只存在于单层中的小目标区域，如图 9.24 所示中的区域 4，则在标记过程中就将噪声区域删除；而对于较多的只在几层中存在的虚假缺陷区域，则需要利用噪声区域的特点，进行删除。

对工业 CT 图像序列 400～450 和 550～600 两组切片图像序列作三维缺陷提取，得到的三维缺陷目标分别为 172 和 120 个，其中的分布情况见表 9.5。从表中可以看出，近 30%的缺陷目标为少于 5 个像素的三维缺陷目标，近 70%的缺陷为少于 20 个像素的目标。这些目标中有大部分为噪声引起的虚假缺陷目标，能否有效删除噪声目标是图像序列缺陷检测的一个重要指标。

表 9.5　缺陷三维实体分布情况

像素个数 / 标号	0～5	5～20	20～50	50～100	100～200	200～500	>500
400～450	56	69	33	3	2	3	6
550～600	36	45	18	10	3	2	6

首先根据本书设定的缺陷检测精度，在二维切片内精度达到三个像素(3×3)，即 9 个像素大小；而工业 CT 切片序列有各向同性的特点，因此三维实体精度为 27 个像素体积，即所含像素小于 27 个像素的三维实体视为噪声。

其次，根据裂纹分布的特点，判断裂纹缺陷目标。裂纹缺陷目标分布为明显的条形区域，即对于纵向分布裂纹，缺陷分布在较多的切片层，而在每层切片内的目标区域像素个数较少。

因此将只占有 3 层或者 4 层切片，并没有出现明显裂纹形状的目标实体视为噪声。

表 9.6 为图像序列 400～450 和 550～600 删除虚假缺陷实体后的结果，其中占 80%的虚假缺陷目标实体被删除。

表 9.6 缺陷三维实体个数分布

标号 \ 像素个数	0～5	5～20	20～50	50～100	100～200	200～500	＞500
400～450	0	0	9	1	2	3	6
550～600	0	0	7	5	3	0	6

9.4.3 实验结果与分析

利用上述方法处理带陶芯的蜡模切片图像序列，将切片 411～414 处理结果(反相表示图)表示如图 9.28 所示。

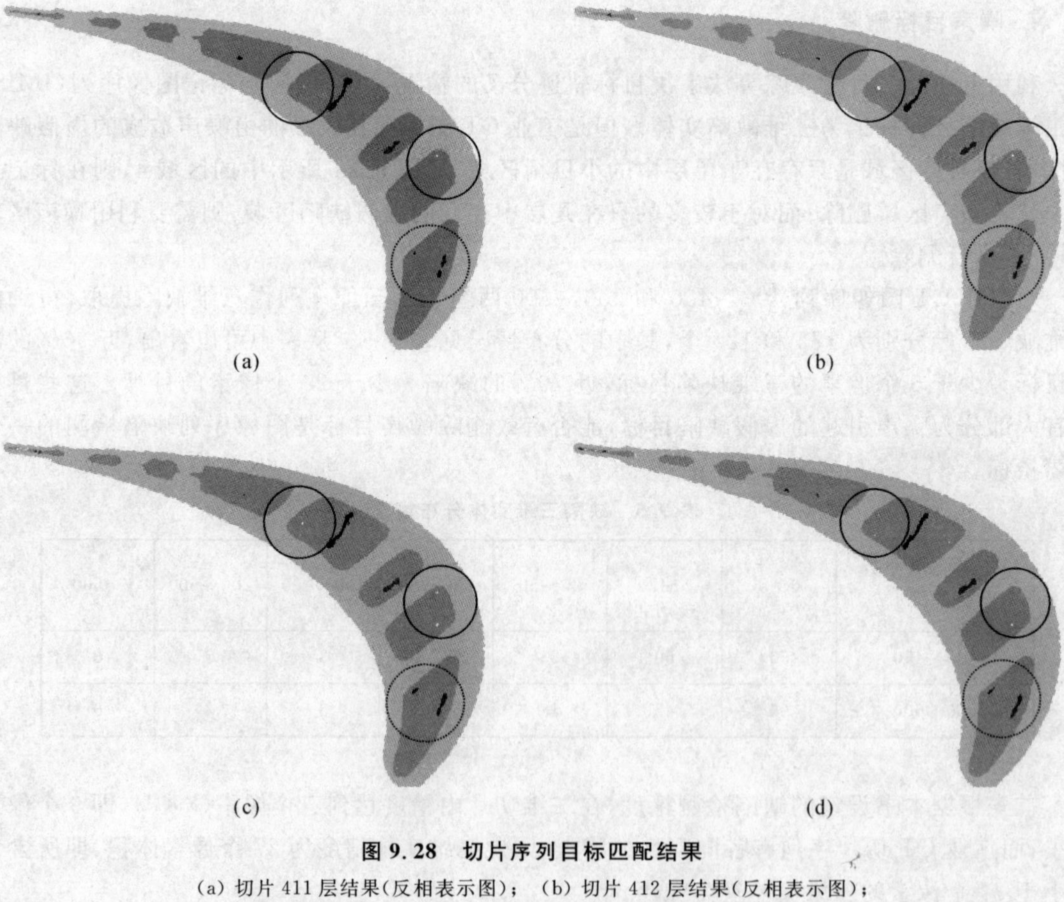

图 9.28 切片序列目标匹配结果

(a) 切片 411 层结果(反相表示图)； (b) 切片 412 层结果(反相表示图)；
(c) 切片 413 层结果(反相表示图)； (d) 切片 414 层结果(反相表示图)

图 9.28 显示了三维图像序列缺陷检测的结果，用不同的灰度值表示检测到的不同缺陷三维实体区域。图中可以看出不同的缺陷区域采用不同的灰度值标记，而整个零件内缺陷的三维图像层间上下层映射关系确立，同一缺陷三维实体在不同切片层中灰度值相同，如图中最大的黑色裂纹目标。

三维图像序列缺陷检测过程中的缺陷目标轨迹分叉情况得到了有效的解决，图 9.28(a)(b)中黑色虚线圆内的两个分支目标区域对应于图 9.28(c)(d)中黑色虚线圆的一个目标区域，这些目标区域采用同一灰度值标记，表明对于分叉目标区域得到了一个统一的缺陷实体。

二维缺陷检测中的伪缺陷目标得到了有效的删除。图中黑色实线圆中可见白色的小目标区域，这些都是被删除的虚假缺陷区域。这些目标缺陷区域的特点是：三维实体像素少于 27 个，分布少于 4 层。对照这些图像的原始切片图像(见图 9.6(a)411 层切片原始图像)，将这些被删除的缺陷信息视为噪声区域是可接受的。

实验结果表明，该方法适用于工业 CT 图像序列缺陷检测，对有较强噪声影响的图像能提取准确的三维缺陷目标信息，而且能够成功解决缺陷目标分叉的问题。由于二维切片图像的缺陷检测精度为三个像素，根据工业 CT 图像序列各向同性的特点，三维图像序列缺陷检测方法最小能够检测 3×3×3 像素的体元，即检测精度达到三个像素。

9.4.4　三维缺陷参数计算

1. 形态参数计算

形态学特征是为反映缺陷的形态特征而设计的，目的是计算形态学特征参数，从而为以后判断缺陷类型提供依据。现根据实际经验设计参数。

(1) 三维实体体积 T

三维实体体积 T 即三维目标实体所占体元的个数，每一个体元由一个像素表示，体元的体积根据实际 CT 分辨率决定，在本书描述的系统中，若切片图像大小为 1 024×1 024，分辨率为 $\varepsilon=0.127$ mm，则体元大小为 $\omega=\varepsilon^3$。统计三维实体在扫描切片图像序列中的体积计算公式为

$$T=n\times\omega \tag{9-23}$$

式中，n 为三维目标体所含有的像素点个数；ω 为每个体元像素的体积。

(2) 三维实体表面积 S

三维目标实体是一个由分层的体元素切片组成的三维体，每一个体元为一个体积为 ω 的立方体，则在计算缺陷三维体积的表面积时可以将每两个层视为台体，整个表面积由台体的侧面积和上下底面积组成。侧面积可以由下式计算，有

$$S_{侧}=\sum(l_1+l_2)\times h/2 \tag{9-24}$$

式中，l_1 和 l_2 表示上下两层缺陷目标的周长；h 为高度，即为层间分辨率，$h=\varepsilon$。

(3) 包围盒信息

三维实体所占最小包围盒。其中的包围盒的高度可以表示为缺陷所占的切片图像的层数。包围盒的长短径比 L 为

$$L=L_d/S_d \tag{9-25}$$

式中，L_d 为长径方向距离；S_d 为短径方向距离值。包围盒参数在判断缺陷类型时有重要作用。

2. 缺陷信息提取

由于铸件中的缺陷复杂，类别比较多，不能通过简单的方法判断缺陷的类型，因此可以应用专门的专家系统进行分析[34]。此处着重讨论三维图像序列缺陷检测算法，仅简单判断缺陷的种类，利用上述两类缺陷参数信息，建立判断模型，判断三维缺陷的类型。

针对航空发动机涡轮叶片中常见的4类缺陷进行判断：缩孔／气孔、裂纹、夹杂和疏松，选择一定的特征来判断检测缺陷的种类。

① 孔洞类缺陷：所占像素个数比较少，包围盒较小。其中缩孔的灰度值小于周围像素的灰度，夹杂部分的灰度值较周围像素的灰度值大。

② 裂纹类缺陷：包围盒中的长短径参数 L 比较大。若是最小截面积占包围盒截面积小于0.3，则可以判断为线裂纹。该线裂纹在二维缺陷检测中难以得到有效的检测。

③ 疏松类缺陷：所占像素较多，而且像素的灰度方差较大。实际情况中很难检测得到。

表9.7为切片层400～450的缺陷参数提取结果，总共21个缺陷实体（表中只显示了其中的几个缺陷实体），分别表示了每一个缺陷实体的体积，表面积，灰度均值，灰度标准差，包围盒大小及类型，其中 Min_x/Max_x，Min_y/Max_y，Min_z/Max_z 分别表示缺陷的最小包围盒中的 x 坐标的最小最大值，y 坐标的最小最大值和 z 坐标的最小最大值。缺陷类型包括块裂纹，线裂纹和夹杂三类缺陷类型，气孔和疏松类缺陷不存在。表中的缺陷信息在图9.29至图9.31中通过彩色显示，不同的缺陷实体利用不同的颜色表示。

表9.7 切片400～450层三维缺陷提取结果

序号	缺陷体积	表面积	灰度均值	灰度标准差	Min_x/Max_x	Min_y/Max_y	Min_z/Max_z	类型
1	0.049	0.694	204	20.001	443/450	520/526	400/405	块裂纹
2	1.719	11.682	198	14.177	406/427	539/569	400/410	线裂纹
3	9.764	60.244	180	21.772	426/462	533/569	400/450	块裂纹
…	…	…	…	…	…	…	…	…
8	0.103	1.575	208	18.868	525/531	454/465	419/423	夹杂
9	0.397	3.584	189	19.287	237/279	605/615	420/426	夹杂
10	0.042	0.701	187	19.131	280/290	603/611	422/426	夹杂
11	2.182	19.609	205	17.972	518/539	448/471	423/446	块裂纹
…	…	…	…	…	…	…	…	…
19	0.071	0.797	205	19.364	406/412	561/566	440/448	块裂纹
20	0.058	0.615	190	11.045	326/337	583/589	444/448	夹杂
21	0.299	3.340	212	16.186	508/513	369/386	446/450	线裂纹

9.4.5　三维缺陷可视化

可以使用体视化技术对检测出的三维缺陷进行可视化，以直观表达工件内部缺陷信息。三维缺陷可视化，不仅要将缺陷目标实体区别于背景和其他零件结构，而且还需要区分各个不同三维缺陷实体。利用基于可视化类库 VTK(Visualization Tool Kit)开发的可视化平台显示缺陷数字样品，可利用不同的色彩对应不同的缺陷标记值，对内部缺陷进行彩色显示。

图 9.29 为切片 400～450 层图像序列三维检测所得的缺陷数字样品伪彩色显示图。图中可明显区分带陶芯蜡模的三部分区域：背景，灰质(蜡膜)，白质(陶芯)，而在陶芯区域中包含较多的缺陷实体，其中不同的三维缺陷实体通过不同的彩色颜色信息来显示。图 9.30 为不同角度显示时缺陷实体伪彩色显示图。

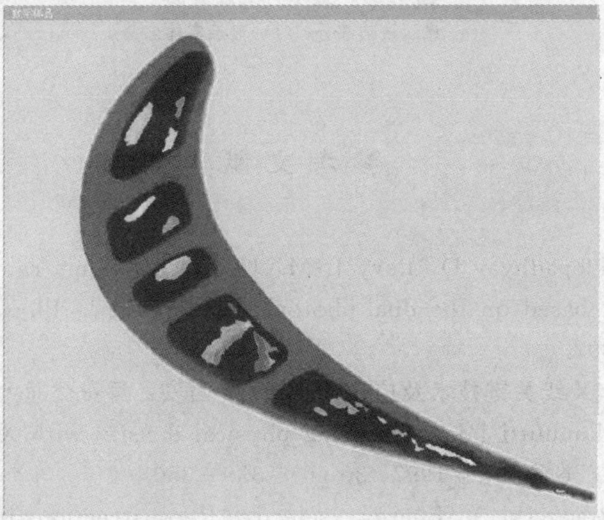

图 9.29　缺陷伪彩色显示图

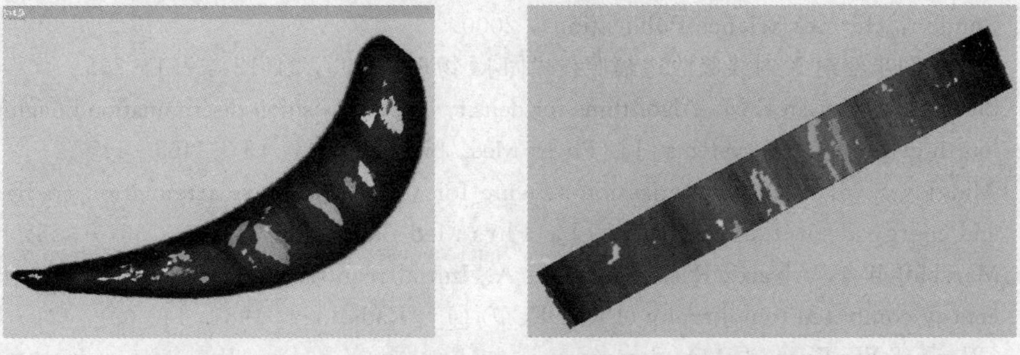

图 9.30　不同角度缺陷实体的伪彩色显示图

通过调整参数设置，得到不同显示方式的数字样品显示结果，如图 9.32 所示。其中图 9.31(a)为将零件结构阻光度设置为 0.0，即不显示蜡膜和陶芯部分的实体信息，只显示缺陷实体信息；图 9.31(b)将缺陷实体阻光度设置为 0.0，不显示缺陷实体，只显示零件实体部分。

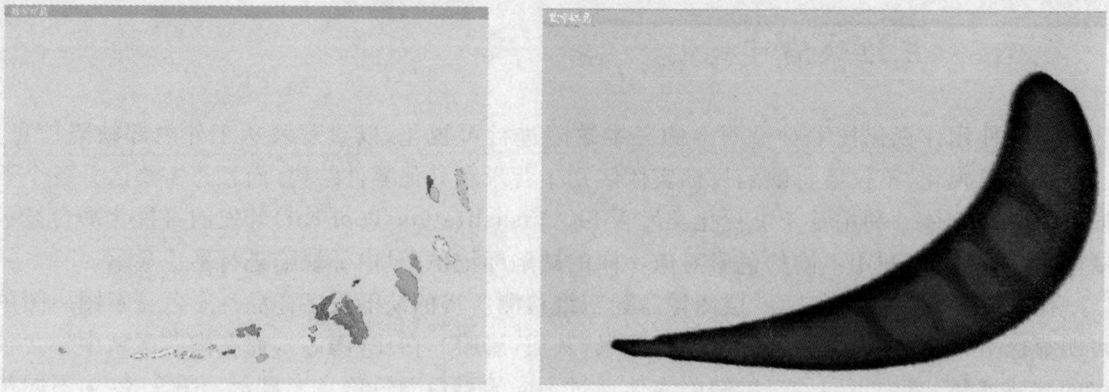

(a) (b)

图 9.31 显示方式改变图

(a) 显示缺陷部分； (b)显示实体部分

参 考 文 献

［1］ Hoory S, Bandyopadhyay D, Levy L M. Use of a gamma camera to estimate bone mineral content based on the dual-photon technique [J]. Phys Med Biol, 1987, 32 (11): 1377－1392.

［2］ 赵富强. 双能量 X 线关键技术及应用研究[D]. 西安：西安交通大学，1994.

［3］ Phillips D H, Lannutti J J. Measuring physical density with X-ray computed tomography [J]. NDT&E Int., 1997, 30 (6): 339－350.

［4］ Alvarez R E, Rtacovski A. Energy－selective Reconstructions in X-ray Computerized Tomography [J]. PHYS. MED. BIOL, 1976, 21 (5): 733－744.

［5］ Baruchel J, Buffiere J Y, Maire E, et al. X-Ray Tomography in Material Science [M]. London: Hermes Science Publications, 2000.

［6］ 靳涛. 同步辐射 X 射线吸收边辐照技术[J]. 物理，1995，24(12)：751－753.

［7］ Busono P, Hussein E M. Algorithms for density and composition-discrimination imaging for fourth-generation CT systems [J]. Phys. Med. Biol, 1999, 44 (6): 1455－1477.

［8］ Midgley S M. A parameterization scheme for the x-ray linear attenuation coefficient and energy absorption coefficient [J]. Phys Med Biol, 2004, 49 (2): 307－325.

［9］ Marshall W J, Alvarez R E, Macovski A. Initial results with prereconstruction dual-energy computed tomography (PREDECT) [J]. Radiology, 1981, 140 (2): 421－430.

［10］ Wang T W, Evans J P O. Stereoscopic dual-energy X-ray imaging for target materials identification [C]// IEEE Proceedings of Vision, Image and Signal Processing. Stevenage: IEEE Press, 2003: 122－130.

［11］ Hobbie R K. Interaction of photons and charged particles with matter [J]. Nucl. Med. Phys., 1987, 14 (1): 65－141.

[12] Chan H, Macovski A. Application of filtered bremsstrahlung spectra in radiologic studies, part 1: Spectrum properties and optical energies [J]. IEEE Trans Nucl Sci, 1977, 16 (17): 1968 - 1976.

[13] Ohtsuchi T, Tsutsui H, Ohmori K, et al. X-ray imaging sensor using CdTe crystals for dual energy X-ray absorptiometry [J]. IEEE Trans. on Nucl. Sci, 1994, 41 (5): 1740 - 1745.

[14] 王百荣，康克军. X 光机辐射能谱的调制[J]. 核电子学与探测技术，1997，17(5)：342 - 346.

[15] 郭戈，平西建. 基于迭代的癌细胞图像自动多阈值分割[J]. 信息工程大学学报，2004，5(3):72 - 74.

[16] 周赟，李久贤，夏良正. 基于区域生长的红外图像分割[J]. 南京理工大学学报:自然科学版，2002，26(S1)：75 - 78.

[17] Lashkia V. Defect detection in X－rayimages using fuzzy reasoning [J]. Image and Vision Computing, 2001, 19(5): 261 - 269.

[18] 西安航空发动机公司. 质量验收手册标准汇编[S]. 1986.

[19] 吴谨，李娟，刘成云，等. 基于最大熵的灰度阈值选取方法[J]. 武汉科技大学学报，2004，27(1)：58 - 60.

[20] 吴清. 基于锥束 CT 的空心涡轮叶片缺陷检测技术研究[D]. 西安：西北工业大学，2006.

[21] 李想. CT 图像的应用研究[D]. 哈尔滨：哈尔滨工程大学，2004.

[22] Kaus M R, Pekar V, Lorenz C, et al. Automated 3-D PDM construction from segmented images using deformable models [J]. Medical Imaging, 2003, 22(8): 1005 - 1013.

[23] 谭鸥，段会龙. 三维医学图像分割标注技术的回顾[J]. 中国医疗器械杂志，2002，26(3)：197 - 206.

[24] 蒋晓月. 基于活动轮廓的序列图像分割方法研究[D]. 西安：西北工业大学，2002.

[25] 金炎芳，张定华，赵歆波，等. 基于混合高斯模型 MRF 场的 CT 图像分割[J]. 计算机应用研究，2007，6：176 - 180.

[26] Schroeter P. Unsupervised 2-D and 3-D image segmentation [J]. Signal Processing, 1997, 58(2): 228 - 231.

[27] Szekely G, Kelemen A. Segmentation of 2-D and 3-D objects from MRI volume data using constrained elastic deformations of flexible Fourier contour and surface models [J]. Medical Image Analysis, 1996, 1(1): 19 - 34.

[28] Yoo S S, Lee C U. Interactive 3-dimensional segmentation of MRI data in personal computer environment [J]. Journal of Neuroscience Methods, 2001, 112 (1): 75 - 82.

[29] ZhangJ, Hanauer J. The Mean Field Theory for Image Motion Estimation [C]//Proc IEEE Int Conf ASSP, 1993, 5: 179 - 200.

[30] Agbinya J I, Rees D. Multi-Object Tracking in Video [J]. Real-Time Imaging, 1999, 5(5): 295 - 304.

[31] 王红梅，张科，李言俊. 图像匹配研究进展[J]. 计算机工程与应用，2004，40(19)：42 - 45.

[32] 聂火亘，赵荣椿，张艳宁，等. 一种视频序列图像中区域匹配方法[J]. 西北工业大学学报，2005，23(3)：352 - 355.

[33] 夏永泉，刘正东，杨静宇. 不变矩方法在区域匹配中的应用[J]. 计算机辅助设计与图形学学报，2005，17(10)：2152 - 2156.

[34] 张立光，熊守美，吴浚郊. 铸件缺陷分析专家系统的研究[J]. 机械工程学报，2001，37(11)：85 - 88.